D1654742

M. M. Hadulla / O. Richter / Nika Fattahi

101 Kranken-Geschichten aus der Praxis für die Praxis

M. M. Hadulla / O. Richter / Nika Fattahi

101 Kranken-Geschichten

aus der Praxis für die Praxis

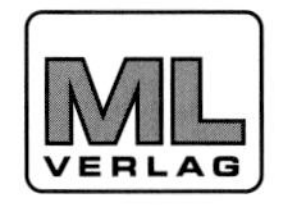

MEDIZINISCH LITERARISCHE VERLAGSGESELLSCHAFT MBH · UELZEN

Bibliografische Information Der Deutschen Bibliothek
Die Deutsche Bibliothek verzeichnet diese Publikation in der Deutschen Nationalbibliografie; detaillierte bibliografische Daten sind im Internet über http://dnb.ddb.de abrufbar

ISBN 3-88136-239-8

Satz: C. Beckers Buchdruckerei GmbH & Co. KG, 29525 Uelzen

Druck: Griebsch & Rochol Druck GmbH & Co. KG, 59069 Hamm

Inhalt

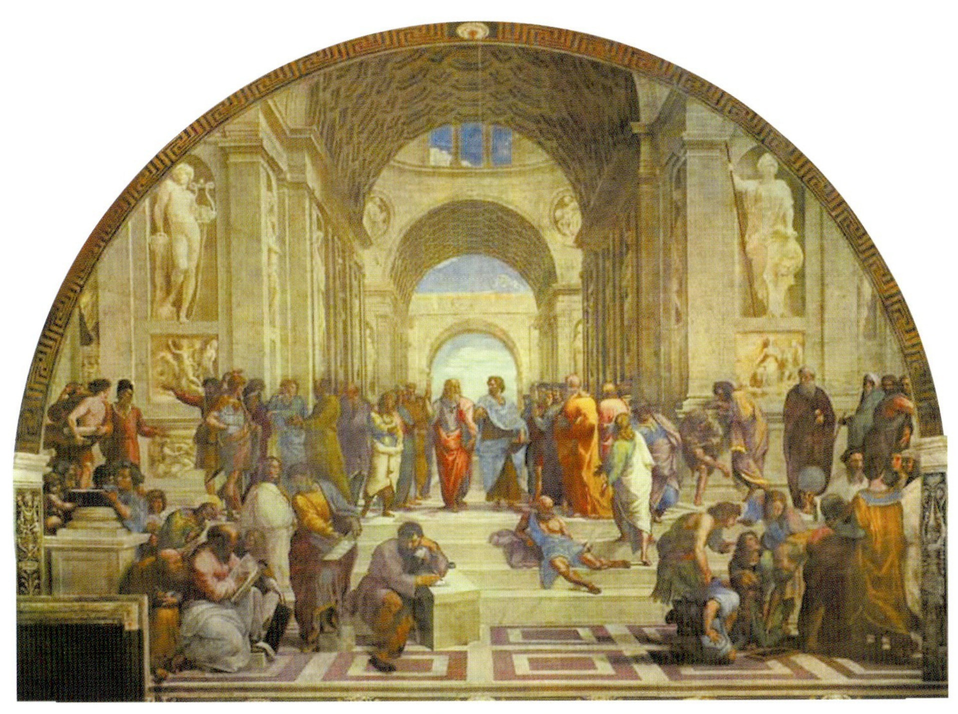

Die Platonakademie „Schule von Athen"

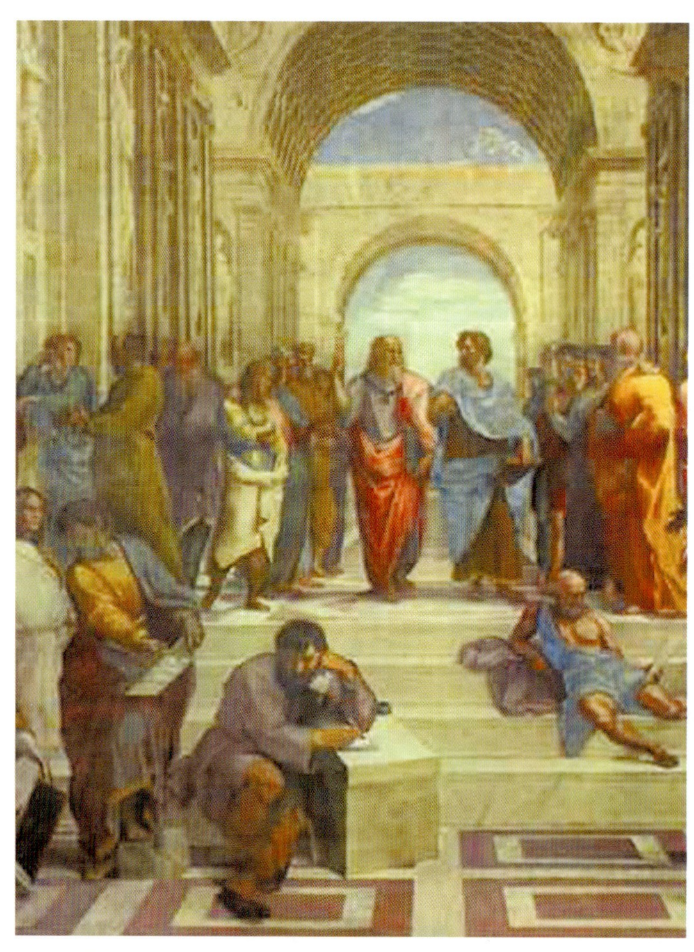

Die Schule von Athen (Ausschnitt), 1509. Stanza della Segnatura, Vatikanischer Palast. Raffael malte die Platonakademie, genannt „Schule von Athen" vor fast 500 Jahren im Stile der Renaissance. Das 6 m lange Fresco wurde im 19. Jahrhundert von Louis Jacoby in Berlin als Kupferstich renoviert.

Vorwort

Band I und II – Die homöopathischen Arzneien, Wesen und Essenz – fanden bei Ihnen, sehr verehrte Leserinnen und Leser, schnelle und bereitwillige Aufnahme: Märchen, Mythen, Kunst, Literatur zur Herleitung des homöopathischen Arzneimittelbildes auf schöne und eher beiläufige Art und Weise, als Spaziergang durch den homöopathischen Arzneimittelgarten.

Band III – Die chronischen Krankheiten, Miasmen und Nosoden – eher ein Ackerfeld tiefer liegender, verborgener Schichten von grund-legender Wichtigkeit. „In diesen Schichten liegt der Schlüssel zu allem: Wir alle sind in der Tiefe krank – über Generationen hinweg", so eine aufmerksame Schülerin. Auch bei dieser anstrengenden Beackerung helfen uns Mythen, Kunst, Literatur mit archetypisch orientierter Denkweise.

Band IV – 101 Kranken-Geschichten aus der Praxis für die Praxis. Alle unsere Bände haben diese Gemeinsamkeit: Sie sind nicht Kunst um der Kunst Willen, l'art pour art, sondern angereichert und belegt mit Krankengeschichten. Wir finden es unpassend, von „Fällen" zu sprechen, da wir Homöopathen „den kranken Menschen" behandeln. „Kasuistiken" oder noch besser „Kranken-Geschichten" – das war, was unsere Schüler hören wollten. Hier war die Aufmerksamkeit am größten. Kranken-Geschichten im tiefsten Sinne des Wortes, mit ihren verschiedenen Schichtungen, möglichst lebhaft wahrhaftig und wenig theoretisch seminaristisch – eben wie der lebendige Praxisalltag mit dem Charakter einer Werkstatt, in der gehobelt, gefeilt und geschwitzt wird.
Die empathische Begegnung mit dem kranken Menschen, geduldiges Zuhören, eine ordentliche Anamnese (Destillat der dialogischen Erhebung!) unter Berücksichtigung von Konstitution, Individualität und Modalitäten, exzellente Kenntnis der Materia medica, saubere Repertorisation und die im Laufe der praktischen Erfahrung wertvolle Intuition machen die Homöopathie, wie es der Altmeister Samuel Hahnemann in seinem Organon formuliert wahrlich: **„Von der Heilkunde zur Heilkunst".**
Dies versuchen wir unseren Schülern und allen Interessierten in diesem Band IV, gewissermaßen als eine Art „Leitfaden der Herangehensweise", näher zu bringen.

Spontanbericht
Sehr wichtig ist es uns, den erkrankten Menschen in seinen eigenen Worten, möglichst ohne Unterbrechung sprechen zu lassen und alles „genau mit den nämlichen Ausdrücken" (Organon § 84) wiederzugeben.
Kinder lassen wir gern, als sehr geschätzte Bereicherung der Anamnese, durch **Testverfahren: Haus-Baum-Mensch** oder **Tierfamilie** zu Worte kommen: Das Kind malt Haus, Baum, Mensch und erklärt die Zeichnung kurz. Oder es stellt sich einen Zauberer vor, der die Familie samt Vater, Mutter, Geschwistern, evtl. Großeltern und auch das Kind selbst fiktiv in Tiere verwandelt, malt diese und erläutert die Zeichnung. Diese Methode haben wir von meinem Lehrer der Kinderpsychiatrie Prof. Müller-Küppers übernommen. Auch unser österreichischer Kollege Heinz Tauer handhabt diese Testung in standardisierter und souveräner Weise. Dieser Test stellt eine sehr einfache und schöne Projektion dar, bei der die latenten und zum Teil unbewussten Gefühle wie Dominanz, Egoismus, Eifersucht, Neid, ja sogar die Familienbindungen wunderbar zum Ausdruck kommen. Somit eine Methode, die es uns erlaubt, Geistes- und Gemütssymptome in die Arzneimittelfindung einzubauen (mehr dazu in **Band V**).

Gelenkter Bericht
Nach dem Spontanbericht ist es erlaubt, ergänzende Fragen nach fehlenden Angaben, Abneigungen, Vorlieben und/oder Besonderheiten zu stellen. Wir versuchen die Identität

des Patienten zu begreifen und das innere Wesen seiner Krankheit, die Gesamtheit der Symptome (§ 7), den Inbegriff der Symptome (§ 18) zu erfassen. **„Was ist das für ein Mensch?"** (M. Dorcsi), „Was braucht dieser Mensch für ein Arznei?"
Es sei hier betont, dass die Darstellungen der akuten und chronischen Krankheitsverläufe **nicht geschönt** sind. Es sind nicht immer alle Modalitäten lehrbuchmäßig herausgearbeitet, manchmal fehlen einige Zusatzfragen (Cur? Ubi? Quod? Quomodo? Concomitans?). Aber so ist es eben auch im lebendigen, ungeschönten Praxisalltag.

Repertorisation
Die Repertorisation erfolgte herkömmlich manuell **im** Repertorium **Synthesis** und per Computer **im Radar**-Programm. Manchmal haben wir aus didaktischen Gründen übertrieben oder übergeordnete Rubriken mit eigentlich zu vielen Mitteln herangezogen, mit der Idee, den „Neuling im Homöopathischen Arzneimittelgarten" an die Hand zu nehmen und ihn vom Allgemeinen ins Besondere und von den größeren, ausgetretenen Wegen auf die kleineren, feineren, verschlungenen Pfade zu führen. Es kommt auch vor, dass das Computerprogramm ein Mittel an 1. und 2. Stelle genannt hat, das wir aus der Hand bzw. aufgrund der Kenntnis Materia Medica treffender erfasst haben. Wir geben zu, dass manch wichtige Modalitäten übersehen und manche Repertorisation ungenau oder z. T. übergenau durchgeführt wurde – eben der wahrliche Praxisalltag.

Materia medica
Während der 60er und 70er Jahre war es unter M. Dorcsi in Wien absolut unvorstellbar, ja fast ein Entlassungsgrund, bei der Arzneimittelfindung ein Repertorium hinzuzuziehen, geschweige denn ein Computerprogramm, was es damals noch gar nicht gab. Alles war mehr oder weniger durch eine überragende **Kenntnis in der Materia medica** zu lösen. Auf der anderen Seite gab es Vertreter in Detmold, die nur und ausschließlich repertorisiert haben: Der Patient schilderte ein Symptom und anschließend hörte man nur noch das Rauschen im Blätterwald, wiederum ein Symptom und nachfolgendes Rauschen im Blätterwald ... – soll heißen das Blättern im Blätterwald des Repertoriums. Dann gibt es noch andere Vertreter, und die sind wohl die gefährlichsten, die glauben, das richtige Mittel nur rein **intuitiv** finden zu können. Bitte glauben Sie so einem intuitiv vorgehenden homöopathischen Arzt nicht, zumindest dann nicht, wenn er nicht extrem gute Kenntnis der Repertorien und der Materia medica vorzuweisen hat. Auch hierzu meinte eine unserer Zuhörerinnen treffend. „Ich kann nur dann etwas intuitiv erfassen, wenn ich es vorher irgendwo abgespeichert habe."

Therapie mit den Polychresten
Betrachtet man nun die Gesamtheit der Kranken-Geschichten, so fällt auf, dass insbesondere die großen Mittel/Polychreste repräsentiert sind. Es erhebt sich die Frage, warum eigentlich so wenig kleine Mittel auftauchen. Sind die kleinen Mittel deshalb so klein, weil wir als Homöopathen klein sind? Oder weil das Häufige eben häufiger ist?
Hierzu eine kleine Anekdote aus meiner Zeit als junger Arzt in der Kinderklinik Heilbronn: So führte ich bei jedem eitrigen Infekt neben der Routinediagnostik auch umfangreichste Spezialdiagnostiken durch, die ich in den Universitätskliniken erlernt hatte: Echinokokken-Antikörper, HLA-Typisierung, Antikörper auf jegliche Substruktur ... etc. Mein damaliger Oberarzt begann langsam die Augen gen Himmel zu verdrehen, und irgendwann führte er mich zu einem Fenster und fragte mich: „Was sehen Sie draußen?" Ich antwortete: „Einen Baum." Er: „Was sehen Sie auf dem Baum?" Antwort: „Einen Vogel." „Was für einen Vogel?" „Eine Amsel." „Sehen Sie", meinte er, „Es könnte auch einmal ein Kolibri sein, natürlich ... aber die Wahrscheinlichkeit, dass es eine Amsel ist, ist doch wesentlich höher." So ist es auch mit den Polychresten und den kleinen Mitteln.

Dosierung
Sie werden fragen, warum die Dosierungsangaben unterschiedlich sind, und sicher wird jeder sein bevorzugtes Therapieschema haben, von dem es in den jeweiligen Ausnahmen abzuweichen gilt. Wir teilen hier unsere Erfahrung mit und dabei ist uns wichtiger als die Potenz die richtig gewählte Arznei. Wenn es sich um das Konstitutionsmittel handelt, hat sich die einmalige Gabe einer D200, 3–5 Kügelchen bewährt, die man mit einer sog. Erhaltungstherapie, beginnend mit LM I oder VI, 2 x 3-5 Globuli pro Woche oder auch täglich fortsetzen kann. Die LM-Potenzen eignen sich sehr dazu, eventuelle Erstreaktionen milde zu halten, was erwünscht ist. Im späteren Verlauf, natürlich unter Berücksichtigung der Individualität und des Verlaufes, kann bei weiterem Passen der Arznei auf eine LM XII, LM XVIII, ... etc. übergegangen werden.

Anmerkung
Hier haben wir die uns wichtigen Assoziationen, Ergänzungen und Querverweise angemerkt. Der Leser möge seine persönlichen, individuellen Ergänzungen anfügen.

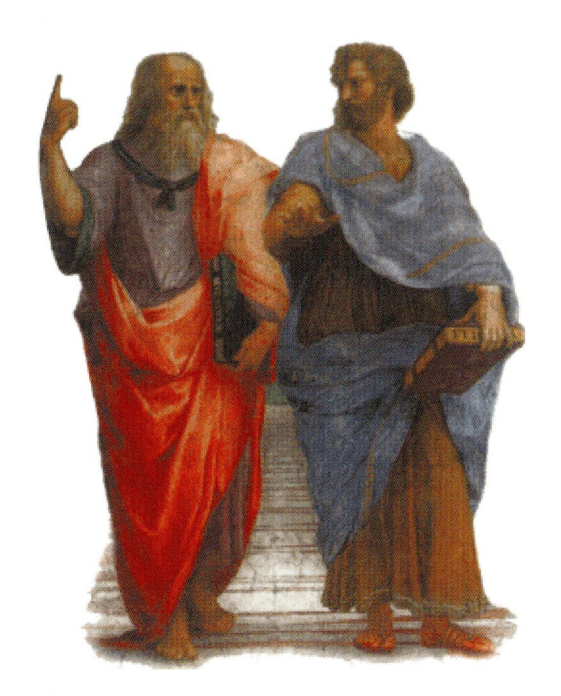

Bedeutung des Dialoges
Unser verehrter Lehrer Willibald Gawlik hat uns immer wieder auf die Bedeutung des Dialoges aufmerksam gemacht. Dazu zeigte er uns Raffaels „Schule von Athen" (1509). Im Zentrum dieses Bildes stehen Aristoteles und Platon. Beide halten Bücher. Aristoteles seine Ethica, Platon den Timaios. Aristoteles Handflächen weisen nach unten auf die Erde. Er ist gleichsam „geerdet", gerades, lineares Denken und logisch rationales Erfassen. Platon hingegen hält die rechte Hand dem Himmel zu. Er befindet sich gleichsam in seiner Ideenwelt, aus der alle Wirklichkeit entsteht.

In den Gesichtern dieser beiden Männer spiegelt sich die Klarheit des Geistes in den zwei Reichen: Erde und Himmel, die den Menschen gegeben sind. Das eine, um es mit seiner Vernunft (Ratio) zu durchdringen, das andere, um es mit seiner Ahnung (Ideen) zu berühren. In diesen beiden Bereichen befinden wir uns auch als Homöopathen. Aristoteles und Platon befinden sich im Dia-log. **Sie sprechen miteinander.**

Falls Sie Interesse zur Fortführung unseres Dialoges haben oder z. B. erfahren möchten, warum Aristoteles Sandalen trägt und Platon barfuß ist, Heraklit im Vordergrund Arm und Haupt auf einen Marmorblock stützt und Diogenes halbnackt und ausgestreckt auf den Stufen ruht, und seinen Text mit Weitsichtigkeit des Alters vom Auge entfernt hält, ... und vieles mehr, so sind Sie herzlich eingeladen, unsere Vorlesungen und Seminare zu besuchen: www.med-homoeopathie.de

Wir wünschen Ihnen viel Freude bei der Lektüre und viele Anregungen für Ihre Praxis!

Nika Fattahi,
Michael M. Hadulla
und Olaf Richter

Dank

Unser Dank gilt unseren Patienten, die uns ihre Kranken-Geschichten anvertraut und uns die Genehmigung der anonymen Veröffentlichung gegeben haben, unseren Schülern, die uns tagtäglich neu motivieren, unseren Lehrern und Meistern, die wir in Würde ehren, unseren Kollegen, die in regem Erfahrungsaustausch die Faszination der Homöopathie neu beleben, unseren hochgeschätzten Praxismitarbeiterinnen, insbesondere Frau Editha Appell, die uns mit guten Kräften unterstützen, unseren Familien, die uns mit starken Banden stärken sowie dem Schöpfer alles Guten, der unsere Herzen erhellt.

Vitae

Dr. med. Michael M. Hadulla, geb. 1949. Studium der Medizin und Psychologie in Heidelberg. Facharzt für Kinder- und Jugendmedizin/Psychotherapie/Homöopathie (Univ. Heidelberg). Arztphilosoph. Autor zahlreicher Publikationen (Akupunktur, Homöopathie, Ökopädiatrie, Neurologie, Psychosomatik) und Bücher. Dozententätigkeit an der Univ. Heidelberg. Leiter der Homöopathie-Kurse des ZÄN in Freudenstadt. Privatpraxis in Heidelberg.

Dr. med. Olaf Richter, geb. 1948. Studium der Medizin in Frankfurt a. M. und Freiburg i. Breisgau. Facharzt für Kinder- und Jugendmedizin (Univ. Freiburg)/Kinderneurologie/Naturheilkunde/Homöopathie/Sport- u. Umweltmedizin/Allergologie. Autor zahlreicher Publikationen (Ökopädiatrie, Homöopathie) und Bücher. Dozententätigkeit an der Univ. Heidelberg. Leiter der Homöopathie-Kurse des ZÄN in Freudenstadt. Praxis in Butzbach.

Dr. med. Nika Fattahi, geb. 1968. Studium der Medizin in Mainz. Fachärztin für Allgemeinmedizin/Homöopathie/Naturheilkunde. Kurz vor Abschluss als Expertin in Biologischer Medizin mit Diplom der Univ. Mailand in Zusammenarbeit mit der WHO. Privatpraxis in Hattingen.

1. Aconitum: Ausgeprägte Herzrhythmusstörung unklarer Ätiologie

Eine Landschaftsarchitektin, Mutter einer gesunden Tochter, die seit mehreren Wochen über Herzrasen und Herzattacken klagt, kommt in die Sprechstunde.

Spontanbericht

„Herzrasen insbesondere Herzattacken nachts. Dabei hyperventiliere ich und klappere", so die spontane Bezeichnung der Patientin, d. h. sie gelange in einen ausgesprochen ängstlichen, zittrigen Zustand. Die Patientin überreicht mir folgende Notiz:

„Als das Herz raste und die Luft eng wurde bzw. ich das Gefühl hatte, keine Luft mehr zu bekommen, bekam ich Todesangst. Dann fing der ganze Körper auch noch an zu zittern, und ich wollte nur noch, dass mir jemand (?) hilft und dass ich wieder „normal" weiterleben kann. Seit 03.08.2004 mit den wiederholten Attacken habe ich so oft an den Tod gedacht, ... dass ich einen Herzstillstand erleide bzw. einschlafe und nicht mehr aufwache..."

Gelenkter Bericht

In diese Herz- oder Panik-Attacken steigere sie sich hinein, sie habe extreme Todesangst dabei und sei sehr nervös. Ihr Vater habe vor einem Jahr einen Herzinfarkt erlitten.
Schulmedizinisch sei sie schon zwei Mal notfallmäßig in die Klinik eingeliefert worden, jeweils nachts zwischen 23 und 24 Uhr. Auch umfangreiche medizinische Abklärung, inklusive Coronarangiographie (= Herzkatheter) mit Stimulation, die sie als sehr belastend empfunden habe, brachten außer einem iatrogenen (= ungewollt ärztlich ausgelösten) Vorhofflimmern keinerlei richtungweisenden Befund. Sie bezeichnet diese in der Klinik durchgeführte Untersuchung subjektiv als ausgesprochen belastend und wörtlich „richtig gruselig".
Außerdem berichtet sie von Gallensteinen im 20. Lebensjahr, die medikamentös aufgelöst wurden, gelegentliche Beschwerden der LWS, Zähneknirschen und -beißen nachts (zahnärztlich mit Knirsch-/Beißschiene versorgt) sowie gelegentliche Kopfschmerzen mit leichtem Schwindel.

Repertorisation im Synthesis

Gemüt, Angst, eigene Gesundheit; um seine	u. a. Acon. (2)
Gemüt, Angst, hypochondrisch	u. a. Acon. (2)
Gemüt, Furcht, Erkrankung des Herzens, vor	u. a. Acon. (1)
Gemüt, Furcht, Krankheit, vor drohender	u. a. Acon. (1)
Gemüt, Furcht, Tod, vor dem	u. a. Acon. (4)
Gemüt, Furcht, Tod, vor dem, Herzens, bei Beschwerden des	u. a. Acon. (3)
Brust, Angst, Herzgegend in der	u. a. Acon. (3)
Brust, Herzens, Beschwerden des	u. a. Acon. (3)
Brust, Herzklopfen, anfallsweise	u. a. Acon. (2)
Brust, Herzklopfen, Angst mit	u. a. Acon. (3)
Allgemeines, Mitternacht	u. a. Acon. (3)

Repertorisation im Radar

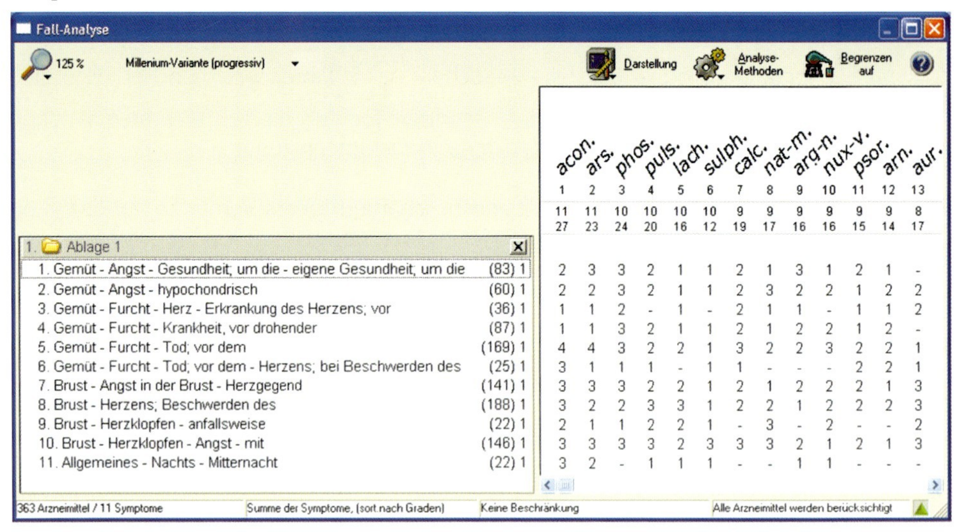

		acon.	ars.	phos.	puls.	lach.	sulph.	calc.	nat-m.	arg-n.	nux-v.	psor.	arn.	aur.
		1	2	3	4	5	6	7	8	9	10	11	12	13
		11	11	10	10	10	10	9	9	9	9	9	9	8
		27	23	24	20	16	12	19	17	16	16	15	14	17
1. Gemüt - Angst - Gesundheit; um die - eigene Gesundheit; um die	(83) 1	2	3	3	2	1	1	2	1	3	1	2	1	-
2. Gemüt - Angst - hypochondrisch	(60) 1	2	2	3	2	1	1	2	3	2	2	1	2	2
3. Gemüt - Furcht - Herz - Erkrankung des Herzens; vor	(36) 1	1	1	2	-	1	-	2	1	1	-	1	1	2
4. Gemüt - Furcht - Krankheit, vor drohender	(87) 1	1	1	3	2	1	1	2	1	2	2	1	2	-
5. Gemüt - Furcht - Tod; vor dem	(169) 1	4	4	3	2	2	1	3	2	2	3	2	2	1
6. Gemüt - Furcht - Tod; vor dem - Herzens; bei Beschwerden des	(25) 1	3	1	1	1	-	1	1	-	-	-	2	2	1
7. Brust - Angst in der Brust - Herzgegend	(141) 1	3	3	3	2	2	1	2	1	2	2	2	1	3
8. Brust - Herzens; Beschwerden des	(188) 1	3	2	2	3	3	1	2	2	1	2	2	2	3
9. Brust - Herzklopfen - anfallsweise	(22) 1	2	1	1	2	2	1	-	3	-	2	-	-	2
10. Brust - Herzklopfen - Angst - mit	(146) 1	3	3	3	3	2	3	3	3	2	1	2	1	3
11. Allgemeines - Nachts - Mitternacht	(22) 1	3	2	-	1	1	1	-	-	1	1	-	-	-

Therapie und Verlauf

Es erfolgte die einmalige Gabe von Aconitum C200 (Gudjons) 3 Globuli mit überraschend gutem Erfolg, seit dieser Gabe sind die Herzattacken nicht wieder aufgetreten.

Anmerkung

Eines der zentralen Themen von Aconitum ist die plötzliche Angst, die Angst vor dem Tod, die Angst in der Atem- und Herzsphäre, ganz „vital-" eben „lebens-bedrohlich", sozusagen ausgesprochen leibnah. Panische Angst, gleichsam als ob man beim Tauchen nicht schnell genug an die Oberfläche käme.

In der treffenden deutschen Bezeichnung „Sturmhut" kommt dieser sehr beängstigende bedrohliche Zustand sehr schön zum Ausdruck.

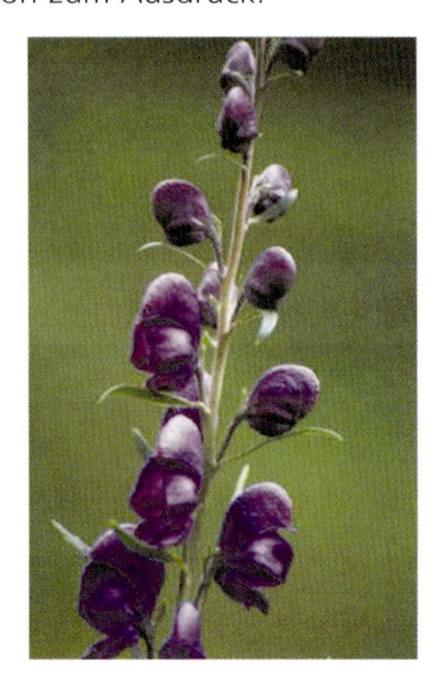

2. Aconitum: Hochakuter viraler Infekt

Das quicklebendige schön entwickelte Mädchen A., 5 Jahre, wird von der besorgten Mutter vorgestellt.

Spontanbericht

Nach einer Fahrradtour (momentane Lieblingsbeschäftigung) am Vormittag, an dem starker Wind herrscht, habe sie am Nachmittag leicht rote Wangen und keine Lust, nach draußen zu gehen. Der Bitte ihres Freundes, mit ihr Rad zu fahren, folgt sie erstaunlicherweise auch nicht. Sie spielt zu Hause wie immer und tobt sich dort aus. Gegen 16.00 Uhr plötzlicher Kräfteverlust, starkes Bedürfnis zu liegen und sich auszuruhen. Gliederschmerzen, Bauchschmerzen, Schmerzen am ganzen Körper. Insbesondere die Haut brennt und juckt, z. T. wie Ameisen, Kratzen bringt keine Linderung.

Gelenkter Bericht

Sie möchte nicht berührt werden, weine viel und klage ständig über Schmerzen: „Das tut so weh!" Abends habe sie nur wenig gegessen, sich freiwillig ins Bett gelegt und 38,5°C Fieber entwickelt, bei abwechselnder Blässe und Röte des Gesichts. Eine Stunde später starkes Schwitzen am Kopf, starker Puls und rote Gesichtsfarbe.

Klinischer Befund

Peripherer Puls beschleunigt und hart, Sensorium klar, Gesichtsausdruck (auch der Mutter) sehr ängstlich.

Repertorisation im Synthesis

Gemüt, Angst, Furcht mit	u. a. Acon. (3)
Gemüt, Berührtwerden, Abneigung	u. a. Acon. (1)
Gesicht, Farbe, wechselt	u. a. Acon. (2)
Gesicht, Schweiß	u. a. Acon. (1)
Haut, Jucken, brennend	u. a. Acon. (2)
Allgemeines, Puls, beschleunigt	u. a. Acon. (3)
Allgemeines, Puls, hart	u. a. Acon. (3)
Allgemeines, Empfindlichkeit, Schmerzen, gegen	u. a. Acon. (2)
Allgemeines, Schmerz, äußerlich	u. a. Acon. (2)
Allgemeines, Schmerz, erscheinend, plötzlich	u. a. Acon. (2)
Allgemeines, Hinlegen, Verlangen sich hinzulegen	u. a. Acon. (3)
Allgemeines, Ameisenlaufen, äußere Teile	u. a. Acon. (3)

Repertorisation im Radar

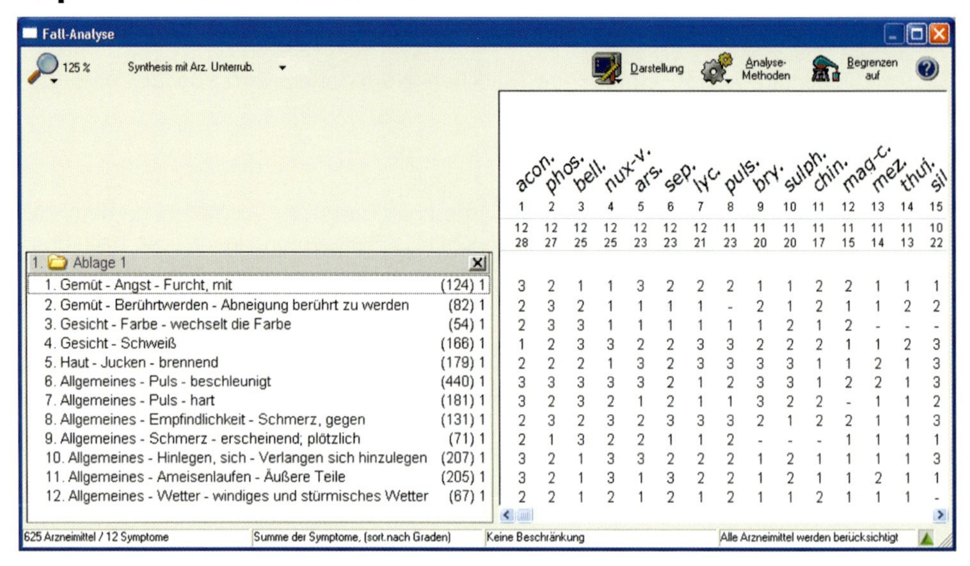

Fall-Analyse

125 % Synthesis mit Arz. Unterrub. | Darstellung | Analyse-Methoden | Begrenzen auf

1. Ablage 1

		acon.	phos.	bell.	nux-v.	ars.	sep.	lyc.	puls.	bry.	sulph.	chin.	mag-c.	mez.	thuj.	sil
		1	2	3	4	5	6	7	8	9	10	11	12	13	14	15
		12	12	12	12	12	12	12	11	11	11	11	11	11	11	10
		28	27	25	25	23	23	21	23	20	20	17	15	14	13	22
1. Gemüt - Angst - Furcht, mit	(124) 1	3	2	1	1	3	2	2	2	1	1	2	2	1	1	1
2. Gemüt - Berührtwerden - Abneigung berührt zu werden	(82) 1	2	3	2	1	1	1	1	-	2	1	2	1	1	2	2
3. Gesicht - Farbe - wechselt die Farbe	(54) 1	2	3	3	1	1	1	1	1	1	2	1	2	-	-	-
4. Gesicht - Schweiß	(166) 1	1	2	3	3	2	2	3	3	2	2	2	1	1	2	3
5. Haut - Jucken - brennend	(179) 1	2	2	2	1	3	2	3	3	3	3	1	1	2	1	3
6. Allgemeines - Puls - beschleunigt	(440) 1	3	3	3	3	3	2	1	2	3	3	1	2	2	1	3
7. Allgemeines - Puls - hart	(181) 1	3	2	3	2	1	2	1	1	3	2	2	-	1	1	2
8. Allgemeines - Empfindlichkeit - Schmerz, gegen	(131) 1	2	3	2	3	2	3	3	3	2	1	2	2	1	1	3
9. Allgemeines - Schmerz - erscheinend; plötzlich	(71) 1	2	1	3	2	2	1	1	2	-	-	-	1	1	1	1
10. Allgemeines - Hinlegen, sich - Verlangen sich hinzulegen	(207) 1	3	2	1	3	3	2	2	2	1	2	1	1	1	1	3
11. Allgemeines - Ameisenlaufen - Äußere Teile	(205) 1	3	2	1	3	1	3	2	2	1	2	1	1	2	1	1
12. Allgemeines - Wetter - windiges und stürmisches Wetter	(67) 1	2	2	1	2	1	2	1	2	1	1	2	1	1	1	-

625 Arzneimittel / 12 Symptome | Summe der Symptome, (sort.nach Graden) | Keine Beschränkung | Alle Arzneimittel werden berücksichtigt

Therapie und Verlauf

Nach der Gabe von Aconitum C30 (Gudjons) 3 Globuli vergeht die Nacht ruhig, das Fieber sinkt, und am Morgen erwacht die Patientin, als sei nichts gewesen.

Anmerkung

Aconitum napellus, der blauer Eisenhut/Sturmhut ist – wie es seine schöne deutsche Bezeichnung deutet – ein stürmisches, unglaublich heftiges, hochakutes Mittel.

Bei „Altmeister G. Charette" finden wir hierzu folgende Leitsymptome:

- Außerordentliche körperliche und geistige Unruhe mit schrecklicher Angst und Todesfurcht. Diesen Zustand findet man in schweren Fällen von entzündlichen Fiebern, bei gewissen Herzerkrankungen und bei Basedow. Neben dieser außerordentlichen Unruhe besteht bei Aconit zugleich eine tiefe Angst und sehr große Todesfurcht; und nicht nur die Krankheit allein, sondern auch die Furcht verursacht bei dem Kranken die für Aconit so charakteristische Bewegungsunruhe.
- Furcht, vor allem vor dem Tode, aber auch Furcht beim Überschreiten der Straße oder wenn der Kranke unter Leute geht; Furcht, dass ihm irgendetwas zustoße, eine stets vorhandene, unerklärliche und unmotivierte Furcht. Hierbei muss man sich merken, dass Aconit ein hervorragendes Mittel gegen üble Folgen von Schreck ist, gleichgültig, ob derselbe noch frisch ist oder nicht (Opium, Ignatia, Veratrum album)
- Erkrankungen und Schmerzen nach Aufenthalt in trockenem kaltem Wind. Andere Mittel der trockenen Kälte: Bryonia, Causticum, Hepar sulfuris, Nux vomica.
- Heftigkeit der Symptome, die plötzlich auftreten und zwar sofort mit großer Stärke.
- Verschlimmerung der Symptome, wie Bewegungsunruhe, Schmerz, Bangigkeit usw., während der Nacht, besonders gegen Mitternacht.
- Harter, schneller, voller Puls. Eigentümliches Symptom: Gefühl, als wolle das Blut die Adern sprengen. Gefühl von Stechen unter der behaarten Kopfhaut.

3. Allium cepa: Pollenallergie

Der Junge M., 9 Jahre, kommt wegen einer allergischen Belastung.

Spontanbericht

Die Mutter berichtet: „M. hatte plötzlich Niesanfälle, eine entzündete und juckende Nase und glasige Augen."

Gelenkter Bericht

M. niese häufig, das Nasensekret sei wundmachend, die Nase tropfe ständig. Besser gehe es M., wenn das Fenster offen sei und bei kühler Luft. Er reibe ständig die Augen.

Klinischer Befund

Entwicklung altersgemäß. Nase gerötet mit wässrigem Sekret, häufige Niesattacken, Augen gerötet, Tränenfluss und Brennen i. S. einer Konjunktivitis (= Bindehautentzündung). Übriger internistischer Organstatus unauffällig.

Repertorisation im Synthesis

Augen, Entzündung	u. a. All-c. (3)
Augen, Farbe, rot	u. a. All-c. (3)
Augen, Reiben, Verlangen zu	u. a. All-c. (1)
Augen, Tränenfluss	u. a. All-c. (3)
Nase, Absonderung, brennend	u. a. All-c. (3)
Nase, Absonderung, reichlich	u. a. All-c. (3)
Nase, Niesen	u. a. All-c. (2)
Allgemeines, Luft, Freiem, im, amel.	u. a. All-c. (2)

Repertorisation im Radar

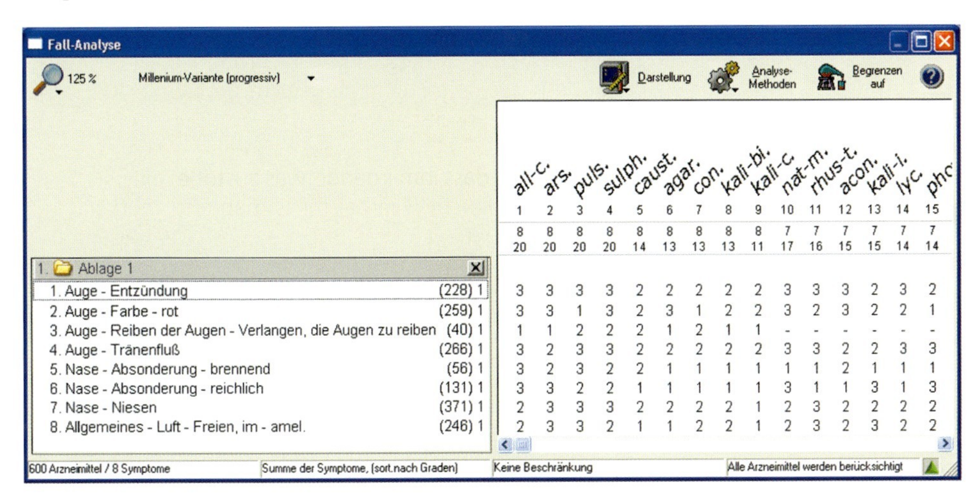

	all-c.	ars.	puls.	sulph.	caust.	agar.	con.	kali-bi.	kali-c.	nat-m.	rhus-t.	acon.	kali-i.	lyc.	phc
	1	2	3	4	5	6	7	8	9	10	11	12	13	14	15
	8	8	8	8	8	8	8	8	8	7	7	7	7	7	7
	20	20	20	20	14	13	13	13	11	17	16	15	15	14	14
1. Auge - Entzündung (228) 1	3	3	3	3	2	2	2	2	2	3	3	3	2	3	2
2. Auge - Farbe - rot (259) 1	3	3	1	3	2	3	1	2	2	3	2	3	2	2	1
3. Auge - Reiben der Augen - Verlangen, die Augen zu reiben (40) 1	1	1	2	2	2	1	2	1	1	-	-	-	-	-	-
4. Auge - Tränenfluß (266) 1	3	2	3	3	2	2	2	2	2	3	3	2	2	3	3
5. Nase - Absonderung - brennend (56) 1	3	2	3	2	2	1	1	1	1	1	1	2	1	1	1
6. Nase - Absonderung - reichlich (131) 1	3	3	2	2	1	1	1	1	1	3	1	1	3	1	3
7. Nase - Niesen (371) 1	2	3	3	3	2	2	2	2	1	2	3	2	2	2	2
8. Allgemeines - Luft - Freien, im - amel. (246) 1	2	3	3	2	1	1	2	2	1	2	3	2	3	2	2

Therapie und Verlauf

Bereits in der Untersuchungssituation erfolgte die einmalige Gabe von Allium cepa D200 (Staufen) 3 Globuli.

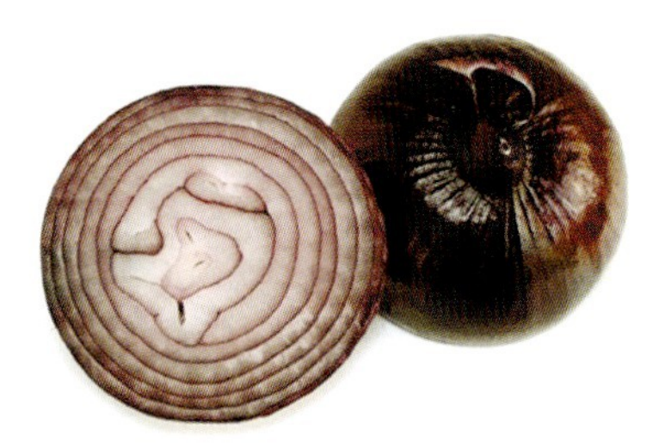

Am nächsten Tag berichtete die Mutter am Telefon freudig: „Nach den Kügelchen und Wiedereinnahme von Symbioflor 1 – was sie von sich aus gegeben hatte – ist schon alles viel besser." Am 2. Tag war M. wieder vollkommen in Ordnung.

Anmerkung

Zu den wichtigsten homöopathischen Mitteln zur Behandlung der Pollenallergie gehören außerdem die „Drei heiligen Könige der Allergien":

- Natrium muriaticum D12 – für eher sensible, empfindliche, etwas nachtragende Kinder
- Sabadilla D12 – bei Juckreiz in Nase, Gaumen und Hals sowie Haut
- Euphrasia D12 – bei betonter Augensymptomatik, wie die Namen „Augentrost und Augendank" und englisch „eyebright" so schön zum Ausdruck bringen.

4. Ambrosia: Allergische Konjunktivitis (= Bindehautentzündung), Rhinitis (= Nasenschleimhautentzündung) und Pharyngitis (= Rachenentzündung)

Frau O., 34 Jahre, strahlendes zugewandtes Aussehen, kommt seit Jahren zur homöopathischen Behandlung. Als Krankengymnastin hat sie im Gegensatz zu vielen ihrer Kolleginnen keine finanziellen Sorgen, denn ihr Mann ist ein erfolgreicher Unternehmer. In ihrem Auftreten und bei der Arbeit ist Frau O. sehr korrekt.

Wegen einer chronischen Obstipation erhält sie zunächst Nux vomica. Dann folgt wegen starkem Pruritus des Anus Sulphur und schließlich bei intensivem übelriechendem Schweiß und auch sonst passenden Modalitäten Sepia, mit gutem Erfolg. Interkurrent erfolgt die Gabe von Natrium muriaticum bei ausgeprägtem Salzverlangen und Psorinum D200 als Nosode.

Nun kommt Frau O. wegen einer allergischen Reaktion mit Symptomen einer Konjunktivitis, Rhinitis und Pharyngitis mit heftigstem Juckreiz von Oberlid, Gesicht und Rachen. Auf eine Cortisoneinnahme möchte sie soweit wie möglich verzichten.

Spontanbericht

Die Patientin beschreibt: „Meine Augen jucken und sind gerötet, ... auch die Lider jucken, in der Nase juckt's und auch im Hals. Die Juckreizattacken im Rachen fühlen sich an, als sei ein Frosch im Hals."

Gelenkter Bericht

Sie habe Abneigung gegen Gesellschaft, v. a. könne sie während dieser Zustände ihr fremde Menschen nicht gut ertragen.

Repertorisation im Synthesis

Augen, Jucken, Canthi, Innere	u. a. Ambro. (1)
Augen, Jucken, Lider	u. a. Ambro. (3)
Augen, Tränenfluss	u. a. Ambro. (3)
Nase, Heuschnupfen	u. a. Ambro. (1)
Kehlkopf und Trachea, Reizung, Kehlkopf	u. a. Ambro. (2)
Kehlkopf und Trachea, Verstopfungsgefühl	u. a. Ambro. (1)
Magen, Verdauungsstörung	u. a. Ambro. (2)

Repertorisation im Radar

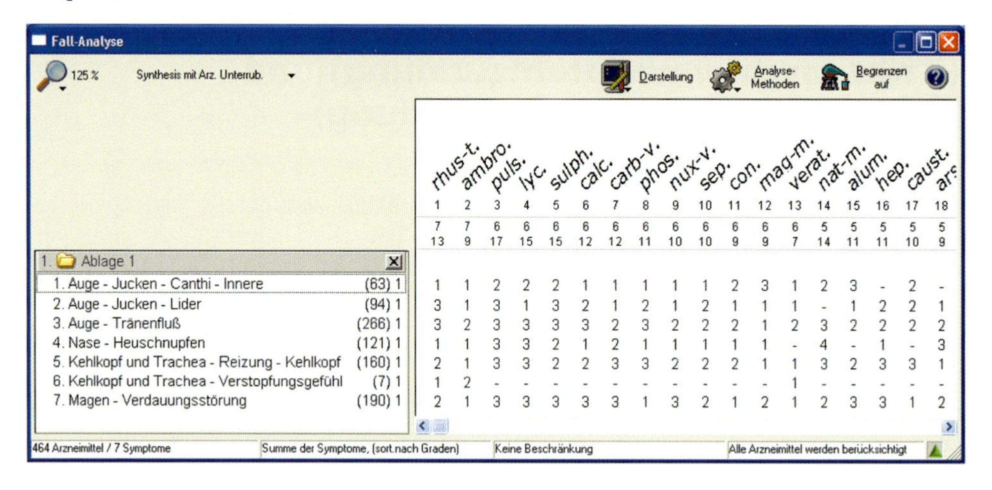

	rhus-t.	ambro.	puls.	lyc.	sulph.	calc.	carb-v.	phos.	nux-v.	sep.	con.	mag-m.	verat.	nat-m.	alum.	hep.	caust.	ars
	1	2	3	4	5	6	7	8	9	10	11	12	13	14	15	16	17	18
	7	7	6	6	6	6	6	6	6	6	6	6	6	5	5	5	5	5
	13	9	17	15	15	12	12	11	10	10	9	9	7	14	11	11	10	9
1. Auge - Jucken - Canthi - Innere (63) 1	1	1	2	2	2	1	1	1	1	1	2	3	1	2	3	-	2	-
2. Auge - Jucken - Lider (94) 1	3	1	3	1	3	2	1	2	1	2	1	1	1	-	1	2	2	1
3. Auge - Tränenfluß (266) 1	3	2	3	3	3	3	2	3	2	2	2	1	2	3	2	2	2	2
4. Nase - Heuschnupfen (121) 1	1	1	3	3	2	1	2	1	1	1	1	1	-	4	-	1	-	3
5. Kehlkopf und Trachea - Reizung - Kehlkopf (160) 1	2	1	3	3	2	2	3	3	2	2	2	1	1	3	2	3	3	1
6. Kehlkopf und Trachea - Verstopfungsgefühl (7) 1	1	2	-	-	-	-	-	-	-	-	-	-	1	-	-	-	-	-
7. Magen - Verdauungsstörung (190) 1	2	1	3	3	3	3	3	1	3	2	1	2	1	2	3	3	1	2

Materia medica

Ambrosia artemisiaefolia, Beifußblättrige-Ambrosie, Traubenkraut. Heuschnupfen mit wässrigem Katarrh, Niesen, brennenden Augen, Tränenfluss und unerträglichem Jucken der Augenlider und Gefühl, als sei der ganze Atmungstrakt verstopft und blockiert. Tendenz, abwärts zu ziehen; keuchender Husten mit Atemnot, muss sich aufsetzen. Tendenz zu Asthma, nach anderen Mitteln. Sommer-Diarrhoe bei Patienten mit Atemnot oder Heuschnupfen, allergische Patienten, bei denen Dulcamara versagt hat.

Therapie und Verlauf

Es erfolgte die Gabe von Ambrosia D12 (Staufen) 2 x 5 Globuli über mehrere Wochen.

Zusätzlich wurde die Darmflora zur Stärkung und Stabilisierung des Immunsystems mit Mutaflor „aufgeforstet".

Monate später kam ein Anruf der Patientin. Sie berichtete wörtlich: „Es war Ambrosia! Ich habe keinerlei allergische Beschwerden mehr."

Anmerkung

Zu den bewährten Mitteln der Allergiebelastung im HNO-Bereich bzw. der Mittel in unserer Praxis zum Standard in der Behandlung von allergischen Krankheiten zählen insbesondere der Polychrest = Viel-Bewirker

- Natrium muriaticum D12, besonders bei seröser Rhinitis
- Sabadilla D12, bei Jucken von Nase, Mund und Rachen
- Euphrasia, der Augentrost, eye bright
- Arundo D12, sehr selten

Als weitere Polychreste sind

- Arsen

- Pulsatilla je nach den Modalitäten in Erwägung zu ziehen.

Ambrosia hingegen gehört zu den kleinen Mitteln (Vgl. Einleitung Band IV.) Dieser Fall könnte uns zeigen, dass die kleinen Mittel nur deshalb klein sind, weil unser Wissen über sie klein ist, d. h. dass diese Mittel insgesamt wenig geprüft sind. Spätere Homöopathen werden hierzu mehr nachzutragen haben.

In der o. g. Repertorisation im Radar steht Ambrosia an 2. Stelle.

5. Ammonium carbonicum: „Herzhusten" – Lungenödem bei Herzinsuffizienz und Koronarsklerose

Während des Kongresses in Freudenstadt rief Frau K. ihren Vater an. Ich kenne Frau K. und ihre beiden Kinder als Patienten, hingegen nicht ihren Vater.

Spontanbericht

Frau K. erzählt völlig aufgelöst und verzweifelt Folgendes: „Mein Vater hat starke Atemnot mit ständigem Husten ... der Husten ist trocken und geht nicht weg, ... eine Art ‚Herzhusten' ... dabei ein Rasseln, das so laut ist, dass man es durch die geschlossene Tür im anderen Raum hört."

Gelenkter Bericht

Sie habe Angst, dass ihr Vater sterben könnte ... Angst, weil nicht nur Rasseln, sondern geradezu ein erstickendes Brodeln – Röcheln zu hören sei.

Repertorisation im Synthesis

Atmung, röchelnd	u. a. Am-c. (3)
Atmung, Atemnot	u. a. Am-c. (1)
Atmung, Atemnot, Husten, beim	u. a. Am-c. (2)
Atmung, Atemnot, Ödem der Lunge	u. a. Am-c. (3)
Husten, anhaltend	u. a. Am-c. (1)
Husten, rasselnd	u. a. Am-c. (1)
Husten, trocken	u. a. Am-c. (2)

Repertorisation im Radar

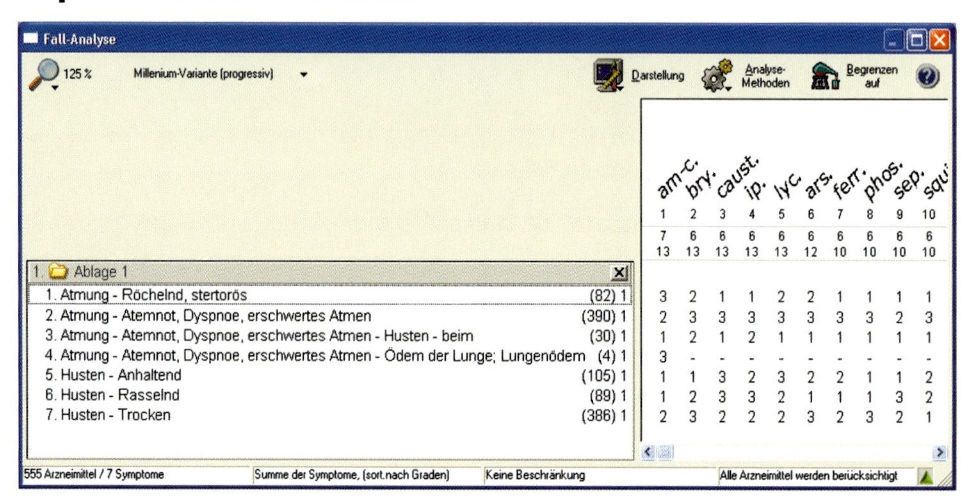

Materia medica

Phatak schreibt: *„Atemwege: Zunehmende Atembeschwerden, die sie nachts aufwecken; besser durch kühle Luft. Große Atembeklemmung, schlimmer bei der geringsten Anstrengung, auch beim Betreten eines geheizten Zimmers. Emphysem. Lungenödem. Hypostatische Lungenanschoppung. Schleimrasseln auf der Brust, bringt aber nur wenig Schleim herauf. Heiserkeit. Husten, der nach einer Influenza zurückbleibt. Auswurf reinen Blutes; nach Husten."*

Therapie und Verlauf

Es erfolgte telefonisch die Anweisung zur Gabe von Ammonium carbonicum C12 (Gudjons) 3 x 5 Globuli.
Beim Kontrollanruf am nächsten Tag meinte die Tochter des Patienten: „Das ist ja prima, dem Vater geht es deutlich besser." Auch der behandelnde Hausarzt meinte wörtlich, dass die schnelle Besserung der Atmung – ohne sonstige Änderung der Therapie – für ihn „ein Rätsel" sei.

Anmerkung

Hier erfolgte die Therapie eigentlich gegen die homöopathische Kunst, da wir in unseren Kursen ausdrücklich davor warnen, Patienten zu behandeln, die wir nicht persönlich kennen.

Aber – Ausnahmen bestätigen die Regel – hier ging es um einen ausgesprochenen Notfall. Darüber hinaus ist die oben beschriebene enge Vater-Tochter-Beziehung doch sehr beachtlich:

1. schafft es Frau K., mich während des Kongresses telefonisch aufzufinden
2. bringt sie mich dazu, mit allen behandelnden Ärzten zu telefonieren
3. übersendet sie mir ein exaktes Protokoll vom gesamten Krankheitsverlauf, was nachfolgend wörtlich zitiert werden soll

Protokoll der Tochter zu o.g. Kasuistik:

„27.02.05	*Fieberhafter Infekt 39,8 °C* *10.00 Uhr morgens Abhorchen, Antibiotikum Gelomyrtol forte*
28.02.05	*nachts 40,2 °C Fieber, keine Besserung durch Wadenwickel, Paracetamol 500 Tabletten zur Linderung*
01.03.05	*tägl. Abhören, leichte Besserung, da Fieber mit Paracetamol im Griff.*
02.03.05	*Frühmorgens Hausarzt, da starke Atemnot, Angst, Schweißausbruch und Fieber.* *Hausarzt, Klinik, da sich Lungenentzündung eingestellt. Übernehme keine Verantwortung, da Risikopatient (Nieren-, Herzleiden, Infarkt, Bypass-Op.)*

- *Coronare 3-Gefäßerkrankung,*
  Z. n. Hinterwandinfarkt 1990,
  Z. n. 4-fach ACVB = AortoCoronarenVenenBypass 08/2003,
  eingeschränkte linksventrikuläre Funktion,
  Paroxysmale Tachycardie mit Vorhofflimmern
- *Arterielle Hypertonie*

- *Hyperlipoproteinämie*
- *Z. n. Nephrektomie li. 1970 bei Nephrolithiasis*
- *Eingeschränkte Nierenfunktion.*

Immer noch: 02.03.05 Klinik-Notaufnahme

- *Lungenentzündung mit Lungenstau. Das Antibiotikum wurde sofort erhöht und Gelomyrtol und Inhalieren auf eigenen Wunsch*
- *Nierenfunktionsstörung*
- *Herzweiterung. Am 08.03.05 mit Restbefund entlassen.*

Anruf bei Dr. Hadulla wegen Globuli-Therapie mit Ammonium carbonicum. Es ging ihm merklich besser von Tag zu Tag – ein Rätsel für den Hausarzt, da an seiner ursprünglichen Therapie nichts geändert wurde."

Noch etwas war in dieser Situation erwähnenswert: Der Anruf zu unserem o. g. Patienten kam – in der Kongresspause – zu eben dieser Unterrichtseinheit, in der ich das ansonsten eher unbekannte Arzneimittelbild von Ammonium carbonicum vorgestellt hatte. Ein schönes Beispiel i. S. der Synchronizität von C. G. Jung.

6. Apis: Akute Otitis media (= Mittelohrentzündung)

Die kleine Sophia, 10 Monate, wird wegen heftigster Schmerzen und Schreiattacken von ihrer Mutter vorgestellt, die ihr bereits Belladonna D30 (Staufen) gegeben hat – leider ohne Erfolg. Nun ist sie sehr besorgt und weiß weder ein noch aus.

Spontanbericht

Die Mutter berichtet: „Meine Tochter muss wohl heftigste Schmerzen haben. Sie schreit plötzlich schrill, ist reizbar, kein Temperaturanstieg, kein Erbrechen, ohne sonstige Ursachen."

Gelenkter Bericht

Schreiattacken heftigster Art, tags mehr als nachts. Das Kind möchte getragen werden, Besserung in aufrechter Position und im Sitzen, überstrecke sich z. T. dabei, es ist durstlos und habe eher trockene Windeln.

Klinischer Befund

Kleinkind, 10 Monate, schrilles, gellendes, fast cerebrales Schreien. „Cri encéphalique". Gesicht stark gerötet, eher heiß, mäßig geschwollen. HNO-Befund: Trommelfelle beidseits rosafarben bis hellrot mit Serotympanon. Sonstiger Organstatus unauffällig.

Repertorisation im Synthesis

Gemüt, Schreien	u. a. Apis (3)
Gemüt, Schreien, Cri encéphalique	u. a. Apis (3)
Ohr, Entzündung, Mittelohr (= Otitis media)	u. a. Apis (2)
Ohr, Schmerz	u. a. Apis (2)
Gesicht, Farbe, rot, glühend rot	u. a. Apis (2)
Magen, durstlos	u. a. Apis (3)
Blase, Harnverhaltung	u. a. Apis (3)

Repertorisation im Radar

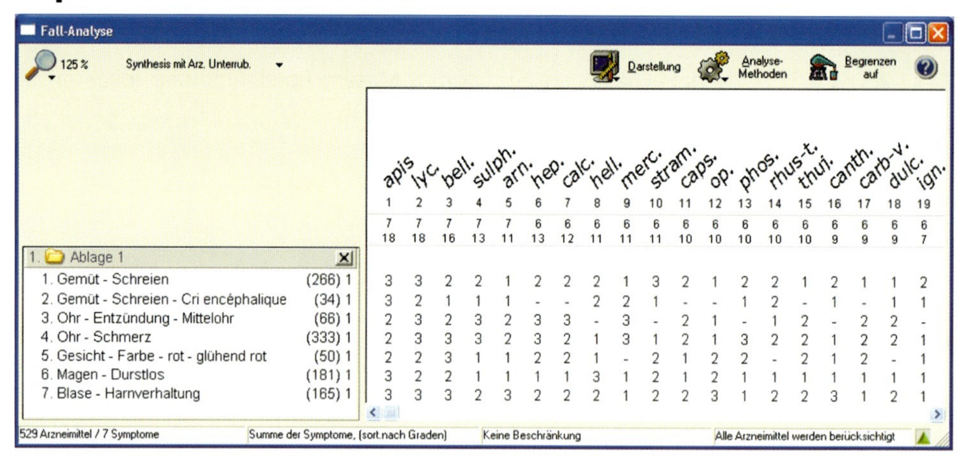

	apis	lyc.	bell.	sulph.	arn.	hep.	calc.	hell.	merc.	stram.	caps.	op.	phos.	rhus-t.	thui.	canth.	carb-v.	dulc.	ign.
	1	2	3	4	5	6	7	8	9	10	11	12	13	14	15	16	17	18	19
	7	7	7	7	7	6	6	6	6	6	6	6	6	6	6	6	6	6	6
	18	18	16	13	11	13	12	11	11	11	10	10	10	10	10	9	9	9	7
1. Gemüt - Schreien (266) 1	3	3	2	2	1	2	2	2	1	3	2	1	2	2	1	2	1	1	2
2. Gemüt - Schreien - Cri encéphalique (34) 1	3	2	1	1	1	-	-	2	2	1	-	-	1	2	-	1	-	1	1
3. Ohr - Entzündung - Mittelohr (66) 1	2	3	2	3	2	3	3	-	3	-	2	1	-	1	2	-	2	2	-
4. Ohr - Schmerz (333) 1	2	3	3	3	2	3	2	1	3	1	2	1	3	2	2	1	2	2	1
5. Gesicht - Farbe - rot - glühend rot (50) 1	2	2	3	1	1	2	2	1	-	2	1	2	2	-	2	1	2	-	1
6. Magen - Durstlos (181) 1	3	2	2	1	1	1	1	3	1	2	1	2	1	1	1	1	1	1	1
7. Blase - Harnverhaltung (165) 1	3	3	3	2	3	2	2	2	1	2	2	3	1	2	2	3	1	2	1

Therapie und Verlauf

Bereits in der Untersuchungssituation erfolgte die Gabe von Apis D12 (Staufen) 5 Kügelchen. Es kam sehr rasch zur Besserung. Nach wenigen Minuten schlief das Kind friedlich in den Armen der Mutter ein. Nach 4 bis 5 Stunden erneut schrilles Schreien, wiederholte Gabe der Arznei in o. g. Potenz und Dosis. Bis heute ist das Kind unauffällig.

Anmerkung

Wenn man sich die Wirkung eines Bienenstiches vergegenwärtigt, so hat man die hauptsächlichen, charakteristischen Züge der Apis mellifica – geradezu bildhaft – vor Augen.

Folgende Symptome waren hier Wahl anzeigend:

- Heftigster Schmerz
- Rosafarbener Organbefund
- Ödematöse Schwellung
- Empfindlichkeit der geringsten Bewegung
- Fehlen von Durst

Anekdote

Ein befreundeter Kinderarzt, der nun gar nichts mit der Homöopathie am Hut hat, rief mich unlängst an. Frage: „Was machst Du bei einer Otitis media?" Meine Gegenfrage: „Ist die Otitis rechts oder links, ... ist der Schmerz stechend oder drückend, ... bessert Wärme oder Kälte, ... ist der Patient durstig oder durstlos?" quittierte er schon mit einem unwilligen Brummen ... „Ist das Fieber blass oder rot?" Worauf mein Gegenüber unwirsch meinte: „Hör schon auf!"

7. Apis: Impfreaktion mit schrillem Schreien

Der Säugling S., 5 Monate, hat nach der Mumps-Masern-Röteln-Impfung lokal an der Impfstelle eine Reaktion mit Schwellung und Rötung entwickelt. Die Mutter ist über das heftige Schreien ihres Kindes sehr besorgt.

Spontanbericht

Sie berichtet: „Das Kind schreit schrill und ist auffallend durstlos."

Repertorisation im Synthesis

Gemüt, Schreien	u. a. Apis (3)
Gemüt, Schreien, Cri encéphalique	u. a. Apis (3)
Magen, durstlos	u. a. Apis (3)
Allgemeines, Impfung, Beschwerden nach	u. a. Apis (2)
Allgemeines, Schwellung, entzündlich	u. a. Apis (2)

Repertorisation im Radar

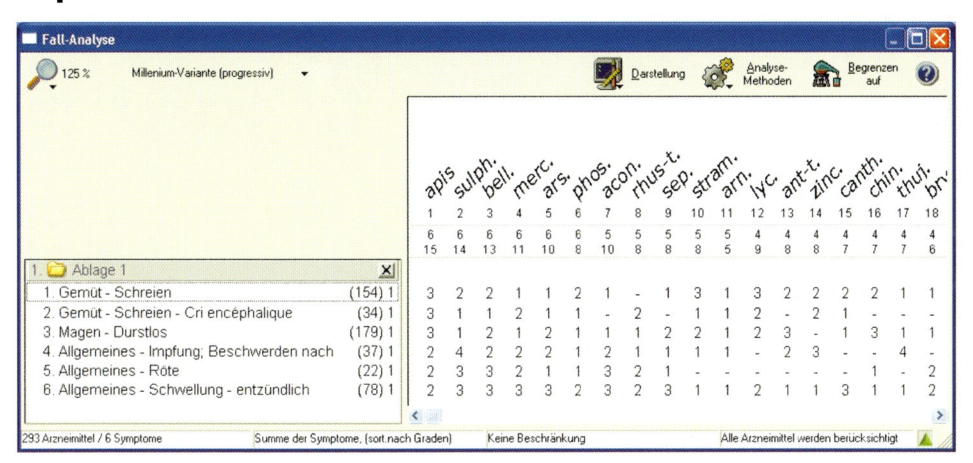

	apis	sulph.	bell.	merc.	ars.	phos.	acon.	rhus-t.	sep.	stram.	arn.	lyc.	ant-t.	zinc.	canth.	chin.	thuj.	br...
	1	2	3	4	5	6	7	8	9	10	11	12	13	14	15	16	17	18
	6	6	6	6	6	6	5	5	5	5	5	4	4	4	4	4	4	4
	15	14	13	11	10	8	10	8	8	8	5	9	8	8	7	7	7	6
1. Gemüt - Schreien (154) 1	3	2	2	1	1	2	1	-	1	3	1	3	2	2	2	2	1	1
2. Gemüt - Schreien - Cri encéphalique (34) 1	3	1	1	2	1	1	-	2	-	1	1	2	-	2	1	-	-	-
3. Magen - Durstlos (179) 1	3	1	2	1	2	1	1	1	2	2	1	2	3	-	1	3	1	1
4. Allgemeines - Impfung; Beschwerden nach (37) 1	2	4	2	2	2	1	2	1	1	1	1	-	2	3	-	-	4	-
5. Allgemeines - Röte (22) 1	2	3	3	2	1	1	3	2	1	-	-	-	-	-	-	1	-	2
6. Allgemeines - Schwellung - entzündlich (78) 1	2	3	3	3	3	2	3	2	3	1	1	2	1	1	3	1	1	2

Therapie und Verlauf

Es erfolgte die Gabe von Apis mellifica, der Honigbiene D12 (Staufen) 2 x 5 Globuli.

Um Mitternacht kam ein Notruf: „Das Kind hat eine starke Schwellung am Hinterkopf bis in den Nacken hinunter." Am nächsten Morgen in aller Frühe stellt die Mutter das Kind zur Kontrolle vor. Die lokale Schwellung ist beinahe restlos verschwunden, das Kind ist munter, die Nacht war eher unruhig, da der Säugling ca. 2-stündlich erwachte. Allerdings war das in letzter Zeit durch beginnendes Zahnen des öfteren der Fall.

Anmerkung

Für die **„Folge von Impfung"** finden wir im Repertorium einige wertvolle Arzneimittel unter der Rubrik:

Allgemeines, Impfung, Beschwerden nach

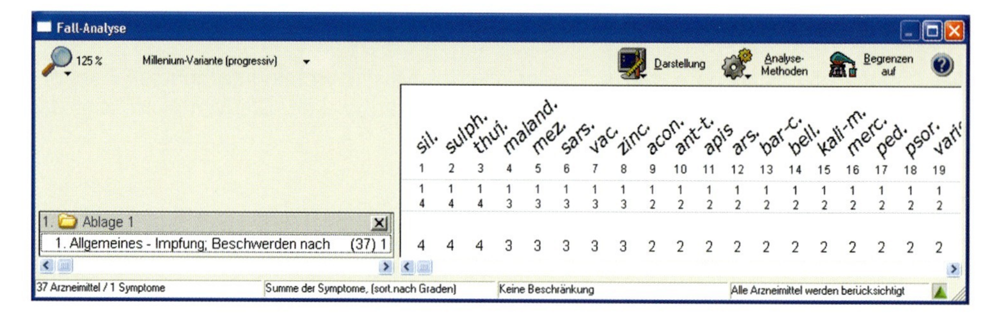

Für **chronische Impffolgen** eignen sich insbesondere **Silicea, Sulfur** oder **Thuja**.

In der Kinderheilkunde haben sich nach akuten Reaktionen (vielleicht auch i. S. einer blande verlaufenden, milden „Begleitenzephalitis" (= Hirnentzündung) mit „Cri encéphalique" mit schrillem Schreien, insbesondere **Apis** und **Belladonna** bewährt.

8. Argentum nitricum: Pavor (= Angst)-Zustände vielfältiger Ausgestaltung

Das 16-jährige Mädchen T. kommt wegen vielfältiger Angstzustände.

Spontanbericht

Sie berichtet: „Seit Wochen habe ich ein seltsames Gefühl im Bauch ... Angst zu sterben ... Angst vor Krankheit und Tod, insbesondere dann, wenn ich allein bin. Ich habe Angst, allein zu sein."

Gelenkter Bericht

Sie sei insgesamt eher fröstelig, trage immer einen Schal, trinke wenig und in kleinen Schlucken. Sie berichtet auch noch von splitterartigen Halsschmerzen, Heiserkeit und einem rauhen Hals.

Repertorisation im Synthesis

Gemüt, Furcht, allein zu sein	u. a. Arg-n. (3)
Gemüt, Furcht, Krankheit, vor drohender	u. a. Arg-n. (2)
Gemüt, Furcht, Tod, vor dem	u. a. Arg-n. (2)
Gemüt, Furcht, Unheil	u. a. Arg-n. (3)
Innerer Hals, Rauhheit	u. a. Arg-n. (2)
Innerer Hals, Schmerz, Splitter, wie durch einen	u. a. Arg-n. (3)
Magen, durstlos	u. a. Arg-n. (2)
Kehlkopf und Trachea, Stimme heiser	u. a. Arg-n. (3)
Allgemeines, Hitze, Lebenswärme, Mangel an	u. a. Arg-n. (2)

Repertorisation im Radar

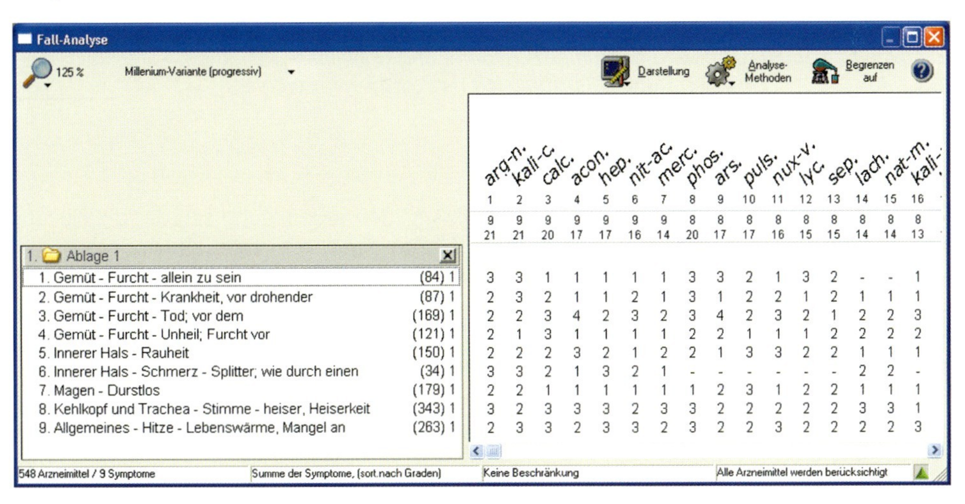

Fall-Analyse

125 % Millenium-Variante (progressiv) Darstellung Analyse-Methoden Begrenzen auf

1. Ablage 1

		arg-n.	kali-c.	calc.	acon.	hep.	nit-ac.	merc.	phos.	ars.	puls.	nux-v.	lyc.	sep.	lach.	nat-m.	kali-.
		1	2	3	4	5	6	7	8	9	10	11	12	13	14	15	16
		9	9	9	9	9	9	9	8	8	8	8	8	8	8	8	8
		21	21	20	17	17	16	14	20	17	17	16	15	15	14	14	13
1. Gemüt - Furcht - allein zu sein	(84) 1	3	3	1	1	1	1	1	3	3	2	1	3	2	-	-	1
2. Gemüt - Furcht - Krankheit, vor drohender	(87) 1	2	3	2	1	1	2	1	3	1	2	2	1	2	1	1	1
3. Gemüt - Furcht - Tod; vor dem	(169) 1	2	2	3	4	2	3	2	3	4	2	3	2	1	2	2	3
4. Gemüt - Furcht - Unheil; Furcht vor	(121) 1	2	1	3	1	1	1	1	2	2	1	1	1	2	2	2	2
5. Innerer Hals - Rauheit	(150) 1	2	2	2	3	2	1	2	2	1	3	3	2	2	1	1	1
6. Innerer Hals - Schmerz - Splitter; wie durch einen	(34) 1	3	3	2	1	3	2	1	-	-	-	-	-	-	2	2	-
7. Magen - Durstlos	(179) 1	2	2	1	1	1	1	1	1	2	3	1	2	2	1	1	1
8. Kehlkopf und Trachea - Stimme - heiser, Heiserkeit	(343) 1	3	2	3	3	3	2	3	3	2	2	2	2	2	3	3	1
9. Allgemeines - Hitze - Lebenswärme, Mangel an	(263) 1	2	3	3	2	3	3	2	3	2	2	3	2	2	2	2	3

548 Arzneimittel / 9 Symptome | Summe der Symptome, (sort.nach Graden) | Keine Beschränkung | Alle Arzneimittel werden berücksichtigt

Therapie und Verlauf

Es erfolgte die Gabe von Argentum nitricum LM VI (Staufen) 2 x 3 Globuli pro Woche.

Nach zwei und besonders nach vier Wochen fühlte sich unsere junge Patientin besser, so meinte sie, dass es auch in der Schule besser geworden sei. Wörtlich: „Ich habe mehr begriffen!" Sie sei wacher und lebenslustiger, außerdem ergänzt sie, habe sie einen neuen Freund.

mit den Kügelchen fühle ich mich viel besser. Ich denke
nicht mehr so oft an das Sterben, nur wenn es mir
nicht gut geht, dann denke ich, dass ich eine Krankheit
habe und ins Krankenhaus muss,
Dort wird dann eine schlimme und unheilbare
Krankheit fest gestellt.
Aber mit den Kügelchen fühle ich mich insgesamt
wohler.
Ich finde mich bei „spilleartiger Halsschmerz,
~~eiserkeit, rauher Hals.~~"
n ich bin in letzter Zeit oft heiser und hatte
m 12.2 – 13.2.2004 morgens und Abends Halsschmerzen

Handschriftliches Protokoll der Patientin:
„... mit den Kügelchen fühle ich mich viel besser. Ich denke nicht mehr so oft an das Sterben, nur wenn es mir nicht gut geht, dann denke ich, dass ich eine Krankheit habe und ins Krankenhaus muss. Dort wird dann eine schlimme und unheilbare Krankheit festgestellt. Aber mit den Kügelchen fühle ich mich insgesamt wohler ..."

Anmerkung

Auch hier könnte der Skeptiker einwenden, dass es der neue Freund sei, der die Heilung vollbracht habe, und nicht die Homöopathie. Unsere Patientin hatte jedoch vorher zwei andere Freunde, deren Vorhanden- und Dasein keinerlei Besserung erbracht haben.

Aus dem Arzneimittelbild von Argentum nitricum kennen wir das **„Immer-in-Eile-Sein"**, das Reizbare und das Nervöse.

Auch hier half unser Mittel auf tiefer Ebene, unsere Patientin fand die innere Ruhe und Konzentration und konnte in der Schule besser dem Unterricht folgen.

9. Arnica und Phosphor: Cerebrales Anfallsleiden (= Krampfanfälle) (BNS und Grand mal) nach Hirnblutung

Das Kleinkind Annika, 2 Jahre alt, kommt bei bekanntem cerebralen Anfallsleiden (BNS = Blitz-Nick-Salaam und Grand mal) nach massiver postnataler Hirnblutung mit manifesten Symptomen wie Gereiztheit, Hyperaktivität, Irritabilität und Schlafstörung zur Vorstellung. Es ist antiepileptisch mit Phenobarbital (Luminal) und Vigabatrin (Sabril) eingestellt. Mögliche Nebenwirkungen von Phenobarbital sind bekannterweise u. a. die oben erwähnten psychischen Störungen. Wir entschließen uns auf dringenden Wunsch der Eltern zu einer begleitenden homöopathischen Therapie.

Spontanbericht

3/1998: Die Eltern kommen mit einem Wust von Arztbriefen und Befunden. Sie sind stark verunsichert über die ausgeprägten Verhaltensstörungen ihrer Tochter.
Nach dem Ordnen der Klinikbriefe ergibt sich uns folgendes Bild, wobei wir Diagnosen und Anamnese aus dem 1. Arztbrief i. S. eines erweiterten Spontanberichts übernehmen:

„Diagnosen
- *Spontangeburt mit VE = Vakuum-Extraktion*
- *Kephalhämatom rechts parieto-occipital.*
- *Hämorrhagischer Infarkt rechte Hemisphäre*
- *Ventrikeleinblutung*
- *Neugeborenenkrämpfe 1/1997*
- *BNS-Anfälle seit 10/1997*
- *Grand-mal-Anfall, tonisch-klonisch 3/1998*
- *Antikonvulsive Kombinationstherapie: Phenobarbital (Luminal) und Vigabatrin (Sabril)*

Anamnese

Mutter des Kindes 29-jährig, II. Gravida, II. Para. Schwangerschaft unauffällig, errechneter Termin 21.01.1997. Keine Medikamenteneinnahme während der Schwangerschaft. Am 20.01. Spontanpartus aus Schädellage. Aufgrund eines pathologischen CTG Vakuum-Extraktion. Straffe Nabelschnurumschlingung. Postnatal Kind vital und lebensfrisch, APGAR 9/10/10, Fruchtwasser klar. Keine Infekthinweise seitens der Mutter. Kind zunächst klinisch unauffällig. Gewicht 3.160 g, Länge von 50 cm, Kopfumfang 34,5 cm. Am 1. und 2. Lebenstag Müdigkeit und Trinkschwäche, schrilles Schreien. Am 22.01. generalisierte tonisch-klonische Krampfanfälle. Verlegung in die Kinderklinik des Kreiskrankenhauses Bad Hersfeld. Auch dort rezidivierend Krampfanfälle. Sonographisch Verdacht auf SAB = Subarachnoidale Blutung, bestätigt mittels CCT = Craniale Computertomographie. Laborchemisch Hb-Abfall, woraufhin eine Transfusion mit Erythrozytenkonzentrat durchgeführt wurde. Am 23.01. Kind per Baby-Notarztwagen auf unsere Frühgeborenen-Intensivstation verlegt. Die Gabe von Konakion war in ausreichender Dosierung erfolgt."

Die kleine Patientin wurde in eine andere Klinik verlegt. Aus dem 2. Arztbrief Folgendes:

„Diagnosen

- *Hirnmassenblutung mit Ventrikeleinbruch rechts und SAB = Subarachnoidalblutung nach VE = Vakuumextraktion*
- *Cerebrale Krampfanfälle*
- *Akute Blutungsanämie*

Anamnese

A. wurde im Alter von 2 Tagen aus dem Kreiskrankhaus zu uns verlegt wegen V. a. cerebrale Krampfanfälle nach Vakuumextraktion. Seit dem Morgen fast stündlich staccatoähnliches Schreien mit Kopf- und Blickwendung nach links und tonischen Extremitätenkrämpfen mit kurzer Apnoe ohne Zyanose. Bei Zunahme der Symptomatik wurde mittags der Kinderarzt verständigt, der die Verlegung veranlasste. Von Anfang an sei das Kind sehr schläfrig gewesen, habe fast nichts getrunken und sich auch nicht gemeldet. Im Nachhinein berichten die Eltern, dass das Kind von Anfang an blass ausgesehen habe. ...

Behandlung und Verlauf

Bei der Aufnahmeuntersuchung war das Kind auffallend blass, zittrig. Hautturgor vermindert. Während der Untersuchung Krampf-Ereignis. Am Köpfchen fand sich ein großes Kephalhämatom rechts parietooccipital, Schädelnähte klafften weit, große Fontanelle 3 x 3 cm im Niveau. Neurologisch sonst keine Auffälligkeiten. In einer ersten Ultraschalluntersuchung des Köpfchens Massenblutung rechts parietooccipital mit Einbruch ins Ventrikelsystem und Mittellinienverdrängung mit V. a. einer SAB = Subarachnoidalblutung. Bei einem Hb-Wert von nur 11,5g/dl erfolgte eine Bluttransfusion. Das Kind wurde sonst minimal behandelt und unter 30 mg Phenobarbital (Luminal) i. m. sistierten die Krämpfe. Wir begannen eine Hirnödemprophylaxe mit 4-stündlich je 1 g Dexamethason (Fortecortin) i. v. und bilanzierten Flüssigkeit. Vitalzeichen waren durchgehend stabil, keine neurologischen Defizite, Ernährung parenteral. Nach Stabilisierung des Hb-Wertes auf 15,5 g/dl am Folgetag CCT = Craniale Computertomographie, die den sonographischen Befund bestätigte. Um Massenblutung breiter Ödemsaum, Mittellinie um 1 cm nach links verschoben. Bei zusätzlicher SAB nahmen wir Kontakt mit den Städt. Kliniken auf und planten die Verlegung des Kindes, die bereits am späten Vormittag problemlos erfolgte."

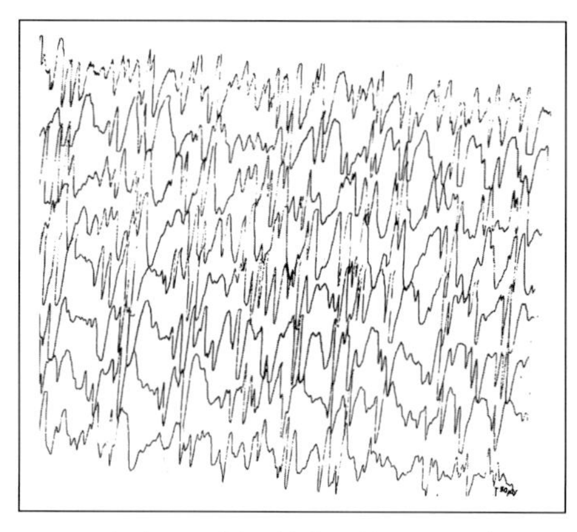

Abb. 1: EEG = Elektroencephalographie: HsA = Hypersynchrone Aktivität max. rechts fokal mit Generalisierung.

Diagnostik
MRT = Magnetresonanztomographie:
Z. n. hämorrhagischem Infarkt der rechten Hemisphäre, Befund vom 15.04.98.
EEG = Elektroencephalographie:
Massive HsA = hypersynchrone Aktivität in Form von Hypsarrhythmie
Nachfolgend Betreuung in der Neuropädiatrischen Ambulanz einer Uniklinik. Die o. g. Diagnose wurde bestätigt.

„EEG: Die Ableitung erfolgt im Schlaf Stadium C. Es zeigt sich hierbei eine massiv erhöhte cerebrale Krampfbereitschaft über der rechten Hemisphäre mit temporaler Betonung und Generalisierungstendenz."

Es entwickeln sich ab Oktober/November 1997 die typischen BNS = Blitz-Nick-Salaam-Krämpfe, im März 1998 dann ein Grand-mal-Anfall, so dass eine antikonvulsive Kombinationstherapie eingeleitet wurde:

Phenobarbital (Luminaletten)	1 – 0 – 1
Vigabatrin (Sabril) 250 mg	1 – 1 – 1

Die o. g. Arztbriefe werden durch einen sehr persönlichen, handschriftlich verfassten Brief der Mutter überaus lebendig und klar ergänzt: (wörtlich)

Unsere Tochter Annika wurde am 20.01.97
geboren. Geburtsgewicht : 3890 g.
Größe : 50 cm
Kopfumfang : 34 cm
Während der Geburt wurde, weil die Nabelschnur angeblich
um den Hals gewickelt war, eine Saugglocke benutzt.
Annika war die ersten 2 Tage völlig normal, bis auf
das sie sehr viel geschlafen hat. Am 3. Tag fing sie
ganz schrill zu schreien an und verdrehte die Augen nach
links oben. Sie wurde dann vom Kreiskrankenhaus Alsfeld
nach Bad Hersfeld verlegt, am nächsten Tag nachdem ein
CT gemacht worden war wurde sie an die Klinik in
Kassel überwiesen. Dort wurde sie 3 Wochen auf der
Intensivstation behandelt (Massenhirnblutung und rupturiertes
Hämatom.
Die Schwellung und die Blutung waren nach 3 Wochen
abgeklungen, und wir konnten wieder nach Hause, mit
der Prognose, daß wir wahrscheinlich ein schwer
behindertes Kind haben werden!

Abb. 2: Handschriftliche Beschreibung der Mutter im Sinne eines Spontanberichtes. „Unsere Tochter Annika wurde am 20.01.97 geboren: Geburtsgewicht 3890 g, Größe 50 cm, Kopfumfang 34 cm. Während der Geburt wurde, weil die Nabelschnur angeblich um den Hals gewickelt war, eine Saugglocke benutzt. Annika war die ersten 2 Tage völlig normal, bis auf, dass sie sehr viel geschlafen hat. Am 3. Tag fing sie ganz schrill zu schreien an und verdrehte die Augen nach oben. Sie wurde dann vom Kreiskrankenhaus Alsfeld nach Bad Hersfeld verlegt, am nächsten Tag, nachdem ein CT gemacht worden war, wurde sie an die Klinik in Kassel überwiesen. Dort wurde sie 3 Wochen auf der Intensivstation behandelt/Massenblutung und rupturiertes Hämatom. Die Schwellung und die Blutung waren nach 3 Wochen abgeklungen, und wir konnten wieder nach Hause, mit der Prognose, dass wir wahrscheinlich ein schwer behindertes Kind haben werden ..."

Spontanbericht

Die Mutter berichtet: „Ich kann mein Kind nicht mehr beschreiben, da es nicht ohne Medikamente ist. Ich habe ein völlig anderes Kind, mit ständiger Unruhe, umtriebig, hysterisch lachend. Nachts ist A. ständig wach, ohne Tiefschlaf. Sie ist wesensverändert."

Gelenkter Bericht

Das Kind habe eiskalte Hände und Füße, brauche ständig Gesellschaft und lächle dann auch gern. Es trinke gerne kalte Getränke und könnte sich „geradezu von Eis ernähren". A. hat auffallend schöne strahlende Augen mit langen Wimpern und zartes Haar (Abb. 3).

Therapie und Verlauf

Aufgrund der Geburt per Vakuumextraktion, Kephalhämatom rechts parietooccipital, hämorrhagischem Infarkt der rechten Hemisphäre, Ventrikeleinblutung und der Leitsymptome schrilles Schreien und ausgeprägte Berührungsempfindlichkeit erfolgte am 30.03.1998 die Gabe von Arnica XM (Schmidt-Nagel) 2 x 3 Kügelchen.
Wir entschlossen uns zur primären Gabe von homöopathischem Arnica, wegen der traumatischen Geburtsanamnese und der für Arnica typischen Leitsymptome: schrilles Schreien und ausgeprägte Berührungsempfindlichkeit.
Danach, ca. drei bis vier Wochen später, erfolgte die Gabe von Phosphorus LMXXX (Staufen) 1 x 3 Globuli, insbesondere aus folgenden konstitutionellen persönlichkeitsspezifischen Erwägungen:

- Zartes, blondes, hübsches Mädchen
- Lebhaft-unruhig, Sie falle oft hin, da sie so lebhaft sei
- Große strahlende Augen
- Sehr liebesbedürftig, schmust gerne, sehr anhänglich
- Unzufrieden, wenn man sich nicht um sie kümmert oder wenn es ihr langweilig ist
- Morgens reizbar, unausgeglichen, große innere Unruhe
- Wenn sie einmal gut geschlafen hat, wie verwandelt; sehr aktiv, einfallsreich, aber leicht erschöpfbar
- Schreit im Schlaf, Träume?

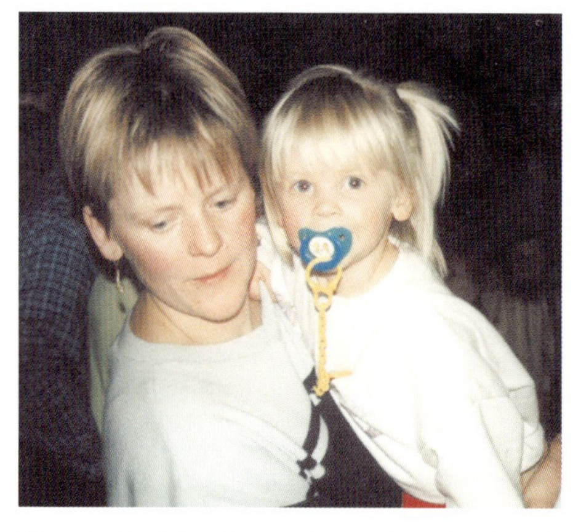

Abb. 3: Kind Annika auf dem Arm der Mutter.

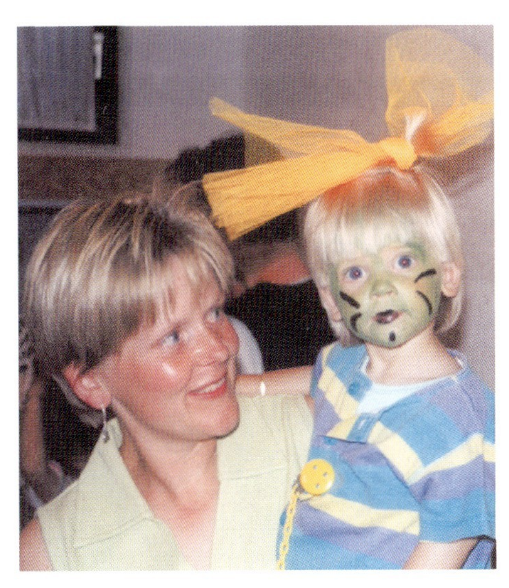

Abb. 4: Annika mit den konstitutionellen Auffälligkeiten im Sinne von Phosphor.

- Sehr mitfühlend, aber auch ängstlich in Dunkelheit und beim Alleinsein
- Verlangen nach kalten Getränken, großer Durst, Verlangen nach Eiscreme
- Organisch: Multiple kleine Hämatome und Ekchymosen

Repertorisation im Synthesis

Gemüt, Furcht, allein zu sein		u. a. Phos. (3)
Gemüt, Furcht, Dunkelheit vor der		u. a. Phos. (2)
Gemüt, Ideen, Einfälle, Reichtum an		u. a. Phos. (3)
Gemüt, lebhaft, munter	Synthesis	kein Phosphor
	Complete	u. a. Phos. (2)
Gemüt, liebkost, möchte liebkost werden	Synthesis	kein Phosphor
Gemüt, Liebesbezeugungen	Complete	u. a. Phos. (2)
Gemüt, Mitgefühl, Mitleid		u. a. Phos. (3)
Gemüt, Reizbarkeit, morgens		u. a. Phos. (1)
Gemüt, Ruhelosigkeit		u. a. Phos. (1)
Gemüt, Unzufrieden	Synthesis	kein Phosphor
	Complete	u. a. Phos. (1)
Allgemeines, Schwäche		u. a. Phos. (3)
Allgemeines, Speisen, Eiscreme, Verlangen		u. a. Phos. (1)
Allgemeines, Speisen, kalte Getränke, Verlangen		u. a. Phos. (3)

Repertorisation im Radar

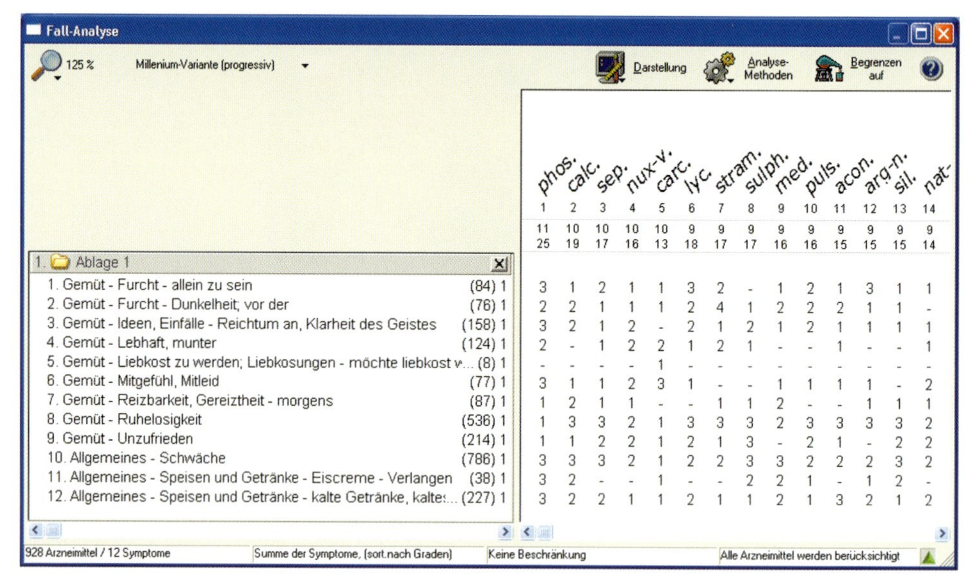

Fall-Analyse

125 % Millenium-Variante (progressiv)

Darstellung | Analyse-Methoden | Begrenzen auf

1. Ablage 1

Symptom		phos.	calc.	sep.	nux-v.	carc.	lyc.	stram.	sulph.	med.	puls.	acon.	arg-n.	sil.	nat-
		1	2	3	4	5	6	7	8	9	10	11	12	13	14
		11	10	10	10	10	9	9	9	9	9	9	9	9	9
		25	19	17	16	13	18	17	17	16	16	15	15	15	14
1. Gemüt - Furcht - allein zu sein	(84) 1	3	1	2	1	1	3	2	-	1	2	1	3	1	1
2. Gemüt - Furcht - Dunkelheit; vor der	(76) 1	2	2	1	1	1	2	4	1	2	2	2	1	1	-
3. Gemüt - Ideen, Einfälle - Reichtum an, Klarheit des Geistes	(158) 1	3	2	1	2	-	2	1	2	1	2	1	1	1	1
4. Gemüt - Lebhaft, munter	(124) 1	2	-	1	2	2	1	2	1	-	-	1	-	-	1
5. Gemüt - Liebkost zu werden; Liebkosungen - möchte liebkost v...	(8) 1	-	-	-	-	1	-	-	-	-	-	-	-	-	-
6. Gemüt - Mitgefühl, Mitleid	(77) 1	3	1	1	2	3	1	-	-	1	1	1	1	-	2
7. Gemüt - Reizbarkeit, Gereiztheit - morgens	(87) 1	1	2	1	1	-	-	1	1	2	-	-	1	1	1
8. Gemüt - Ruhelosigkeit	(536) 1	1	3	3	2	1	3	3	3	2	3	3	3	3	2
9. Gemüt - Unzufrieden	(214) 1	1	1	2	2	1	2	1	3	-	2	1	-	2	2
10. Allgemeines - Schwäche	(786) 1	3	3	3	2	1	2	2	3	3	2	2	2	3	2
11. Allgemeines - Speisen und Getränke - Eiscreme - Verlangen	(38) 1	3	2	-	-	1	-	-	2	2	1	-	1	2	-
12. Allgemeines - Speisen und Getränke - kalte Getränke, kalte:...	(227) 1	3	2	2	1	1	2	1	1	2	1	3	2	1	2

928 Arzneimittel / 12 Symptome | Summe der Symptome, (sort.nach Graden) | Keine Beschränkung | Alle Arzneimittel werden berücksichtigt

Nach der homöopathischen Therapie mit Arnica und Phosphor konnte Phenobarbital (Luminal) vorsichtig und schrittweise unter regelmäßiger neuropädiatrischer Kontrolle mit EEG abgesetzt werden. Danach, in einem Zeitraum von 5 Monaten, konnte auch Vigabatrin (Sabril) zunächst reduziert und dann abgesetzt werden. Die Verhaltensauffälligkeiten besserten sich, Anfälle traten keine auf. Auch im EEG kein Anhalt für HsA = Hypersynchrone Aktivität.

Die Mutter berichtet: „Das Kind ist bis heute anfallsfrei und entwickelt sich völlig altersgemäß." Ein Video nebst der o. g. schulmedizinischen Dokumentation der kleinen Patientin liegt uns vor. Wir waren selbst überrascht, da wir den Eltern gegenüber zunächst vorsichtig äußerten, dass wir zum Abfangen eines möglichen Rezidives ggf. ein neues Antikonvulsivum geben müssten.

Anmerkung

Bei o. g. kleiner Patientin stand für uns zunächst die massive intracranielle Blutung nach der Geburt im Vordergrund. Postpartal entwickelte sich, als Ausdruck dieser intra-craniellen Blutung, sekundär-posthämorrhagisch ein cerebrales Anfallsleiden. Da die Epilepsie als direkte Folge einer intracraniellen Blutung zu sehen ist und diese traumatischer Genese war, erfolgte zunächst die Gabe von Arnica XM (Schmidt-Nagel).

Erst nach dem Einsatz von Arnica gaben wir das eigentliche homöopathische Konstitutionsmittel, nämlich Phosphorus LM XXX (Staufen). Wir stellten somit erst in zweiter Linie – also sekundär – die Konstitution, die persönlichen Eigenheiten in den Vordergrund (Repertorisation s. o.), zumal das Arzneimittelbild von Phosphorus ebenfalls eine große innere Beziehung zu Blutungen hat.

Auf die homöopathische Gabe von Arnica war die Reizbarkeit und Überempfindlichkeit geringer geworden, die anderen – wohl Medikamenten-induzierten – Symptome bestanden jedoch weiter.

Ca. 3 Wochen später erfolgte dann – wie bereits dargelegt – die Gabe von Phosphorus LM XXX. Dies brachte eine Besserung der Schlafstörungen, das Mädchen wirkte ausgegliche-

ner, zufriedener, zeigte jedoch zunehmende Kälteempfindlichkeit und Überempfindlichkeit der Sinne (heftige Zahnschmerzen, will in Ruhe gelassen werden).
Nach weiteren drei Wochen Beobachtung von Phosphorus wurde Phosphorus LM I 2 x 3 Globuli pro Woche im Sinne eines kontinuierlichen, milden Heilungsimpulses gegeben. Parallel hierzu langsame Reduktion von Phenobarbital (1/4 Tablette pro 3 Wochen).
Die anfängliche Dosis der Antiepileptika bestand aus:

Phenobarbital (Luminaletten)	1 – 0 – 1
Vigabatrin (Sabril) 250 mg	1 – 1 – 1

Nach 4 Monaten schließlich konnte Phenobarbital abgesetzt werden. Dann erfolgte die Reduktion von Vigabatrin in 3 Monaten, da diese Substanz als Monotherapie keinen Sinn macht, Phenobarbital aber damals wegen seiner im Vordergrund stehenden Nebenwirkungen als Erstes reduziert werden sollte. Seit Anfang Dezember 1998 ist Annika ohne Antikonvulsiva anfallsfrei und psychomotorisch ein völlig anderes Kind: fröhlich und unternehmungslustig, aktiv, reagiert prompt und schnell, ausgeglichen.

16.01.1999: Weiterhin Anfallsfreiheit, erneut aber vermehrt unruhig, Anfang Januar 1999 heftiges Zahnen über fast eine Woche, Reizbarkeit, ... ist in den letzten Monaten schnell gewachsen, sei wieder müder und unzufriedener, klagt über Schmerzen der Beine.

26.01.1999 Gabe von Calcium phosphoricum LM VI (Staufen), was eine deutliche Besserung erbringt. Es fällt erstmalig, nach Wegfall der Antikonvulsiva und bei Beobachtung der Entwicklung über 1 Jahr auf, dass Annika diskrete Wahrnehmungs- (propriozeptiv, visomotorisch) und Koordinationsstörungen (Hinfallen) mit psycho-motorischer Verlangsamung hat. Sie erhält Ergotherapie mit gutem Erfolg.

Bis zu einer Anfallsfreiheit von 3 Jahren soll die konstitutionelle Arznei als LM-Potenz in immer größeren Abständen weitergegeben werden. Die Eltern bleiben in engem Kontakt mit uns, notieren und berichten über alle Veränderungen.

Die Mutter schreibt:
„A. geht es zurzeit sehr gut, sie wird in diesem Jahr eingeschult. Ihr Entwicklungsstand ist völlig normal, sie kann schon alleine schwimmen, Fahrradfahren, fährt Ski und Inliner mit Begeisterung. Insgesamt ist sie sehr aufgeweckt. Kann Texte ganz schnell auswendig lernen und ist auch sehr musikalisch. Im Ganzen ist sie auch nicht mehr so unruhig wie früher. Nur ihre Eigensinnigkeit hat sie behalten. Sie hat einen sehr starken Willen. Dank Ihrer Hilfe ist sie ein völlig normales Kind geworden, was hoffentlich auch so bleibt. Dafür danken wir Ihnen noch einmal recht herzlich."

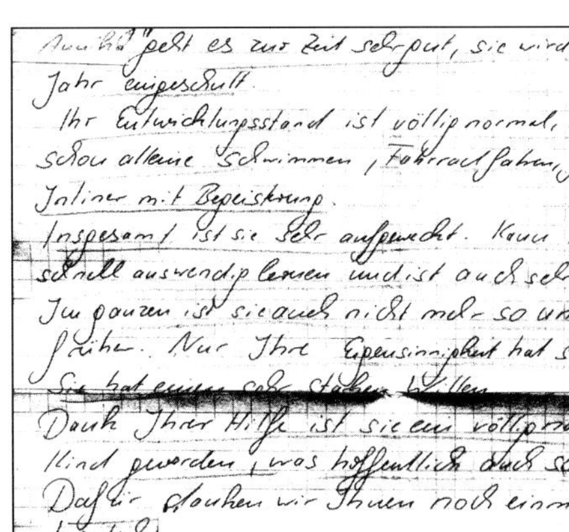

Anmerkung

Die Konkordanz (Verwandtschaft) von Arnica und Phosphor ist bekannt. Nach Boenninghausen: Gesamtkonkordanz zweithöchster Grad mit 10 Mitteln, wobei nur Pulsatilla höher angegeben ist. Beide Mittel (Arnica und Phosphor) haben sich sinnvoll ergänzt.
Auf eine Erbnosode konnte in diesem Fall verzichtet werden, da die Eltern und auch die nähere Aszendenz keinen Hinweis auf epileptische Erkrankung aufweisen.

Exkurs

ICB = Intracraniale Blutung (Hirnblutung) postnatal mit den gefürchteten Folgen wie: ICP = Infantile Cerebral Parese, Hydrocephalus (falls nicht Shunt-versorgt) und nachfolgende cerebrale Anfallsleiden sind nicht selten. Gemäß der Stadieneinteilung (s. u.) finden wir neben den eben genannten schwerwiegenden Folgen auch mittelschwere bis leichtere Auswirkungen einer Hirnblutung im psychointellektuellen/psychomotorischen Bereich mit Störungen der Perzeption und Kognition bis hin zu Verhaltensstörungen im Sinne eines ADS = Aufmerksamkeits-Defizit-Syndroms.
Am häufigsten finden wir diese Ereignisse bei Frühgeburten, insbesondere bei einem Geburtsgewicht von unter 1500 g bzw. heute unter der verfeinerten Neugeborenen-intensiv unter 860 g. (Siehe hierzu auch die Arbeit von R. G. Appell, M. Hadulla: Klinik und Frühprognose von intracerebralen Blutungen bei Frühgeborenen unter 1500 g.)
Eine Tabelle aus den 80er Jahren zeigt noch in drastischer Weise die schwersten Folgen einer intraventrikulären Blutung, Stadium IV.

Tabelle – Verlauf intrakranielle Blutung Stadium IV bei 5 Überlebenden

Posthämorrhagischer Hydrocephalus	5
Ventrikulo-peritonealer Shunt	5
Ventrikulitis	2
Zentrale Koordinationsstörung (ICP)	5
Zerebrale Anfälle	4
Porenzephalie	4

Während bei den eben genannten Frühgeburten die cerebralen Blutungen als Ausdruck einer primären Unreife der Gefäßwandstrukturen zu sehen sind und es meistens zu Blutungen in das Ventrikelsystem kommt, sind die Hirnblutungen bei **reifen Neugeborenen** eher als Störungen im Gerinnungsstatus – vorwiegend auf dem Boden von Vitamin-K-Mangel – und in der Metabolisierung zu sehen: MHn = Morbus Hämorraghicus neonatorum. Eine der Hauptkomplikationen (s. o.) ist ein nachfolgendes cerebrales Anfallsleiden, insbesondere in schwerster Ausprägung BNS = Blitz-Nick-Salaam-Anfälle mit besonders schlechter Prognose.

„Arnica-Heilungen" – zum Teil auf spektakulärste Art – haben über die Jahrhunderte hinweg bei **Geburtstraumata** und SHT = **Schädel-Hirn-Traumata** auch die homöopathischen Ärzte immer wieder in Erstaunen versetzt.

L. Rössel aus Ungarn 1875 – also der Königlichen und Kaiserlichen Monarchie der Alten Habsburg z. Z. von Sissy – berichtet in der Allgemeinen Homöopathischen Zeitung folgende so schöne und genaue Beschreibung, die länger zitiert werden soll:

„Am 15. Juni 1859 wurde der 22-jährige Müllergeselle in der im Dorfe Felsö-Dobsza befindlichen Gaststätte abends mit einer Zimmermannsaxt verwundet, wo ich ihn nach sechs Tagen sah und folgendes fand: S. liegt in einem kleinen Zimmer mit Lehmboden auf einem breiten Strohlager, hat die heftigsten Anfälle von Krämpfen und Zuckungen, durch welche der ganze Körper in Bewegung gesetzt wird. Seine Frau sagt, er sei seit drei Tagen bewusstlos. Die Krämpfe sind bald stärker, bald schwächer, machen auch Pausen von fünf Minuten, worauf er zu schnarchen pflegt. Wie nach epileptischen Anfällen. Er behält dabei die Rechtsseitenlage ein. Er soll 100 solcher Anfälle in 24 Stunden haben. Auf meine Frage, warum ich erst heute zu ihm geholt werde, sagt mir der Ortsnotar, es seien zwei Gerichtsärzte da gewesen und hätten die Länge und Breite der Wunde gemessen. Sie hätten angekündigt, die Tiefe der Wunde bei der Sektion zu messen. Da sie bei ihrem Befund eine tödliche Verletzung konstatiert hätten, sei es nicht nötig, etwas für ihn zu tun, weil er ohnehin sterben müsse. Obwohl es sehr unbequem war den Kopf des S. auf dem Boden zu untersuchen, ließ ich ihn dennoch liegen. Ich wollte ihn erst waschen lassen, um ihn dann ins Bett legen zu lassen. S. ist mittlerer Größe, gut genährt, von brauner Farbe. Wenn wir eine Linie von der Mitte des rechten oberen Augenlides durch die Mitte der rechten Augenbraue, durch das Stirnbein schief durch die Seitenwandbeine bis zum oberen Rand der Hinterhauptschuppe ziehen und diese messen, so haben wir eine neun Zoll lange Wunde, in der nicht nur die Haut, der Musculus frontalis, orbicularis, palpebralis, der Corrugator supercilii, die Arteria und Nervus frontalis und supraorbitalis, die Vena diploeticae und Galea aponeurotica, sondern auch die Knochen getrennt sind, so dass ich das von der unverletzten Dura mater eingehüllte Gehirn bei Einatmen in die Höhe steigen, beim Ausatmen sich senken sah. Die breiteste Stelle der Wunde ist zwei Zoll lang. Auf meine Frage, wie es möglich sei, dass die Wunde so lang und so breit sei, da nur ein Streich geführt wurde, antwortete seine Frau: „Als er vom Wirtshaus gekommen war, hat er eine gewöhnliche Zimmermannsaxt (welche drei Zoll breit sein dürfte) gebracht", erzählte sie. Er habe einen Hieb mit derselben durch den dicken Filzhut bekommen. Da sie steckengeblieben und der Täter davongelaufen war, konnte er sie nur dadurch herausnehmen, indem er mit derselben eine Bewegung nach rechts machte, worauf er ein Krachen im Kopf hörte, und so war er imstande diese herauszunehmen. Da S. keinen Augenblick ruhig lag, musste ich von jeder Untersuchung Abstand nehmen. Die Aufgabe der Untersuchung bestand nun darin, zuerst die Krämpfe zu stillen, die als Folge der stattlichen Gehirnerschütterung anzusehen waren, dann den Gehirndruck zu beheben, durch Entfernung des geronnenen Blutes und Eiters, welche sich zwischen Gehirn und Gehirnschale angesammelt hatten, und endlich die Wunde vor äußeren Schädlichkeiten zu schützen. Ich gab daher 20 Tropfen Belladonna C3 in ein Seidel Wasser und halbstündlich zwei Kaffeelöffel einzugeben; die Wunde sorgfältig so lange vierstündlich mit Wasser zu bespritzen, bis es rein herausfloss, und verordnete außerdem 40 Tropfen Tinctura Arnicae in einem Seidel Wasser, worin ich einen Leinenlappen eintauchen und damit die Wunde bedecken ließ, worüber ein dreieckiges Tuch gebunden wurde. Nachdem S. gereinigt war, ließ ich ihn in einem in kaltes Wasser getauchten und ausgewundenen Leintuch mit ausgestreckten Extremitäten einwickeln und in eine wollene Decke einpacken, mit dem Bemerken, sobald die Krämpfe nachlassen, wird er ausgepackt, mit nassen in kaltes Wasser getauchten Leintüchern bis zur Abkühlung getrieben, hierauf trocken frottiert und leicht zugedeckt. Sobald sich die Krämpfe wieder einstellen, hat dasselbe wieder zu geschehen.
Am 23. Juli sah ich S. Die Einpackungen wurden immer seltener gebraucht, weil die Krämpfe sich in 4 bis 6 Stunden einstellten. Dieselbe Ordination.
Am 26. Juli sah ich S. zum dritten Male. Die Krämpfe haben ganz aufgehört. Er ist bei Bewusstsein, klagt über Kopfschmerzen, große Schwäche und Mattigkeit. Er bekommt 20

Tropfen Arnica C3 in einem Seidel Wasser, zweistündlich einen Esslöffel voll einzunehmen; ferner jeden Morgen eine Abreibung mit einem groben, in kaltes Wasser getauchten und gut ausgewundenen Bettuch, worauf er so lange mit einem trockenen Tuch frottiert wird, bis der Körper rot wird. Alle 2 bis 3 Stunden muss er Fleischsuppe, Milch und Wasser bekommen. Zu bemerken ist noch, dass der kleine fadenförmige Puls am 23. Juli 48 Schläge in einer Minute machte, während ich den 26. Juli 70 Schläge zählte.
Am 30. Juli habe ich den vierten und letzten Besuch gemacht. Er sagte, er fühle sich schwach, der Kopf sei etwas eingenommen, die Wunde tue nicht sehr weh; es zeigten sich an den Rändern Granulationen. Die Ordination blieb dieselbe. Ich sagte der armen Frau, sobald sie keine Arznei mehr habe, solle sie zu mir kommen. Am 7. August berichtet sie, ihrem Mann gehe es gut, ich möchte ihm noch einmal Arnika äußerlich geben. Fünf Wochen verstrichen, ohne von ihm etwas zu hören. Da erzählte mir der bereits erwähnte Notar, dass er eine Vorladung ins hiesige Stuhlrichteramt erhalten habe, weil er von den Gerichtsärzten angeklagt worden war, ihnen nicht angezeigt zu haben, wann S. gestorben sei, da sie ihn jetzt ausgraben müssten, um den Befund abgeben zu können, der von den Behörden gefordert wurde, um dem Täter, der sich bis jetzt in strenger Haft befunden, nach gelesenem Sektionsbefund seine Strafen zu bemessen. Da erklärte der Notar ihnen, dass S. durch mich behandelt wurde und seit drei Wochen in der Mühle arbeite. – Weil sie dieses nicht glauben wollten, begaben sie sich nach Felsö-Dobsza, und als sie sich von der Wahrheit überzeugt hatten, teilten sie den Behörden mit, dass S. bisher nicht gestorben sei, aber später sterben werde. Zwei Wochen später kam S. zu mir, aber nicht, um sich als geheilt vorzustellen, sondern um mir anzuzeigen, dass er zum Comitatsvorstand berufen sei, weil er ihn eben sehen wollte und um mich zu bitten, ihm ein Schreiben mitzugeben.
Es sind beinahe 15 Jahre verstrichen, seitdem ich S. nicht gesehen habe, er lebt noch immer in demselben Dorfe als armer Bauer. Im vorigen Monat habe ich ihn zu mir bestellt. Er sieht gut aus, und von seiner Verletzung ist in der rechten Stirnseite der Länge nach eine halbmondförmige Narbe zu sehen. Auf meine Frage, warum diese eine solche Form habe, sagte er, dass er sich im vierten und sechsten Monat nach der stattgehabten Verletzung zwei längliche Knochenstücke herausgezogen habe. Er behauptet, seit der Zeit weder Krämpfe noch irgendeine Krankheit gehabt zu haben. Selbst die Kopfschmerzen, an denen er früher öfters zu leiden pflegte, haben sich seitdem nicht wieder eingestellt."

Auch bei Kollege L. Rössel erfolgte nicht nur die völlig richtige Verordnung von Arnica (übrigens homöopathisch innerlich und in der Urtinktur äußerlich einzusetzen), wobei wegen der cerebralen Krampfanfälle posttraumatisch mit Rechtsseitenlage während der Anfälle die Gabe von Belladonna noch notwendig wurde.

Nachfolgend zwei weitere „kleine, historische" Kasuistiken: Arnika und Verletzungen: 1826 wurde im Stapf-Archiv für homöopathische Heilkunst folgender Fall veröffentlicht. Dr. Messerschmidt, Stadt- und Dom-Physikus in Naumburg a. d. Saale schildert folgende Kasuistik:

„Wilhelm T., ein Knabe von 13 Jahren und Sohn einer armen Witwe aus der niederen Volksklasse, hatte zwar von Kindheit her an keiner bedeutenden Krankheit gelitten, war jedoch von nur mäßig kräftiger Körperbeschaffenheit geblieben (wahrscheinlich als Folge der schmalen Kost und mangelnder Pflege), ohne darum der jugendlichen Lebhaftigkeit zu ermangeln, die sogar unter seinen Lebensverhältnissen etwas ins Rohe ausgeartet war. Hierin lag auch der Grund, dass dieser Knabe seiner Mutter am 26. Mai 1826 abends, besinnungslos und mit Blut bedeckt nach Hause gebracht wurde. Er war nämlich,

Warnung nicht achtend, unter das Rad eines schwer mit einem großen Fichtenbaumstamme beladenen Wagen gekommen, welches seinen Kopf von der Nasenwurzel an, über den linken Augenbrauenbogen hinweg, bis in den äußeren Winkel des linken Auges fasste, und indem wahrscheinlich der Kopf unter dem Rade eine rollende Bewegung machte, weil er sonst ganz zusammengedrückt worden sein würde, zerriss dasselbe die Hautbedeckungen der linken Seite in mehrere Stücke und schälte sie zerquetschend von den Schädelknochen, von der Sutura ossis fontis und saggitalis an nach dem Hinterhaupte zu bis auf den Arcus zygomaticus herab, mitsamt dem Musc. temporalis dieser Seite los. Da es abends schon spät war, so hatte man den ersten besten Chirurgus herbeigerufen, welcher dann auch den ersten Verband gehörig angelegt hatte. Ich sah den Verwundeten Tages darauf gegen Mittag und fand an ihm folgendes: Die äußerlich sichtbare Kopfverletzung war von der oben angegebenen Beschaffenheit, und ich habe nur noch hinsichtlich ihrer zu bemerken, dass, obgleich die zerrissenen und zerquetschten Hautlappen von dem Chirurgus möglichst gut wieder vereinigt und geheftet waren, doch in der linken Schläfengegend ein ziemliches Stück Haut fehlte, um den ganz entblößten Schädelknochen bedecken zu können. Daher kam es denn auch, dass, nachdem sich die Geschwulst gesetzt hatte, und durch die Eiterung die verdorbenen Hautpartien abgesondert worden waren, eine $2^1/_4$ Zoll lange und $1^1/_2$ Zoll breite Knochenstelle ohne Hautbedeckung blieb. Die Geschwulst des Kopfes, besonders der linken Seite desselben bis zum Halse herab, war von einer Größe, dass sie ihm das Ansehen gab, als sitze noch ein halber Kopf daran. Der Mund konnte kaum einwendig geöffnet werden. Das linke Auge war dermaßen verschwollen, dass man es nicht öffnen und untersuchen konnte. Die allgemeine Röte des geschwollenen und heiß anzufühlenden Gesichts zeugte von starkem Blutandrange nach dem Kopfe. Übrigens war der Kranke wieder bei voller Besinnung und klagte über große Schmerzhaftigkeit des ganzen Kopfes. Sein gereizter, schneller, voller und harter Puls, nebst der brennenden Hitze seiner Haut und dem heftigen Durste, gaben eine bereits eingetretene Fieberbewegung seines Blutes zu erkennen. Da man nicht wissen konnte, wie groß der Teil sei, den das Gehirn schon an der äußeren Verletzung nahm, oder später etwa noch nehmen würde; so war mit Sicherheit keine günstige Prognose zu stellen, und im günstigsten Falle, hatte man wenigstens eine bedeutende Eiterung und große Langwierigkeit der Heilung zu erwarten.

Obwohl das Rad mehr abgleitend auf den Kopf eingewirkt hatte, da keine Knochenbrüche entstanden waren; so konnte doch der erste Anstoß auf den Kopf am oberen Rande der linken Orbita stark genug gewesen sein, um zur Erzeugung von Extravasaten unter der Hirnschale Veranlassung zu geben, die sich wenigstens äußerlich in großer Ausbreitung über den Kopf gebildet hatten. Hierbei gaben die so extensiv und intensiv verletzten Teile einen starken Reiz ab, der, auf das Nerven- und Gefäßsystem des ganzen Organismus wirkend, in letzterem bedeutende Fieberbewegungen, übermäßigen Andrang des Blutes nach dem Kopfe, und heftige Entzündungszustände an und in denselben erregte und noch fern erregen konnte. All diese Umstände bestimmen das Geschäft des Arztes und Chirurgen auf die Anwendung solcher Mittel, welche es vermochten 1) die resorbierende Fähigkeit der Gefäße zu vermehren, um auf das schleunigste die Beseitigung der vorhandenen Extravasate damit zu bewirken; 2) die verletzten Teile in eine, die Reizung in ihnen vermindernde Stimmung zu versetzen, und hierdurch eine Mäßigung der Fieberbewegungen, des Blutandranges nach dem Kopfe, der Entzündung und darauf folgenden Eiterung in den verletzten Teilen herbei zu führen. Nach der gewöhnlichen Behandlungsweise würde man zur Erreichung dieser Zwecke Blutentziehungen, nebst kalten Umschlägen auf den Kopf und Salpeter innerlich in Anwendung gebracht haben, und wahrscheinlich, wie die Erfahrung schon oft gelehrt hat, auch nicht ohne guten Erfolg. Da jedoch durch diese Mittel zunächst eine so große Schwächung der organischen

Lebenstätigkeit bewirkt wird, dass sie gar nicht mehr vermögend ist, das Blut in solcher Menge nach dem verletzten Kopfe hinzutreiben, dass ein lebensgefährlicher Druck auf das Gehirn und eine lebensgefährliche Entzündung und Eiterung dabei entstehen könnte; so ist zwar Lebensrettung allerdings einer der hauptsächlichsten guten Erfolge von jener schwächenden Heilmethode: allein die nachherige Heilung großer Quetschwunden mit Knochenentblößung zu befördern, dazu ist sie nicht geeignet. Denn der durch dieselbe an Kräften erschöpfte Organismus braucht hierauf, selbst unter der Anwendung der ihn direkt stärken sollenden Mittel, längere Zeit zu seiner Erholung, während welcher die Heilung der Wunde weit langsamer, als bei ungeschwächten Heilkräften der Natur, fortschreitet, wobei ein Absterben des entblößten Knochens kaum zu vermeiden ist, welches dann eine nur um so größere Langwierigkeit der Heilung zu Folge hat.
Dies alles bei dem vorliegenden Falle von Kopfverletzung wohl erwägend, gab für mich einen hinreichenden Bestimmungsgrund ab, das bisherige Heilverfahren hier nicht einzuschlagen; sondern den ersten und dringendsten Heilanzeigen durch Anwendung des genau passenden homöopathischen Mittels zu genügen, das sich mir in der Arnica montana darbot (siehe Reine Arzneimittellehre).

Kopfverletzung	*K I*	*202*	**Arn**
Bewusstlosigkeit	*K I*	*17*	*Arn*
Schmerz nach mech. Verletzungen	*K I*	*266*	*Arn*
Gesicht Röte	*K II*	*87*	*Arn*
Gesicht Hitze	*K II*	*104*	*Arn*
Puls schnell	*K I*	*434*	**Arn**
Puls voll	*K I*	*436*	*Arn*
Puls hart	*K I*	*433*	*Arn*
Durst	*K III*	*437*	*Arn*

Ein einfacher, unarzneilicher, zweckmäßiger Verband machte die Bepflasterung der verletzten Teile entbehrlich. Die bisher von dem Chirurgus angewendeten Umschläge von kaltem Wasser und Essig über den Kopf hielt ich für nötig, jedoch ohne Beimischung von Essig, noch so lange fort zu gebrauchen, bis die volle Heilwirkung der Arnica eingetreten sein konnte. Eine homöopathische Diät brauchte ich kaum noch vorzuschreiben, da sie hier schon durch die Armut zu befolgen geboten war; doch ließ ich darum die nötigen Vorschriften darüber nicht fehlen.
Unter diesen Umständen nun ließ ich den Kranken sogleich mittags den 27. Mai einen Tropfen von der 4. Kraftentwickelung der Arnica nehmen, und zwar mit auffallend gutem Erfolge. Denn als ich den Kranken am folgenden Tage, den 28. Mai, wieder sah (also am zweiten Tage nach geschehender Verletzung, wo die Entwickelung des Entzündungsfiebers in der Regel erst recht anfängt), fand ich denselben, nach einer ziemlich ruhig durchgeschlafenen Nacht, beinahe völlig ohne Fieber. Der Puls war nur noch ein wenig beschleunigt, Hitze und Röte aus dem Gesichte waren verschwunden, selbst die Geschwulst desselben hatte schon beträchtlich abgenommen, wobei zugleich eine sehr bemerkbare Verminderung der großen Schmerzhaftigkeit des verletzen Kopfes eingetreten war. Bei dieser so augenfälligen Heilwirkung der homöopathisch angewendeten Arznei hatte ich keinen Grund, den Fortgang derselben durch den Gebrauch irgendeines anderen Mittels zu stören. Am 3. Tage nach der Verletzung hatte alle Fieberbewegung aufgehört; die Geschwulst der verletzten Teile war noch mehr zusammengefallen, und der Eiterungs- und Reinigungsprozess fing an sich in denselben zu entwickeln. Jetzt ließ ich die bisher noch über den Verband gemachten kalten Wasserumschläge weg, und verordnete dafür, die Wunden und die entblößte Knochenstelle beim Verbinden bloß mit frischen geriebenen

Möhren zu bedecken, die ohne arzneilich zu sein, sich doch unter solchen Umständen äußerst nützlich erweisen, was ich in den französischen Hospitälern von 1806 bis 1813 hier häufig Gelegenheit gehabt habe zu erproben. Der Schlaf war gut, und da die Verdauungskräfte des Magens nicht durch den Gebrauch des Salpeters angegriffen und in Unordnung gebracht worden waren; so fand sich auch jetzt schon guter Appetit ein. Am 5. Tage nach der Verletzung, also am vierten Tage nach homöopathisch genommener Arnica, fand ich meinen Patienten schon wieder unter anderen Knaben vor seinem Hause, erkannte ihn aber kaum, so hatte sich die, sein Gesicht entstellende, Geschwulst vollends gesetzt. Die nun in vollen Gang gekommene gute Eiterung war und blieb von ungewöhnlicher Mäßigkeit; gleichwohl war durch sie jetzt schon die Reinigung der Wunden von den verdorbenen Teilen beinahe vollendet, und eine frische gesunde Granulation trat an ihre Stelle, die sich auch bald auf der entblößten Knochenstelle zu zeigen, und sie zu bedecken anfing, so dass es unter dem Fortgebrauche der frischen geriebenen Möhren zu dem befürchteten Absterben dieser Knochenstelle gar nicht kam. So machte denn das Heilungsgeschäft der Naturkräfte des Organismus, da sie durch keine vom Anfang angewendete schwächende Heilmethode geschwächt, sondern bloß durch die homöopathisch angewendete Arnica in Stimmung zu einer zweckmäßigen Tätigkeit versetzt worden waren, einen ungemein raschen Fortgang bei dieser so bedeutenden Kopfverletzung. Auch würde demnach die Heilung derselben binnen weniger Wochen völlig beendet worden sein, wenn sie nicht durch den Eintritt eines besonderen Krankheitszustandes gestört und aufgehalten worden wäre.

Der Knabe, dessen Wohnung vor der Stadt und von freien Rasenplätzen umgeben ist, war nämlich in der dritten Woche nach geschehener Verletzung, von dem Chirurgus vor seinem Hause, zwar im Sonnenschein, aber doch in vom vorher gegangenen Regen noch nassen Grase gefunden worden. Dies hatte als krankmachende Potenz auf den noch in der Heilung stehenden Knaben eingewirkt; denn einige Tage darauf entwickelte sich in allen seinen Gliedern ein Gefühl von Schwere und von allgemeinem Unwohlsein, das mit jedem folgenden Tage zunahm, und zu welchem sich noch mehrere andere Krankheitserscheinungen zu gesellen anfingen.

Der bis dahin bestandene gute Fortgang der Heilung hatte mich bewogen, den entlegen wohnenden Knaben seltener zu besuchen. Ich erhielt daher durch die Mutter desselben erst Kunde von seinem dermaligen Übelbefinden, als es sich schon bis zu einem ziemlich hohen Grade ausgebildet hatte.

Bei meinem Besuche fand ich bei dem Kranken einen so besonderen Krankheitszustand, dass ich für nötig erachtete, denselben erst noch genauer zu beobachten und kennen zu lernen, bevor ich zur Wahl und Anwendung dagegen schritt. Hierdurch gelangte ich denn am 26. Juni zu der Zusammenstellung des folgenden Krankheitsbildes.

Um Missverständnissen zu begegnen, glaube ich die Bemerkung vorausschicken zu müssen, dass die verschiedenen Zufälle nicht auf ein Mal, und auch nicht in der Ordnung nach und nach eingetreten sind, wie ich sie hier der Kürze und leichteren Übersicht wegen aufführen werde. Von Anfang allgemeine fieberhafte Hitze, mit Röte des Gesichts, Kopfweh, unruhigem Schlafe des Nachts, wobei er sich wiederholt, bis zur Verwundung, auf die Zunge biss. Bei Aufnahme des Krankheitsbildes dagegen, also etwa 10 Tage nach dem Anfange der Krankheit, hatte der Knabe vielmehr ein blasses, elendes Aussehen, waren Gesicht und Hände kalt anzufühlen, zeigte der Puls keine auffallend beschleunigte, aber eine schwache und wie zittrige Bewegung. Ohne eigentliche Schmerzhaftigkeit, war ihm der Kopf schwer und eingenommen, verbunden mit einem Zustande von Unbesinnlichkeit. Bei meinen Besuchen fand ich ihn jedes Mal in einem Winkel sitzend, und mit herabhängendem Kopfe schlafend. Ich musste ihn wiederholt laut anrufen, ehe er erwachte; dann aber fing er sogleich an, unter fast lächerlicher Gesichtsverziehung, zu wei-

nen, und kaum brachte man auf wiederholtes Fragen ein Ja! oder Nein! zur Antwort von ihm heraus, wobei er immer unverwandten Blicks auf eine Stelle vor sich hin starrte. Eine Steifigkeit der Halsmuskeln schien ihn an der freien Bewegung des Kopfes zu hindern, den er immer unbeweglich steif und etwas vorwärts gebogen hielt. Andauernder Kinnbackenkrampf verschloss ihm den Mund so, dass er kaum die Spitze der Zunge zwischen den Zähnen hervorbringen konnte.
Die nur mit Mühe bewegbare Zunge schien angeschwollen zu sein und zeigte am Rande weiße Geschwürchen, von welcher Art sich auch mehrere auf der inneren Seite der Lippen fanden. Von diesen Geschwürchen war das Innere seiner Mundhöhle so schmerzhaft, dass er bei seinem ziemlich guten Appetite und großem Durste nur ganz milde Dinge, Milch- und Mehlsuppen zu genießen vermochte. Vorn auf der Brust klagte er über einen drückenden spannenden Schmerz, der ihm das Atmen beengte. Alle Bewegungen seiner Gliedmaßen geschahen zitternd. Saß er ruhig, so schüttelte es ihn von Zeit zu Zeit zusammen, wie von Frost überlaufen, häufiger aber geschah es, dass er Rucke durch Kopf, Arme, Finger und Beine bekam, wie von elektrischen Schlägen. Wenn man ihn aufstehen und gehen ließ, so geschah es unter schmerzhaftem Ziehen in den Schenkeln und Waden, mit steifen Beinen und Körper, so dass er die Beine nicht heben, sondern nur zitternd fort schieben konnte; hierbei musste er sich aber noch anhalten, um vor Schwindel und Taumel nicht hinzufallen. Die Nächte brachte er größtenteils schlaflos und unter vielem Schwitzen hin. Wollte ihm seine Mutter früh aus dem Bette helfen, so war er am ganzen Körper tetanisch steif, wie ein Scheit. Seine Gefühlsstimmung sprach sich durch Stille, Gleichgültigkeit und Traurigkeit aus.
Da sich der Knabe bis beinahe Ende der dritten Woche nach erhaltener Kopfverletzung im Allgemeinen wohl befunden hatte und die Heilung derselben bis dahin schon so unerwartet weit vorgerückt war; so konnte ich keinen ursächlichen Zusammenhang zwischen der Kopfverletzung und dieser seltnen Art von Symptomen-Gruppe annehmen. Da nun aber, außer dem verkältenden Liegen im nassen Grase, das dem Entstehen der Krankheit einige Tage vorhergegangen war, keine andere pathologische Ursache dazu aufgefunden werden konnte; so musste ich jene dafür ansehen, in so fern sie allerdings auch im Stande war, bei vorhandener, durch die Kopfverletzung bedingter Krankheitsanlage, eine solche dynamische Verstimmung im Organismus zu bewirken, aus welcher dann jener angegebene Symptomkomplex hervorging.
Die entfernteste Ursache, das nasse Gras, hatte längst einzuwirken aufgehört; aber die von ihr bewirkte dynamische Verstimmung des Organismus bestand als so genannte nächste Ursache in demselben fort, und gab ihre Wirkung in dem beschriebenen Krankheitsbilde zu erkennen, auch damit zugleich ihr Vorhandensein, aber nicht ihre innere Natur, als das unerforschlich Verborgene. Aus diesem Grunde ging ich auch weiter gar nicht auf ein vergebliches Erforschen der inneren Natur der nächsten Ursache aus; sondern hielt mich einzig und allein an das Erkennbare, das ist an das Krankheitsbild und die in demselben sich äußernde besondere dynamische Verstimmung des Organismus.
Die Verstimmung besonderer Art in die gesunde Stimmung wieder umzuwandeln, war jetzt Aufgabe für mich, die zu lösen, mir auf einem anderen, als dem homöopathischen, Heilwege schwer geworden sein würde; weil sich mir außer diesem, kein bestimmter Anhaltspunkt darbot. Zwanzig nicht homöopathische Ärzte hätten über die entfernten und nächsten Ursachen dieses Krankheitszustandes seltener Art vielleicht auch zwanzigerlei Meinungen aufgestellt, und eben so vielerlei Mittel zur Beseitigung seiner Ursachen in Vorschlag gebracht, und würden diese, wenn sie nicht halfen, auch noch mit zwanzig anderen Mitteln, ein jeder von ihnen nach seiner besonderen Ansicht, vertauscht haben; ob mit besserem Erfolge? wäre noch die Frage gewesen.
Alle Homöopathen zusammen würden dagegen diesen Krankheitszustand aus einem und

demselben Gesichtspunkte betrachtet haben, und in dem Krankheitsbilde bloß eine dynamische Verstimmung des Organismus von besonderer Art erkennend, zu deren Verbesserung das homöopathische Gesetz ihnen allen nur einen Weg zeigte, würde ihre Wahl bloß auf das eine in diesem besonderen Fall passende, homöopathische Mittel, nämlich ***Cicuta virosa*** *gefallen sein.*
Da denn also auch bei mir die auffallendste Ähnlichkeit zwischen den Symptomen, welche das Krankheitsbild in dem vorliegenden Falle darstellen, und in den Krankheitserscheinungen, welche der ***Wasserschierling*** *im gesunden Organismus hervorzubringen im Stande ist, für die Wahl desselben zum Heilmittel entschieden hatte; so verordnete ich am 26. Juni:*

R. Tinct. Cicuta virosa
15 evolution, gttj adpulv. Sach. Lact. Gr. jv3

Nachmittags 5 Uhr trocken zu nehmen, ohne nach zu trinken. Das homöopathische Heilprinzip feierte hier angewendet abermals einen herrlichen Triumph. Der Erfolg von jener kleinen, weit über alle sinnliche Vorstellbarkeit hinaus liegenden, Gabe des Mittels war zum Erstaunen.
Schon die nächste Nacht brachte der Kranke ruhiger und unter mehr Schlafe hin, als alle vorhergehenden Nächte. Am folgenden Morgen beim Aufstehen war keine tetanische Steifheit des Körpers mehr an ihm zu bemerken. Bei meinem Besuche fand ich ihn nicht, wie vorher jedes Mal, schlafend, sondern munterer. Er konnte den Mund ein wenig weiter öffnen und die Zunge etwas mehr hervorstrecken, und ob ihm gleich das Antworten auf meine Fragen noch ziemlich schwer wurde, weil die Zunge noch unbeholfen dick und wie die übrige Mundhöhle mit kleinen, schmerzhaften Geschwüren besetzt war, so bedurfte es doch nicht mehr, wie früher, einer solchen Anregung, um ihn zum Antworten zu bringen. Das traurige Ansehen des Knaben hatte sich in ein freundlicheres verwandelt, daher fing er auch nicht mehr zu weinen an, wie er von mir angeredet wurde. Das Zucken und Rucken seiner Glieder kam viel seltener und schwächer.
Am zweiten Tage nach genommener Arznei fand ich den Zustand des Kranken noch mehr verbessert. Er hatte die Nacht über, ohne wieder zu schwitzen gut geschlafen. Das Mundöffnen, ging wieder etwas weiter, auch das Sprechen besser, da die Geschwürchen im Munde zu heilen anfingen und die Zunge beweglicher geworden war.
Das Schütteln und Rucken der Glieder hatte ganz aufgehört. Die Beine fingen an wieder Gelenkigkeit zu bekommen, unter Abnahme der ziehenden Schmerzen in denselben. Es war überhaupt mehr freies Leben in seinen Organismus zurückgekehrt, das sich in größerer Regsamkeit, zunehmender Wärme und munterem Ansehen äußerte.
Am dritten Tage sah ich die Heilung der Krankheit durch die homöopathisch angewendete Arznei immer weitere Fortschritte machen. Denn nun fing der Knabe auch an, beim Gehen die Beine zu heben, und schmerzlos, ohne sich noch anhalten zu müssen, vorwärts zu schreiten. Am fünften Tage war er von dem ganzen, so stark und in vielen Zügen ausgeprägten Krankheitsbilde seltener Art nichts mehr übrig, als nur noch ein Gefühl von Schwere und Mattigkeit in den Beinen. Da sich dieses Gefühl noch bis zum siebenten Tage hin erhalten hatte; so musste ich nun annehmen, dass die kleine Gabe Cicuta virosa ausgewirkt habe. Es blieb mir also nur noch jener Rest von Übelbefinden durch Anwendung eines anderen homöopathisch passenden Mittels vollends zu beseitigen übrig. Dieses Mittel fand ich in Arnica, von deren Tinktur ich daher dem Knaben am 3. Juli einen Tropfen der 9. Kraftentwicklung nehmen ließ. Auch wurden meine Erwartungen von dieser so homöopathisch angewendeten Arznei im vollen Maße befriedigt; denn nach wenigen Tagen war keine Spur von Übelbefinden mehr an dem Knaben zu bemerken.

Die Heilung seiner Kopfwunde, welche bis daher einen Stillstand gemacht hatte, ging nun wieder rasch ihrem Ende entgegen, und gegenwärtig befindet sich der Knabe so vollkommen wohl, als nie vorher.

Gustav v. B., ein Knabe von 9 Jahren, hier in Münster wohnend war vor 8 Tagen vom Esel gefallen und zwar auf den Hinterkopf. Seitdem, und nach allöopathischen Mitteln zunehmendes Unwohlsein: große Eingenommenheit des Kopfs, dick gelb belegte Zunge, Uebelkeit, Wundheit beider Mundwinkel, übelriechender Athem, die letzten Tage auch noch gegen Abend vermehrtes Fieber mit Speichelfluß. – Gebraucht war: zuerst ein gewöhnliches Brechmittel von TART. STIB. und IPEC.; dann TART. NATRON., KALI CARB., ACET. VINI; AQUA FOENICULI; EL. AUR. compos., AQUA OXYMURIAT. – Am 24. Juni 1852 erhielt er von mir: 1, 3. ACON. 200°°, 2. ARN. 200°°, alle zwei Abende ein Pulver zu nehmen. Gegen die oben bemerkten Beschwerden waren diese drei Pulver ausreichend und erst gegen Ende des nächsten Monats Juli bekam er einigen groben (psorischen) Ausschlag auf den Vorderarmen, welche sich nach einer einzigen Gabe SULPH: 200°° sehr bald verlor. (vol. 82, S. 253; AHZ 48 (1854) 61)

Bernd D. hier, ein Knabe von 10 Jahren, war gestern beim Laufen mit dem Kopfe auf die Pflastersteine gefallen. Darauf gleich anhaltendes Brechwürgen und heftige Schmerzen in der rechten Kopfseite, worauf er gefallen. Diese dauern heute noch fort und ist er dabei sehr taumelig, wie betrunken, und müde in allen Gliedern und wie zerschlagen. – Am 5. Dezember 1852: 1,3. ARN. 200°°, 2. Bell. 200°°, 4. §., alle 12 Stunden ein Pulver. Nach 24 Stunden war er schon wieder wohl. (Vol. 84, S. 60; AHZ 48 (1854) 62)

Dieser längere Exkurs zu historischen homöopathischen Kasuistiken wurde von uns gewählt, da eine homöopathische Glanzkur bzw. ein Goldkorn wieder gefunden wurde, der Wert von Arnica und den passenden homöopathischen Folgemitteln bei Hirntraumata überdeutlich gemacht wurde und die dargestellten Artikel aus „alten Zeiten" sprachlich ein ausgesprochenes Lesevergnügen darstellen.

10. Arsenicum album: Angst, Depression, Kopfschmerzen eines Jugendlichen

M., 14 Jahre, kommt in Begleitung seiner Mutter – einer typischen Sepia-Lehrerin: schlank, sportlich, schwarz gekleidet – in die Sprechstunde.

Spontanbericht

Die Mutter berichtet: „Mein einziges Kind M. ist völlig aus dem Gleichgewicht. Er ist sehr ängstlich, traut sich nichts zu, hat häufig Kopfschmerzen, zieht sich zurück und liest viel – … liest, liest, liest. Er ist sehr gewissenhaft in allen Dingen, hat einen großen Anspruch an sich selbst. Beim Essen ist er ein Ästhet … die Soße darf nicht über das Gemüse etc. …"

Ich schicke den Patienten hinaus und bitte ihn, eine Tierfamilie zu zeichnen. Unter vier Augen kann die Mutter noch einen Satz loswerden: „Eigentlich habe ich Angst, dass M. depressiv wird und Selbstmord verübt."

Gelenkter Bericht

Ihr Sohn M. habe viele Ängste, z. B. in der Dunkelheit, vor der Autobahn, vor Geistern, und häufig Alpträume. Er berichte z. T. von eigenartigen Zuständen, in denen Gegenstände manchmal fern und dann wieder nah seien. Dabei habe er wahnsinnige Angst und wisse nicht, ob er die Augen schließen oder öffnen solle. Er besuche die Waldorfschule und sei als guter, gewissenhafter Schüler bekannt.

Repertorisation im Synthesis

Gemüt, Angst	u. a. Ars. (3)
Gemüt, Angst, nachts	u. a. Ars. (3)
Gemüt, Angst, allein, wenn	u. a. Ars. (2)
Gemüt, Furcht, Dunkelheit, vor	u. a. Ars. (1)
Gemüt, Furcht, Gespenstern, vor	u. a. Ars. (2)
Gemüt, Furcht, Tod, vor dem	u. a. Ars. (4)
Gemüt, Gewissenhaft in Kleinigkeiten	u. a. Ars. (4)
Kopf, Schmerz	u. a. Ars. (3)
Träume, Alpträume	u. a. Ars. (1)

Repertorisation im Radar

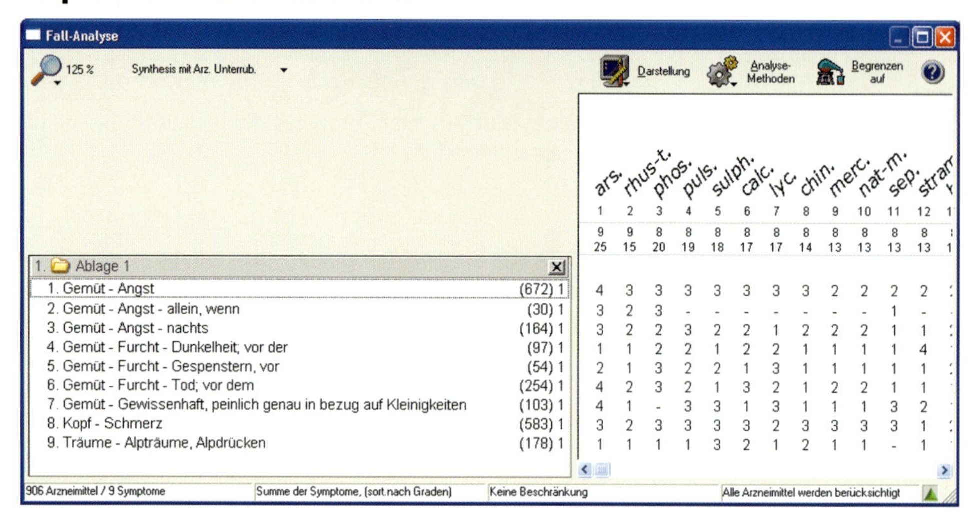

1. Ablage 1		ars.	rhus-t.	phos.	puls.	sulph.	calc.	lyc.	chin.	merc.	nat-m.	sep.	stram
		1	2	3	4	5	6	7	8	9	10	11	12
		9 25	9 15	8 20	8 19	8 18	8 17	8 17	8 14	8 13	8 13	8 13	8 13
1. Gemüt - Angst	(672) 1	4	3	3	3	3	3	3	3	2	2	2	2
2. Gemüt - Angst - allein, wenn	(30) 1	3	2	3	-	-	-	-	-	-	-	1	-
3. Gemüt - Angst - nachts	(164) 1	3	2	2	3	2	2	1	2	2	2	1	1
4. Gemüt - Furcht - Dunkelheit; vor der	(97) 1	1	1	2	2	1	2	2	1	1	1	1	4
5. Gemüt - Furcht - Gespenstern, vor	(54) 1	2	1	3	2	2	1	3	1	1	1	1	1
6. Gemüt - Furcht - Tod; vor dem	(254) 1	4	2	3	2	1	3	2	1	2	2	1	1
7. Gemüt - Gewissenhaft, peinlich genau in bezug auf Kleinigkeiten	(103) 1	4	1	-	3	3	1	3	1	1	1	3	2
8. Kopf - Schmerz	(583) 1	3	2	3	3	3	3	2	3	3	3	3	1
9. Träume - Alpträume, Alpdrücken	(178) 1	1	1	1	1	3	2	1	2	1	1	-	1

Therapie und Verlauf

Er erfolgte die einmalige Gabe von Arsenicum album C200 (Schmidt-Nagel) 3 Globuli. Nach einer Woche rief die Mutter an und berichtete: „M. ist etwas ruhiger und gelassener geworden. Er ist nicht mehr so depressiv. Kopfschmerzen sind nur ein einziges Mal aufgetreten."

Zwei Monate später wird M. wegen Kopfschmerzen frontal, Rückenschmerzen in der Zervikalregion, Bauchschmerzen und Blähungen vorgestellt. Jedes Mal, wenn er versuche zu essen, kämen die Bauchschmerzen.

Repertorisation im Synthesis

Kopf, Schmerz, Stirn	u. a. Calc-p. (2)
Abdomen, Flatulenz	u. a. Calc-p. (2)
Abdomen, Schmerz, Essen, Versuch zu essen, bei jedem	u. a. Calc-p. (2)
Rücken, Schmerz, Zervikalregion	u. a. Calc-p. (2)

Repertorisation im Radar

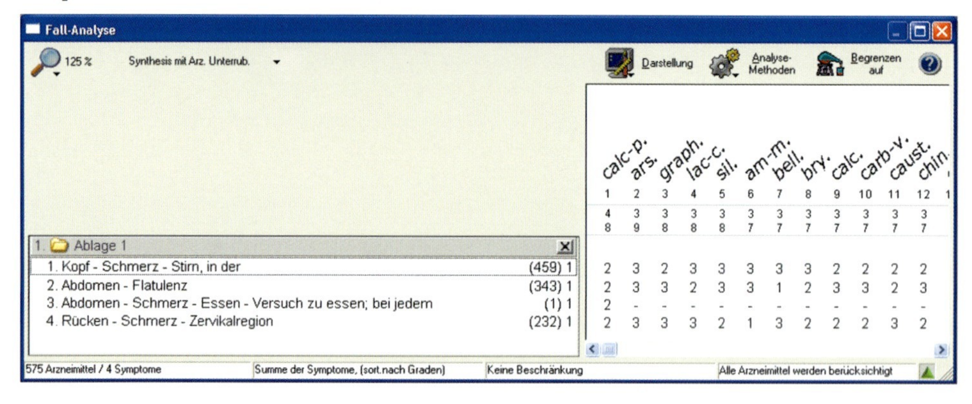

1. Ablage 1		calc-p.	ars.	graph.	lac-c.	sil.	am-m.	bell.	bry.	calc.	carb-v.	caust.	chin.
		1	2	3	4	5	6	7	8	9	10	11	12
		4 8	3 9	3 8	3 8	3 8	3 7	3 7	3 7	3 7	3 7	3 7	3 7
1. Kopf - Schmerz - Stirn, in der	(459) 1	2	3	2	3	3	3	3	3	2	2	2	2
2. Abdomen - Flatulenz	(343) 1	2	3	3	2	3	3	1	2	3	3	2	3
3. Abdomen - Schmerz - Essen - Versuch zu essen; bei jedem	(1) 1	2	-	-	-	-	-	-	-	-	-	-	-
4. Rücken - Schmerz - Zervikalregion	(232) 1	2	3	3	3	2	1	3	2	2	2	3	2

Therapie und Verlauf

Die einmalige Gabe von Calcium phosphoricum D200 (Staufen) 3 Globuli brachte sehr schnellen Erfolg. Die überaus kritische Mutter berichtet: „L. lebt auf, ist lebenslustig, hat seit vier Wochen keine Kopfschmerzen, isst mit gutem Appetit, gibt Widerrede, was er vorher selten getan hat."

Materia medica

Bei J. H. Clarke lesen wir zu Calcium phosphoricum: „Kopfschmerzen mit Blähungen, z. T. mit heftigen abdominalen Koliken und Flatulenz in Verbindung mit Kopfschmerz."

Anmerkung

Homöopathen wissen, dass nicht ein einziges Mittel, sondern die symptomorientierte Folge von Mitteln erst die Heilung herbeiführen wird. Es wird eben jeweils die ähnlichste Arznei gewählt und verabreicht.

Dieses Kind mit deutlichen Aspekten von Arsen – fein, grazil, gewissenhaft, höchst genau und penibel in seiner Schulwelt – brauchte zunächst Arsenicum album wegen der Ängste, dann jedoch Calcium phosphoricum wegen Kopfschmerzen in Verbindung mit Blähungen und Bauchschmerzen. Es ist möglich, dass er gesund bleibt oder durch Änderung seiner Lebenssituation irgendwann ein Kummermittel brauchen wird, da die Eltern seit Jahren geschieden sind und die Kummerproblematik noch bewältigt werden muss. Der Verlauf wird es zeigen.

11. Arsenicum album: Akute Enteritis

Der Junge F., 6 Jahre, ehemaliges Frühgeborenes der 28. SSW mit ICP = Infantiler Cerebraler Parese und beinbetonter Spastik wird von seiner Mutter zur Routineuntersuchung gebracht.

Spontanbericht

Unterwegs im Auto kam es zu einer akuten Enteritis.

Gelenkter Bericht

Die Mutter wurde näher befragt und wegen der eindrucksvollen lebhaften Schilderung gebeten, uns ihre Beobachtung schriftlich niederzulegen und zuzusenden. Darin ist das für Arsen so überaus Typische fast wie aus einem Lehrbuch zu lesen:

„Am Mittwoch, den 19.11.2003 fuhren wir ohne besondere Vorkommnisse nach Heidelberg zu einem Termin von Dr. Hadulla. Bis zum Aussteigen aus dem Auto und auf dem Weg zur Praxis war alles normal. Kurz vor der Praxis sagte dann mein Sohn plötzlich mit zerknirschtem Gesicht: ‚Mama, mir ist da was passiert, ich habe Durchfall und es ist alles in die Hose.' Mir blieb nichts anderes übrig als mit dem bestialisch stinkenden Kind in die Praxis zu gehen, da es auch schon 5 Minuten vor Termin war, konnten wir nirgends anders mehr hin. Leider ist die Toilette von Dr. Hadulla winzig klein und ohne Fenster, zum Glück steht aber eine kleine Waschmaschine drin, worauf ich meinen Sohn legen konnte. Es war wirklich ein ausgeprägter Durchfall und es war alles voll. Ich musste ihn notdürftig säubern. Die Unterhose und Strumpfhose konnte ich wegwerfen. (Zum Glück hatte ich in meinem Rucksack eine Tüte, in die ich alles reinstecken konnte.) F. war sehr geduldig und lag auf dieser Waschmaschine mit dem Kopf auf den Armaturen, mit dem Po in der Luft, mit den Beinen auf dem Waschbecken. Leider roch die Praxis danach nur noch nach Kadaver und wir waren an diesem Vormittag hoffentlich die Letzten.

Dr. Hadulla musste nicht groß fragen, was es heute gibt, sondern konnte F. gleich etwas gegen den Durchfall geben. Es schien ihm gleich besser zu gehen, er bekam wieder etwas Farbe ins Gesicht. Das war nur eine einmalige Gabe, mittags tranken wir dann noch eine Kanne von dem Magen-Darm-Tee, den Dr. Hadulla uns verordnet hatte. F. trank brav zwei Tassen, da Dr. Hadulla ihm nahe gelegt hatte viel zu trinken, da er sonst austrocknen würde. Bei einem Alter von 6 Jahren und einem Gewicht von nur 13,5 Kilo gilt F. schon als stark unterernährt und Magen-Darm-Erkrankungen stellen uns immer vor eine harte Geduldsprobe, was das Essen und Trinken angeht. Mehr abnehmen sollte er wirklich nicht. Unsere Sorge war umsonst, schon auf dem Weg über den Marktplatz kaufte ich ihm ein leeres Brötchen, was er auf dem Heimweg schon aufgegessen hatte. Nachmittags gab es noch mal ein leeres Brötchen und eben den besagten Tee. Abends gab es Kartoffeln und Karotten als Suppe und er aß alles brav, ohne noch einmal zu ‚kacken'. Am nächsten Tag konnte er nachmittags normal auf die Toilette und alles war wieder o.k. Die Gabe der Globuli war wirklich ein Volltreffer. Und das beste war, weder mein Mann noch ich hatten uns angesteckt – und das, obwohl ich heftig damit konfrontiert war ... Ich werde in Zukunft immer eine Tüte dabei haben, was hätte ich sonst wohl mit den Hosen gemacht ... Die haben wir dann wirklich nur noch in den Müll geworfen."

Klinischer Befund

Ängstlicher Gesichtsausdruck, periphere Kälte und Blässe. Mundschleimhaut trocken, kadaverartiger Geruch.

Repertorisation im Synthesis

Gemüt, Furcht	u. a. Ars. (3)
Gesicht, Farbe, blass	u. a. Ars. (3)
Mund, Trockenheit	u. a. Ars. (3)
Rektum, Diarrhoe	u. a. Ars. (3)
Stuhl, wässrig,	u. a. Ars. (3)
Stuhl, Geruch, aashaft	u. a. Ars. (3)
Stuhl, Geruch, übelriechend	u. a. Ars. (3)
Extremitäten, Kälte	u. a. Ars. (3)

Repertorisation im Radar

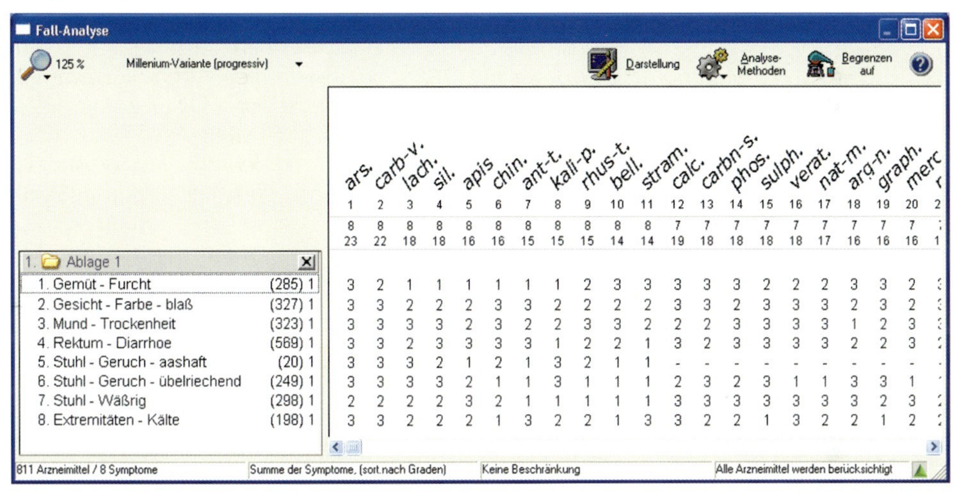

	ars.	carb-v.	lach.	sil.	apis	chin.	ant-t.	kali-p.	rhus-t.	bell.	stram.	calc.	carbn-s.	phos.	sulph.	verat.	nat-m.	arg-n.	graph.	merc
	1	2	3	4	5	6	7	8	9	10	11	12	13	14	15	16	17	18	19	20
	8	8	8	8	8	8	8	8	8	8	8	7	7	7	7	7	7	7	7	7
	23	22	18	18	16	16	15	15	15	14	14	19	18	18	18	18	17	16	16	16
1. Gemüt - Furcht (285) 1	3	2	1	1	1	1	1	1	2	3	3	3	3	3	2	2	2	3	3	2
2. Gesicht - Farbe - blaß (327) 1	3	3	2	2	2	3	3	2	2	2	2	3	3	2	3	3	3	2	3	2
3. Mund - Trockenheit (323) 1	3	3	3	3	2	3	2	2	3	3	2	2	2	3	3	3	3	1	2	3
4. Rektum - Diarrhoe (569) 1	3	3	2	3	3	3	3	1	2	2	1	3	2	3	3	3	3	2	2	3
5. Stuhl - Geruch - aashaft (20) 1	3	3	3	2	1	2	1	3	2	1	1	-	-	-	-	-	-	-	-	-
6. Stuhl - Geruch - übelriechend (249) 1	3	3	3	3	2	1	1	3	1	1	1	2	3	2	3	1	1	3	3	1
7. Stuhl - Wäßrig (298) 1	2	2	2	2	3	2	1	1	1	1	1	3	3	3	3	3	3	3	2	3
8. Extremitäten - Kälte (198) 1	3	3	2	2	2	1	3	2	2	1	3	3	2	2	1	3	2	2	1	2

Therapie

Das Kind erhielt einmalig Arsenicum album D200 (Staufen) 3 Globuli.

Anmerkung

Auch die Anfänger in der Homöopathie können sich aus der sog. Grobtoxikologie von Arsen, also von Arsenicum crudum oben erwähntes Leitsymptom sehr gut herleiten. So kommt es bei der Arsenvergiftung u. a. zu heftigsten Durchfällen, die auch in den Lehrbüchern der Toxikologie von der Konsistenz als reiswasserartig und vom Geruch als kadaverös – also zersetzend – beschrieben werden.

12. Arsenicum album: Chronische Enteritis (= Darmentzündung), Lactose-Intoleranz

Frau M., 38 Jahre alt, kommt wegen ihrer „Lactose-Intoleranz“ – so wörtlich – in die Sprechstunde.

Spontanbericht

„Ich habe immer wieder Bauchkrämpfe und häufig schleimig wässrige Durchfälle, insbesondere, wenn ich Milch oder Milchprodukte, aber auch Ei, Pudding und bestimmte Wurstsorten u. a. zu mir nehme.“

Gelenkter Bericht

Sie habe Angst vor Veränderungen des Darmes im Sinne einer chronischen Krankheit oder einer Krebsentartung. Alles habe vor 13 Jahren nach der 1. Schwangerschaft begonnen. Sie habe außerdem eine Conisation der Cervix uteri wegen eines auffälligen PAP-Abstrichs vornehmen lassen müssen.

Repertorisation im Synthesis

Gemüt, Angst, Furcht mit	u. a. Ars. (3)
Gemüt, Furcht, Krebs	u. a. Ars. (3)
Abdomen, Schmerz, krampfartig	u. a. Ars. (2)
Abdomen, Schmerz, Essen nach	u. a. Ars. (3)
Stuhl, dünn, flüssig	u. a. Ars. (2)
Stuhl, schleimig	u. a. Ars. (2)
Allgemeines, Speisen und Getränke, Milch, agg.	u. a. Ars. (2)

Repertorisation im Radar

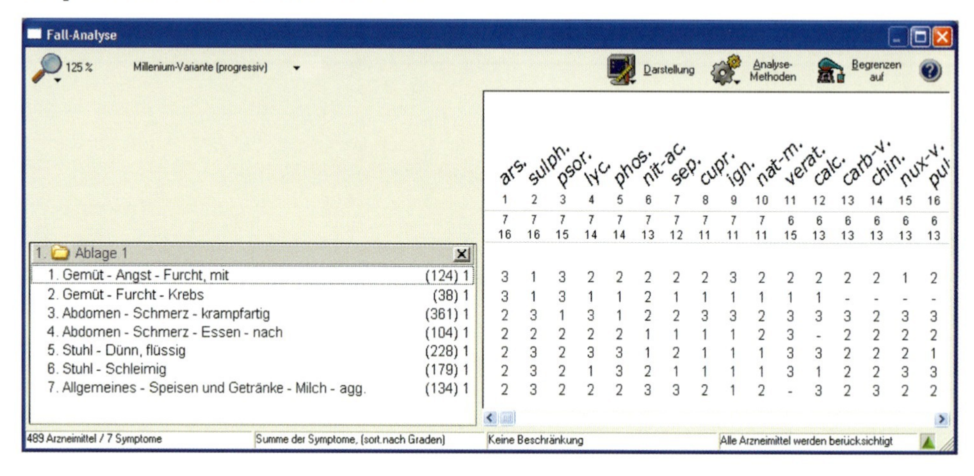

	ars.	sulph.	psor.	lyc.	phos.	nit-ac.	sep.	cupr.	ign.	nat-m.	verat.	calc.	carb-v.	chin.	nux-v.	pul.
	1	2	3	4	5	6	7	8	9	10	11	12	13	14	15	16
	7	7	7	7	7	7	7	7	7	7	6	6	6	6	6	6
	16	16	15	14	14	13	12	11	11	11	15	13	13	13	13	13
1. Gemüt - Angst - Furcht, mit (124) 1	3	1	3	2	2	2	2	2	3	2	2	2	2	2	1	2
2. Gemüt - Furcht - Krebs (38) 1	3	1	3	1	1	2	1	1	1	1	1	1	-	-	-	-
3. Abdomen - Schmerz - krampfartig (361) 1	2	3	1	3	1	2	2	3	3	2	3	3	3	2	3	3
4. Abdomen - Schmerz - Essen - nach (104) 1	2	2	2	2	2	1	1	1	1	2	3	-	2	2	2	2
5. Stuhl - Dünn, flüssig (228) 1	2	3	2	3	3	1	2	1	1	1	3	3	2	2	2	1
6. Stuhl - Schleimig (179) 1	2	3	2	1	3	2	1	1	1	1	3	1	2	2	3	3
7. Allgemeines - Speisen und Getränke - Milch - agg. (134) 1	2	3	2	2	2	3	3	2	1	2	-	3	2	3	2	2

Therapie und Verlauf

Es erfolgte die einmalige Gabe von Arsenicum album D12 (Schmidt-Nagel).

Nach einer Woche kam die Meldung per Telefon, dass alles völlig in Ordnung sei. Frau M. bat gleichzeitig um einen Termin für ihre Tochter zur U-9-Vorsorge.
Gleichzeitig habe ich der Patientin – einer starken Raucherin – zu einer Raucherentwöhnung geraten und ihr hierzu als Vorbereitung Caladium D12 täglich 5 Globuli verordnet.

Anmerkung

In unserem Band II, 9. Kapitel, beschreiben wir: **Arsenicum album in der Ambivalenz zwischen Aufbau und Struktur sowie die tiefe Angst vor dem Zerfall.**
Es hat typischerweise eine Angst, die mit großer Unruhe verbunden ist und die sich um eigene Belange dreht.

Zu den sog. **Angstmitteln** zählen:

- **Aconitum:** „panisches Erschrecken" mit stärkster Bedrohung der Vitalsphäre, z. B. der Atmung.

- **Argentum nitricum:** gerichtete Angst vor Prüfungen, vor dem Fliegen, vor der Höhe, vor dem Beruf, ... etc.

- **Arsenicum album:** Angst vor Krankheit, Angst um die eigene Gesundheit und Verwandtschaft, insbesondere Angst vor dem Tod bzw. dem Zerfall.

- **Causticum** hat Angst um die Belange anderer.

- **Phosphor:** Ängstlichkeit, Furcht vor Dunkelheit, beim Alleinsein.

- **Sulfur:** Angst, die ewige Seligkeit zu verlieren, schlechtes Gewissen.

Für die feinere homöopathische und dynamische Ausgestaltung von „Angst" in der Arzneimittellehre bieten wir spezielle Seminare an.

13. Arsenicum album: Schwere reaktive Depression

Frau B. kommt schwarz gekleidet, mit einem schönen, scharf geschnittenen Gesicht in die Sprechstunde. Sie erinnert mich assoziativ an ein „hoch gezüchtetes, ängstlich überspanntes Araberpferd".
Sie ist in neurologisch-psychiatrischer Behandlung und wird, seit sie von ihrem Freund verlassen wurde, antidepressiv mit Opipramol (Insidon) behandelt. Hierzu bemerkt sie wörtlich: Eine mögliche Nebenwirkung von Insidon ist Haarausfall.

Spontanbericht

Die Patientin beschreibt: „Ich leide an Nackenverspannungen, Schwindel, z. T. mit der Tendenz zu fallen, Herzrasen, Angst vor vielen Menschen, Angst vor der Zukunft und irgendwie einfach einer Angst vor allem ... mit Insidon komme ich durchs Leben, packe den Alltag. ... außerdem belastet mich mein Haarausfall."

Gelenkter Bericht

Ihr Vater habe als Akademiker immer viel Leistung von ihr verlangt, die sie dann auch gern erbrachte. Sie wollte ihm gefallen und ihm imponieren. Mit 26 Jahren habe sie bereits ein Studium mit Promotion abgeschlossen. Es sei ihr wichtig, die an sie gestellten Anforderungen prompt und exakt zu erfüllen. Sie sei verfroren und – da wundere sie sich selbst bei ihrer schlanken Gestalt – esse gern Fettes, es kann auch schon mal Speck und Schinken sein.

Repertorisation im Synthesis

Gemüt, Angst	u. a. Ars. (3)
Gemüt, Angst, Zukunft, in Bezug auf die	u. a. Ars. (1)
Gemüt, Furcht, Menschen, vor	u. a. Ars. (1)
Gemüt, gewissenhaft, peinlich genau in Kleinigkeiten	u. a. Ars. (4)
Gemüt, Heikel, Pingelig	u. a. Ars. (3)
Gemüt, Beschwerden durch, Kummer	u. a. Ars. (1)
Schwindel, Fallen, Neigung zu	u. a. Ars. (2)
Kopf, Haarausfall	u. a. Ars. (2)
Kopf, Haarausfall, Kummer, durch	u. a. Ars. (2)
Brust, Herzklopfen	u. a. Ars. (3)
Rücken, Schmerz, Zervikalregion	u. a. Ars. (3)
Allgemeines, Wärme, amel.	u. a. Ars. (3)
Allgemeines, Speisen, Speck, Verlangen	u. a. Ars. (2)

Repertorisation im Radar

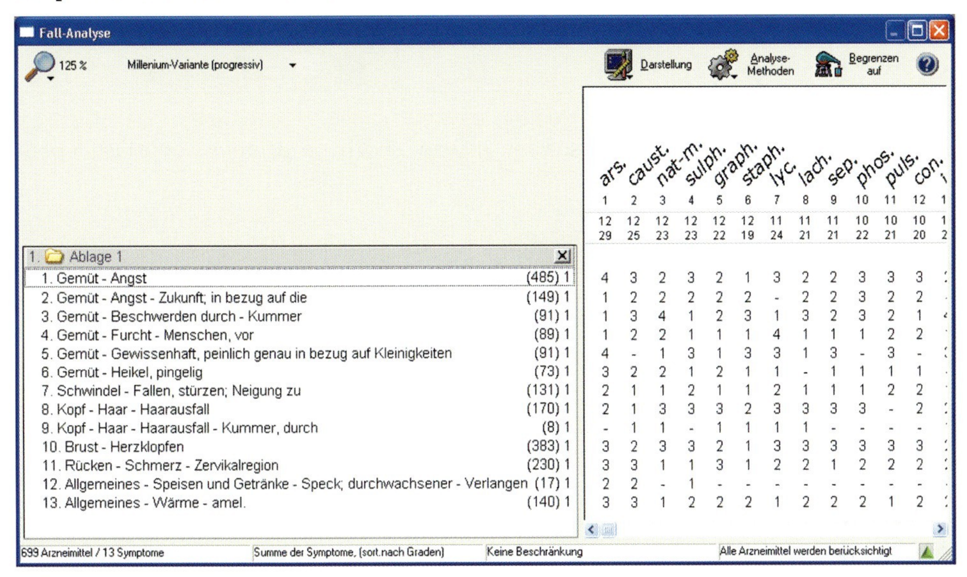

Symptom		ars.	caust.	nat-m.	sulph.	graph.	staph.	lyc.	lach.	sep.	phos.	puls.	con.
		1	2	3	4	5	6	7	8	9	10	11	12
		12	12	12	12	12	12	11	11	11	10	10	10
		29	25	23	23	22	19	24	21	21	22	21	20
1. Gemüt - Angst	(485) 1	4	3	2	3	2	1	3	2	2	3	3	3
2. Gemüt - Angst - Zukunft; in bezug auf die	(149) 1	1	2	2	2	2	2	-	2	2	3	2	2
3. Gemüt - Beschwerden durch - Kummer	(91) 1	1	3	4	1	2	3	1	3	2	3	2	1
4. Gemüt - Furcht - Menschen, vor	(89) 1	1	2	2	1	1	1	4	1	1	1	2	2
5. Gemüt - Gewissenhaft, peinlich genau in bezug auf Kleinigkeiten	(91) 1	4	-	1	3	1	3	3	1	3	-	3	-
6. Gemüt - Heikel, pingelig	(73) 1	3	2	2	1	2	1	1	-	1	1	1	1
7. Schwindel - Fallen, stürzen; Neigung zu	(131) 1	2	1	1	2	1	1	2	1	1	1	2	2
8. Kopf - Haar - Haarausfall	(170) 1	2	1	3	3	3	2	3	3	3	3	-	2
9. Kopf - Haar - Haarausfall - Kummer, durch	(8) 1	-	1	1	-	1	1	1	1	-	-	-	-
10. Brust - Herzklopfen	(383) 1	3	2	3	3	2	1	3	3	3	3	3	3
11. Rücken - Schmerz - Zervikalregion	(230) 1	3	3	1	1	3	1	2	2	1	2	2	2
12. Allgemeines - Speisen und Getränke - Speck; durchwachsener - Verlangen	(17) 1	2	2	-	1	-	-	-	-	-	-	-	-
13. Allgemeines - Wärme - amel.	(140) 1	3	3	1	2	2	2	1	2	2	2	1	2

Therapie und Verlauf

Es erfolgte die einmalige Gabe von Arsenicum album C200 (Schmidt-Nagel) 3 Globuli und die Empfehlung einer Psychotherapie, die jedoch nicht angenommen wird.

Vier Wochen später berichtete die Patientin, dass sie von sich aus Insidon von 2 auf 1 Tablette täglich reduziert habe. Es gehe ihr gut, sie sei weniger ängstlich, auch der Schwindel sei besser.
Nach weiteren vier Wochen hatte sie unter der Therapie mit Arsenicum album LM VI (Staufen) 2 x 3 Globuli pro Woche, Insidon komplett abgesetzt. Es gehe ihr gut, viel besser als vorher. Weiterhin stehe sie jedoch einer Psychotherapie eher skeptisch gegenüber.
Sechs Wochen später berichtete die Patientin dann: „Eigentlich geht es mir ganz gut, ich habe das Gefühl, es wird weiterhin besser. Manchmal habe ich noch Angst, dass es nochmal schlimmer werden könnte. Ich habe aber kein Bedürfnis mehr, Insidon zu nehmen."
Sie berichtet von einem Herpes um Mund und Lippen und erhält Natrium muriaticum LM VI (Staufen) 2 x 3 Globuli pro Woche.

Repertorisation im Synthesis

Kopf, Haarausfall	u. a. Nat-mur. (3)
Gesicht, Hautausschläge, Herpes	u. a. Nat-mur. (3)
Gesicht, Hautausschläge, Herpes, Mund, um den	u. a. Nat-mur. (3)

Repertorisation im Radar

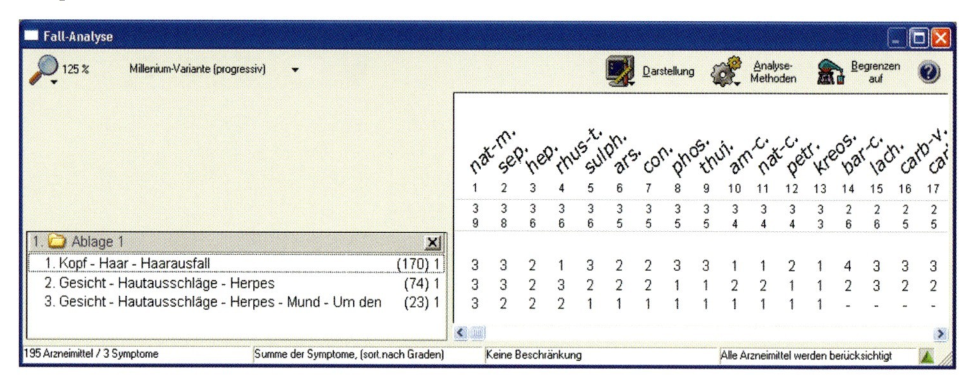

	nat-m.	sep.	hep.	rhus-t.	sulph.	ars.	con.	phos.	thuj.	am-c.	nat-c.	petr.	kreos.	bar-c.	lach.	carb-v.	car
	1	2	3	4	5	6	7	8	9	10	11	12	13	14	15	16	17
	3 9	3 8	3 6	3 6	3 6	3 5	3 5	3 5	3 5	3 4	3 4	3 4	3 3	2 6	2 6	2 5	2 5
1. Kopf - Haar - Haarausfall (170) 1	3	3	2	1	3	2	2	3	3	1	1	2	1	4	3	3	3
2. Gesicht - Hautausschläge - Herpes (74) 1	3	3	2	3	2	2	2	1	1	2	2	1	1	2	3	2	2
3. Gesicht - Hautausschläge - Herpes - Mund - Um den (23) 1	3	2	2	2	1	1	1	1	1	1	1	1	1	-	-	-	-

Die junge Frau erzählt daraufhin im Originalton: „Ich fühle mich wunderbar, habe mich frisch verliebt." Auf meinen spaßigen Einwand, ob es die Kügelchen waren oder die Liebe, lacht sie laut auf und antwortet: „Beides!" Sie ergänzt, sie habe das Gefühl, es wüchsen viele neue Haare nach.

Anmerkung

Die in dieser Anamnese aufgetauchte „freie Assoziation" zu Arsenicum, nämlich eines „hoch gezüchteten, aber ängstlichen und überspannten Araberpferdes", ist in doppelter Hinsicht interessant:

Zum einen deckt diese Assoziation die beiden Rubriken:
Gemüt, Gewissenhaft, Peinlich genau in Bezug auf Kleinigkeiten u. a. Ars. (4) und
Gemüt, Heikel, Pingelig u. a. Ars. (3) ab.

Zum anderen benutzten die „Gebrauchtwagenhändler" früherer Zeiten, also die damaligen Pferdehändler Arsen, um alten, abgewirtschafteten Pferden noch einmal zu einem jungen, feurigen Aussehen zu verhelfen (z. B. zu einem glänzenden Fell): Das ist Arsen in der kruden – materiellen Form, in dem „feinen – aufgeschlossenen – potenzierten Zustand" wirkt es bis in die oben beschriebenen Geistes- und Gemütssymptome auf feinstoffliche Art und Weise regulierend.

14. Bacillinum: Bronchitis, rezidivierend spastisch mit chronischem Verlauf

„Nesthäkchen" M., 3. und jüngstes Kind einer Familie, die ich schon lange homöopathisch betreue, typischer Phosphor-Aspekt, grazil, fein, strahlend und mit „Hummeln unter dem Hintern" (Originalzitat der Mutter) wird immer wieder vorgestellt wegen einer chronisch obstruktiven Bronchitis mit Spastik. Bereits aus Distanz ist das typische Giemen, Pfeifen und Brummen hörbar, meist verbunden mit einem Dauerhusten und einer Verschlechterung bei kaltem Wetter und Wind.

Die Standardtherapie erfolgt von Seiten des Kinderarztes durch Inhalation von Salbutamol (Sultanol), Cromoglycinsäure (Intal) und Ipatropiumbromid (Atrovent), wobei die Mutter treffend beobachtet hat, dass das Kind durch Sultanol, hoch nervös, hippelig und geradezu erethisch wird.

Spontanbericht

Die Mutter berichtet: „Sie erkältet sich in den Wintermonaten leicht, besonders nach Aufenthalt im kalten Wind. Kaum ist eine Erkältung zu Ende, beginnt schon die nächste. Über all die Jahre reagierte sie sehr gut auf Tuberculinum und Phosphor. Sie kam damit gut über den Winter und gebrauchte Sultanol und Atrovent selbstständig nur bei Verschlechterung. Diesmal hat Tuberculinum und Phosphor keinen Erfolg erbracht."

Gelenkter Bericht

M. habe ihren Willen, sei sehr selbstbewusst und zielstrebig. Sie mag gern Butter und kalte Milch. Es bestehe großes Verlangen nach frischer Luft. Trotz ausgesprochen gutem Appetit Körperbau sehr grazil, „geradezu mager", wie es die Mutter ausdrückt. Verlangen nach Gesellschaft.

Klinischer Befund

Über den Lungenflügeln beidseits spastische RGs mit Giemen, Pfeifen und Brummen, bei primär zappeligem und unruhigem Kind.

Repertorisation im Synthesis

Gemüt, Ruhelosigkeit	u. a.		Tub. (2)
Atmung, Giemen	u. a.	Phos. (1)	
Atmung, pfeifend	u. a.	Phos. (1)	
Husten, anhaltend	u. a.	Phos. (1)	
Husten, Luft, kalte	u. a.	Phos. (3),	Tub. (1)
Allgemeines, Speisen und Getränke, Milch, Verlangen	u. a.	Phos. (2)	
Allgemeines, Speisen und Getränke, Milch, kalte, Verlangen	u. a.	Phos. (2),	Tub. (2)
Allgemeines, Verlangen, Butter nach	u. a.	Phos. (2),	Tub. (1)
Allgemeines, Luft, freiem im, amel.	u. a.	Phos. (2),	Tub. (4)
Allgemeines, Kälte, Erkältungsneigung	u. a.	Phos. (2),	Tub. (4)

Repertorisation im Radar

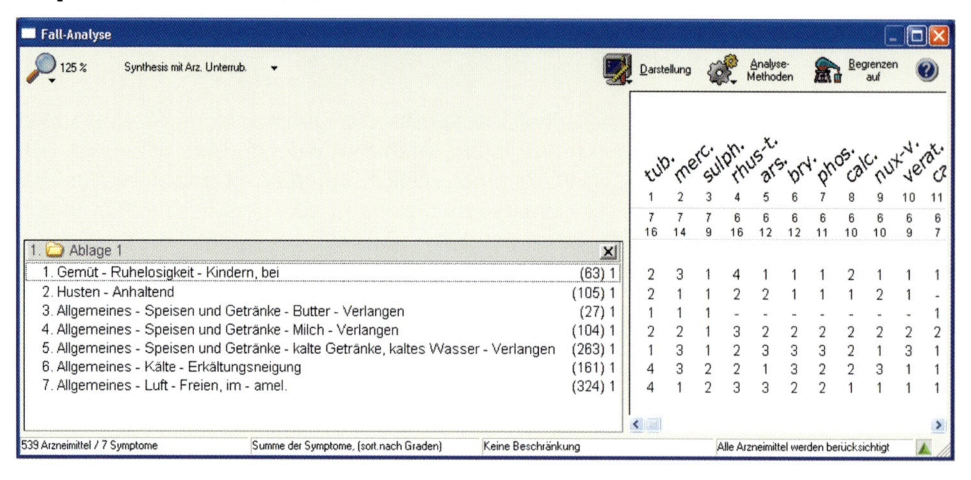

		tub.	merc.	sulph.	rhus-t.	ars.	bry.	phos.	calc.	nux-v.	verat.	ca
		1	2	3	4	5	6	7	8	9	10	11
		7	7	7	6	6	6	6	6	6	6	6
		16	14	9	16	12	12	11	10	10	9	7
1. Gemüt - Ruhelosigkeit - Kindern, bei	(63) 1	2	3	1	4	1	1	1	2	1	1	1
2. Husten - Anhaltend	(105) 1	2	1	1	2	2	1	1	1	2	1	-
3. Allgemeines - Speisen und Getränke - Butter - Verlangen	(27) 1	1	1	1	-	-	-	-	-	-	-	1
4. Allgemeines - Speisen und Getränke - Milch - Verlangen	(104) 1	2	2	1	3	2	2	2	2	2	2	2
5. Allgemeines - Speisen und Getränke - kalte Getränke, kaltes Wasser - Verlangen	(263) 1	1	3	1	2	3	3	3	2	1	3	1
6. Allgemeines - Kälte - Erkältungsneigung	(161) 1	4	3	2	2	1	3	2	2	3	1	1
7. Allgemeines - Luft - Freien, im - amel.	(324) 1	4	1	2	3	3	2	2	1	1	1	1

Therapie und Verlauf

Ich erinnere mich an unseren Band III, 5. Kapitel: Tuberculinum: ‚Das Rastlose in allen Bereichen – Zwischen äußerem Einfluss und innerer Bereitschaft' und verordne zwar Tuberculinum als Nosode, aber als Bacillinum, d. h. aus dem primär infektiösen Material der tuberkulös infizierten Lunge.
Hierunter wird das Kind bis zum nächsten Kontrolltermin zwei Tage später völlig unauffällig, ohne jeglichen Lokalbefund.

Anmerkung

Wir haben schon mehrfach darauf hingewiesen, dass Tuberculinum und Phosphor Hand in Hand „zusammengehen", sich ergänzen und nach Edward C. Whitmont sog. „Exkarnationsmittel" sind.
Warum jedoch Tuberculinum D200 nicht gewirkt hat, nachdem es in den vorigen Wintermonaten gute Dienste tat, ist nicht sicher, vielleicht hat sich die Wirkung verbraucht. Warum dagegen Bacillinum gewirkt hat, das aus dem Kaverneninhalt mit anhaftendem Lungengewebe bereitet wird, ist ebenso nicht klar, vielleicht war es der Präparatwechsel, vielleicht auch die Hochpotenz (XM), jedenfalls brachte der oben beschriebene Gabenwechsel des homöopathischen Mittels den gewünschten Erfolg.

Bacillinum kommt in der Repertorisation im Radar gar nicht vor, dagegen Tuberculinum an 1. Stelle.

15. Barium carbonicum: Konzentrationsstörungen, Schulschwierigkeiten

Der Junge B., 6 Jahre, prima vista eher tapsig, etwas begriffsstutzig, groß gewachsen, mäßig adipös, strahlt mich freundlich an. Er schaut in etwa so – der Leser möge den Vergleich nicht so ganz wörtlich nehmen – wie Obelix, wenn er nicht alles versteht. Die Mutter berichtet Folgendes:

Spontanbericht

„B. hat zunehmend Schwierigkeiten in der 2. Schulklasse, er kann sicht nicht konzentrieren, ist vergesslich, willensschwach, sehr zappelig, kann nicht ruhig sitzen und sich nur schlecht durchsetzen. Er isst gern süß, weint leicht und kann Grausamkeiten nicht ertragen."

Aufgrund des konstitutionellen Aspektes (weich, etwas schwitzig), dem weichen, trägen Wesen, der Langsamkeit, was insgesamt also dem leukophlegmatischen Typ entspricht, gebe ich dem Kind Calcium carbonicum XM und veranlasse eine Überweisung zum Kinderpsychiater zum Ausschluss eines sog. ADHS = Aufmerksamkeits-Defizit-Hyperaktivitäts-Syndrom. Der Termin wird von der Mutter nicht wahrgenommen.
In der Entwicklung tritt keine richtungweisende Besserung ein. Im Gegenteil steigert sich die o. g. Symptomatik zur Schulangst. Das Kind wirkt traurig, niedergeschlagen, schüchtern und zurückgezogen.

Zur nächsten Vorstellung bringt die Mutter eine schriftliche Charakterisierung ihres Sohnes:

- *„Traurig, ängstlich*
- *Geistige Unzulänglichkeit, emotionale Unreife, kindisches Verhalten*
- *Mangel an Selbstvertrauen*
- *Schüchternheit, Unsicherheit.*
- *Furcht vor Dunkelheit*
- *Schulangst, Angst vor Verantwortung*
- *Verzweiflung*
- *Überempfindlichkeit*
- *Vorsichtig, zurückhaltend*
- *Konzentrationsstörungen, schlechtes Gedächtnis*
- *Verschlossenheit*
- *Überempfindliches Gehör*
- *Trockener Kitzelhusten*
- *Gesichtsblässe*
- *Mandeln vergrößert*
- *Verlangen nach Süßem, nach Eiern*
- *Schlaf mit Alpträumen"*

Repertorisation im Synthesis

Gemüt, empfindlich	u. a. Bar-c. (2)
Gemüt, empfindlich , Geräusche gegen	u. a. Bar-c. (2)

Gemüt, kindisches Verhalten u. a. Bar-c. (2)
Gemüt, Konzentration schwierig u. a. Bar-c. (3)
Gemüt, Gedächtnis, Gedächtnisschwäche u. a. Bar-c. (3)
Gemüt, Schüchternheit u. a. Bar-c. (4)
Gemüt, Selbstvertrauen, Mangel an u. a. Bar-c. (4)
Gemüt, vergesslich u. a. Bar-c. (2)
Gemüt, Wille, Willensschwäche u. a. Bar-c. (3)
Gesicht, Farbe, blass u. a. Bar-c. (2)
Innerer Hals, Schwellung Tonsillen u. a. Bar-c. (3)
Träume, ängstlich u. a. Bar-c. (3)
Allgemeines, Speisen, Süßigkeiten, Verlangen u. a. Bar-c. (1)

Repertorisation im Radar

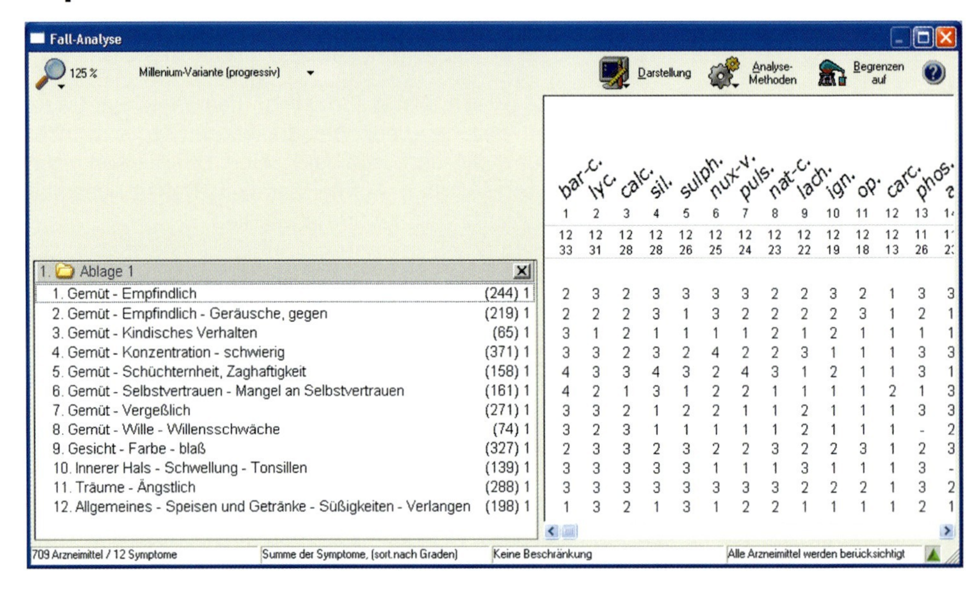

		bar-c.	lyc.	calc.	sil.	sulph.	nux-v.	puls.	nat-c.	lach.	ign.	op.	carc.	phos.	[illegible]
		1	2	3	4	5	6	7	8	9	10	11	12	13	[illegible]
		12	12	12	12	12	12	12	12	12	12	12	12	11	[illegible]
		33	31	28	28	26	25	24	23	22	19	18	13	26	[illegible]
1. Gemüt - Empfindlich	(244) 1	2	3	2	3	3	3	3	2	2	3	2	1	3	3
2. Gemüt - Empfindlich - Geräusche, gegen	(219) 1	2	2	2	3	1	3	2	2	2	2	3	1	2	1
3. Gemüt - Kindisches Verhalten	(65) 1	3	1	2	1	1	1	1	2	1	2	1	1	1	1
4. Gemüt - Konzentration - schwierig	(371) 1	3	3	2	3	2	4	2	2	3	1	1	1	3	3
5. Gemüt - Schüchternheit, Zaghaftigkeit	(158) 1	4	3	3	4	3	2	4	3	1	2	1	1	3	1
6. Gemüt - Selbstvertrauen - Mangel an Selbstvertrauen	(161) 1	4	2	1	3	1	2	2	1	1	1	1	2	1	3
7. Gemüt - Vergeßlich	(271) 1	3	3	2	1	2	2	1	1	2	1	1	1	3	3
8. Gemüt - Wille - Willensschwäche	(74) 1	3	2	3	1	1	1	1	1	2	1	1	1	-	2
9. Gesicht - Farbe - blaß	(327) 1	2	3	3	2	3	2	2	3	2	2	3	1	2	3
10. Innerer Hals - Schwellung - Tonsillen	(139) 1	3	3	3	3	3	1	1	1	3	1	1	1	3	-
11. Träume - Ängstlich	(288) 1	3	3	3	3	3	3	3	3	2	2	2	1	3	2
12. Allgemeines - Speisen und Getränke - Süßigkeiten - Verlangen	(198) 1	1	3	2	1	3	1	2	2	1	1	1	1	2	1

Therapie und Verlauf

Es erfolgte die einmalige Gabe von Barium carbonicum M (Schmidt-Nagel) 3 Globuli mit einer Erhaltungsdosis von Barium carbonicum LM VI (Staufen) 2 x 3 Globuli pro Woche.

Es kam zur deutlichen Besserung, die auch die Lehrerin, insbesondere in der Fächern Deutsch und Mathematik, konstatieren konnte. Die Mutter berichtete: „Der Junge ist quirliger und er kann sich besser gegen seinen Bruder behaupten."

Haus-Baum-Mensch

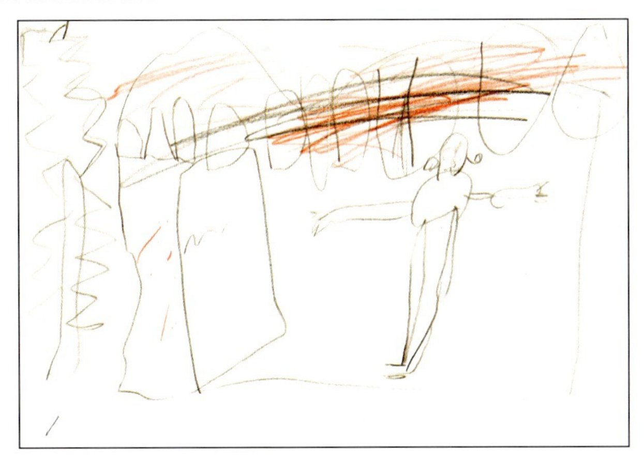

Abb. 1: Haus-Baum-Mensch im zeitlichen Verlauf (1).

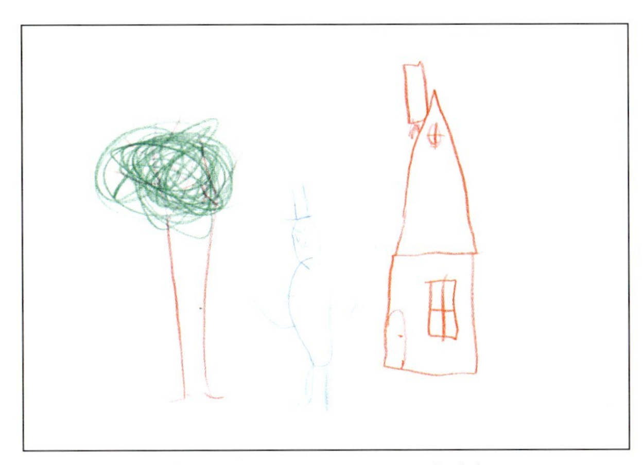

Abb. 2. Haus-Baum-Mensch (2).

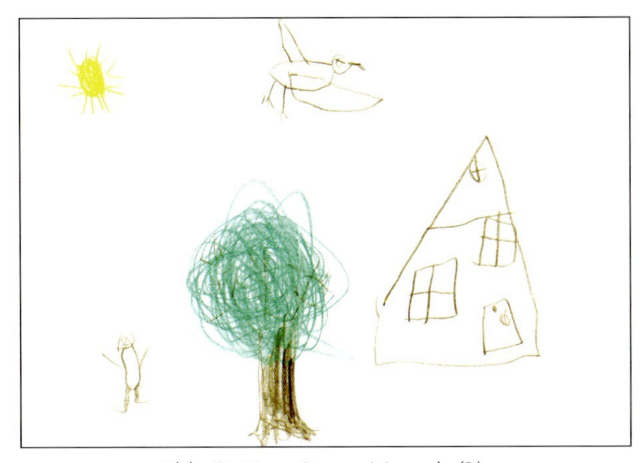

Abb. 3: Haus-Baum-Mensch (3).

Die positive Entwicklung im zeitlichen Verlauf wird mit diesem Test sehr schön sichtbar: Unter der Therapie mit Barium carbonicum ist die Darstellung des Hauses, des Baumes sowie des Menschen deutlich strukturierter. In der letzten Abbildung treten sogar ein Vogel und eine Sonne – sozusagen als phantasievolle Zugabe des kleinen Patienten – in Erscheinung.

Anmerkung

Barium carbonicum wird u. a. als Röntgenkontrastmittel eingesetzt, einer unserer begabten Dozenten ließ während einer Vorlesung zur Homöopathie das Gefäß mit Barium carbonicum von Hand zu Hand durchreichen und wir begriffen sofort „die Schwere in allen Bereichen" als die „Idee" dieses Heilmittels.

So wie „seine ähnliche Schwester", nämlich der trägen Calcarea carbonica, ist Barium carbonicum ein ausgezeichnetes Mittel für Anfang und Ende des Lebens: Kinder zeigen eine mangelhafte körperliche und geistige Entwicklung – alte Menschen verlieren ihr Gedächtnis und ihre körperlichen und geistigen Fähigkeiten.

16. Belladonna, Apis: Hyperpyrexie (= Fieber), Ausschluss Meningitis (= Hirnhautentzündung)

Der grazile hochbegabte Junge E., 6 Jahre, kommt wegen starker Kopfschmerzen und hohen Fiebers.

Spontanbericht

Die besorgte Mutter berichtet: „Das Fieber ist plötzlich nachmittags aufgetreten und er hat auch gleich einen hochroten Kopf gehabt. Können Sie sicher Meningitis ausschließen?"

Gelenkter Bericht

Die Kopfschmerzen seien sehr heftig. E. sei sehr unruhig und möge nicht berührt werden.

Klinischer Befund

Deutliche Nackensteifigkeit, Kernig und Brudzinski positiv. Das Kind wirkte ausgesprochen müde und schlapp, sehr berührungsempfindlich, reagierte abweisend auf jeglichen Reiz. Kein Erbrechen.

Repertorisation im Synthesis

Kopf, Entzündung, Hirnhaut	u. a. Apis (2), Bell. (3)
Kopf, Schmerz, heftiger	u. a. Apis (2), Bell. (3)
Gesicht, Farbe, rot	u. a. Apis (3), Bell. (3)
Gesicht, Hitze	u. a. Apis (2), Bell. (3)
Fieber, nachmittags (13-18 h)	u. a. Apis (3), Bell. (3)
Fieber, Hitze im Allgemeinen	u. a. Apis (3), Bell. (3)
Allgemeines, Berührung, agg.	u. a. Apis (3), Bell. (3)

Repertorisation im Radar

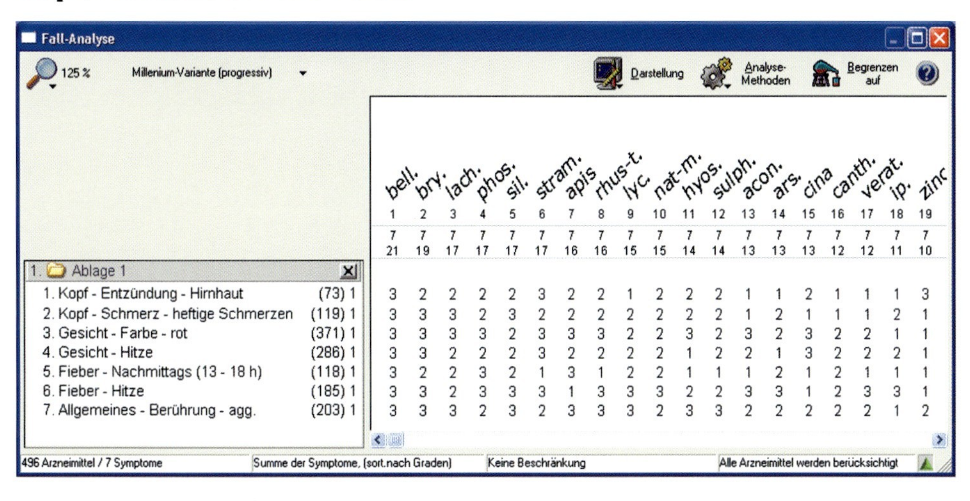

		bell.	bry.	lach.	phos.	sil.	stram.	apis	rhus-t.	lyc.	nat-m.	hyos.	sulph.	acon.	ars.	cina	canth.	verat.	ip.	zinc
		1	2	3	4	5	6	7	8	9	10	11	12	13	14	15	16	17	18	19
		7	7	7	7	7	7	7	7	7	7	7	7	7	7	7	7	7	7	7
		21	19	17	17	17	17	16	16	15	15	14	14	13	13	13	12	12	11	10
1. Kopf - Entzündung - Hirnhaut	(73) 1	3	2	2	2	2	3	2	2	1	2	2	2	1	1	2	1	1	1	3
2. Kopf - Schmerz - heftige Schmerzen	(119) 1	3	3	3	2	3	2	2	2	2	2	2	2	1	2	1	1	1	2	1
3. Gesicht - Farbe - rot	(371) 1	3	3	3	3	2	3	3	3	2	2	3	2	3	2	3	2	2	1	1
4. Gesicht - Hitze	(286) 1	3	3	2	2	2	3	2	2	2	2	1	2	2	1	3	2	2	2	1
5. Fieber - Nachmittags (13 - 18 h)	(118) 1	3	2	2	3	2	1	3	1	2	2	1	1	1	2	1	2	1	1	1
6. Fieber - Hitze	(185) 1	3	3	2	3	3	3	1	3	3	3	2	2	3	3	1	2	3	3	1
7. Allgemeines - Berührung - agg.	(203) 1	3	3	3	2	3	2	3	3	3	2	3	3	2	2	2	2	2	1	2

Therapie und Verlauf

Es erfolgte die sofortige Gabe von Belladonna D200 (Staufen) 5 Kügelchen, und ein Kontrolltermin wurde noch für die Abendsprechstunde (!) und für den nächsten Tag (!) vereinbart. Ich wies deutlich auf die Möglichkeit einer beginnenden, auch bakteriellen Meningoencephalitits hin und ordnete im Falle einer nächtlichen Verschlechterung die sofortige Einweisung in die Kinderklinik an.
Am nächsten Morgen ging es dem Jungen etwas besser. Er sei absolut durstlos und trinke, wenn überhaupt, nur Eiskaltes. Er esse lieber von seinem geliebten, sonst verbotenen Cola-Eis. Der innere Rachen war hochrot, so dass ich Apis D12 (Staufen) 3 x 5 Globuli verordnete.
Am nächsten Morgen erneute Wiedervorstellung: Keinerlei Hinweis für Nackensteifigkeit mehr und E. machte sogar Späße.
Ich überlegte mir, ob ich die nun einsetzende eitrige Rhinitis mit Hepar sulfuris behandle oder ob ich den Spontanverlauf abwarte.

Anmerkung

Dieser Fall zeigt sehr schön, dass die homöopathische Arznei im Krankheitsverlauf durchaus wechseln kann, und dass manches Mal Arzneien in der Folge erst die Heilung herbeiführen.
Wir machen darauf aufmerksam, dass uns die Schulmedizin ein sicheres Netz spannt und jederzeit bei klinischer Verschlechterung, z. B. Symptomen einer beginnenden eitrigen Meningitis eingesprungen wäre. Jeder diensthabende Klinikarzt hätte dieses Kind in der Nacht sofort stationär aufgenommen und eine Lumbalpunktion durchgeführt.

Nota bene: Engmaschige Kontrolle bei Hyperpyrexie und Wiedervorstellung dringend empfohlen.

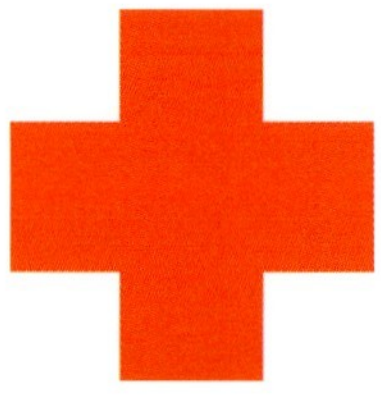

Cave Meningitis oder Meningoencephalitis mit den desaströsen Spätfolgen!

17. Belladonna: Enuresis nocturna (= nächtliches Einnässen), Jactatio capitis (= Schaukeln des Kopfes) und Pavor nocturnus (= nächtliche Angstzustände)

Der Junge N., 9 Jahre, wird wegen nächtlichen Einnässens, Angstzuständen, besonders abends und nachts, sowie Angst vor Gespenstern vorgestellt. Umfangreiche kinderärztliche und urologische Abklärungen seien bereits erfolgt und zeigten keinerlei organischen Befund. Die Situation bestehe unverändert fort.

Spontanbericht

Die Mutter berichtet von „nächtlichem Schaukeln von Kopf und Körper" i. S. einer Jactatio capitis et corporis. „ ... außerdem nässt N. in der Nacht ein, fast regelmäßig."

Gelenkter Bericht

Die Mutter ergänzt wörtlich: „Er mag das Licht nicht anmachen, weil er dann Angst hat, falls er die Augen aufmacht, dass dann ein Monster erscheint und ihn anschaut."

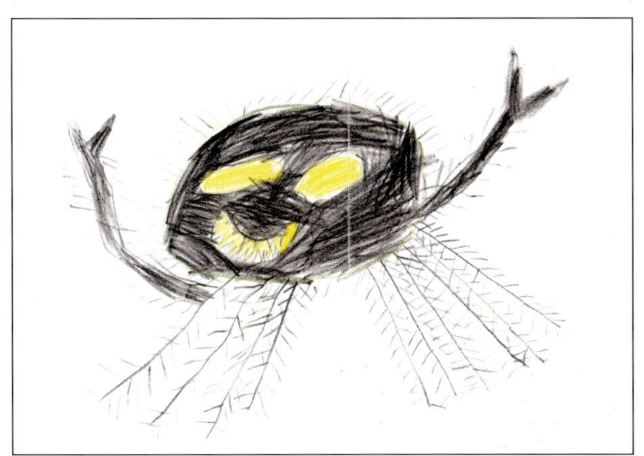

Zeichnung des kleinen Patienten zum Thema „Angst und Monster", eine riesige bedrohliche Spinne.

Zu einer seiner Zeichnungen befragt, äußert der kleine Patient noch: „ein schreckliches Monster, eine riesige Spinne – wie bei Harry Potter im Band 2 der Aragog – auch mit der schrecklichen Angst davor ... wie sie auch Harrys bester Freund Ron Weasley hat."

Repertorisation im Synthesis

Gemüt, Angst, nachts	u. a. Bell. (2)
Gemüt, Delirium, Geister, sieht	u. a. Bell. (3)
Kopf, Bewegung des Kopfes	u. a. Bell. (1)
Kopf, Bewegung des Kopfes, Rollen des Kopfes	u. a. Bell. (3)
Blase, urinieren, unwillkürlich, nachts	u. a. Bell. (3)
Blase, urinieren, unwillkürlich, nachts	u. a. Bell. (3)

Repertorisation im Radar

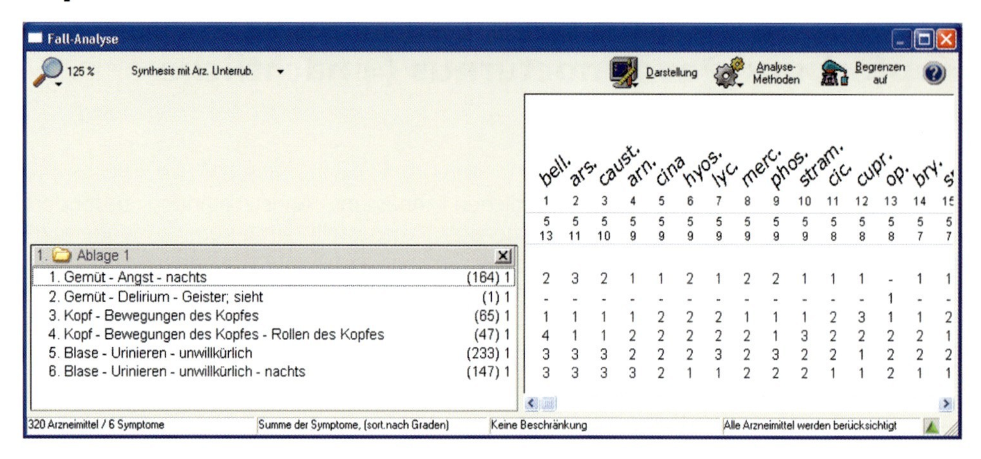

Materia medica

Bei Phatak finden wir zu Belladonna: *„Wirft den Körper vorwärts und rückwärts".*

Therapie und Verlauf

Nach einer einmaligen Gabe von Belladonna D200 (Staufen) 3 Globuli sistierten das nächtliche Einnässen, das Schaukeln von Kopf und Körper und die beschriebenen Angstzustände.

Wochen später stellte die Mutter das Kind erneut vor, diesmal, weil sich seine Ängstlichkeit eher verschoben hat: „Er lässt sich in der Schule alles gefallen, wehrt sich nicht und setzt seine körperliche Kraft – obwohl Judokämpfer mit gelbem Gürtel – nicht ein, um sich zu wehren. Insgesamt ist er eher langsam in allem, auch in seinen Schulleistungen, die er jedoch stets ordentlich und erfolgreich abschließt."

Ich erinnerte mich in diesem Zusammenhang an unsere Überschrift zu dieser Arznei, Band II, 10. Kapitel: **„Calcarea carbonica: Langsam, träge und gehaltvoll"** und verordnete Calcarea carbonica LM VI (Staufen) 2 x 3 Globuli pro Woche mit wiederum sehr schönem Erfolg.
Kinder, besonders in N.s Alter, haben sensible „riesige Ohren", was die Harmonie zwischen den Eltern angeht. Leider wurde N. Zeuge der streitvollen Ehekrise seiner Eltern, die nach 30 Ehejahren den Zugang zueinander verloren hatten, was unseren kleinen Patienten sehr belastete. Die Mutter litt an einer ausgeprägten Adipositas, war hilflos und niedergeschlagen. Ich vermittelte ihr eine Eheberatung und motivierte sie zu einer konsequenten Gewichtsreduktion mit Erreichen des Idealgewichts.

Anmerkung

In unseren Fortbildungsveranstaltungen weisen wir immer wieder darauf hin, dass nicht nur eine Arznei, einmalig gegeben, den Patienten für immer heilt, sondern dass wir in jeweiligen Momentaufnahmen versuchen, die ähnliche Arznei „das Simile" der aktuellen oder akuten Schichten zu geben, um diese aufzulösen oder abzutragen und möglicherweise zur nächsten Schicht vorzudringen – so auch bei diesem kleinen Patienten.

Auch ist es nicht immer die Arznei – **nicht immer nur die Gabe von Globuli** – und sei sie noch so genau und vielleicht sogar noch durch eine Computer-Repertorisation voll bestätigt, die weiterhilft und Probleme löst. Vielfältig sind die Schichtungen und Verflechtungen und vielfältig sind die Möglichkeiten der Unterstützung, des Beistandes, der Empathie, des Mitgefühls oder des Wegweisens.

18. Belladonna: Orbitalphlegmone (= Entzündung der Augenregion)

Frau M., 61 Jahre – zierliche, gepflegte, freundliche Erscheinung – hat vier Kinder groß gezogen und betont immer wieder, wie wichtig ihr die Natur, eine gesunde Lebensweise in Harmonie mit der Umwelt sei. Sie leidet seit Jahren an heftiger Migräne, die immer wieder mit homöopathischen Polychresten – je nach vorliegenden Modalitäten u. a. mit Silicea oder Natrium muriaticum – i. S. der konstitutionellen Therapie behandelt wird.

Spontanbericht

Diesmal ruft mich der besorgte Ehemann an, der in den neuen Bundesländern unterwegs ist und berichtet: „Meiner Frau geht es sehr schlecht, das ganze Gesicht ist hochrot geschwollen, sie ist mit ihren Kräften absolut am Ende. Es ist zu einem erneuten Migräneanfall gekommen, der so stark ist, dass sie nichts hören und sehen will. Sie hat sogar das Telefon und die Klingel abgestellt, ... können Sie bitte zu einem Hausbesuch kommen?"

Gelenkter Bericht

Ausgesprochene Geräusch- und Lichtempfindlichkeit, Gefühl, als ob ihr Puls- und Herzschlag schneller gehe. Sie hat bereits von sich aus Belladonna D6 (Staufen) 2 x 5 Kügelchen eingenommen, ohne durchschlagenden Erfolg. Die Migräne hat nach kurzzeitiger Besserung am nächsten Morgen in abgeschwächter Form wieder eingesetzt.

Die Modalitäten seien nochmals zusammengefasst: Verschlechterung durch Geräusche, Licht bzw. Verschlechterung durch Beugen des Kopfes nach vorn. Besserung durch Ruhe und Dunkelheit.

Klinischer Befund

Allgemeinzustand reduziert. Patientin erschöpft, übermüdet, gequälter Gesichtsausdruck, ausgeprägte teigige, hochrote, klar umschriebene Schwellung der gesamten Orbita links, mit allen Entzündungszeichen: Rubor, Dolor, Calor und Functio laesa. Berührung, Ansprache, Sprechen und Bewegung empfindet sie während der Untersuchung als unangenehm – vor allem die Bewegung des Kopfes nach vorn. Radialpuls beidseits hart und kräftig. Kälte der Hände und Füße. Übriger internistischer und neurologischer Status unauffällig.

Repertorisation im Synthesis

Gemüt, Empfindlich, Geräusche, gegen	u. a. Bell. (3)
Gemüt, Empfindlich, Licht, gegen	u. a. Bell. (4)
Gesicht, Bewegung, agg.	u. a. Bell. (3)
Gesicht, Erysipel, phlegmonös (ödematös)	u. a. Bell. (2)
Gesicht, Farbe, rot	u. a. Bell. (3)
Gesicht, Hitze	u. a. Bell. (3)
Gesicht, Schmerz	u. a. Bell. (3)
Gesicht, Schwellung	u. a. Bell. (3)
Extremitäten, Kälte, Füße	u. a. Bell. (3)
Allgemeines, Ruhe, amel.	u. a. Bell. (3)

Repertorisation im Radar

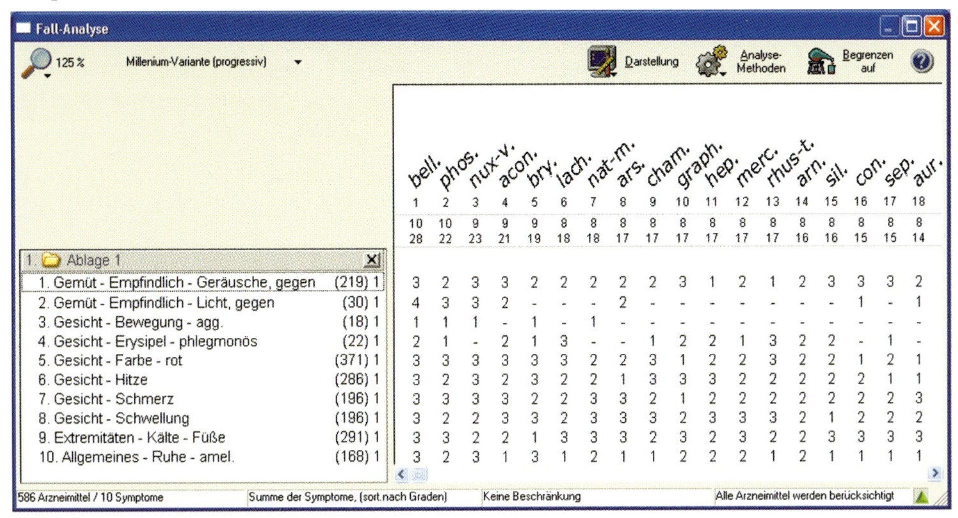

Symptom	bell.	phos.	nux-v.	acon.	bry.	lach.	nat-m.	ars.	cham.	graph.	hep.	merc.	rhus-t.	arn.	sil.	con.	sep.	aur.
	1	2	3	4	5	6	7	8	9	10	11	12	13	14	15	16	17	18
	10	10	9	9	9	8	8	8	8	8	8	8	8	8	8	8	8	8
	28	22	23	21	19	18	18	17	17	17	17	17	17	16	16	15	15	14
1. Gemüt - Empfindlich - Geräusche, gegen (219) 1	3	2	3	3	2	2	2	2	2	3	1	2	1	2	3	3	3	2
2. Gemüt - Empfindlich - Licht, gegen (30) 1	4	3	3	2	-	-	-	2	-	-	-	-	-	-	-	1	-	1
3. Gesicht - Bewegung - agg. (18) 1	1	1	1	-	1	-	1	-	-	-	-	-	-	-	-	-	-	-
4. Gesicht - Erysipel - phlegmonös (22) 1	2	1	-	2	1	3	-	-	1	2	2	1	3	2	2	-	1	-
5. Gesicht - Farbe - rot (371) 1	3	3	3	3	3	3	2	2	3	1	2	2	3	2	2	1	2	1
6. Gesicht - Hitze (286) 1	3	2	3	2	3	2	2	1	3	3	3	2	2	2	2	2	1	1
7. Gesicht - Schmerz (196) 1	3	3	3	3	2	2	3	3	2	1	2	2	2	2	2	2	2	3
8. Gesicht - Schwellung (196) 1	3	2	2	3	3	2	3	3	3	2	3	3	3	2	1	2	2	2
9. Extremitäten - Kälte - Füße (291) 1	3	3	2	2	1	3	3	3	2	3	2	3	2	2	3	3	3	3
10. Allgemeines - Ruhe - amel. (168) 1	3	2	3	1	3	1	2	1	1	2	2	2	1	2	1	1	1	1

Materia medica

Atropa belladonna (= Tollkirsche) hat die heißfeuchte Haut mit rotem Gesicht, pochenden pulsierenden Halsschlagadern, Empfindlichkeit aller Sinne: Berührung, Geräusche, Licht, Delirium, ruhelosem Schlaf, neuralgischem Schmerz, Brennen. Besserung bei Ruhe.

Therapie und Verlauf

Noch während des Hausbesuches ließ ich sie Belladonna C200 (Gudjons) 4 Globuli in 1 Glas Wasser verkleppert, davon 1 Teelöffel, einnehmen. Nach ca. 5 bis 10 min stellte sich ein eigenartiges Phänomen ein: Zunächst trat aus dem linken Auge Eiter aus, den die Patientin mit einem Taschentuch wegwischte und mir zeigte: „Der Eiter kommt zum Fließen, ... der Druck lässt nach, ... es löst sich etwas." Stunden später ein Anruf des Ehemannes: „Meiner Frau geht es bis auf ein Brenngefühl in der Augenhöhle gut. Die Kopfschmerzen sind vorbei. Die Schwellung ist bis auf eine Reströtung und einen leichten Juckreiz völlig verschwunden."

Anmerkung

Falls keine Besserung eingetreten wäre, hätte ich bei V.a. Orbitalphlegmone eine antibiotische Therapie mit Clindamycin (Sobelin) oder einem anderen knochengängigen Antibiotikum bzw. einem Cephalosporin eingeleitet und eine Klinikeinweisung erwogen. Beides lehnte die Patientin heftig ab.

Lassen Sie uns diese Kranken-Geschichte kurz zusammenfassen:
Schwerkranke Patientin mit V.a. Orbitalphlegmone und chronisch rezidivierender Migräne. Verweigerung jeglicher schulmedizinischer Maßnahmen, schon das Wort „Krankenhaus" löste panische Reaktionen aus – eine Beobachtung, die wir häufig machen! – Diese mit sich und der Umwelt in Einklang lebende Frau hatte aus eigenem Gespür und Wissen das richtige Mittel gewählt, jedoch in einer zu tiefen Potenz. Klare Forderung: **Ein hochakutes Geschehen erfordert eine Hochpotenz!** Die Bestätigung war, dass Belladonna D6

Erfolg zeigte, wenn auch nur kurzfristig. Unsere Beobachtungen zeigen, dass bei akuten, perakuten und schweren Erkrankungen, z. B. bei ausgeprägten Insolationen (= Sonnenstich), komplizierten Fieberkrämpfen, nicht zu beherrschenden Hyperpyrexien mit/ohne Delirien, hohe und höchste Potenzen benötigt werden, weil das akute Krankheitsgeschehen alle Bereiche der Persönlichkeit, nämlich Geist, Gemüt und Körper erfasst hat (Gesamtheit der Symptome, Inbegriff der Symptome Organon § 11 und § 18).

19. Belladonna: Hyperpyrexie (= Fieber)

Dieses Beispiel zeigt ein eher ungewöhnliches bzw. gefährliches Vorgehen bei einem Kleinkind, nämlich eine homöopathische Therapie per Telefon.

Spontanbericht

Die nachfolgende handschriftliche Zusammenfassung der Mutter sei im Folgenden in ihren „nämlichen Worten" Organon § 84 im Sinne eines Spontanberichts zitiert:

„Am Mittwochnachmittag wurde unser Paulinchen (21 Monate) ganz plötzlich sehr, sehr anhänglich. Das Köpfchen wurde ganz heiß, der Rücken, Oberkörper und die Arme waren auch sehr warm. Nach dem Fiebermessen (39,5 °C) wurde Paulinchen immer weinerlicher und wollte nur noch ihre Mami ganz eng spüren. Ich gab ihr 5 Globuli Ferrum phosphoricum – keine Besserung. Die Nacht war für Paulinchen sehr anstrengend, sie rief ständig: „Mama, Aua!" Wahrscheinlich waren es die Zähne, die ihr solche Probleme bereiteten. Am Morgen rief ich Dr. Hadulla an, Frau Appell, seine Sekretärin, empfahl mir Belladonna D12, ich gab ihr Belladonna D6 (hatte keine D12). Das Fieber und Paulinchens Zustand wurde nicht besser…

Repertorisation im Synthesis

Gemüt, Weinen, Hitze, während	u. a. Bell. (3)
Kopf, Hitze	u. a. Bell. (3)
Gesicht, Farbe, rot	u. a. Bell. (3)
Fieber, Fieber, Hitze im Allgemeinen	u. a. Bell. (3)
Fieber, nachmittags (13–18 h)	u. a. Bell. (2)
Allgemeines, Empfindlichkeit, äußerlich	u. a. Bell. (3)

Repertorisation im Radar

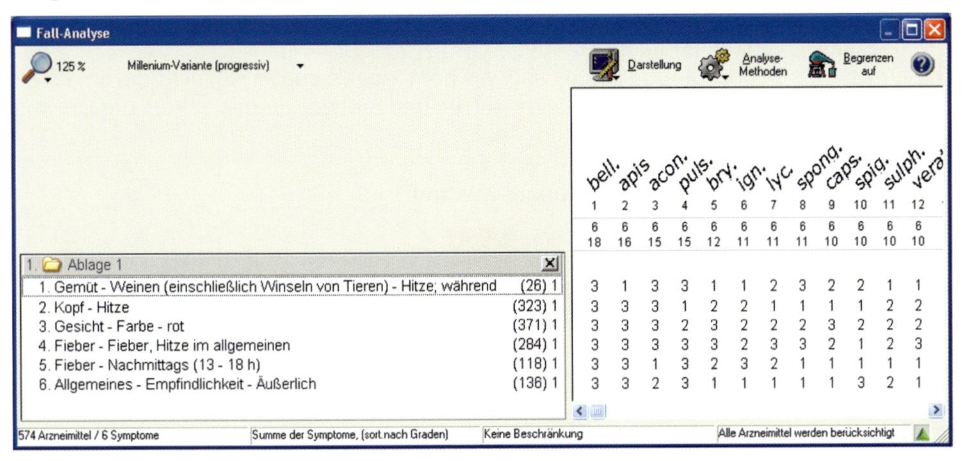

	bell.	apis	acon.	puls.	bry.	ign.	lyc.	spong.	caps.	spig.	sulph.	vera'
	1	2	3	4	5	6	7	8	9	10	11	12
	6	6	6	6	6	6	6	6	6	6	6	6
	18	16	15	15	12	11	11	11	10	10	10	10
1. Gemüt - Weinen (einschließlich Winseln von Tieren) - Hitze; während (26) 1	3	1	3	3	1	1	2	3	2	2	1	1
2. Kopf - Hitze (323) 1	3	3	3	1	2	2	1	1	1	1	2	2
3. Gesicht - Farbe - rot (371) 1	3	3	3	2	3	2	2	2	3	2	2	2
4. Fieber - Fieber, Hitze im allgemeinen (284) 1	3	3	3	3	3	2	3	3	2	1	2	3
5. Fieber - Nachmittags (13 - 18 h) (118) 1	3	3	1	3	2	3	2	1	1	1	1	1
6. Allgemeines - Empfindlichkeit - Äußerlich (136) 1	3	3	2	3	1	1	1	1	1	3	2	1

Therapie und Verlauf

(Fortsetzung Zitat): ... Erst nachdem Dr. Hadulla mir empfahl Belladonna D200 zu geben, ging das Fieber nach ca. 2 Stunden fast ganz zurück."

Anmerkung

Diese kleine feine Kasuistik zeigt zwei Dinge sehr schön:

1. **Ferrum phosphoricum,** das von der Mutter gegeben wurde, war nicht „Wahl anzeigend", konnte also nicht wirken.

2. **Belladonna,** deckte die Gesamtheit der Symptome ab, wurde zunächst jedoch in einer zu tiefen Potenz gegeben. Da ich mir sicher war, ein Belladonna-Bild zu erkennen: „Plötzliches Fieber aus dem Nichts heraus, Fieber am Nachmittag, Kopf hochrot, heiß, akute Schmerzen", blieb ich bei Belladonna, entschied mich aber für eine Hochpotenz. Das Wechseln der Arznei wäre fatal gewesen, die Beibehaltung mit Erhöhung der Potenz jedoch war goldrichtig.

Eine allgemeine Notwendigkeit zur Erhöhung der Potenz wird von vielen meiner Kollegen beobachtet. So stimmt heute das Dictum meines verehrten Lehrers W. Gawlik:
„Ich habe nie eine höhere Potenz als C30 gegeben", nicht mehr.

Möglicherweise ist die Wirkung der Umweltgifte/-schadstoffe in der Belladonna-Pflanze angekommen, so dass beispielsweise eine D12 der 50er Jahre durchaus einer D200 von heute entsprechen könnte.

Vielleicht wird man in der Zukunft erfahren, warum manche Pflanzen mehr und andere weniger empfindlich auf Umweltschadstoffe sind.
Beispielsweise ist der Ginkgobaum, botanisch **Ginkgo biloba**, ein sehr robuster Baum mit großer Widerstandskraft. Weder Luftschadstoffe noch Insekten, noch Pilze oder Bakterien können ihm viel anhaben. So war er der einzige Baum, der nach dem Abwurf der Atombombe auf Hiroshima im Zweiten Weltkrieg schon im nächsten Frühling als neuer Ginkgotrieb aus einem verkohlten Baumstumpf wuchs.
Diese tröstende Beobachtung soll uns aber als homöopathische Ärzte nicht davon abhalten, uns für eine unbelastete Umwelt einzusetzen und mutiger für den Schutz der Umwelt samt Luft, Erde und Wasser einzutreten.

An dieser Stelle sei nicht nur der Anfänger gewarnt:

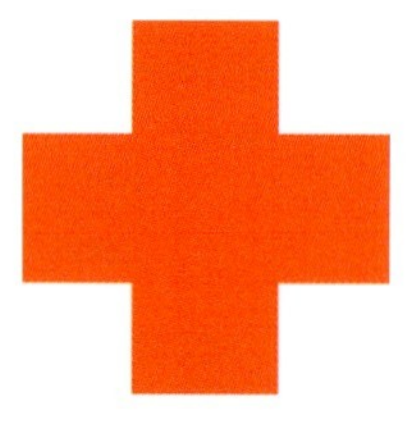

Cave: Das Übersehen z. B. einer Meningoencephalitis hätte für beide – Patient und Arzt – katastrophale Folgen. Eine kurzfristige Verlaufskontrolle und nachfolgende körperliche Untersuchung bzw. die Bahnung einer Vorstellung beim Notarzt oder in der Kinderklinik ist zwingend erforderlich.

20. Belladonna: Hyperpyrexie (= Fieber) und Varizellen (= Windpocken)

Das Mädchen A., 15 Jahre, ist bei Vorliegen eines Asthma bronchiale und einer Neurodermitis (Atopie-Syndrom) erfolgreich konstitutionell homöopathisch (damals u. a. wegen des freundlichen, witzigen und geistreichen Wesens bei eher schlampigem Gesamteindruck und typischen Symptomen mit Sulphur) behandelt worden

Die Mutter der Patientin ist außerordentlich kritisch, hinterfragt alles und ist z. T. auch sehr fordernd. Ein sportlich intellektueller Typ, der mit der Tochter in „ständiger Kontroverse" lebt. So überrascht es nicht, dass Sepia in einer Hochpotenz diese Frau von einer quälenden Migräne befreit hat.

Spontanbericht

Jetzt ruft die Mutter – an allen Arzthelferinnen vorbei – direkt an und fordert einen sofortigen Hausbesuch und eine homöopathische Therapie, weil ihre Tochter ...: „A. hat die Windpocken mit stärkster Ausprägung, ... über 1000 Pusteln und Papeln verschiedener Größen, massiver Schleimhautbefall, Fieber ..., es geht ihr sehr schlecht."

Gelenkter Bericht

Die Patientin sei außerordentlich durstig, schwitze und dampfe (s. o.), benötige trotzdem eine zweite Bettdecke und möchte, so wörtlich: „Nur meine Ruhe haben".

Klinischer Befund

15-jähriges, 39,8° C fieberndes Mädchen, Bewusstsein klar, starke Pulsation der Arteria carotis und radialis, hochroter Kopf, schwitzend – dampfend, völlig übersät mit typischen Varizellen von Maculae über Papulae zu Vesiculae und Erosionen: typisches Erscheinungsbild der für Varizellen so charakteristischen „Heubner'schen Sternkarte". Empfindlich auf Berührung, Ansprache, Geräusche, Licht, auch während der Untersuchungssituation. Will zugedeckt sein. Übriger internistischer und neurologischer Status bis auf o. g. Symptome unauffällig.

Repertorisation im Synthesis

Kopf, Pulsieren, Fieber, während	u. a. Bell. (2)
Gesicht, Farbe, rot	u. a. Bell. (3)
Fieber, Fieber, Hitze im Allgemeinen	u. a. Bell. (3)
Fieber, Schweiß, Hitze mit	u. a. Bell. (2)
Allgemein, Empfindlichkeit, äußerlich	u. a. Bell. (3)

Repertorisation im Radar

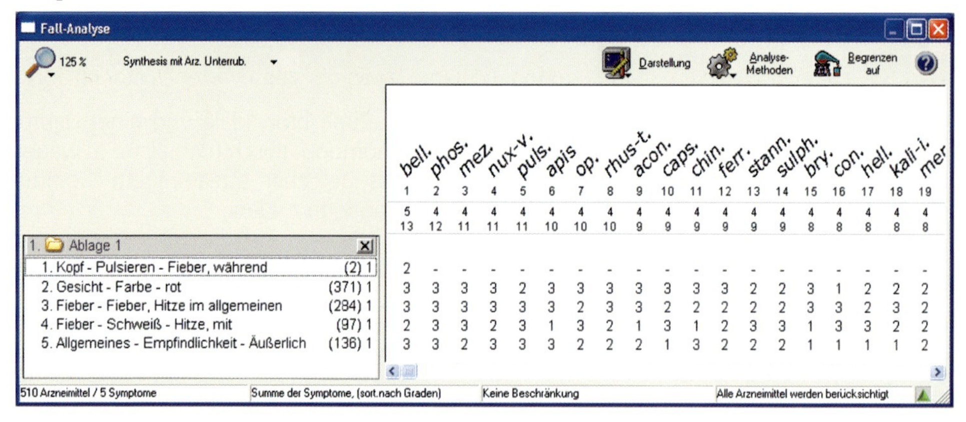

Therapie und Verlauf

Die Mutter der Patientin wollte ihrer Tochter das Konstitutionsmittel (Sulphur) geben, „das ja immer so gut geholfen hat" und das nun die generelle Abwehrsituation und den Heilprozess fördern sollte.

Aufgrund der für uns eindeutigen Situation erhielt die Patientin, nach nicht einfacher Diskussion mit der Mutter, Belladonna D1000 (DHU) 3 Kügelchen.

Am nächsten Tag – die Mutter rief nicht an – erkundigten wir uns telefonisch nach dem Befinden: „Ja, es geht ganz gut, kein Fieber ..., sehr gesprächig. Die Varizellen sind noch da, stören weniger ..., Sie haben natürlich wieder Recht gehabt."

Anmerkung

Da das geschilderte akute Krankheitsgeschehen alle Bereiche der Persönlichkeit, nämlich Geist, Körper und Gemüt außerordentlich erfasst hatte (Gesamtheit der Symptome, Inbegriff der Symptome Organon § 7 und § 18), erfolgte die Gabe einer Hochpotenz um eine tief- und durchgreifende Wirkung zu erzielen. Die ausgeprägte Belladonna-Symptomatik erforderte nach unserer immer wieder gemachten Erfahrung und nach der sog. Schichtentheorie vorerst eine umfassende Behandlung auf dieser „Belladonna-Ebene". Ein Rückfall und/oder mangelnde Restitution hätten dann eventuell später die Gabe des Konstitutionsmittels und/oder einer Nosoden-Therapie notwendig gemacht.

21. Bryonia: Akute Gonalgie (= Knieschmerz)

Herr B., sehr erfolgreicher Geschäftsmann, 61 Jahre – von der alten, guten, seltenen Sorte, Typ Bankier und nicht moderner Bänker –, Vater einer großen Familie, kommt wegen plötzlicher Knieschmerzen.

Spontanbericht

„Ich habe plötzlich sehr extreme Schmerzen im rechten Knie. Ich konnte kaum die Treppen bis in die Praxis (1. Etage) steigen."

Gelenkter Bericht

Als möglichen Auslöser nennt Herr B. arges Ärgernis über seinen ältesten studierenden Sohn (Typ: Vom ältesten Studenten zum jüngsten Frührentner), der zur Zeit den Weg in eine Sekte mit Erleuchtungsversprechen (eine Art Satori) finde, regelmäßig nach Holland fahre und dort in sog. Tempelanlagen nach tagelangen Vorbereitungen und einer Art „Hirnwäsche mit Schlafentzug" freien Sexualspielen fröne.

Unser Patient argwöhnte, auch für seine anderen Kinder (insgesamt 4) noch vielleicht weiter gehenden Belastungen ausgesetzt zu sein und machte sich um die Zukunft – auch um seine eigene finanzielle Zukunft – große Sorgen.

Klinischer Befund

Keine Rötung, eher blasse Schwellung mit stechenden Schmerzen bei der geringsten Berührung. Besserung bei starkem Druck der flachen Untersucherhand, i. S. einer Ruhigstellung. Außerdem trockene Mundschleimhäute mit starkem Durst.

Repertorisation im Synthesis

Gemüt, Beschwerden durch, Zorn	u. a. Bry. (2)
Mund, Trockenheit	u. a. Bry. (3)
Magen, Durst, große Menge, auf	u. a. Bry. (3)
Extremitäten, Entzündung, Knie	u. a. Bry. (3)
Extremitäten, Schmerz Bewegung bei	u. a. Bry. (3)
Extremitäten, Schmerz, Gelenke	u. a. Bry. (3)
Allgemeines, Druck, amel.	u. a. Bry. (3)
Allgemeines, Ruhe, amel.	u. a. Bry. (3)

Repertorisation im Radar

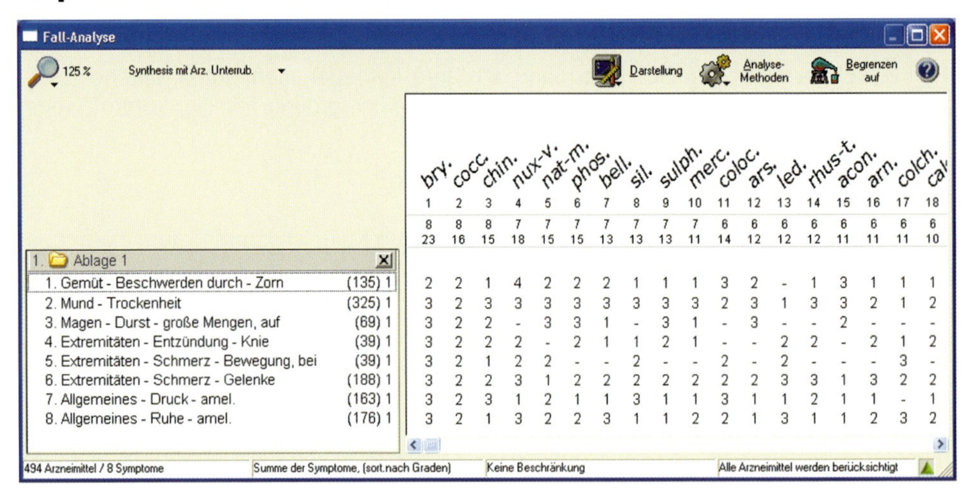

	bry.	cocc.	chin.	nux-v.	nat-m.	phos.	bell.	sil.	sulph.	merc.	coloc.	ars.	led.	rhus-t.	acon.	arn.	colch.	cal
	1	2	3	4	5	6	7	8	9	10	11	12	13	14	15	16	17	18
	8	8	8	7	7	7	7	7	7	7	6	6	6	6	6	6	6	6
	23	16	15	18	15	15	13	13	13	11	14	12	12	12	11	11	11	10
1. Gemüt - Beschwerden durch - Zorn (135) 1	2	2	1	4	2	2	2	1	1	1	3	2	-	1	3	1	1	1
2. Mund - Trockenheit (325) 1	3	2	3	3	3	3	3	3	3	3	2	3	1	3	3	2	1	2
3. Magen - Durst - große Mengen, auf (69) 1	3	2	2	-	3	3	1	-	3	1	-	3	-	-	2	-	-	-
4. Extremitäten - Entzündung - Knie (39) 1	3	2	2	2	-	2	1	1	2	1	-	-	2	2	-	2	1	2
5. Extremitäten - Schmerz - Bewegung, bei (39) 1	3	2	1	2	2	-	-	2	-	-	2	-	2	-	-	-	3	-
6. Extremitäten - Schmerz - Gelenke (188) 1	3	2	2	3	1	2	2	2	2	2	2	2	3	3	1	3	2	2
7. Allgemeines - Druck - amel. (163) 1	3	2	3	1	2	1	1	3	1	1	3	1	1	2	1	1	-	1
8. Allgemeines - Ruhe - amel. (176) 1	3	2	1	3	2	2	3	1	1	2	2	1	3	1	1	2	3	2

Materia medica

In Hahnemanns Reiner Arzneimittellehre (RAL) findet wir zu Bryonia Folgendes:
„Unter dem Knie ein Eiterblüthchen, was blos bei Berührung weh tut und sticht. … Ein (Reifsen und) Brennen im rechten Knie. … Die Kniescheiben thun weh, als wenn sie losgeschlagen wären. … Ein Jücken, wie wenn etwas heilen will, in der Kniekehle und Schweihs an dieser Stelle, die Nacht. … Stiche in den Knieen beim Gehen. … Feine, flüchtige Stiche in den Kniegelenken, blos bei Bewegung. … Trockener Ausschlag an und in den Kniekehlen, welcher abends jückt, roth aussieht und nach dem Kratzen beihsenden Schmerz macht. … Mattigkeit, besonders in den Gelenken der Knie. … Mattigkeit, besonders im Kniegelenk. … Die Kniee wanken und knicken zusammen im Gehen. … Die Unterschenkel sind so matt, dahs sie ihn kaum zu halten vermögen, beim Anfange des Gehens und schon beim Stehen. … Geschwulst beider Unterschenkel. … An der äuhsern Seite der linken Wade Zerschlagenheitsschmerz beim Bewegen und Wenden des Fuhses, so wie beim Befühlen; in völliger Ruhe Taubheitsempfindung an der Stelle, viele Tage lang. … Geschwulst ohne Röthe der untern Hälfte der Unterschenkel, mit Ausnahme der Unterfühse, die nicht geschwollen sind. … Heftig ziehender Schmerz im Unterschenkel, besonders der Wade, eine Stunde lang, mit darauffolgendem Schweihse."

Therapie und Verlauf

Nach der Gabe von Bryonia C12 (Gudjons) 3 Globuli und einem eingehenden Gespräch kam es innerhalb von 6 Stunden zu einer völligen körperlichen Restitutio, und auch die psychische Einstellung des Patienten gegenüber seinem Sohn war zumindest vorübergehend gebessert, indem der Vater mit humorvoll blitzenden Augen bemerkte: „Ich werde ihm den Geldhahn zudrehen", und ich ebenso humorvoll blinzelnd bei mir dachte: „Damit er weiß, woher der Wind weht."

Anmerkung

Der Sohn ist „kein verlorener Sohn mehr", er hat mittlerweile eines seiner Studien abgeschlossen, ist Studienrat, natürlicherweise beamtet – und ich übertreibe ein wenig – selbst verheiratet, eigenes Haus und ebenso völlig in der Linie – natürlich – Vater.

Was er möglicherweise mal seiner eigenen Tochter erzählen wird, wenn sie später mit seinem Geld nach Holland zu Satorie fahren will, entzieht sich leider unserem homöopathischen Follow-up.

Bryonia alba, die rotbeerige Zaunrübe, gehört zu den ärgerlichsten und cholerischsten Mittel der Materia Medica. Sie ist „die Laus, die über die Leber gelaufen ist". Dabei ist sie sehr durstig (neben Sulphur das durstigste Mittel!), sie macht sich Sorgen um die finanzielle Zukunft, ist ein an Hecken und Zäunen hervorragend kletterndes, rauhaariges Kürbisgewächs mit einer knollig rübenartigen kräftigen Wurzel, die sich nur mühsam ausgraben lässt: „Ein tief verwurzelter Ärger".

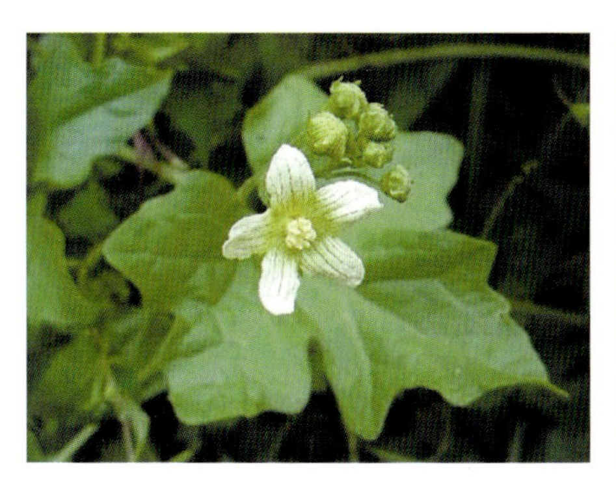
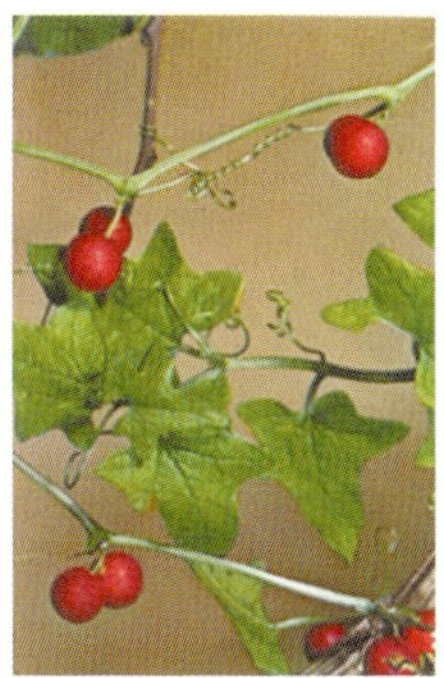
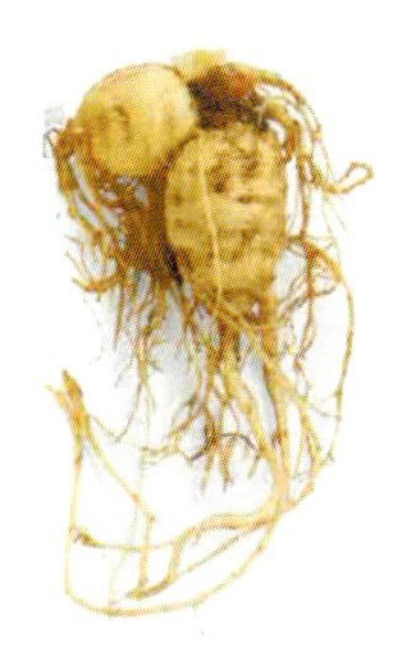

22. Bryonia: Akute Mastitis (= Brustdrüsenentzündung)

Eine feine, zarte Studentin, Musikerin und Mutter von Zwillingen, kam zunächst wegen der quälenden Schlaflosigkeit ihrer Zwillinge. Später stellte sie sich selbst vor wegen zunehmender Schwäche, Erschöpfung und Stillproblemen.
Sie bekam Acidum phosphoricum C30 (Gudjons), was ihr ausgesprochen gut tat. Nach zwölf bis 14 Tagen erneute Vorstellung in Begleitung ihrer Hebamme.

Spontanbericht

„Es hat sich eine ausgesprochen schmerzhafte Brustdrüsenentzündung rechts entwickelt." Die Hebamme gab noch einen Kommentar dazu: „Aber nur mit geringer Rötung."

Gelenkter Bericht

Bei Berührung, insbesondere beim Stillen, werde alles noch schlechter, sie sei sehr durstig und habe trockene Mundschleimhäute. Sie habe sich auch über die Nachbarn geärgert, die zunächst ihre „Kinderfreundlichkeit" so betont haben, jetzt aber angesichts der z. T. schlaflosen und nachts schreienden Zwillinge davon nun gar nichts mehr wissen wollen.

Klinischer Befund

Der von der Hebamme erhobene Befund einer akuten Mastitis bestätigte sich durch die Untersuchung: Derb-harte Schwellung über drei Viertel der gesamten rechtsseitigen Mamma mit ausgesprochener Schmerzhaftigkeit. Besserung auf Druck mit der flachen Hand von unten.

Repertorisation im Synthesis

Gemüt, Beschwerden durch, Zorn	u. a. Bry. (2)
Gemüt, Zorn	u. a. Bry. (3)
Mund, Trockenheit	u. a. Bry. (3)
Magen, Durst, große Menge	u. a. Bry. (3)
Brust, Entzündung, Mammae	u. a. Bry. (3)
Allgemeines, Druck, amel.	u. a. Bry. (3)

Repertorisation im Radar

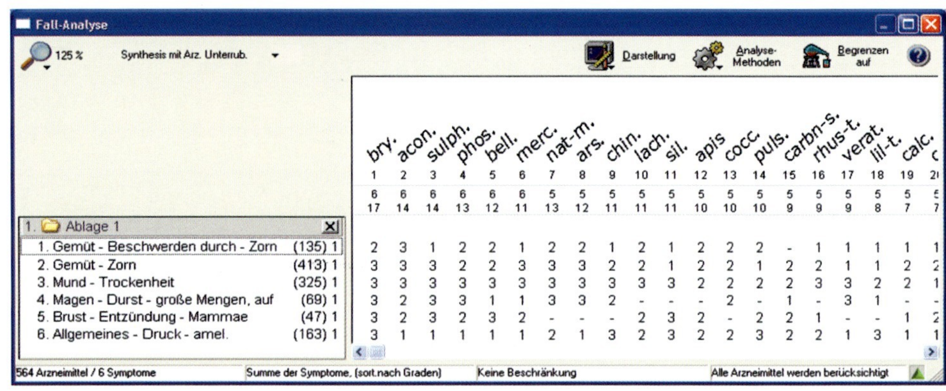

	bry.	acon.	sulph.	phos.	bell.	merc.	nat-m.	ars.	chin.	lach.	sil.	apis	cocc.	puls.	carbn-s.	rhus-t.	verat.	lil-t.	calc.	c
	1	2	3	4	5	6	7	8	9	10	11	12	13	14	15	16	17	18	19	2
	6	6	6	6	6	6	5	5	5	5	5	5	5	5	5	5	5	5	5	5
	17	14	14	13	12	11	13	12	11	11	11	10	10	10	9	9	9	8	7	7
1. Gemüt - Beschwerden durch - Zorn (135) 1	2	3	1	2	2	1	2	2	1	2	1	2	2	2	-	1	1	1	1	1
2. Gemüt - Zorn (413) 1	3	3	3	2	2	3	3	3	2	2	1	2	2	1	2	2	1	1	2	2
3. Mund - Trockenheit (325) 1	3	3	3	3	3	3	3	3	3	3	3	2	2	2	2	3	3	2	2	1
4. Magen - Durst - große Mengen, auf (69) 1	3	2	3	3	1	1	3	3	2	-	-	-	2	-	1	-	3	1	-	-
5. Brust - Entzündung - Mammae (47) 1	3	2	3	2	3	2	-	-	-	2	3	2	-	2	2	1	-	-	1	2
6. Allgemeines - Druck - amel. (163) 1	3	1	1	1	1	1	2	1	3	2	3	2	2	3	2	2	1	3	1	1

Materia medica

In Hahnemanns Reiner Arzneimittellehre (RAL) finden wir hierzu Folgendes:
„In einer verhärteten Brustwarze einzelne, leise, den elektrischen ähnliche Schläge, drittehalb Stunden lang, worauf alle Spur von Verhärtung verschwunden war. ... Spritzig stechender Schmerz unter der rechten Brustwarze nach auhsen, in der Brusthöhle nur beim Ausathmen. (Ein Dehnen von den kurzen Ribben herüber). ... Spannen in der Brust beim Gehen. ... Auf der rechten Seite des Genickes, nach der Achsel zu, schmerzhafte Steifigkeit der Muskeln beim Bewegen des Kopfes. ... Abends wird's ihr schleimig im Halse, und sie bekommt Durst. ... Heftiger Durst. ... Grohseer Durst. ... Starker Durst, sie kann und muhs viel auf einmal trinken, und das Getränk beschwert sie nicht.
Früh, beim Aufstehen, grohser Durst."

Therapie und Verlauf

Es erfolgte die einmalige Gabe von Bryonia C12 (Gudjons) 3 Globuli.

Am folgenden Tag kam bereits der Anruf: „Alles ist weg, soll ich noch weitere Kügelchen nehmen?"

23. Bryonia: Heftiger Reizhusten

Eine gestresste Mutter mit zwei älteren Kindern kommt wegen eines heftigen Reizhustens.

Spontanbericht

„Der Reizhusten ist heftig, erstickend, trocken, hackend ... zum Teil mit Würgreiz und stechenden Schmerzen in der Brustwand."

Gelenkter Bericht

Er verstärke sich, wenn sie von draußen nach drinnen, vom Kalten ins Warme komme. Sie habe großen Durst, die Mundschleimhäute seien trocken. Einen direkten Auslöser könne sie nicht nennen, dennoch gehen ihr die lauten Nachbarn auf die Nerven, bei Ruhe sei alles eher besser.

Repertorisation im Synthesis

Gemüt, Beschwerden durch, Zorn	u. a. Bry. (2)
Gemüt, Zorn	u. a. Bry. (3)
Mund, Trockenheit	u. a. Bry. (3)
Magen, Durst, große Mengen, auf	u. a. Bry. (3)
Husten, erstickend	u. a. Bry. (2)
Husten, trocken	u. a. Bry. (3)
Husten, warm, Zimmer, im warmen, Eintreten aus dem Freien	u. a. Bry. (2)
Allgemeines, Ruhe, amel.	u. a. Bry. (3)

Repertorisation im Radar

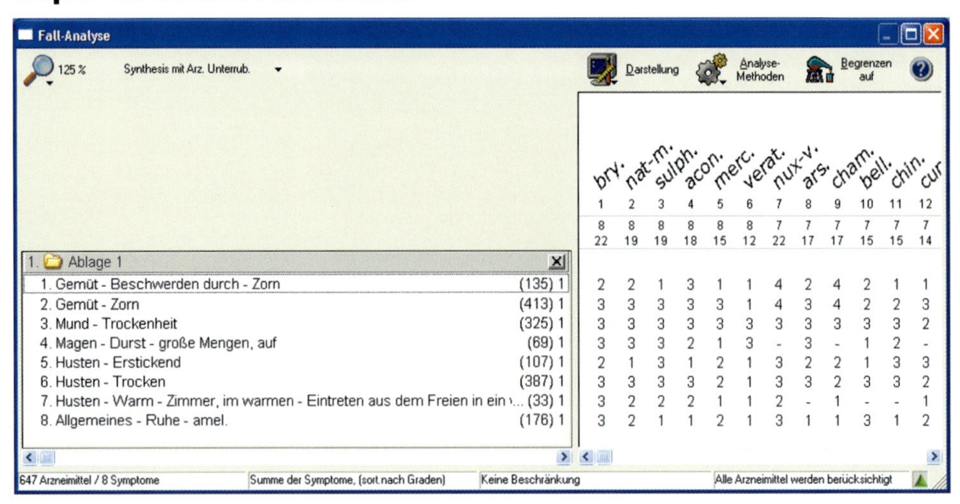

	bry.	nat-m.	sulph.	acon.	merc.	verat.	nux-v.	ars.	cham.	bell.	chin.	cur
	1	2	3	4	5	6	7	8	9	10	11	12
	8	8	8	8	8	8	7	7	7	7	7	7
	22	19	19	18	15	12	22	17	17	15	15	14
1. Gemüt - Beschwerden durch - Zorn (135) 1	2	2	1	3	1	1	4	2	4	2	1	1
2. Gemüt - Zorn (413) 1	3	3	3	3	3	1	4	3	4	2	2	3
3. Mund - Trockenheit (325) 1	3	3	3	3	3	3	3	3	3	3	3	2
4. Magen - Durst - große Mengen, auf (69) 1	3	3	3	2	1	3	-	3	-	1	2	-
5. Husten - Erstickend (107) 1	2	1	3	1	2	1	3	2	2	1	3	3
6. Husten - Trocken (387) 1	3	3	3	3	2	1	3	3	2	3	3	2
7. Husten - Warm - Zimmer, im warmen - Eintreten aus dem Freien in ein ... (33) 1	3	2	2	2	1	1	2	-	1	-	-	1
8. Allgemeines - Ruhe - amel. (176) 1	3	2	1	1	2	1	3	1	1	3	1	2

Therapie und Verlauf

Es erfolgte die Gabe von Bryonia C12 (Gudjons) 3 Globuli und es trat eine Restitutio ad integrum innerhalb von sechs bis zwölf Stunden ein.

Materia medica

In Hahnemanns Reiner Arzneimittellehre (RAL) Folgendes:
„Beim Husten ein lang anhaltender Stich tief im Gehirne, linker Seite. ... Ein trockener Kotzhusten: einzelne, krampfhafte, gewaltsame Stöhse gegen den oberen Theil der Luftröhre, welche mit trockenem, festen Schleime bezogen zu seyn scheint; schon Tabakrauch erregt ihn. ... Reiz zum Kotzen, es ist, als ob etwas Schleimiges in der Luftröhre wäre; hat er einige Zeit gekotzt, so empfindet er da einen Schmerz, aus Wundseyn und Druck gemischt; beim Reden und Tabakrauchen wird der Schmerz heftiger. ... Wenn er aus der freien Luft in die warme Stube kommt, Empfindung, als sey Dampf in der Luftröhre, der ihn zum Husten nöthigt; es ist ihm, als könne er nicht Luft genug einathmen. ... Zäher Schleim in der Luftröhre, der sich nur nach öfterem Kotzen löset. ... Er kotzt und rakst gelben Schleim aus dem Rachen. ... Beim Husten Stechen inwendig im Halse. ... Beim Husten Stiche in der letzten Ribbe. ... Es sticht beim Husten im Brustbeine; er muhs die Brust mit der Hand halten; auch beim Darauffühlen stichts. ... Beim Husten zweimaliges Niehsen. ... Beim Husten hebt's zum Erbrechen, ohne Uebelkeit. ... Beim Husten Wehthun in der Herzgrube. ... Beim Husten fährt's ihm durch den ganzen Kopf. ... Beim Husten fährt's allemal in den Kopf, wie ein Druck. ... Gleich vor dem Hustenanfalle ein öfteres Schnappen nach Luft, schnelle, krampfhafte Athemzüge, als wenn das Kind nicht zu Athem kommen und deshalb nicht Husten könnte: eine Art Erstickungsanfall, worauf dann Husten erfolgt; vorzüglich nach Mitternacht."

S. R. Phatak gibt uns eine schöne klare Zusammenfassung der Symptomatik von Bryonia:
„Allgemeines: Entwickelt eine ausgeprägte Wirkung auf alle serösen Häute und die von ihnen umhüllten inneren Organe, mit Entzündung und Exsudation. Stört den Blutkreislauf und bringt Kongestionen hervor; ruft Veränderungen des Blutes hervor; wirkt bei typhösen, biliösen, rheumatischen und remittierenden Fiebertypen. Aversion gegen die geringste Bewegung, selbst Bewegung entfernter Körperteile (d.h. weit vom leidenden Teil entfernt); dies ist Resultat der Wirkung auf Nerven und Muskeln. Schleimhäute werden trocken, entsprechend sind die Absonderungen spärlich und anhaftend. Trockenheit überall: im Mund, im Hals usw. Beschwerden entwickeln sich langsam, aber mit Macht. Schmerzen sind berstend, stechend, oder, wie eine Schwere, welche auf eine wunde Stelle drückt', sie ziehen nach dorsal. Sehr schmerzhafte Arzneifolgen; hält sich beim Husten die Seiten, die Brust, den Kopf. Gelenke schmerzhaft. Rote Streifen; Lymphangitis. Konstitutionen, die zu Magen- und Gallenbeschwerden und Rheumatismus neigen. Jede Körperstelle druckempfindlich. Hydropische Schwellung, Anschwellungen nehmen im Tagesverlauf allmählich zu und vergehen während der Nacht wieder. Kinder wollen nicht umher getragen oder hochgenommen werden. Physische Schwäche; bei der mindesten Anstrengung. Alles durchdringende Apathie. Üble Folgen: von Zorn; Schreck; Kränkung; unterdrückten Ausschlägen und Absonderungen: Alkohol; Völlerei; Verletzungen; Genuss kalter Getränke bei heißem Wetter. Oft bei Gelenkverletzungen angezeigt, wenn Arnica nicht hilft. Muskelverhärtungen, nach Neuralgien. Passt auf nervöse, ausgetrocknete, magere Personen. Rechtsseitigkeit. Vikariierende Blutungen."

Anmerkung

Bryonia gehört zu den Polychresten (=großen Mitteln) unserer homöopathischen Medizin. Drei Bryonia-Kasuistiken an verschiedenen Organsystemen, jedoch mit gemeinsamen Modalitäten, ähnlicher Causa (=Verursachung) und insgesamt ähnlichem Wirkungsfeld wurden dargestellt.

Das „Auf-die-Nerven-Gehen, Auf-den-Nerven-Herumspringen" bei zunehmender Dünnhäutigkeit, wobei sich der Ärger – um sehr bildlich zu sprechen – nur schwer von den trockenen Schleimhäuten herunterspülen lässt, könnte einer der Wesenszüge und Essenzen von Bryonia sein.

24. Calcarea carbonica, Graphites, Sulphur: Adipositas (= Fettsucht), psycho-intellektuelle Entwicklungsverzögerung, Konzentrationsstörung und Pruritus (= Juckreiz)

Der Junge K., 7 Jahre, adipöses Adoptivkind, pastöser Händedruck, stellt sich erstmals Ende 2003 in Begleitung seiner Mutter wegen ausgeprägter Konzentrationsstörungen und Gewichtszunahme vor.

Spontanbericht

Die Mutter berichtet: „K. ist zurückhaltend, reserviert und träge, ja irgendwie faul. Er kommt einfach nicht richtig in die Gänge und ist nicht sehr geschickt. In der 2. Schulklasse fällt er zurück. Er braucht zu allem eine lange Anlaufzeit und die Energie geht ihm schnell aus. K. ist eher gutmütig. Seine Mandeln sind immer geschwollen und er hat oft Kopfschweiß. Wegen seiner Knick-Senk-Spreizfüße und der X-Beine bekommt er seit Monaten Ergotherapie. Der Kinderpsychiater hat eine Ritalintherapie (!) vorgeschlagen."

Der Befund der Ergotherapie sei hier ergänzend zitiert:
„Anamnestische Auffälligkeiten:

- *Probleme beim Schreiben, evtl. muskuläre Hypotonie*
- *Verwechselt d mit b, sowie Zahlen, z. B. 13 mit 31*
- *Feinmotorisch generell eher ungeschickt, malt und bastelt nicht gerne, Knöpfe schließen und Schleife binden bereitet Schwierigkeiten*
- *Im Bewegungsverhalten eher vorsichtig und unsicher, Koordination beim Rollerfahren oder Pedale treten noch schwierig*
- *Taktile Auffälligkeiten ..."*

Gelenkter Bericht

Er esse besonders gern Nudeln und süße Nachspeisen.

Repertorisation im Synthesis

Gemüt, Faulheit	u. a. Calc. (2)
Gemüt, Zurückhaltend, reserviert	u. a. Calc. (2)
Gemüt, Konzentration schwierig	u. a. Calc. (2)
Kopf, Schweiß der Kopfhaut	u. a. Calc. (3)
Kopf, Schweiß der Kopfhaut, Schlaf im	u. a. Calc. (3)
Innerer Hals, Schwellung Tonsillen	u. a. Calc. (3)
Allgemeines, Speisen, Mehlspeisen, Verlangen	u. a. Calc. (2)
Allgemeines, Speisen, Süßigkeiten, Verlangen	u. a. Calc. (2)
Allgemeines, Fettleibigkeit	u. a. Calc. (3)

Repertorisation im Radar

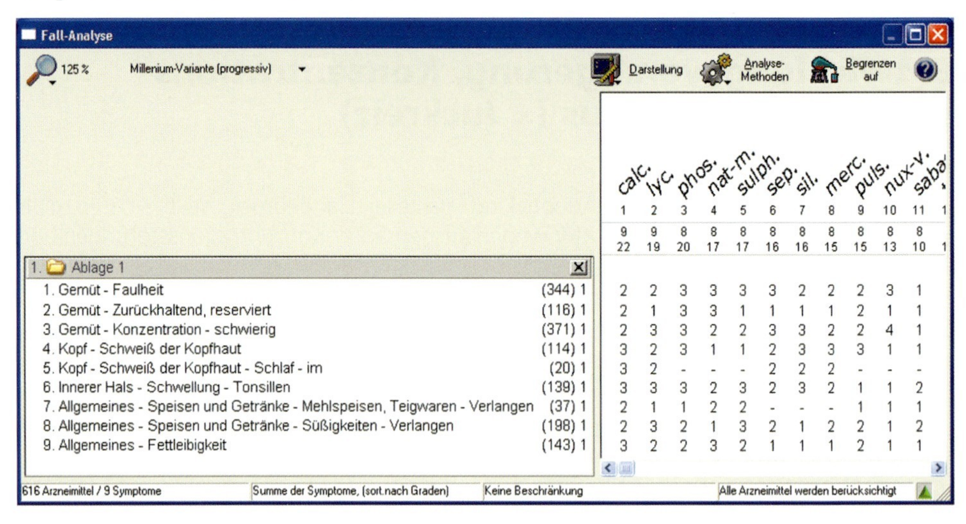

Fall-Analyse		calc.	lyc.	phos.	nat-m.	sulph.	sep.	sil.	merc.	puls.	nux-v.	saba.
		1	2	3	4	5	6	7	8	9	10	11
		9	9	8	8	8	8	8	8	8	8	8
		22	19	20	17	17	16	16	15	15	13	10
1. Gemüt - Faulheit	(344) 1	2	2	3	3	3	3	2	2	2	3	1
2. Gemüt - Zurückhaltend, reserviert	(116) 1	2	1	3	3	1	1	1	1	2	1	1
3. Gemüt - Konzentration - schwierig	(371) 1	2	3	3	2	2	3	3	2	2	4	1
4. Kopf - Schweiß der Kopfhaut	(114) 1	3	2	3	1	1	2	3	3	3	1	1
5. Kopf - Schweiß der Kopfhaut - Schlaf - im	(20) 1	3	2	-	-	-	2	2	2	-	-	-
6. Innerer Hals - Schwellung - Tonsillen	(139) 1	3	3	3	2	3	2	3	2	1	1	2
7. Allgemeines - Speisen und Getränke - Mehlspeisen, Teigwaren - Verlangen	(37) 1	2	1	1	2	2	-	-	-	1	1	1
8. Allgemeines - Speisen und Getränke - Süßigkeiten - Verlangen	(198) 1	2	3	2	1	3	2	1	2	2	1	2
9. Allgemeines - Fettleibigkeit	(143) 1	3	2	2	3	2	1	1	1	2	1	1

Therapie und Verlauf

Es erfolgte die Gabe von Calcarea carbonica LM XII (Staufen) 2 x 3 Globuli pro Woche.

Wegen der extremen Adipositas und bei insgesamt leukophlegmatischem Habitus erfolgte parallel zur homöopathischen Therapie die Empfehlung, in einem Sport- oder Schwimmverein vermehrt Sport zu treiben.
Nach mehreren Wochen kam es zur erneuten Vorstellung bei Erbrechen nach dem Essen sowie weiterer Gewichtszunahme.

Repertorisation im Synthesis

Magen, Erbrechen, Speisen	u. a. Calc. (2), Graph. (2)
Magen, Erbrechen, Speisen, Essen, sofort nach	u. a. Graph. (2)

Gemäß der – zugegebenermaßen drastischen – Assoziationskette dick, fett, faul und gefräßig erfolgte jetzt die Gabe von Graphites LM XII (Staufen) 2 x 3 Globuli pro Woche über zwei Wochen hinweg, wobei wir anschließend die Therapie langsam steigernd auf Calcarea carbonica LM XVIII weiterführten.
Nach ca. einem Jahr stellte uns die Adoptivmutter ihren Sohn erneut vor, wobei sie Folgendes zu Protokoll gab:

Spontanbericht

„Konzentration ab September in der Schule wesentlich besser. Kaum Infekte. Adipositas weiter, eher schlimmer. Calcarea carbonica LM XVIII und regelmäßig Multivitamine, aber nächtlicher Pruritus ist ein Problem."

Gelenkter Bericht

Erneut auffallend sei die Körperwärme, die Ungeduld und das ausgeprägt unordentliche Verhalten ihres Adoptivkindes. Der Durst sei extrem. In der Untersuchungssituation „fläzt" er sich in den Sessel und unterbricht das Gespräch mit der Mutter ständig.

Repertorisation im Synthesis

Gemüt, Faulheit	u. a. Sulph. (3)
Gemüt, Ungeduld	u. a. Sulph. (3)
Magen, Durst	u. a. Sulph. (3)
Extremitäten, Hitze, Hände	u. a. Sulph. (3)
Extremitäten, Hitze, Füße, Fußsohle	u. a. Sulph. (3)
Haut, Jucken	u. a. Sulph. (3)
Allgemeines, Fettleibigkeit	u. a. Sulph. (2)

Repertorisation im Radar

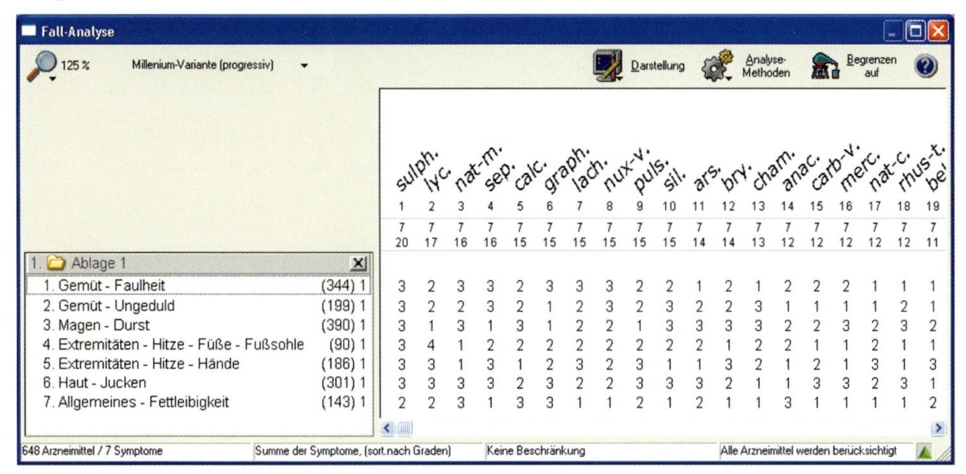

Fall-Analyse

125 % Millenium-Variante (progressiv) Darstellung Analyse-Methoden Begrenzen auf

1. Ablage 1	sulph.	lyc.	nat-m.	sep.	calc.	graph.	lach.	nux-v.	puls.	sil.	ars.	bry.	cham.	anac.	carb-v.	merc.	nat-c.	rhus-t.	be'
	1	2	3	4	5	6	7	8	9	10	11	12	13	14	15	16	17	18	19
	7	7	7	7	7	7	7	7	7	7	7	7	7	7	7	7	7	7	7
	20	17	16	16	15	15	15	15	15	15	14	14	13	12	12	12	12	12	11
1. Gemüt - Faulheit (344) 1	3	2	3	3	2	3	3	3	2	2	1	2	1	2	2	2	1	1	1
2. Gemüt - Ungeduld (199) 1	3	2	2	3	2	1	2	3	2	3	2	2	3	1	1	1	1	2	1
3. Magen - Durst (390) 1	3	1	3	1	3	1	2	2	1	3	3	3	3	2	2	3	2	3	2
4. Extremitäten - Hitze - Füße - Fußsohle (90) 1	3	4	1	2	2	2	2	2	2	2	2	1	2	2	1	1	2	1	1
5. Extremitäten - Hitze - Hände (186) 1	3	3	1	3	1	2	3	2	3	1	1	3	2	1	2	1	3	1	3
6. Haut - Jucken (301) 1	3	3	3	3	2	3	2	2	3	3	3	2	1	1	3	3	2	3	1
7. Allgemeines - Fettleibigkeit (143) 1	2	2	3	1	3	3	1	1	2	1	2	1	1	3	1	1	1	1	2

648 Arzneimittel / 7 Symptome | Summe der Symptome, (sort.nach Graden) | Keine Beschränkung | Alle Arzneimittel werden berücksichtigt

Therapie und Verlauf

In dieser Situation erfolgte jetzt die Gabe von Sulphur LM I, langsam steigernd auf Sulphur LM VI (Staufen) 2 x 3 Globuli pro Woche. Gleichzeitig steigerten sich die Schulleistungen weiter und auch eine kontinuierliche Gewichtsreduktion erfolgte.

Haus-Baum-Mensch

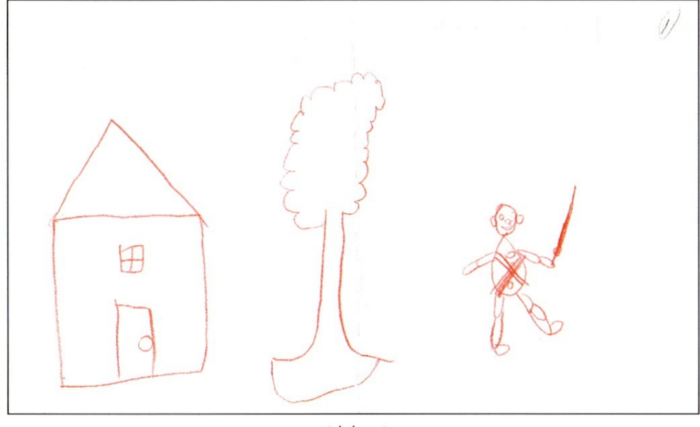

Abb. 1

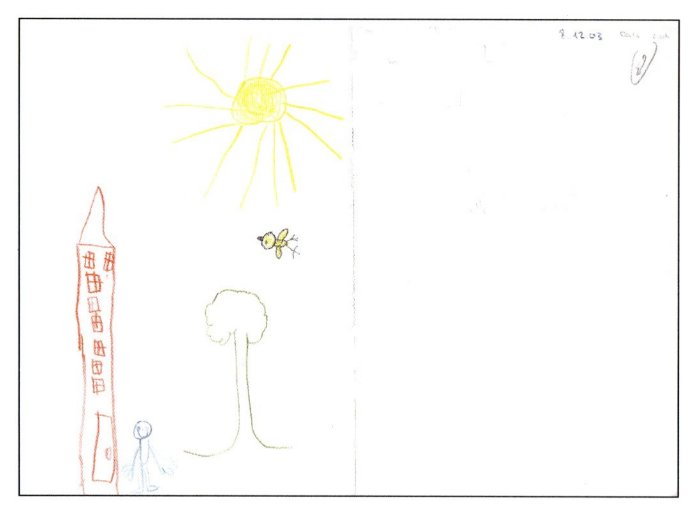

Abb. 2

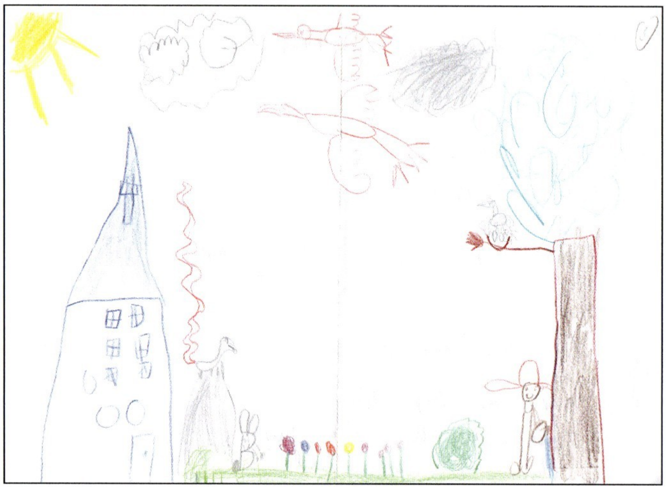

Abb. 3: Auch hier spiegelt sich diese positive Entwicklung wider. So sieht man in der zeitlichen Abfolge der drei Bilder eine deutliche Weiterentwicklung im psycho-intellektuellem Bereich und geradezu eine phantasievolle Ausgestaltung des letzten Bildes, wobei der Patient hierzu wörtlich meint: „Habe ein bisschen mehr gemalt. Vogel, Nest mit Eiern, Wiesel mit langem Schwanz, jemand, der den Baum gießt und Blumen. Über allem scheint die Sonne und Vögel fliegen am Himmel"

Anmerkung

Anhand dieser Krankengeschichte sehen wir sehr schön, dass es nicht nur ein homöopathisches Mittel ist, das man das ganze Leben zu geben hat. Es kommt durchaus zu neuen Lebenssituationen, die einen Wechsel der Mittel notwendig machen können. Gemäß dem lateinischen Spruch: „Tempora mutantur et nos mutamur in illis = Die Zeit verändert sich und wir verändern uns in ihr." In dieser Kasuistik und den dazugehörigen Zeichnungen sehen wir, wie tief der große Polychrest Sulphur arbeitet.

25. Calcarea carbonica, Opium, Sulphur: Cerebrales Anfallsleiden

Max, 5 Jahre, erlitt mit Beginn des 3. Lebensjahres fokale Krampfanfälle mit tonisch klonischen Konvulsionen des linken Armes mit reduziertem Bewusstsein mit einer Dauer von über 10 Minuten und einem Rolando-Fokus in der EEG = Elektroencephalographie. In der CCT = Cranialen Computertomographie und der MRT = Magnetresonanztomographie keine organische Ursache. Die neuropädiatrische Abklärung erfolgte in der Ambulanz des Kreiskrankenhauses:

„EEG:
Ableitung nach Schlafentzug am bereits sehr müden Jungen. Unregelmäßige Theta-Aktivität um 5-6/sec., ausgeprägte ß-Wellenüberlagerung, angedeutete Schlafrhythmen. Sehr rasch polymorphe Frequenzverlangsamung, recht lebhafter Sharp-wave- bzw. Sharp-slow-wave-Fokus mit Betonung über den parasagittalen Ableitungspunkten rechts und deutlicher Begleitdysrhythmie. Im Verlauf sowohl Zunahme der hypersynchronen als auch der ß-Wellenüberlagerung mit Ausbreitung des Sharp-wave- respektive Sharp-slow-wave-Fokus teilweise über die ganze rechte Hemisphäre. Im Verlauf Eintritt in Schlafstadium B bis C mit gut ausgeprägten Schlafspindeln, teilweise auch in Verbindung mit Vertex-Wellen. Für den Rest der Ableitung Verharren im Schlafstadium C. Regelrechte Weckreaktion.

Beurteilung:
Müdigkeits- und Schlafableitung nach Schlafentzug eines 4 8/12 Jahre alten Jungen mit im Schlaf deutlich aktiviertem Sharp-wave- respektive Sharp-slow-wave-Fokus mit punctum maximum über den centro-temporalen Ableitungspunkten i. S. eines Rolando-Fokus, jedoch teilweise Ausbreitung über die gesamte rechte Hemisphäre."

Aus den damaligen Arztberichten sei folgende Passage zitiert:
„Diagnose
- *Lokalisationsbezogene (partielle) symptomatische fokale Krampfanfälle. (G 40.1 nach Katalog ICD 10)*

Beurteilung:
Klinischer Zustand nach 3.–4. fokalem Krampfanfall aus dem Schlaf heraus, diesmal tonisch klonische Zuckungen der linken Schulter und des linken Armes bei reduziertem Bewusstsein von einer Gesamtdauer von insgesamt 10 Minuten. Angesichts der niedrigen Anfallsfrequenz empfehlen wir weiterhin zunächst abwartendes Verhalten, bei Anfallszunahme jedoch antikonvulsive Medikation mit Sultiam (Ospolot)."

In den folgenden Monaten kam es noch zweimal zu Anfällen von ca. fünf Minuten Dauer während des Schlafes in den Morgenstunden, so dass eine antikonvulsive Therapie mit Sultiam (Ospolot) erwogen, von den Eltern jedoch wegen der zu erwartenden Nebenwirkungen für ihr Kind abgelehnt wurde, was dazu führte, dass sie sich mit der Bitte um eine homöopathische Therapie in unserer Praxis vorstellten.

Aspekt

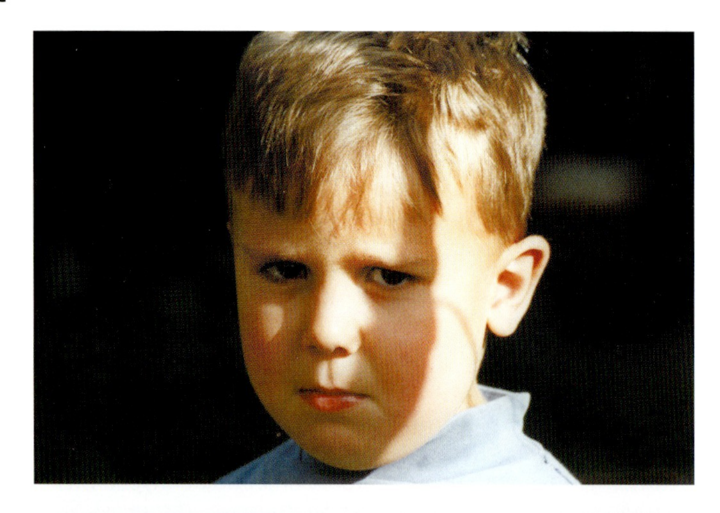

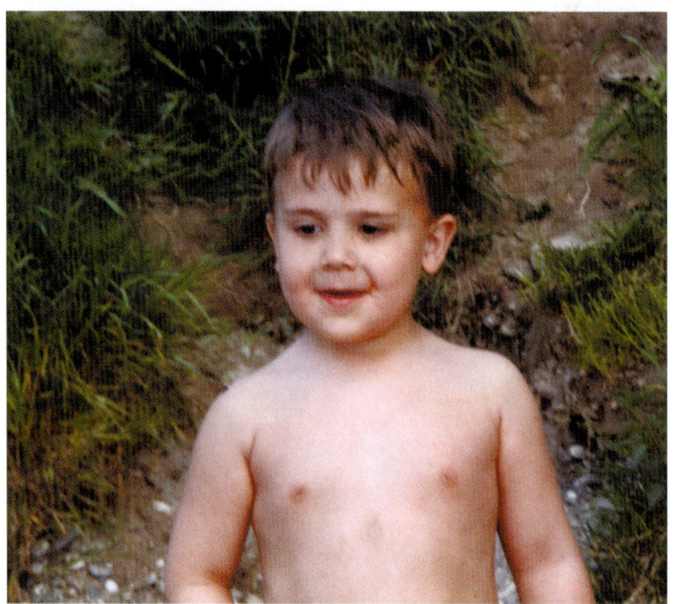

Abb. 1 und 2: Äußere Erscheinung von Max.

Spontanbericht

Die Mutter berichtet: „Er war ein ruhiges, eher schwerfälliges Baby, schrie nur, wenn er Hunger hatte, war gemütlich und faul bis 2½ Jahre. Er ist sehr anhänglich, kann aber auch wütend und jähzornig werden. Er hat sogar schon versucht, mich zu schlagen. Sonst ist er ruhig, eher mollig, weich, schwitzt oft an Kopf und Nacken, ist morgens langsam und träge, läuft nicht gerne, möchte beim Spazieren lieber getragen werden und schon bei geringer Anstrengung ist er erschöpft."

Gelenkter Bericht

Er trage eher bequeme weite Kleidung. Zu Hause „in der heimischen Situation" (Originalzitat) sei er selbstbewusst und dickköpfig, in der Fremde dagegen eher ängstlich und zurückhaltend. Er habe eine Vorliebe für jede Art von Nudeln und Pasta, Cremiges und Süßes zum Nachtisch.

Repertorisation im Synthesis

Gemüt, eigensinnig	u. a. Calc. (3), Sulph. (2)
Gemüt, Faulheit	u. a. Calc. (2), Op. (1), Sulph. (3)
Kopf, Schweiß der Kopfhaut	u. a. Calc. (3), Op. (1), Sulph. (1)
Allgemeines, Konvulsionen, Kindern, bei	u. a. Calc. (2), Op. (3), Sulph. (2)
Allgemeines, Konvulsionen nachts	u. a. Calc. (2), Op. (3), Sulph. (1)
Allgemeines, Schwäche, Anstrengung, leichte	u. a. Calc. (3)
Allgemeines, Speisen, Mehlspeisen, Verlangen	u. a. Calc. (2), Sulph. (2)
Allgemeines, Speisen, Süßigkeiten, Verlangen	u. a. Calc. (2), Op. (1), Sulph. (3)
Allgemeines, Fettleibigkeit	u. a. Calc. (3), Op. (1), Sulph. (2)

Repertorisation im Radar

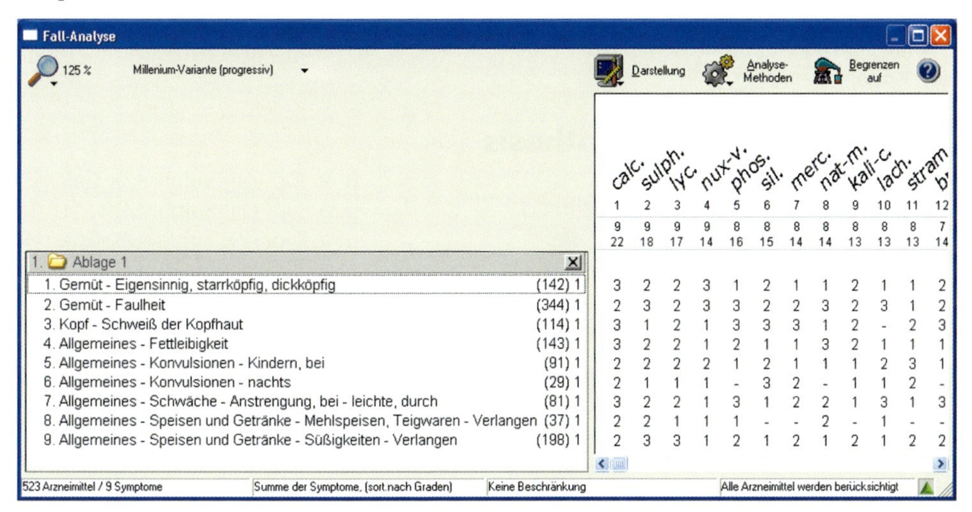

Fall-Analyse

125 % Millenium-Variante (progressiv)

Darstellung Analyse-Methoden Begrenzen auf

1. Ablage 1		calc.	sulph.	lyc.	nux-v.	phos.	sil.	merc.	nat-m.	kali-c.	lach.	stram	b'
		1	2	3	4	5	6	7	8	9	10	11	12
		9	9	9	9	8	8	8	8	8	8	8	7
		22	18	17	14	16	15	14	14	13	13	13	14
1. Gemüt - Eigensinnig, starrköpfig, dickköpfig	(142) 1	3	2	2	3	1	2	1	1	2	1	1	2
2. Gemüt - Faulheit	(344) 1	2	3	2	3	3	2	2	3	2	3	1	2
3. Kopf - Schweiß der Kopfhaut	(114) 1	3	1	2	1	3	3	3	1	2	-	2	3
4. Allgemeines - Fettleibigkeit	(143) 1	3	2	2	1	2	1	1	3	2	1	1	1
5. Allgemeines - Konvulsionen - Kindern, bei	(91) 1	2	2	2	2	1	2	1	1	1	2	3	1
6. Allgemeines - Konvulsionen - nachts	(29) 1	2	1	1	1	-	3	2	-	1	1	2	-
7. Allgemeines - Schwäche - Anstrengung, bei - leichte, durch	(81) 1	3	2	2	1	3	1	2	2	1	3	1	3
8. Allgemeines - Speisen und Getränke - Mehlspeisen, Teigwaren - Verlangen	(37) 1	2	2	1	1	1	-	-	2	-	1	-	-
9. Allgemeines - Speisen und Getränke - Süßigkeiten - Verlangen	(198) 1	2	3	3	1	2	1	2	1	2	1	2	2

523 Arzneimittel / 9 Symptome | Summe der Symptome, (sort.nach Graden) | Keine Beschränkung | Alle Arzneimittel werden berücksichtigt

Materia medica

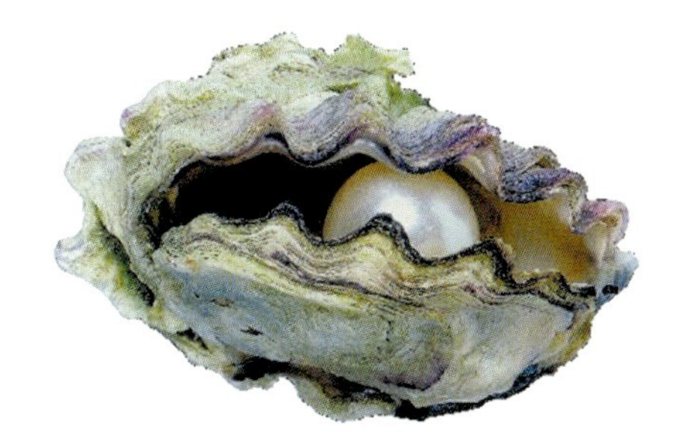

Therapie und Verlauf

Es erfolgte die einmalige Gabe von Calcarea carbonica XM 3 Globuli.

Hierunter war der kleine Patient zunächst anfallsfrei. Er wurde jedoch rebellisch: „Er folgt nicht, rennt davon und sagt grundsätzlich nein" (Originalton der Eltern).
Ca. 6 Wochen später kam es in der Nacht erneut zu zwei kleinen Anfällen, die die Mutter wie folgt protokollierte:
„Krampfanfall am 27.10.2001 um 5.00 Uhr: Max hatte Lähmungserscheinungen am Mund und hat gelallt. Es war nicht verständlich, was er sagte, er war aber bei vollem Bewusstsein. Er konnte auf Geheiß den Arm heben und senken. Er verstand, was ich von ihm wollte. Am 28.10.2001 um 4.00 Uhr erneuter Anfall: Max schüttelte seinen linken Arm weil er, wie er sagte, eingeschlafen war. Ich dachte, er ist vielleicht auf dem Arm gelegen und er ist deswegen eingeschlafen. Nach einiger Zeit wachte ich wieder auf, weil Max wieder den Arm schüttelte, weil er taub war. Ich bin dann mit ihm im Bett aufgesessen. Er fing an mit den Augen zu blinzeln. Es ging mehrere Sekunden. Dann schlief er nochmals weiter."

Es erfolgte nun die Gabe von Calcarea carbonica LM VI (Staufen) 3 Globuli täglich.

Als Zwischengabe erhielt Max einmalig Opium D200 (Staufen) 3 Kügelchen wegen der „Anfälle aus dem komatösen Schlaf heraus" und da er gern kalt schläft und die Eltern sehr drängten.

Repertorisation im Synthesis

Schlaf, komatös	u. a. Op. (3), Sulph. (2), Calc. (2)
Schlaf, komatös, Konvulsionen, während	u. a. Op. (1), Sulph. (2)
Allgemeines, Konvulsionen, Schlaf, im	u. a. Op. (2), Sulph. (2), Calc. (1)
Allgemeines, Luft, kalte, amel.	u. a. Op. (2), Sulph. (2), Calc. (1)

Repertorisation im Radar

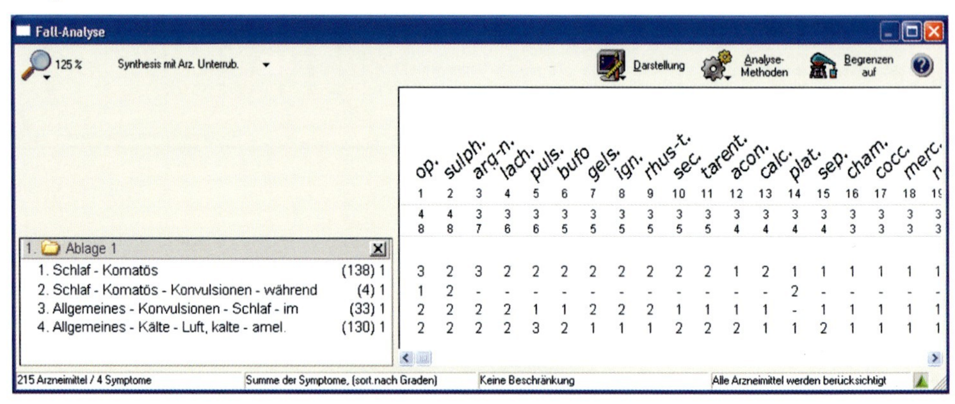

	op.	sulph.	arg-n.	lach.	puls.	bufo	gels.	ign.	rhus-t.	sec.	tarent.	acon.	calc.	plat.	sep.	cham.	cocc.	merc.	n
	1	2	3	4	5	6	7	8	9	10	11	12	13	14	15	16	17	18	1
	4	4	3	3	3	3	3	3	3	3	3	3	3	3	3	3	3	3	3
	8	8	7	6	6	5	5	5	5	5	5	4	4	4	4	3	3	3	3
1. Schlaf - Komatös (138) 1	3	2	3	2	2	2	2	2	2	2	2	1	2	1	1	1	1	1	1
2. Schlaf - Komatös - Konvulsionen - während (4) 1	1	2	-	-	-	-	-	-	-	-	-	-	-	2	-	-	-	-	-
3. Allgemeines - Konvulsionen - Schlaf - im (33) 1	2	2	2	2	1	1	2	2	2	1	1	1	1	-	1	1	1	1	1
4. Allgemeines - Kälte - Luft, kalte - amel. (130) 1	2	2	2	2	3	2	1	1	1	2	2	2	1	1	2	1	1	1	1

Nach zwei Monaten kam es erneut zu einem Anfall aus dem Schlaf heraus in den Morgenstunden. M. habe im Badezimmer erbrochen und gemeint:

Spontanbericht

„Die Spucke ist süß".

Gelenkter Bericht

Max laufe gern barfuß, habe immer warme Füße, sei sehr neugierig und viel unordentlicher und dickköpfiger als seine jüngere Schwester, ... er trinke mehr als sonst.

Repertorisation im Synthesis

Gemüt, eigensinnig	u. a. Calc. (3), Sulph. (2)
Gemüt, neugierig	u. a. Calc. (2), Sulph. (3)
Mund, Geschmack, süßlich	u. a. Op. (1), Sulph. (3)
Mund, Speichelfluss	u. a. Calc. (2), Sulph. (2)
Mund, Speichelfluss, nachts	u. a. Sulph. (2)
Mund, Speichelfluss, reichlich	u. a. Calc. (3), Sulph. (2)
Magen, Durst	u. a. Calc. (3), Op. (3), Sulph. (3)
Allgemeines, Konvulsionen	u. a. Calc. (2), Op. (3), Sulph. (2)
Allgemeines, Konvulsionen, Schlaf im	u. a. Calc. (2), Op. (2), Sulph. (2)

Repertorisation im Radar

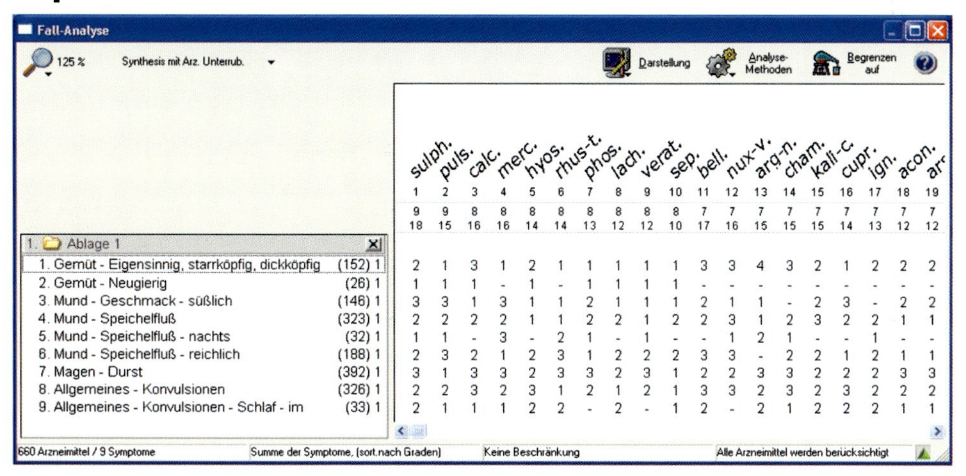

	sulph.	puls.	calc.	merc.	hyos.	rhus-t.	phos.	lach.	verat.	sep.	bell.	nux-v.	arg-n.	cham.	kali-c.	cupr.	ign.	acon.	ar
	1	2	3	4	5	6	7	8	9	10	11	12	13	14	15	16	17	18	19
	9	9	8	8	8	8	8	8	8	8	7	7	7	7	7	7	7	7	7
	18	15	16	16	14	14	13	12	12	10	17	16	15	15	15	14	13	12	12
1. Gemüt - Eigensinnig, starrköpfig, dickköpfig (152) 1	2	1	3	1	2	1	1	1	1	1	3	3	4	3	2	1	2	2	2
2. Gemüt - Neugierig (26) 1	1	1	1	-	1	-	1	1	1	1	-	-	-	-	-	-	-	-	-
3. Mund - Geschmack - süßlich (146) 1	3	3	1	3	1	1	2	1	1	1	2	1	1	-	2	3	-	2	2
4. Mund - Speichelfluß (323) 1	2	2	2	2	1	1	2	2	1	2	2	3	1	2	3	2	2	1	1
5. Mund - Speichelfluß - nachts (32) 1	1	1	-	3	-	2	1	-	1	-	-	1	2	1	-	-	1	-	-
6. Mund - Speichelfluß - reichlich (188) 1	2	3	2	1	2	3	1	2	2	2	3	3	-	2	2	1	2	1	1
7. Magen - Durst (392) 1	3	1	3	3	2	3	3	2	3	1	2	2	3	3	2	2	2	3	3
8. Allgemeines - Konvulsionen (326) 1	2	2	3	2	3	1	2	1	2	1	3	3	2	3	2	3	2	2	2
9. Allgemeines - Konvulsionen - Schlaf - im (33) 1	2	1	1	1	2	2	-	2	-	1	2	-	2	1	2	2	2	1	1

Therapie und Verlauf

Es erfolgte die einmalige Gabe von Sulphur LM XII (Staufen) 3 Kügelchen mit einer Erhaltungstherapie von Sulphur LM VI 2 x 3 Kügelchen pro Woche. Hierunter ist der Patient bei einem Nachbeobachtungszeitraum von vier Jahren anfallsfrei.

Der Vater sagt stolz: „Max strotzt vor Kraft" und faxt uns ein Protokoll:

„Er ist liebenswürdig, relativ folgsam, anhänglich. Er bastelt viel, hat an meinem Geburtstag für jeden Gast der gegangen ist eine Tulpe gebastelt (eigene Idee). Er verbringt viel Zeit im Werkraum im Kindergarten. Er ist sehr ausgeglichen. Er kümmert sich sehr gut um seine Schwester Jule im Kindergarten und hat ein Helferkind dem er alles zeigt und weiterhilft. Er strotzt vor Kraft und Tatendrang, fährt Inliner, Fahrrad. Es ist auch wissbegierig."

Im Verlaufs-EEG:

„Eher dysrhythmisches EEG mit nur streckenweise ausgeprägten Alpha-Aktivitäten bis 9/ sec. Wie im Vor-EEG weiterhin nachweisbarer mäßig aktiver Krampf-Fokus in Form von mäßig häufig eingestreuten Sharp-waves. Keine Aktivierung unter Hyperventilation, keine Photosensibilität. Weiterhin pathologischer Befund, der nur im Zusammenhang mit der gesamten Klinik bewertet werden sollte. Zunächst weiterhin abwartendes Verhalten gerechtfertigt, komplikationsloser Verlauf vorausgesetzt, nächste EEG-Verlaufskontrolle in etwa einem Jahr."

Haus-Baum-Mensch

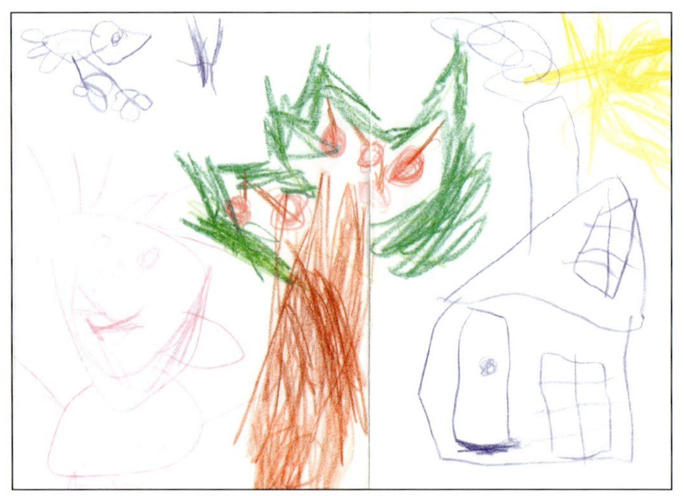

Abb. 3: Relativ unstrukturiert.

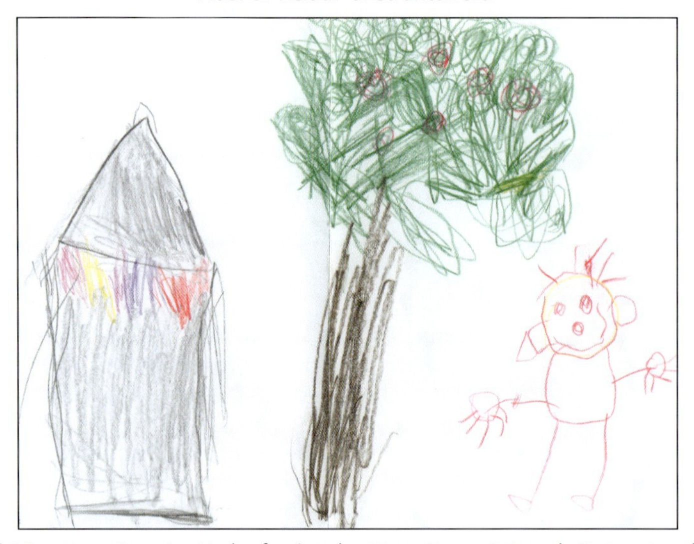

Abb. 4: Drei Monate später. Im Verlauf zeigt der Haus-Baum-Mensch-Test unter der Gabe von Sulphur doch eine deutliche Verbesserung der Form und Struktur; selbst wenn man einen allgemeinen natürlichen Reifungsschritt in der psychomotorischen Entwicklung von drei Monaten mitberücksichtigt.

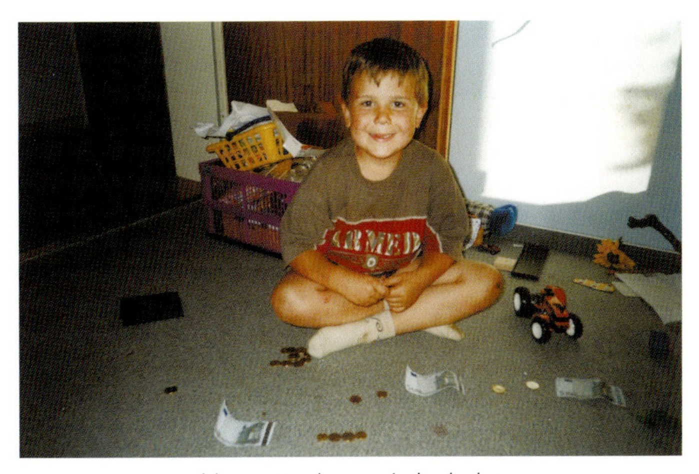

Abb. 5: Max kann wieder lachen.

Anmerkung

Die beschriebene Vorgehensweise weicht von unserem üblichen Vorgehen, wie wir es z. B. beim Internationalen Homöopathie-Kongress in Stuttgart (4/2000) und im Rahmen des ÖGH in Wien (2/2001) zur homöopathischen Therapie von cerebralen Anfalllsleiden vorgestellt und publiziert haben, ab. Wir gaben in diesem Fall drei homöopathische Mittel in zeitlicher Abfolge: Zunächst aufgrund der Konstitution und der Gesamtheit der Symptome (§7 und §18) Calcarea carbonica. Hierunter ging es dem Patienten besser, er war jedoch nicht anfallsfrei. Wir führten diese Arznei in einer Art Dauertherapie in LM-Potenzen weiter. Dann wechselten wir aufgrund neuer Modalitäten zu Opium in homöopathischer Darreichung. Dass wir die Wirkung von Calcarea carbonica nicht abgewartet haben, bleibt dahingestellt, jedenfalls gaben uns die Eltern – via großer Angst vor weiteren Anfällen und drohender antikonvulsiver Therapie mit Sultiam (Ospolot) – keine Zeit zum Warten.

In der Folgezeit kam es erneut zum Anfall. Da sich die Konstitution von Max geändert hatte oder die neue Schicht, vielleicht durch das Zwischenmittel Opium bedingt, zu Tage trat, erhielt er nach der Gesamtheit der Symptome Sulphur. Vielleicht war Sulphur von Anfang an wahlanzeigend gewesen und hätte zu einer früheren Heilung führen können. Vielleicht aber hat Calcarea carbonica als große Vertreterin eines trimiasmatischen Polychrests gleichsam einer Nosode zunächst das Terrain vorbereitet, damit Sulphur wirken konnte. **Es ist oft die passende Nosode, die als Zwischengabe mit der anschließenden Verabreichung des chronischen Mittels einen stockenden Ablauf ins Fließen bringt und zur Heilung führt!** Dafür würde die starke Reaktion auf die erste Calcarea-carbonica-Gabe sprechen, nach der M. zwar sehr viel lebhafter, aber nicht anfallsfrei wurde. Mit Sulphur „gelang" es dann, eine Anfallsfreiheit über nun bereits einen Zeitraum von vier Jahren mit altersgemäßer Entwicklung zu erreichen.

Der bekannte homöopathische Arzt Anton Rohrer weist in seinem Artikel „Die Gewissheit in der homöopathischen Arzneifindung" ausdrücklich auf das Vorgehen von Samuel Hahnemann und seinen Schülern hin, auch zwei, ja drei oder sogar vier Mittel bei einer Kranken-Geschichte, zeitlich hintereinander versetzt und natürlich wohlbegründet, einzusetzen. Es ging Hahnemann und seinen Schülern bei der Heilung immer um die Frage:

„Welchen charakteristischen Patienten-Symptomen ist welche Arznei am ähnlichsten?" Und wenn die geänderte Symptomatik den Wirkungskreis der gegebenen Arznei verlassen hatte, wurde die Arznei gewechselt.

Anton Rohrer exemplifiziert dies durch folgende Beispiele:
„... heilt Ernst Stapf eine 41-jährige Frau, die seit fünf Monaten an einer Dauerblutung leidet und bereits die schwersten Symptome der Anämie aufweist: Abmagerung, Blässe, oftmalige Ohnmachten, Beinödeme, ungeheure Erschöpfung. Es gelingt Stapf, die Blutung innerhalb von Tagen zu stillen und die Gesundheit dieser Frau ist nach dreiwöchiger Therapie völlig wiederhergestellt. Freilich gibt Stapf während dieser drei Wochen vier verschiedene Mittel. Er beginnt die Behandlung mit Crocus sativus C3 aufgrund des auffallenden Bewegungsgefühles, als ob etwas Lebendiges im Abdomen sich bewegen würde, und mit diesem Mittel bessert sich die Blutung schlagartig. Ganz entgegen der homöopathischen Regel, bei Eintritt der Besserung abzuwarten, hatte Stapf ein untrügliches Gespür dafür, wann die Symptomatologie sich verändert und er vor der Frage stand, liegt die jetzige Symptomatik innerhalb des Wirkungskreises der gegebenen Arznei oder nicht? Vier Tage nach Gabe von Crocus findet Stapf eine konstante Übelkeit im Vordergrund, von der er wusste, dass Crocus hier nicht weiter heilend sein konnte und gibt Ipecacuanha C3. Fünf Tage später stehen die enorme Verstopfung und Kopfschmerzen im Vordergrund, die nach Nux vomica C15 vergehen. Der Rest der Beschwerden inklusive der Beinödeme wird mit einer Gabe Ferrum chloratum C2 geheilt."

Ich schildere diese Krankengeschichte deshalb, weil in unseren heutigen Publikationen oft der Zwang zur Gabe eines Mittels besteht bzw. meist nur Krankengeschichten veröffentlicht werden, die mit einem Mittel geheilt wurden. Heute erleben wir es fast als oberstes Kriterium einer guten Homöopathie, wenn dasselbe Mittel über Jahre gegeben wird und auch akute Krankheiten mit dem gegebenen chronischen Mittel geheilt werden können. Ich bitte mich hier nicht misszuverstehen, wenn ich so eine Krankengeschichte in der Praxis habe, publiziere ich sie auch gerne, und diese Idealfälle sind uns allen willkommen. Worauf ich hinweisen möchte, ist diese andere Denkweise Hahnemanns und seiner Schüler: Es ging ihnen bei der Heilung von Krankheiten (auch chronischen) immer um die Frage, welchen charakteristischen Patientensymptomen ist welche Arznei am ähnlichsten? Und wenn die geänderte Symptomatik den Wirkungskreis der gegebenen Arznei verlassen hatte, wurde die Arznei gewechselt.

Ein anderes Beispiel ist die berühmte Ileusheilung Bönninghausens aus dem Jahr 1833. Bedenken wir, dass Bönninghausen hier die Homöopathie erst fünf Jahre kannte! Bönninghausen konnte sich selbst aus der akuten Situation mittels Thuja retten. Zur Nachbehandlung wurden ihm von Hahnemann Lycopodium und Conium empfohlen und aufgrund einer Bronchialerkrankung Hahnemanns verzögerte sich seine briefliche Antwort und genau diese beiden Arzneien hatte Bönninghausen in der Zwischenzeit selbst eingenommen. Das heißt, das Ähnlichkeitsgesetz dient der praktischen Verwirklichung dieser Heilungsgewissheit. Wenn wir das Ähnlichkeitsgesetz vom Prinzip der Heilungsgewissheit trennen, dann kann sich die Ähnlichkeit auf alles beziehen, nicht nur auf die Ebene der Symptome.

Klassifikation von cerebralem Anfallsleiden war immer zeitbezogen und begründete sich auf den Wissensstand der jeweiligen Schulen:
Als äußere Ursachen der symptomatischen Epilepsie kommen
- Verletzungen mit nachfolgender Narbenbildung (cerebrale Traumata),
- Entzündungen des Gehirns und der Hirnhäute (Meningitis oder Meningoencephalitis),

- Vergiftungen (endogene oder exogene Toxikosen)
- und Tumoren des Schädelinneren (intracraniale Raumforderung) in Betracht.

Hingegen lässt sich bei der familiär gehäuft auftretenden genuinen Epilepsie keine Grundkrankheit bzw. eigentliche äußere Ursache nachweisen. Heute ist diese Klassifikation überholt.

Neben der Einteilung nach der Ätiologie (Ursache) gibt es verschiedene andere Klassifikationen, die sich z. T. von dem klinischen Bild bzw. von den phänomenologischen Leitsymptomen herleiten, oder Klassifikationen, bei denen die Befunde der EEG = Electroencephalographie mit berücksichtigt werden. Bei anderen Klassifikationen wird eine Trennung in altersgebundene kleine Anfälle und solche ohne Bindung an ein bestimmtes Lebensalter vorgenommen.

Die neueste Epilepsie-Klassifikation beruht auf einer Art Synopse dieser beiden Einteilungen. In diesem Zusammenhang bleibt jedoch festzustellen, dass jeder Systematik-Klassifikation lebendiger, biologischer Phänomene etwas Gewaltsames, ja sogar Zeitgebundenes anhaftet. Ergebnisse der neueren Neurotransmitter-Forschung, sowie neueste gentechnische Untersuchungen lassen Änderungen in der Klassifikation erwarten, zumal es den Anschein hat, dass die Neurologie zurzeit – bedingt durch die eben genannten Verfahren – gänzlich umgeschrieben wird.

Ein Drittel aller cerebraler Anfälle ist auch heute nicht klassifizierbar.

Benigne Epilepsie mit zentrotemporalem Fokus nach Rolando

Diese Epilepsieform verdankt ihren Namen „Rolando-Epilepsie" dem italienischen Anatom und Physiologen Luigi Rolando (1773–1831), nach dem auch der Sulcus cerebri centralis benannt ist, in dessen Umgebung der Ausgangspunkt für das epileptische Geschehen vermutet wird. Obwohl diese Epilepsieform im Kindesalter sehr häufig auftritt (etwa 10–20 % aller Epilepsien des Kleinkindes- und Schulalters), ist sie als besondere Verlaufsform einer Epilepsie erst vor etwa 25 Jahren entdeckt worden. Die Gründe hierfür liegen in der vorherrschenden Anfallbindung an den Schlaf, den relativ milde verlaufenden Anfällen und der großen Selbstheilungstendenz. Das Manifestationsalter dieser Epilepsie erstreckt sich vom 3. bis zum 12.Lebensjahr. Bei den Anfällen handelt es sich meist um hemifaziale Kloni oder Myoklonien, denen nicht selten somatosensorische Erscheinungen vorausgehen. Bei Einbeziehung des Pharynx in das Anfallgeschehen kommt es zu kehlig-gurgelnden Lauten. Hypersalivation ist die Regel. Das Bewusstsein ist bei diesen Anfällen meist erhalten (elementar-fokale Anfälle!). Die oft vorhandene Unfähigkeit zu sprechen täuscht evtl. eine Bewusstseinsstörung vor. Die Sprachstörung überdauert meist das übrige Anfallsgeschehen. Durch sekundäre Generalisierung kann es zu Halbseitenkrämpfen oder Grand mal (dann natürlich mit Bewusstseinseinschränkung bzw. Bewusstlosigkeit) kommen. Die Anfälle dieser Epilepsieform sind in 75 % ausschließlich an den Schlaf gebunden. Sie werden deshalb mitunter nur zufällig entdeckt, wenn die Kinder z. B. im Urlaub mit den Eltern in einem Zimmer schlafen. Knaben sind rund doppelt so häufig betroffen wie Mädchen.

Überträgt man das Gesagte auf die Diagnose unseres Patienten, so liegt ein fokales = lokalisationsbezogenes, partielles = also zurzeit noch nicht generalisiertes, symptoma-tisches = also wohl durch einen genetischen Defekt (Rolando-Fokus) verursachtes Anfallsleiden zugrunde.

26. Calcium phosphoricum: Konzentrationsstörung, Schulschwierigkeiten; V. a. ADHS (= Aufmerksamkeits-Defizit-Hyperkinetisches-Syndrom)

Der Junge Ulli, 8 Jahre, kommt in Begleitung beider Eltern in die Sprechstunde.

Spontanbericht

Die Eltern berichten: „U. ist ständig unruhig. Er zappelt herum, ist unkonzentriert in der Schule und hat insbesondere Probleme im Rechnen. Die Lehrerin sagt, er gucke durch sie hindurch ... sie stuft ihn als Tagträumer ein ..."

Haus-Baum-Mensch

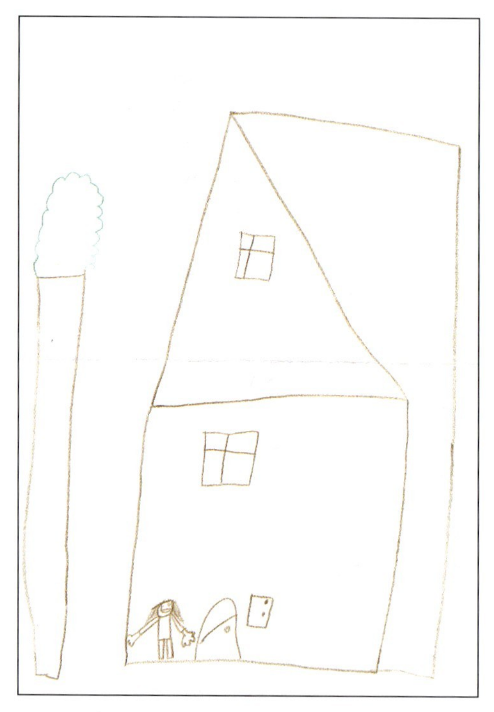

Abb. 1: Haus-Baum-Mensch: U. kam nach wenigen Minuten mit der Darstellung ins Untersuchungszimmer zurück: „Ich bin fertig". Alles scheint schnell, unkonzentriert und unvollständig „hingehauen" zu sein.

Tierfamilie

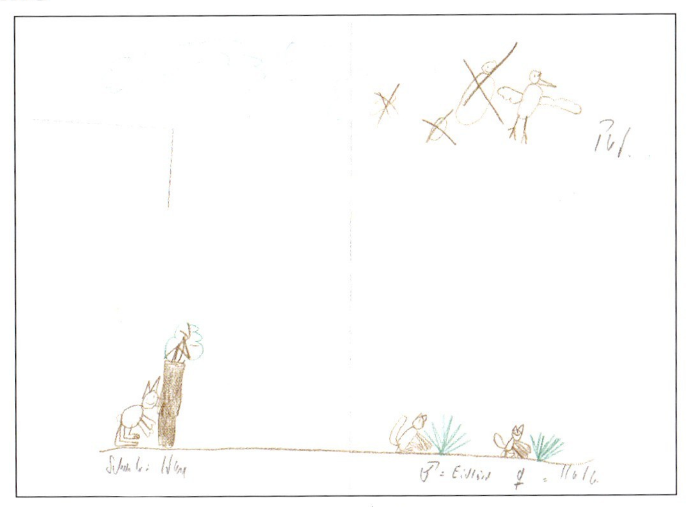

Abb. 2: Der sog. „Hans-guck-in-die-Luft" kommt bildlich verdichtet schön zum Ausdruck.

Gelenkter Bericht

U. sei eifersüchtig auf seine jüngere Schwester, gegenüber Fremden eher schüchtern, Verlangen nach deftigen und herzhaften Speisen (Bratwürstchen u. geräucherte Würstchen), beim Versuch zu essen bekäme er Bauchschmerzen. Er trinke gern kalt, habe Angst vor allem Neuen und sei eher sensibel. Die Mutter fasst wörtlich lakonisch zusammen: „nervös", der Vater ergänzt: „zu viel Fernsehkonsum!"

Repertorisation im Synthesis

Gemüt, Eifersucht	u. a. Calc-p. (1)
Gemüt, Empfindlich (= überempfindlich)	u. a. Calc-p. (1)
Gemüt, Ruhelosigkeit	u. a. Calc-p. (3)
Gemüt, Schüchternheit	u. a. Calc-p. (3)
Abdomen, Schmerz, Essen, Versuch	u. a. Calc-p. (2)
Allgemeines, Speisen, gepökeltes Fleisch, Verlangen	u. a. Calc-p. (2)
Allgemeines, Speisen, kalte Getränke, Verlangen	u. a. Calc-p. (1)
Allgemeines, Speisen, Würste, Verlangen	u. a. Calc-p. (1)

Repertorisation im Radar

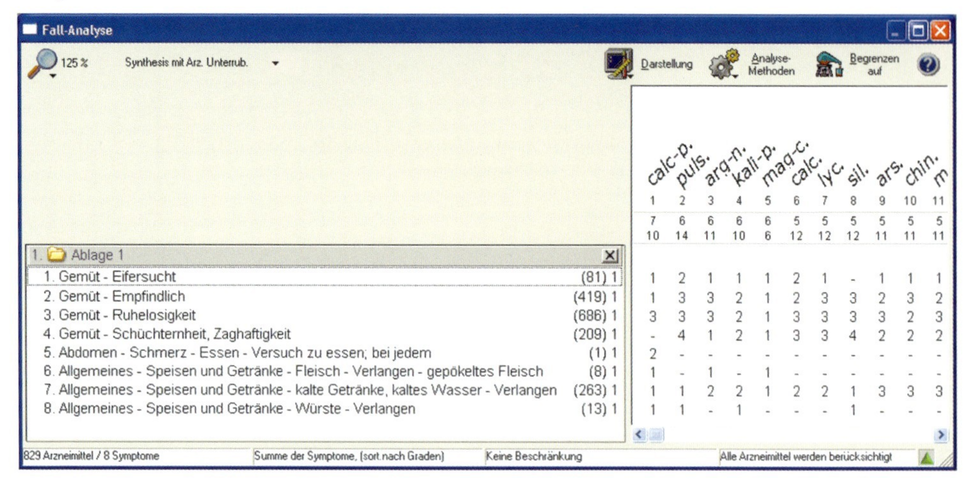

		calc-p.	puls.	arg-n.	kali-p.	mag-c.	calc.	lyc.	sil.	ars.	chin.	m
		1	2	3	4	5	6	7	8	9	10	11
		7	6	6	6	6	5	5	5	5	5	5
		10	14	11	10	6	12	12	12	11	11	11
1. Gemüt - Eifersucht	(81) 1	1	2	1	1	1	2	1	-	1	1	1
2. Gemüt - Empfindlich	(419) 1	1	3	3	2	1	2	3	3	2	3	2
3. Gemüt - Ruhelosigkeit	(686) 1	3	3	3	2	1	3	3	3	3	2	3
4. Gemüt - Schüchternheit, Zaghaftigkeit	(209) 1	-	4	1	2	1	3	3	4	2	2	2
5. Abdomen - Schmerz - Essen - Versuch zu essen; bei jedem	(1) 1	2	-	-	-	-	-	-	-	-	-	-
6. Allgemeines - Speisen und Getränke - Fleisch - Verlangen - gepökeltes Fleisch	(8) 1	1	-	1	-	1	-	-	-	-	-	-
7. Allgemeines - Speisen und Getränke - kalte Getränke, kaltes Wasser - Verlangen	(263) 1	1	1	2	2	1	2	2	1	3	3	3
8. Allgemeines - Speisen und Getränke - Würste - Verlangen	(13) 1	1	1	-	1	-	-	-	1	-	-	-

Therapie und Verlauf

Es erfolgte die Gabe Calcium phosphoricum LM VI (Staufen) 2 x 3 Globuli pro Woche. Hierunter wurde die Konzentration deutlich besser, U. kam in der Schule besser mit. Die Mutter meinte: „Calcium phosphoricum hat ihm auf jeden Fall geholfen."
Stolz berichtete unser kleiner Patient, er habe in Deutsch eine 2 plus geschrieben.

Calcium phosphoricum wird in unseren homöopathischen Praxen Schulkindern ausgesprochen häufig verordnet, insbesondere wenn folgende Trias vorliegt:

1. Kopfschmerzen — besonders nach der Schule, vorwiegend Stirnbereich,
2. Bauchschmerzen — besonders vor Klassenarbeiten,
3. Wachstumsschmerzen — besonders der unteren Extremitäten.

Anmerkung

Calcium phosphoricum ist ein wunderbares Mittel beim sog. ADHS, insbesondere beim „Hans-guck-in-die-Luft"-Phänomen, d. h. bei träumerischer Abwesenheit. Auf tiefenpsychologischer Ebene geht es um die Grundangst „Nicht-zu-genügen" mit nachfolgender Konzentrationsstörung und/oder Hyperaktivität als Kompensation. Überraschenderweise kommen Väter bei Schulschwierigkeiten und sog. Verhaltensstörungen häufig mit in die Praxis. Also merke: Wenn ein Vater mit in die Praxis kommt, dann brennt es!

27. Calcium phosphoricum: Coxalgie (= Hüft-schmerz) links, V. a. Morbus Perthes (= Aseptische Femurkopfnekrose)

Das grazile, sehnige und sportliche Mädchen Raphaela, 8 Jahre, besucht die 4. Schulklasse und kommt wegen linksseitiger Hüftschmerzen.

Spontanbericht

Die Mutter berichtet: „Seit dem Aufenthalt im Landschulheim, insbesondere beim Wandern sind diese Schmerzen aufgetreten. Der Orthopäde hat den Verdacht eines Morbus Perthes geäußert. Der Kinderarzt spricht von einem sog. ‚Hüftschnupfen'. Entzündungszeichen gibt es keine."

Sie gibt mir eine Notiz:
„ R. versucht starken Mädchen zu gefallen. Sie leidet sehr, wenn es nicht funktioniert ..."

Haus-Baum-Mensch

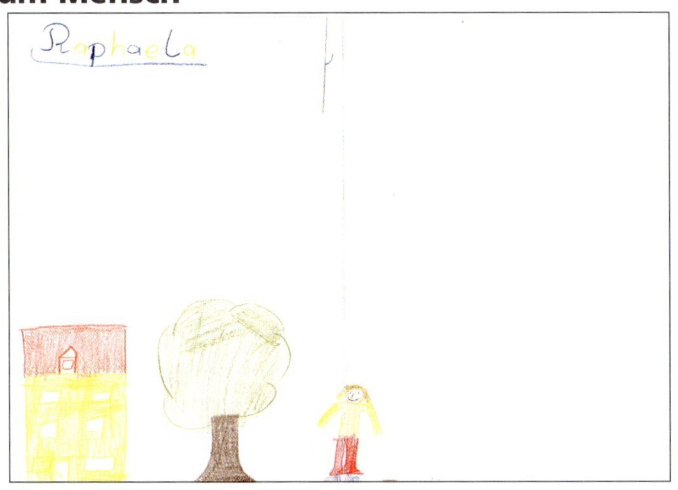

Gelenkter Bericht

Die kleine Patientin habe gelegentlich Bauchschmerzen. Wachstumsschmerzen seien ihr nicht unbekannt, auch habe sie insbesondere nach der Schule Kopfschmerzen. Sie sei schüchtern und draufgängerisch zugleich, spiele gern mit Jungs und klettere auf Bäume. Sie sei heiter, ehrgeizig und „atemlos", steigere sich schnell in etwas hinein, fühle sich auch schnell zurückgesetzt und sei schreckhaft. Sie esse gern saftig, sauer und deftig, mag Würstchen.

Repertorisation im Synthesis

Gemüt, Ruhelosigkeit	u. a. Calc-p. (3)
Kopf, Schmerz, geistige Anstrengung, agg.	u. a. Calc-p. (3)
Kopf, Schmerz, Schulkindern bei	u. a. Calc-p. (4)
Extremitäten, Schmerz, Hüfte	u. a. Calc-p. (2)

Allgemeines, Speisen, Gewürze, Würzmittel, Verlangen	u. a. Calc-p. (1)
Allgemeines, Speisen, Würste, Verlangen	u. a. Calc-p. (1)

Repertorisation im Radar

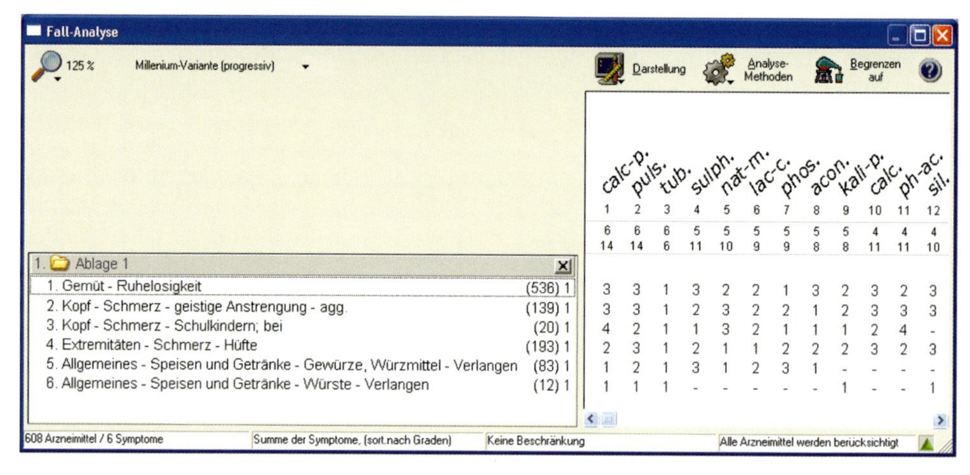

Therapie und Verlauf

Es erfolgte die einmalige Gabe von Calcium phosphoricum LM XII (Staufen).

Bei der 14 Tage später durchgeführten Kontrolluntersuchung berichtet die Mutter, dass sämtliche Symptome verschwunden seien.

28. Carbo vegetabilis: Meteorismus (= Blähungen), Schreizustände, Schlafstörung

Der Säugling Bert, 6 Monate alt – im wahrsten Sinne des Wortes „voll gestillt" – wird wegen quälender Blähungen tags und nachts, Schreizuständen sowie Schlafstörungen vorgestellt.

Spontanbericht

Die Mutter berichtet: „Die Schreizustände sind so stark, dass er sich dabei nach hinten überbeugt. Der Kopf wird knallrot. Er ist sehr zornig, brüllt (besonders nachts) gleich los. Die Hände und ganz besonders die Füße sind kalt."

Gelenkter Bericht

Eine extreme Verstopfung mit Meteorismus des Unterbauches liege vor. Draußen beim Spazierengehen an der frischen Luft sei alles besser, auch Wärme sei positiv. Die Mutter habe es von sich aus schon mit dem Föhn, Massageöl und Umhertragen etc. versucht, die Hebamme habe bereits Chamomilla D30 und Colocynthis D12 gegeben, jedoch ohne den geringsten Erfolg.

Klinischer Befund

Eutropher Säugling, Abdomen gebläht. Übriger internistischer Status sowie neurologischer Status unauffällig. Untere Extremitäten mit Aussparung der Knie auffallend kalt.

Repertorisation im Synthesis

Gemüt, Zorn	u. a. Carb-v. (2)
Abdomen, Auftreibung	u. a. Carb-v. (2)
Abdomen, Auftreibung, Hypogastrium	u. a. Carb-v. (2)
Abdomen, Schmerz, krampfartig	u. a. Carb-v. (3)
Rektum, Obstipation	u. a. Carb-v. (2)
Extremitäten, Kälte, Füße	u. a. Carb-v. (3)
Extremitäten, Kälte, Unterschenkel	u. a. Carb-v. (3)
Schweiß, kalt	u. a. Carb-v. (3)
Allgemeines, Luft, Freiem, im, amel.	u. a. Carb-v. (2)
Allgemeines, Wärme, amel.	u. a. Carb-v. (2)

Repertorisation im Radar

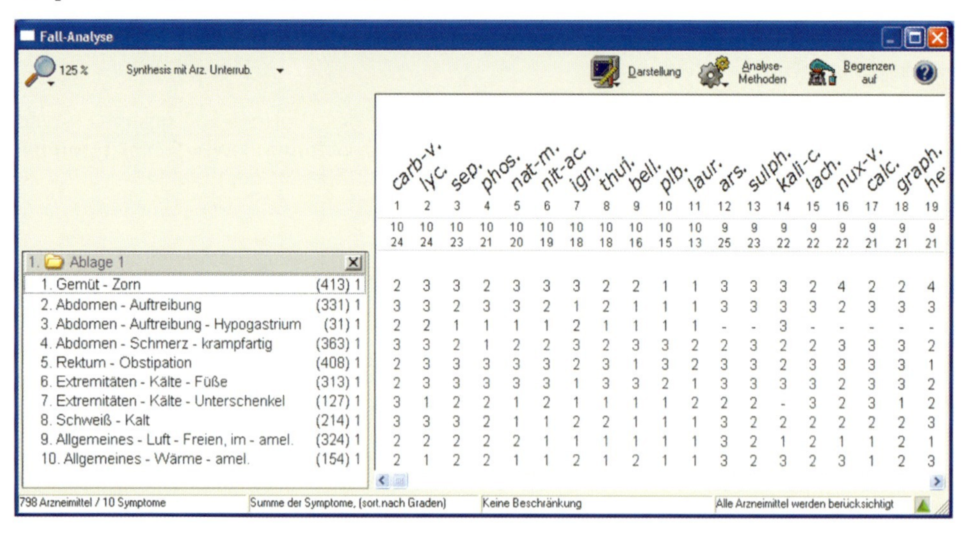

1. Ablage 1		carb-v.	lyc.	sep.	phos.	nat-m.	nit-ac.	ign.	thuj.	bell.	plb.	laur.	ars.	sulph.	kali-c.	lach.	nux-v.	calc.	graph.	he
		1	2	3	4	5	6	7	8	9	10	11	12	13	14	15	16	17	18	19
		10	10	10	10	10	10	10	10	10	10	10	9	9	9	9	9	9	9	9
		24	24	23	21	20	19	18	18	16	15	13	25	23	22	22	22	21	21	21
1. Gemüt - Zorn	(413) 1	2	3	3	2	3	3	3	2	2	1	1	3	3	3	2	4	2	2	4
2. Abdomen - Auftreibung	(331) 1	3	3	2	3	3	2	1	2	1	1	1	3	3	3	3	2	3	3	3
3. Abdomen - Auftreibung - Hypogastrium	(31) 1	2	2	1	1	1	1	2	1	1	1	1	-	-	3	-	-	-	-	-
4. Abdomen - Schmerz - krampfartig	(363) 1	3	3	2	1	2	2	3	2	3	3	2	2	3	2	2	3	3	3	2
5. Rektum - Obstipation	(408) 1	2	3	3	3	3	3	2	3	1	3	2	3	3	2	3	3	3	3	1
6. Extremitäten - Kälte - Füße	(313) 1	2	3	3	3	3	3	1	3	3	2	1	3	3	3	3	2	3	3	2
7. Extremitäten - Kälte - Unterschenkel	(127) 1	3	1	2	2	1	2	1	1	1	1	2	2	2	-	3	2	3	1	2
8. Schweiß - Kalt	(214) 1	3	3	3	2	1	1	2	2	1	1	1	3	2	2	2	2	2	2	3
9. Allgemeines - Luft - Freien, im - amel.	(324) 1	2	2	2	2	2	1	1	1	1	1	1	3	2	1	2	1	1	2	1
10. Allgemeines - Wärme - amel.	(154) 1	2	1	2	2	1	1	2	1	2	1	1	3	2	3	2	3	1	2	3

Therapie und Verlauf

Noch in der Untersuchungssituation erhält der kleine Bert einmalig Carbo vegetabilis LM VI (Staufen) 3 Globuli unter die Zunge.

Nach drei Wochen ein Anruf der zufriedenen Mutter: „Ganz Klasse auf Carbo vegetabilis."

Materia medica

Diesen Erfolg verdanke ich meinem ersten homöopathischen Lehrer, Herrn Dr. Max Haidvogel aus Graz, an den ich mich gerne erinnere:

„Bei Meteorismus der Säuglinge und kalten Unterschenkeln bis zu den Knien immer an Carbo vegetabilis denken."

Dieser Satz trat mir ins Gedächtnis, als ich den kleinen Bert untersucht hatte. Die Repertorisation allein hätte mich in diesem Fall im Stich gelassen, da die o. g. Rubriken zu groß sind und zu viele Mittel enthalten. Manchmal ist es eben die gute, feste und möglichst persönlich erlebte Kenntnis der Materia medica „eines alten erfahrenen und bewährten Hasen" und nicht das z. T. „abgehobene Glamour-Gehabe junger selbst ernannter homöopathischer Experten mit ihren häufig schrillen Neukreationen".

Bei H. C. Allen finden wir: *„Wacht häufig auf wegen kalter Glieder und leidet nachts an kalten Knien (Apis)."*

Bei S. R. Phatak finden wir dazu lakonisch: *„Kälte von den Knien abwärts"*

29. Carcinosinum, Pulsatilla: Cephalea (= Kopfschmerz) starker Ausprägung, Tinnitus (= Ohrgeräusche)

Eine Dame, 67 Jahre, mit elegant gepflegter, dezenter Erscheinung, vom Aspekt wie man sich wahrlich eine Dame vorstellt, kommt in die Sprechstunde. Ihre Art, sich zu bewegen, zu setzen und zu positionieren, erinnert stark an die überragende Audrey Hepburn.

Spontanbericht

Sie erzählt in einem feinen, unprätentiösen Deutsch zunächst kurz von ihren körperlichen Beschwerden: „Stärkste Kopfschmerzen seit Monaten, wiederkehrende Schmerzen des rechten Ohres mit Tinnitus und eine ‚Odyssee bei den Ärzten'."

Die feine Dame erspürt meine Sympathie und führt ihren Spontanbericht, ohne in geringster Weise von mir unterbrochen zu werden, weiter aus. Die Kopfschmerzen seien besonders im Hinterkopf und immer wiederkehrend käme es auch zu Schmerzen des rechten Ohres mit Ohrgeräuschen, manchmal strahlen die Schmerzen sogar bis zur Zunge hin, so dass sie kaum mehr richtig sprechen könne und sogar lispeln müsse. Sie habe eine ausgeprägte Abneigung gegen Fleisch, insbesondere gegen Fett, so sehr dass sie sogar die Straßenseite wechsle, wenn sie an einer Metzgerei oder Braterei vorbeikomme.

„Ich habe Ihnen eine grausige Liste mitgebracht". Sie überreicht mir schüchtern – gut vorbereitet – einen Zettel mit einer feinen Handschrift, auf dem alle schulmedizinischen Präparate versehen sind, die ihr verschrieben worden und in den letzten Monaten von ihr eingenommen worden sind:

„Amitriptylin = Trizyklisches Antidepressivum
Carbamazepin 200 (4 Wochen lang) = Antiepilepticum
Ortoton (3 x Infusionen) = Methocarbamol: zentral wirkendes Muskelrelaxans
Tramadol 50 (2 x Infusionen) = Analgeticum
Vitamin B1, B6 , B12
Diasporal
Cefaclor = Cephalosporin, Antibioticum
Keltican = Neurotropicum
Novalgin= Metamizol: Analgeticum
Tilidin Tropfen = Analgeticum
Voltaren-dispers = Nichtsteroidales Antirheumaticum
Zeel P = Homöopathisches Kombinationspräratat/Compositum (Rhus tox, Arnica, Dulcamara, Sanguinaria, Sulphur) für Rheumatische Gelenkbeschwerden"

Außerdem überreicht sie zwei Befundberichte, aus denen Folgendes hervorgeht:

„NNH-CT coronar vom 19.04.2004:
Linksseitig betonte Zeichen chronisch-entzündlicher Nasennebenhöhlenaffektionen frontal, ethmoidal, maxillär und sphenoidal im Sinne einer linksseitigen Pansinusitis, zum jetzigen Zeitpunkt ohne eindeutige Exazerbationszeichen. Kleine Retentionszysten in der rechten Kieferhöhle (anteriorer Winkel und Fossa alveolaris dorsal).

Kernspintomographie der HWS vom 06.04.2004
1. *Fehl-Streckhaltung und Rechtsseitausbiegung der gesamten HWS, vermehrte Lordose der oberen HWS*
2. *Multisegmentale Discusdegeneration von C3/4 bis C7/Th 1*
3. *Multiple Protrusionen, kein Hinweis auf einen Prolaps. ..."*

Dann berichtet sie von ihren drei Enkelkindern, die ihr sehr viel Freude machen. Ihre Augen füllen sich mit Tränen, als sie sich dabei an ihre eigene Kindheit erinnert: „Ich musste immer Hosen tragen und habe meine ganze Kindheit nur gedient." Dann habe sie endlich ihren ersten Mann und ihre erste große Liebe kennen gelernt – einen Arzt, der dann mit 34 Jahren an einem Hodgkin-Lymphom verstorben sei. Noch heute könne sie nicht seine alten Briefe sehen, ohne dass sie weinen müsse. Ihr zweiter Mann sei mit 69 Jahren an einem Apoplex verstorben, ihr Sohn sei ein erfolgreicher und anerkannter Arzt.

Ihr ganzes Leben habe sie immer nur gearbeitet, sogar viele Jahre als Krankenschwester in der Notaufnahme der Chirurgie, quasi „an der militärischen Front", anschließend war sie Orthoptistin für 20 Jahre. Sie habe stets gerne und viel gearbeitet.

Eigentlich wäre sie gerne Näherin oder Stickerin geworden, sie sei unheimlich geschickt. Hierbei lächelte sie mich unglaublich fein und fast zärtlich an. Ihr Berufswunsch sei eigentlich „eine Nonne, die Altardecken stickt" gewesen.

Repertorisation im Synthesis

Gemüt, Weinen, leicht	u. a. Nat-m. (2), Puls. (3)
Kopf, Schmerzen, kalte Anwendung, amel.	u. a. Nat-m. (2), Phos. (2)
Kopf, Schmerzen, ziehend	u. a. Nat-m. (2), Puls. (2)
Extremitäten, Gichtknoten	u. a. Nat-m. (1)

Repertorisation im Radar

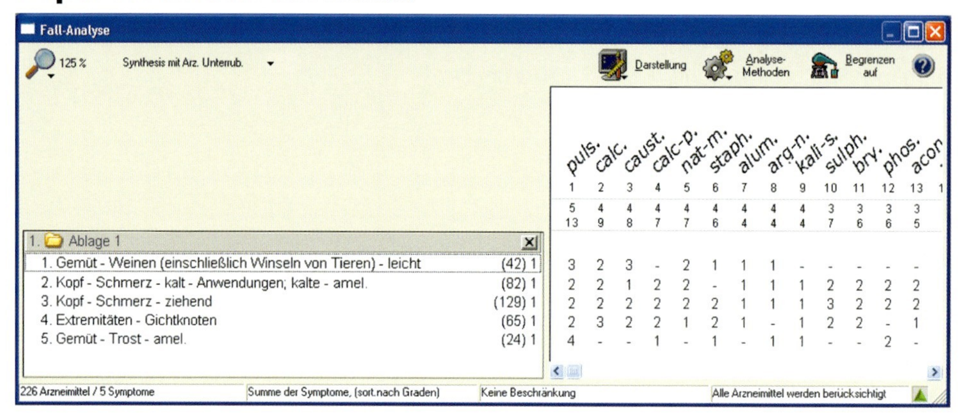

Therapie und Verlauf

Die Patientin hatte o. g. Allopathica bereits von sich aus abgesetzt, und ich gab ihr zunächst Pulsatilla XM (Schmidt-Nagel) 3 Globuli.
Eine Woche später kam sie weiterhin ohne „Chemie" aus, sie habe gestern höllische Schmerzen gehabt, sie habe aber die Sonne nicht mehr wie sonst gemieden und dann

fügte sie mit leiser freundlicher Stimme hinzu: „Ich habe mit der Bachblütentherapie schon früher angenehme Bekanntschaft geschlossen". Sie kam dann auf den Schlaf zu sprechen und meint, schon als Kind sei sie im Schlaf gewandelt:

Gemüt, Schlafwandeln u. a. Nat-m. (3), Phos. (3), Puls. (1)

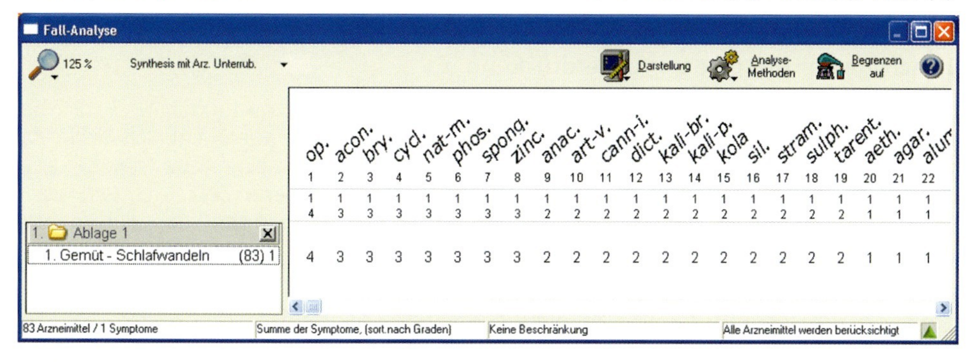

In diesem Zusammenhang kam sie nochmals auf ihre Kindheit zu sprechen: „Ich verachte eigentlich meine Eltern, aber ich kann sie nicht hassen ... nicht richtig hassen".

Ich bleibe zunächst bei Pulsatilla in einer LM VI Dosis, was ich in diesem Zusammenhang für durchaus angezeigt halte. Zusätzlich empfehle ich ihr, den längst verstorbenen Eltern einen Brief zu schreiben, in dem alles Belastende stehen solle. Diesen solle sie zukleben und bei mir deponieren. Doch sie sagt, sie könne das nicht, die Erinnerung und die Auseinandersetzung mit der Vergangenheit seien zu schmerzlich.

Die körperliche Schmerzsymptomatik blieb zunächst unverändert. Da die Patientin sichtlich litt, entschloss ich mich zu einer Ohrakupunktur, die aber auch nicht weiterhalf. Die Patientin meinte hierzu – um mich nicht zu entmutigen – das Ohr sei immerhin sehr warm geworden.

In der nächsten Therapiestunde – ich hatte jetzt ein Setting wie ein Psychotherapeut vereinbart – überraschte mich meine Patientin aufs Neue. Sie hatte in „Unserer homöopathischen Apotheke" nachgelesen und für sich selbst drei Mittel herausgesucht, die sie jeweils auf drei kleinen feinen Papierblättern in ihrer exakten, korrekten, ordentlichen, ja zuverlässigen Handschrift ausgefüllt hatte und mir überreichte.
Ich frage sie: „Welcher der Zettel ist denn am wichtigsten von den dreien? Welche Hauptsymptome würden Sie denn rot unterstreichen?" Sie gab mir wortlos den Zettel mit den Charakteristika von Carcinosinum und sagte, ich müsse einen roten Strich an alle Symptome machen – auf beiden Seiten.

Therapie und Verlauf

Ich ging wortlos an meinen Homöopathie-Schrank und nahm Carcinosinum D200 (Staufen) heraus: 3 Globuli.

Eine Woche später erschien sie und sagte: „Ein Tag war alles sehr viel schlechter gewesen, ... Jetzt geht es mir sehr viel besser. Ich genieße meinen Garten ... Es ist gar nicht zu fassen – „ wie von Zauberhand ... Ich habe immer auf die Schmerzen gelauert – aber nichts!" Sie lächelte mich schüchtern an und meinte: „Sie müssen mir aber jetzt Ihre Rechnung schicken!"

Anmerkung

Was sagt und zeigt uns diese Kasuistik, diese Begegnung?

Zunächst ist es eine außergewöhnliche Begegnung mit viel Sympathie auf beiden Seiten. Dennoch hat die reine Sympathie nicht geholfen, auch Pulsatilla – die klare Konstitution der Patienten treffend – trug nicht zur Heilung bei. Darüber hinaus hat die Akupunktur im eigentlichen Sinne versagt. Heilung erbrachte die **Nosode Carcinosinum,** weil die **Lebensgeschichte eine der Unterdrückung** war.

Die Patientin hat das für sie passende Mittel selbst er-kannt, ge-funden und mir mit-gebracht: Carcinosinum, ist in den o. g. Rubriken gar nicht aufgetaucht. Ich finde das beachtlich und höchst erstaunlich. Der Grund dafür ist, dass es eine neue Nosode, aber nichtdestoweniger eine wichtige Nosode – **eine Nosode unserer Zeit** – ist, wie wir in unserem Buch **„Die chronischen Krankheiten, Miasmen – Nosoden"** dargelegt haben.

Für den neugierigen Leser, der **„Unsere homöopathische Apotheke"** nicht besitzt, seien hier noch einmal die Symptome von Carcinosinum aufgeführt, mit denen sich unsere Patientin laut eigener Liste nur allzu gut identifizieren konnte:

- Abneigung gegen Unterhaltung
- perfektionistisch, „pingelig",
- starke Selbstkontrolle, starkes Pflichtgefühl
- ernst, verantwortungsbewusst
- korrekt, ordentlich, zuverlässig
- eigensinnig, verbohrt, fixe Ideen
- Mangel an Selbstwertgefühl
- Unterdrückung von Gefühlen, eigener Bedürfnisse, passt sich den Wünschen anderer an, spürt die Gefühle anderer
- empfindlich gegen Kritik, Widerspruch verschlimmert
- Abneigung gegen Trost
- liest gerne

Repertorisation im Radar

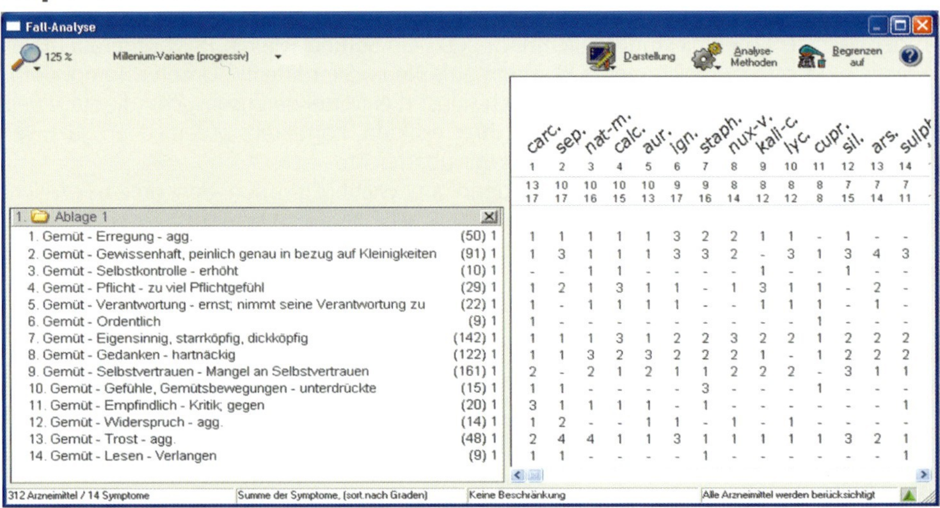

Fall-Analyse

125 % Millenium-Variante (progressiv) — Darstellung — Analyse-Methoden — Begrenzen auf

1. Ablage 1

		carc.	sep.	nat-m.	calc.	aur.	ign.	staph.	nux-v.	kali-c.	lyc.	cupr.	sil.	ars.	sulph.
		1	2	3	4	5	6	7	8	9	10	11	12	13	14
		13	10	10	10	10	9	9	8	8	8	8	7	7	7
		17	17	16	15	13	17	16	14	12	12	8	15	14	11
1. Gemüt - Erregung - agg.	(50) 1	1	1	1	1	1	3	2	2	1	1	-	1	-	-
2. Gemüt - Gewissenhaft, peinlich genau in bezug auf Kleinigkeiten	(91) 1	1	3	1	1	1	3	3	2	-	3	1	3	4	3
3. Gemüt - Selbstkontrolle - erhöht	(10) 1	-	-	1	1	-	-	-	-	1	-	-	1	-	-
4. Gemüt - Pflicht - zu viel Pflichtgefühl	(29) 1	1	2	1	3	1	1	-	1	3	1	1	-	2	-
5. Gemüt - Verantwortung - ernst; nimmt seine Verantwortung zu	(22) 1	1	-	1	1	1	1	-	-	1	1	1	-	1	-
6. Gemüt - Ordentlich	(9) 1	1	-	-	-	-	-	-	-	-	-	1	-	-	-
7. Gemüt - Eigensinnig, starrköpfig, dickköpfig	(142) 1	1	1	1	3	1	2	2	3	2	2	1	2	2	2
8. Gemüt - Gedanken - hartnäckig	(122) 1	1	1	3	2	3	2	2	2	1	-	1	2	2	2
9. Gemüt - Selbstvertrauen - Mangel an Selbstvertrauen	(161) 1	2	-	2	1	2	1	1	2	2	2	-	3	1	1
10. Gemüt - Gefühle, Gemütsbewegungen - unterdrückte	(15) 1	1	1	-	-	-	-	3	-	-	-	1	-	-	-
11. Gemüt - Empfindlich - Kritik; gegen	(20) 1	3	1	1	1	1	-	1	-	-	-	-	-	-	1
12. Gemüt - Widerspruch - agg.	(14) 1	1	2	-	-	1	1	-	1	-	1	-	-	-	-
13. Gemüt - Trost - agg.	(48) 1	2	4	4	1	1	3	1	1	1	1	1	3	2	1
14. Gemüt - Lesen - Verlangen	(9) 1	1	1	-	-	-	-	1	-	-	-	-	-	-	1

312 Arzneimittel / 14 Symptome — Summe der Symptome, (sort.nach Graden) — Keine Beschränkung — Alle Arzneimittel werden berücksichtigt

Siehe hierzu auch unseren Band III, 6. Kapitel Carcinosinum: Die Anpassung – Zwischen äußerem Einfluss und innerer Bereitschaft.

30. Causticum: Enuresis nocturna (= nächtliches Einnässen)

Der Junge G., 8 Jahre, kommt wegen Einnässen in der Nacht, regelmäßig ca. 1 bis 3 Mal pro Woche, in die Sprechstunde. Eine Abklärung beim Kinderarzt zum Ausschluss einer organischen Verursachung sei bereits erfolgt.

Spontanbericht

Die Mutter berichtet: „G. merkt es gar nicht, er schläft so fest. Meist passiert es vor Mitternacht. Es kommt nicht zum Einnässen, wenn man ihn so um 21.30 Uhr nochmals aus dem Schlaf weckt."

Gelenkter Bericht

G. sei ein sehr guter Schüler, technisch sehr begabt, lese viel und spiele weniger den „wilden Watz". Er sei sehr sensibel, weine schnell und viel, sei sehr mitfühlend mit anderen und vertrage es nicht, wenn man von Grausamkeiten spreche.

Repertorisation im Synthesis

Gemüt, empfindlich (= überempfindlich)	u. a. Caust. (3)
Gemüt, empfindlich, Grausamkeiten	u. a. Caust. (2)
Gemüt, Mitgefühl, Mitleid	u. a. Caust. (2)
Gemüt, Weinen	u. a. Caust. (3)
Blase, Urinieren, unwillkürlich, nachts	u. a. Caust. (3)

Repertorisation im Radar

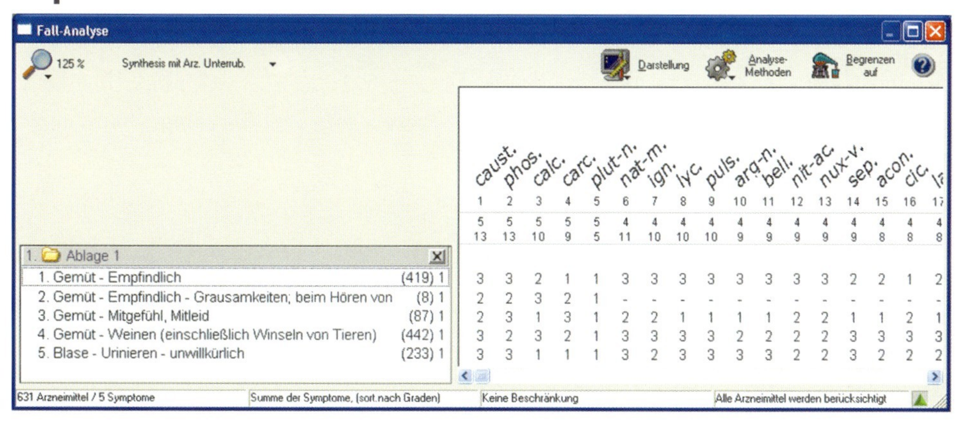

	caust.	phos.	calc.	carc.	plut-n.	nat-m.	ign.	lyc.	puls.	arg-n.	bell.	nit-ac.	nux-v.	sep.	acon.	cic.	
	1	2	3	4	5	6	7	8	9	10	11	12	13	14	15	16	17
	5	5	5	5	5	4	4	4	4	4	4	4	4	4	4	4	4
	13	13	10	9	5	11	10	10	10	9	9	9	9	9	8	8	8
1. Gemüt - Empfindlich (419) 1	3	3	2	1	1	3	3	3	3	3	3	3	3	2	2	1	2
2. Gemüt - Empfindlich - Grausamkeiten; beim Hören von (8) 1	2	2	3	2	1	-	-	-	-	-	-	-	-	-	-	-	-
3. Gemüt - Mitgefühl, Mitleid (87) 1	2	3	1	3	1	2	2	1	1	1	1	2	2	1	1	2	1
4. Gemüt - Weinen (einschließlich Winseln von Tieren) (442) 1	3	2	3	2	1	3	3	3	3	2	2	2	2	3	3	3	3
5. Blase - Urinieren - unwillkürlich (233) 1	3	3	1	1	1	3	2	3	3	3	3	2	2	3	2	2	2

Therapie und Verlauf

Es erfolgte die einmalige Gabe von Causticum D200 (Staufen) 3 Globuli mit nachfolgender Erhaltungsdosis von Causticum in LM VI, 2 x 3 Globuli pro Woche.

Nach drei Wochen bereits meinte die dankbare Mutter wörtlich: „Das wirkt, das ist echt Klasse."

Materia medica

Causticum stellt meiner Meinung nach das **„mitleidigste Mittel der Materia medica"** dar. Es ist wohlgemerkt kein „Mitleid mit sich selbst", so wie das weithin vorherrschende Selbstmitleid, sondern **„Mitleid mit den Geschundenen, Entrechteten und Geknechteten"** auf der Seite derer, denen Unrecht geschieht.

So überrascht es uns nicht, dass wir dieses wichtige Mittel in der folgenden Rubrik finden:

Gemüt, Anarchist u. a. Caust. (2)

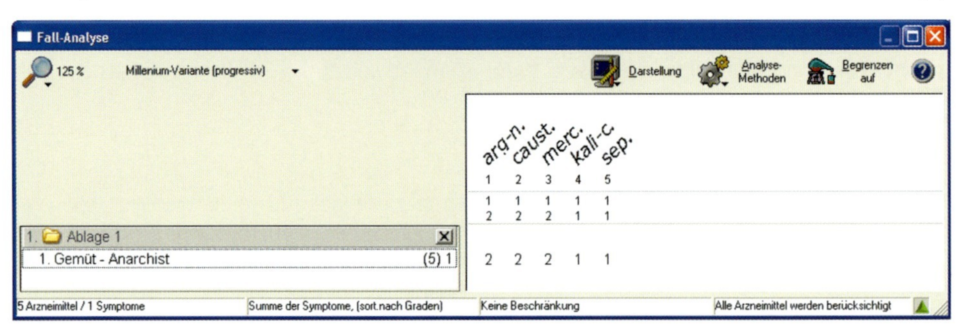

31. Causticum: Chronischer Husten, Heiserkeit und Tinnitus (= Ohrgeräusche)

Die Gymnasiallehrerin Frau K. – Mutter zweier größerer Kinder – stellt sich wegen eines seit fünf bis sechs Wochen bestehenden chronischen Hustens vor.

Spontanbericht

„Der Husten kommt unvermittelt, ist trocken, fast erstickend, hohl ... Er erschüttert mich so sehr, dass meine Schüler erschrecken. Ich bin heiser, gelegentlich ist die Stimme ganz weg. Außerdem habe ich Ohrgeräusche auf beiden Seiten. Der HNO-Arzt hat einen Therapieversuch mit Trental (Pentoxifyllin: Rheologicum, Durchblutung förderndes Allopathicum) gestartet, das aber bislang nicht geholfen hat."

Gelenkter Bericht

Die familiäre Situation sei sehr angespannt und belastend, da ihre Mutter nach einem schweren Verkehrsunfall eine Alzheimer-Demenz entwickelt habe und nun bettlägerig sei und gepflegt werden müsse. Nebenbei erwähnt sie eine Warze am Fuß.

In einer Notiz schrieb Frau K. uns später:
„Schon lange hatte ich einen trockenen, hartnäckigen Husten, der mit keinem Mittel besser wurde. Privat gab es starke Veränderungen, ein lang anhaltendes Problem hatte sich gelöst, was aber statt Entspannung erst einmal zu verstärkter Spannung führte und sich in einem beidseitigen Tinnitus niederschlug. Daneben belastet mich der Zustand meiner Mutter, die an Altersdemenz leidet und von meinem Vater versorgt wird. Im Beruf bin ich halbtags beschäftigt, brauche aber mehr als die Hälfte einer vollen Stelle, weil ich mir viele Gedanken um meine Schüler mache. Haushalt und Beruf brauchen soviel Zeit, dass ich das Gefühl habe, meine Familie (Mann und 2 Kinder: Tochter 11, Sohn 8) komme zu kurz und ich nichts und niemandem gerecht werden kann."

Repertorisation im Synthesis

Gemüt, Sorge um andere	u. a. Caust. (2)
Gemüt, Kummer	u. a. Caust. (3)
Ohren, Geräusche im Ohr, Ohrgeräusche	u. a. Caust. (3)
Husten, Erschöpfend	u .a. Caust. (3)
Husten, Heftig	u. a. Caust. (3)
Husten, Anfallsweise	u. a. Caust. (2)
Husten, Erstickend	u. a. Caust. (1)
Husten, Hohl	u. a. Caust. (3)
Husten, Trocken	u. a. Caust. (2)
Kehlkopf und Trachea Stimme, – heiser	u. a. Caust. (3)
Haut, Warzen	u. a. Caust. (3)

Repertorisation im Radar

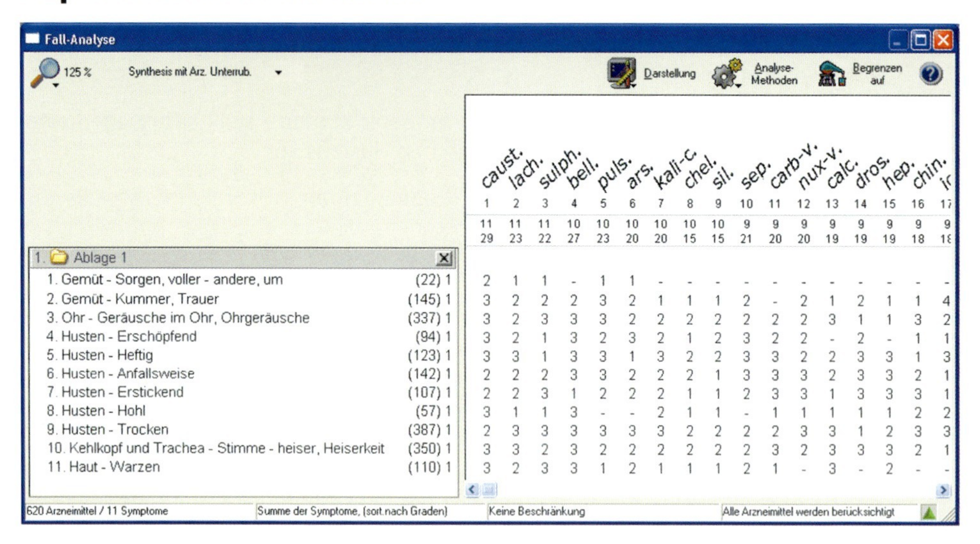

		caust.	lach.	sulph.	bell.	puls.	ars.	kali-c.	chel.	sil.	sep.	carb-v.	nux-v.	calc.	dros.	hep.	chin.	[illegible]
		1	2	3	4	5	6	7	8	9	10	11	12	13	14	15	16	17
		11	11	11	10	10	10	10	10	10	9	9	9	9	9	9	9	9
		29	23	22	27	23	20	20	15	15	21	20	20	19	19	19	18	1[illegible]
1. Gemüt - Sorgen, voller - andere, um	(22) 1	2	1	1	-	1	1	-	-	-	-	-	-	-	-	-	-	-
2. Gemüt - Kummer, Trauer	(145) 1	3	2	2	2	3	2	1	1	1	2	-	2	1	2	1	1	4
3. Ohr - Geräusche im Ohr, Ohrgeräusche	(337) 1	3	2	3	3	3	2	2	2	2	2	2	2	3	1	1	3	2
4. Husten - Erschöpfend	(94) 1	3	2	1	3	2	3	2	1	2	3	2	2	-	2	-	1	1
5. Husten - Heftig	(123) 1	3	3	1	3	3	1	3	2	2	3	3	2	2	3	3	1	3
6. Husten - Anfallsweise	(142) 1	2	2	2	3	3	2	2	2	1	3	3	3	2	3	3	2	1
7. Husten - Erstickend	(107) 1	2	2	3	1	2	2	2	1	1	2	3	3	1	3	3	3	1
8. Husten - Hohl	(57) 1	3	1	1	3	-	-	2	1	1	-	1	1	1	1	1	2	2
9. Husten - Trocken	(387) 1	2	3	3	3	3	3	3	2	2	2	2	3	3	1	2	3	3
10. Kehlkopf und Trachea - Stimme - heiser, Heiserkeit	(350) 1	3	3	2	3	2	2	2	2	2	2	3	2	3	3	3	2	1
11. Haut - Warzen	(110) 1	3	2	3	3	1	2	1	1	1	2	1	-	3	-	2	-	-

Therapie und Verlauf

Die einmalige Gabe von Causticum D200 (Staufen) 3 Globuli gefolgt von Causticum LM VI 2 x 3 Globuli pro Woche erbrachte den erhofften Erfolg:

„Nach der Einnahme von Causticum 2 x 3 Globuli pro Woche war der Husten einen Tag später verschwunden und Gelassenheit machte sich von Tag zu Tag stärker bemerkbar. Das Gefühl von Überforderung wich der Kraft, eines nach dem anderen zu erledigen und so kehrte viel mehr Ruhe ein. Husten hatte ich seitdem nicht mehr."

Anmerkung

Homöopathische Ärzte werden es häufig erleben, dass Patienten nach solch prompten und schönen Heilungen mit Problemen ihrer Angehörigen kommen und uns erneut zu Rate ziehen. So fragte mich Frau K.: „Was soll ich denn mit meiner Mutter machen? Sie wird von meinem Vater gepflegt und leidet seit einem Verkehrsunfall an zunehmender Alzheimer-Demenz."

Gegen die übliche Lehrmeinung und das normale Procedere habe ich ihr nicht geantwortet: „Sie müssen mir Ihre Mutter zunächst einmal vorstellen ... mir alle Symptome nennen...", sondern ich habe ihr, ohne sie gesehen oder eine große Anamnese erstellt zu haben, Opium XM mit nachfolgendem Natrium sulfuricum LM VI (Staufen) verordnet. Mit welchem Erfolg, teile ich dem Leser an anderer Stelle mit.

Noch etwas ist in der dargestellten Kasuistik so eminent wichtig: Causticum sorgt sich um und für andere! Arsen hingegen sorgt sich aus der Egozentrik heraus primär um sich!
Als Hauptunterschied zu Phosphor beschreibt R. Sankaran:
„Causticum hat Angst um andere. Phosphorus fühlt die Angst der anderen. So leidet also die Phosphorus-Mutter mit, wenn ihr Kind krank, verletzt oder unglücklich ist. Ist das Kind glücklich und geht es ihm gut, ist sie nicht länger besorgt oder beunruhigt. Die Causticum-Mutter hingegen ist die ganze Zeit ängstlich um ihr Kind besorgt; hat ständig die Befürchtung, dass irgendetwas passieren könnte, dass es sich z. B. verletzen könnte."

32. Causticum: Verhaltensstörung als Folge von Unterdrückung von Mollusca contagiosa (= Dellwarzen)

Der Junge P., 5 Jahre, kommt mit massivem Dellwarzenbefall (Mollusca contagiosa) am ganzen Körper (an den oberen und unteren Extremitäten, an Brust und im Gesicht). Die Mutter war zunächst nicht gewillt, sich einer homöopathischen Therapie zu unterziehen. Sie schüttelte geradezu abweisend den Kopf über „Kügelchen und Homöopathie".

So entschloss ich mich – wider besseren Wissens – zur Therapie mit dem scharfen Löffel (zusätzlich Guttaplast und Emla). Der Hautbefund war jedoch so ausgedehnt und das Kind so abwehrend, dass die Therapie in mehreren Sitzungen vom Hautarzt weitergeführt werden musste. Die Folgen waren verheerend: Das Kind entwickelte eine auffallende Verhaltensstörung mit heftigsten Schreiattacken, wurde ausgesprochen aggressiv im Freundes- und sogar im Familienkreis. Es war nicht mehr zu ertragen. Die Mutter sagte hierzu resigniert wörtlich: „Ich habe ein anderes Kind".

Sie kam nicht mehr zu mir in Behandlung, ließ sich aber von einem anderen Homöopathen weiterbehandeln, der Causticum in einer hohen Potenz (M) mit großem Erfolg verabreichte.

Repertorisation im Synthesis

Haut, Warzen	u. a. Caust. (3)
Gemüt, Schreien	u. a. Caust. (2)
Gemüt, Zorn	u. a. Caust. (2)
Gemüt, Gefühle, unterdrückte	u. a. Caust. (1)

Repertorisation im Radar

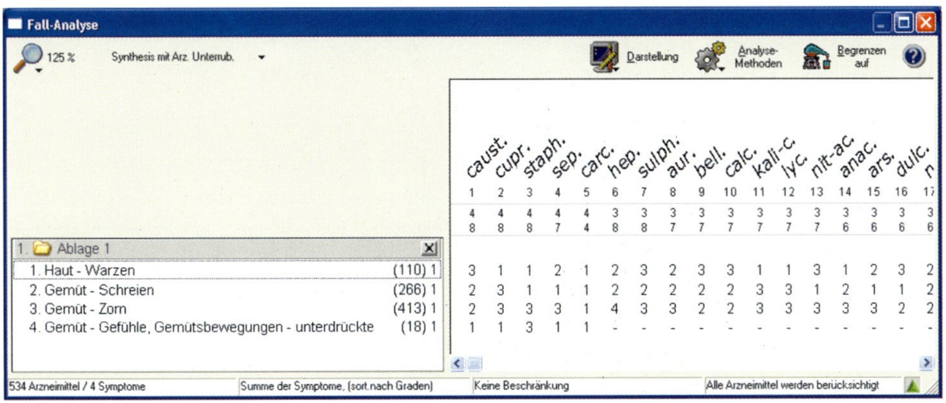

		caust.	cupr.	staph.	sep.	carc.	hep.	sulph.	aur.	bell.	calc.	kali-c.	lyc.	nit-ac.	anac.	ars.	dulc.	n
		1	2	3	4	5	6	7	8	9	10	11	12	13	14	15	16	17
		4	4	4	4	4	3	3	3	3	3	3	3	3	3	3	3	3
		8	8	8	7	4	8	8	7	7	7	7	7	7	6	6	6	6
1. Haut - Warzen	(110) 1	3	1	1	2	1	2	3	2	3	3	1	1	3	1	2	3	2
2. Gemüt - Schreien	(266) 1	2	3	1	1	1	2	2	2	2	2	3	3	1	2	1	1	2
3. Gemüt - Zorn	(413) 1	2	3	3	3	1	4	3	3	2	2	3	3	3	3	3	2	2
4. Gemüt - Gefühle, Gemütsbewegungen - unterdrückte	(18) 1	1	1	3	1	1	-	-	-	-	-	-	-	-	-	-	-	-

Materia medica

Causticum hat den Sinn für soziale Gerechtigkeit; Ungerechtigkeit wird höher gestellt als die Menschlichkeit, Weinen aus Mitgefühl für Schmerz anderer. Weinen aus geringstem Anlass. Duldet keine Unterdrückung. Tief und leicht verletzbar; idealistisch, ernst. Weinen bei TV-Nachrichten. Folge von Schreck, Furcht, Enttäuschung, Beleidigung, andauerndem Kummer (Nat-m., Ign., Aur., Ph-ac., Phos., Staph.), andauernden Sorgen (Ph-ac.), Schlafmangel, Nachtwachen, unterdrückten Hautausschlägen ... Warzen ... Bronchitis wie roh ... Alte Narben, vor allem Verbrennungen und Verbrühungen brechen wieder auf.

Anmerkung

Ein sehr wichtiger Fall, auch zum Thema: Folgen von Unterdrückung!

33. China: Hochakuter Infekt mit Enteritis (= Darmentzündung)

Marc, 12 Jahre, kommt nach einem Urlaub in Ägypten mit heftigen Kopfschmerzen und Erbrechen in die Sprechstunde. Die homöopathisch versierte Mutter hatte ihm bereits Belladonna D200 gegeben – jedoch ohne Erfolg.

In der Untersuchungssituation hat Marc einen hochroten Kopf, allgemeine Müdigkeit, Berührungsempfindlichkeit und einen geröteten Rachenring: ein deutliches Belladonna-Bild! Ich empfand die Arzneiwahl als richtig und wollte nicht wechseln, sondern eine potentere Dosis: Belladonna M versuchen.

Wegen ausgeprägter Nackensteifigkeit mit positiven Nervendehnungszeichen (Kernig: Bei Hüftbeugung Kniestreckung schmerzhaft oder nicht möglich, Brudzinski: Patient zieht bei passivem Beugen des Kopfes die Beine zur Entlastung der Meningen an) und der Gefahr von Entwicklung einer Meningoencephalitis (Cave!) wurde die dringliche tägliche Wiedervorstellung zur neurologischen Kontrolluntersuchung vereinbart.

Der kleine Patient entwickelte jedoch zunehmend breiige, übel riechende Durchfälle, so dass ich parallel zu einer strengen Diät Arsenicum album D12 (Staufen) verordnete.

Spontanbericht

Der Durchfall besserte sich etwas, es kam aber weiterhin – wie die Mutter äußerte – zu „hin und her springendem Fieber", zum Teil mit „Attacken von Schüttelfrost" und insgesamt zu einem sehr wechselhaften Fieberverlauf.

Gelenkter Bericht

Der Stuhl war unter den diätetischen Maßnahmen und Arsenicum etwas geformter, es traten jedoch heftige Blähungen auf. Auf Licht, Gerüche und Geräusche reagiere Marc insgesamt empfindlicher. Er sei weiterhin ausgesprochen berührungsempfindlich.

Repertorisation im Synthesis

Gemüt, Empfindlich, Berührung, gegen	u. a. Chin. (1)
Gemüt, Empfindlich, Geräusche, gegen	u. a. Chin. (3)
Kopf, Schmerz	u. a. Chin. (3)
Abdomen, Flatulenz	u. a. Chin. (3)
Stuhl, dünn	u. a. Chin. (2)
Frost, Schüttelfrost	u. a. Chin. (3)
Fieber, intermittierendes	u. a. Chin. (2)
Allgemeines, Empfindlichkeit, äußerlich	u. a. Chin. (3)
Allgemeines, Schwäche	u. a. Chin. (4)

Repertorisation im Radar

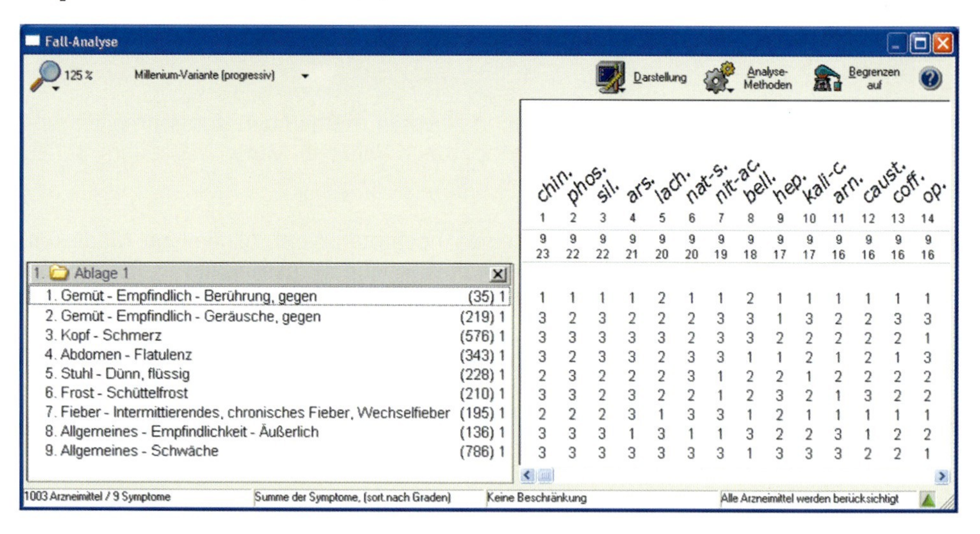

	chin.	phos.	sil.	ars.	lach.	nat-s.	nit-ac.	bell.	hep.	kali-c.	arn.	caust.	coff.	op.
	1	2	3	4	5	6	7	8	9	10	11	12	13	14
	9	9	9	9	9	9	9	9	9	9	9	9	9	9
	23	22	22	21	20	20	19	18	17	17	16	16	16	16
1. Gemüt - Empfindlich - Berührung, gegen (35) 1	1	1	1	1	2	1	1	2	1	1	1	1	1	1
2. Gemüt - Empfindlich - Geräusche, gegen (219) 1	3	2	3	2	2	2	3	3	1	3	2	2	3	3
3. Kopf - Schmerz (576) 1	3	3	3	3	3	2	3	3	2	2	2	2	2	1
4. Abdomen - Flatulenz (343) 1	3	2	3	3	2	3	3	1	1	2	1	2	1	3
5. Stuhl - Dünn, flüssig (228) 1	2	3	2	2	2	3	1	2	2	1	2	2	2	2
6. Frost - Schüttelfrost (210) 1	3	3	2	3	2	2	1	2	3	2	1	3	2	2
7. Fieber - Intermittierendes, chronisches Fieber, Wechselfieber (195) 1	2	2	2	3	1	3	3	1	2	1	1	1	1	1
8. Allgemeines - Empfindlichkeit - Äußerlich (136) 1	3	3	3	1	3	1	1	3	2	2	3	1	2	2
9. Allgemeines - Schwäche (786) 1	3	3	3	3	3	3	3	1	3	3	3	2	2	1

Therapie und Verlauf

Es erfolgte die Gabe von China D12 (Staufen) 4 x 5 Globuli mit überraschendem Erfolg. Die Körpertemperatur sank auf 35°–37°C. Es kam einmalig zu einer heftigen Epistaxis (= Nasenbluten). Bis zur völligen Genesung vergingen weitere zwei bis drei Tage, jedoch ohne zusätzliche Medikation.

Anmerkung

Wir haben hier eine interessante Kasuistik, in der Marc zunächst ein deutliches „Belladonna-Bild" bot, um dann in einen „Arsenicum-Zustand" zu geraten. Beide homöopathischen Arzneien haben jedoch im eigentlichem Sinne nicht „gezogen", so dass nochmals repertorisiert wurde und nun insbesondere die Überempfindlichkeit des Nervensystems und die ungewöhnliche Schwäche des eigentlich sonst sehr agilen und sehr sportlichen Jungen imponierte.

Bekanntlich gehört China neben Coffea und Ipecacuanha zu den Rubiaceen, mit Coffea stimmt sie insbesondere in der Überempfindlichkeit des Nervensystems, mit Ipecacuanha in der Blutungsneigung überein. Bekannterweise erinnern wir uns bei Blutungsneigung zunächst als Erstes an Phosphor, wobei China ein ganz ausgezeichnetes und viel verordnetes Mittel bei Menorrhagie (= verlängerte und verstärkte Menstruationsblutung) und Metrorrhagie (= außerhalb der Menstruation auftretende Gebärmutterblutung i. e. S. als Dauerblutung) ist, so dass es uns nicht überrascht, wenn Julius Mezger Folgendes schreibt:

„Die Beschwerden zeigen periodischen Charakter und kehren täglich zur gleichen Stunde oder auch jeden zweiten Tag wieder (zum Beispiel Kopfneuralgie, Fieberzustände). Von den Modalitäten ist besonders die Verschlimmerung durch geringste Kälte hervorzuheben. Von Phosphorus, mit dem es oft in Konkurrenz steht durch die Schwäche, den Erethismus des Gefäßsystems und die nervöse Erregung und anderem, unterscheidet sich China dadurch, dass Ruhe, Schlaf und Essen, die natürlicherweise kräftigen, den China-Patienten nicht bessern, wohl aber den Phosphor-Patienten."

34. China: Zustand nach Borreliose, akute Enteritis (= Darmentzündung), Schwäche, Kummer

Herr P. H., 50 Jahre, Professor der Philosophie, beruflich sehr erfolgreich, grazile, feine Erscheinung, zurückhaltendes Wesen, berichtete über Durchfall nach einem Aufenthalt in Ägypten. Seine beiden Kinder und fast alle Hotelbewohner seien dort ebenfalls erkrankt.

Die Therapie erfolgte ex manu – da der Patient sehr geschwächt und ängstlich erschien, blass und kalt war – natürlicherweise mit Arsenicum album C30 einmalig 3 Globuli als das gängigste und Wahl anzeigende Mittel. Ergänzend erfolgte eine diätetische Beratung. Trotzdem trat keinerlei Besserung ein. Der Patient klagte weiter über:

Spontanbericht

„Sehr starkes Schwitzen, Fieber, Kälteschauer. Der Schweiß fließt geradezu nur so herunter. Ich fühle mich sehr, sehr schwach. Ständig habe ich das Gefühl, ich müsse erbrechen. Alles ist empfindlich, die Knochen, die Haut, ich kann mir nicht einmal die Haare bürsten. Die Kopfschmerzen sind so schlimm, dass ich mehrmals Aspirin nehmen musste."

Gelenkter Bericht

Er habe ein starkes Bedürfnis nach frischer Nahrung, die Füße seien immer kalt und schmerzhaft, die Kopfhaut sei ausgesprochen empfindlich und jucke. Kopfschmerz, besonders an den Schläfen.

Klinischer Untersuchungsbefund

Graziler Körperbau, reduzierter Allgemeinzustand, Müdigkeit, Mattigkeit, Abgeschlagenheit. Bewegungen verlangsamt. Extremitäten kalt, Haut sehr trocken. HNO: Zunge braungelblich belegt und gefurcht. Abdomen: lebhafte Darmgeräusche.

Repertorisation im Synthesis

Gemüt, Reizbarkeit, Schwäche, mit	u. a. Chin. (3)
Kopf, Empfindlichkeit, Kopfhaut, Berührung, gegen	u. a. Chin. (2)
Mund, Farbe-Zunge, schmutzig	u. a. Chin. (3)
Mund, rissig, Zunge	u. a. Chin. (2)
Extremitäten, Kälte, Füße	u. a. Chin. (3)
Schweiß, Fieber, nach	u. a. Chin. (2)
Schweiß, reichlich	u. a. Chin. (3)
Schweiß, kalt	u. a. Chin. (3)
Allgemeines, Schwäche, Diarrhoe, durch	u. a. Chin. (3)
Allgemeines, Schwäche, Schweiß, durch Schwitzen	u. a. Chin. (3)
Allgemeines, Speisen, Erfrischendes, Verlangen	u. a. Chin. (2)
Allgemeines, Verlust, Säfte-, Flüssigkeitsverlust, begleitet von, Magen, Beschwerden	u. a. Chin. (3)

Repertorisation im Radar

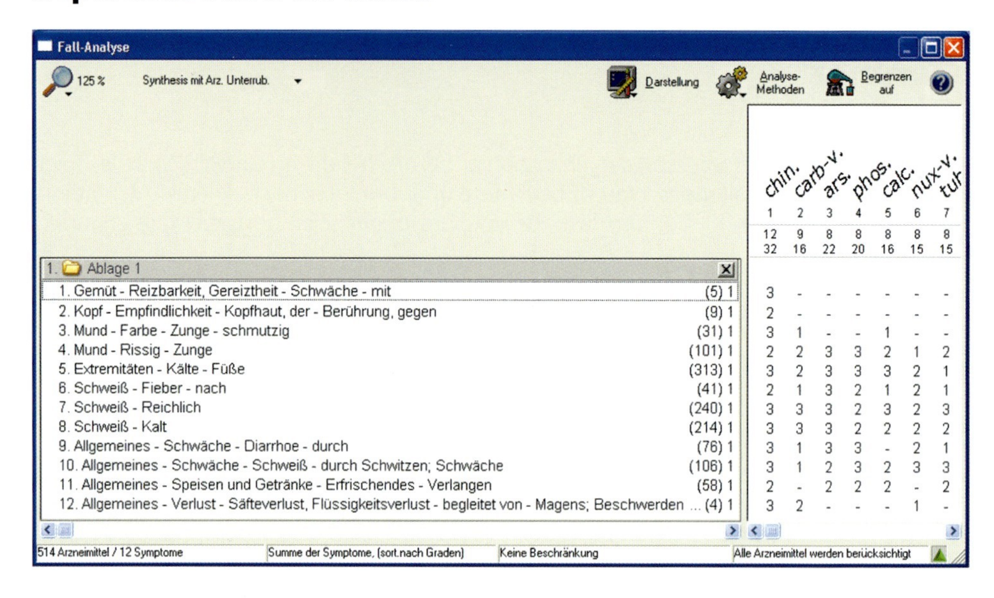

Symptom		chin.	carb-v.	ars.	phos.	calc.	nux-v.	tub
		1	2	3	4	5	6	7
		12	9	8	8	8	8	8
		32	16	22	20	16	15	15
1. Gemüt - Reizbarkeit, Gereiztheit - Schwäche - mit	(5) 1	3	-	-	-	-	-	-
2. Kopf - Empfindlichkeit - Kopfhaut, der - Berührung, gegen	(9) 1	2	-	-	-	-	-	-
3. Mund - Farbe - Zunge - schmutzig	(31) 1	3	1	-	-	1	-	-
4. Mund - Rissig - Zunge	(101) 1	2	2	3	3	2	1	2
5. Extremitäten - Kälte - Füße	(313) 1	3	2	3	3	3	2	1
6. Schweiß - Fieber - nach	(41) 1	2	1	3	2	1	2	1
7. Schweiß - Reichlich	(240) 1	3	3	3	2	3	2	3
8. Schweiß - Kalt	(214) 1	3	3	3	2	2	2	2
9. Allgemeines - Schwäche - Diarrhoe - durch	(76) 1	3	1	3	3	-	2	1
10. Allgemeines - Schwäche - Schweiß - durch Schwitzen; Schwäche	(106) 1	3	1	2	3	2	3	3
11. Allgemeines - Speisen und Getränke - Erfrischendes - Verlangen	(58) 1	2	-	2	2	2	-	2
12. Allgemeines - Verlust - Säfteverlust, Flüssigkeitsverlust - begleitet von - Magens; Beschwerden ...	(4) 1	3	2	-	-	-	1	-

Materia medica

Frans Vermeulen bündelt geradezu prismatisch ein schönes „Kernsymptom", nämlich die „Sensitivität" in Prisma: The Arcana of Materia Medica Illuminated:

„Delicacy Artistic persons – like beautiful colours, 'feel the colours'; make verses, painters; strong SENSE of BEAUTY. Reserved disposition; express themselves in writing poems, painting; find it difficult or impossible to express their feelings in ordinary words; only talk about themselves with confident persons, good friends. Strong imaginative power, evening in bed (compare nat-m.) or daydreaming. China thinks about all kinds of positive and wonderful things, like being able to fly, relaxing on a warm day at the seaside, being the richest person of the world, etc..., after which they feel happy and satisfied and fall asleep. They usually think of nice stories in which they play the hero. The same pattern can occur during the day, when they are disturbed or embarrassed. Nat-m., on the other hand, dwells on past disagreeable occurrences, i.e. thinks about all kinds of negative things. ... China is one of the most sensitive of all types. She has emotional and the aesthetic sensitivity of Ignatia, but in addition there is usually a psychic sensitivity, and often an extreme physical/ sensory sensitivity as well. One's first impression of a china individual is often one of sensitivity. She will approach you rather warily, and may remain wary until she knows you well, and even then, she will only reveal her true sensitivity if she is convinced that you are both understanding and sensitive. ... There are two types of China individuals; the worldly and the other-worldly. Both are very sensitive, but whilst the former is principally sensitive to any form of aggression, the latter is also sensitive in a psychic sense. These ethereal Chinas are the most psychic of all constitutional types. These are generally fascinating people who are principally interested in spiritual matters, and they are all the more interesting because their spiritual interests are based on direct experience, rather than intellectual attraction. They are generally quiet, modest people who possess a great deal of wisdom, which they will not 'cast before swine'."

Therapie und Verlauf

Nach der erfolglosen Therapie mit Arsenicum album erfolgte dann also die Gabe von China D12 (Staufen) 2 x 5 Globuli.

Innerhalb von 2 Tagen kam es zu einer leichten, zögerlichen Besserung.

Ich wurde ungeduldig, zumal die Ehefrau einen Klinikaufenthalt erwog. Entgegen meiner sonstigen Vorgehensweise griff ich zu einer Hochpotenz China CM: Am nächsten Tag war der Patient völlig wiederhergestellt.

Im Rahmen einer Wiedervorstellung zur Kontrolle berichtete Herr P. H. von seinen ausgesprochen belastenden Schwierigkeiten in der Ehe: Seine jüngere Ehefrau lebe offen das Verhältnis zu einem anderen Mann. Er liebe sie trotzdem, und hier begann der eher zurückgezogene, feine, reflektierende Patient leise zu weinen.

Ich ermutigte ihn, weiterzureden und seiner Verzweiflung Ausdruck zu verleihen:
„Das Ganze geht nunmehr über 1½ Jahre, ... die letzte schmerzhafte Phase in der Entwicklung deutet sich an, ... auch der Familienurlaub in Ägypten, den ich so sorgsam vorbereitet hatte, hat keine Änderung gebracht. Ich bin jetzt in dieser Phase meiner Erkrankung allein und muss noch die Kinder versorgen... „

Insgesamt wirkte Herr P. H. überraschend wenig anklagend und z. T. nur auf Nachfrage von meiner Seite. Zurzeit sei seine Ehefrau mit dem anderen Mann in Spanien.

Er kommt nochmals auf seine körperliche Schwäche zurück: Schulmedizinisch sei eine Borreliose mit Gangstörungen diagnostiziert und hoch dosiert über drei Wochen i. v. mit Antibiotica behandelt worden.

Notabene: Auf die Problematik der mitzerstörten physiologischen und immunologisch wichtigen Darmflora bei dieser Therapie und der Diagnosestellung gehe ich in diesem Zusammenhang nicht ein.

Ergänzend hierzu berichtete er erstmals von einer leicht schmerzhaften Hodenschwellung links.

Nach der körperlichen Untersuchung (DD: Hodentumor, Orchitis (= Hodenentzündung), und/oder Inguinalhernie (= Leistenbruch), Hodentorsion (= Drehung der Hodenstranggefäße) und erneuter Repertorisation (s. u.) erfolgte die Verordnung von Natrium muriaticum LM VI, (Staufen) 2 x 3 Globuli pro Woche.

Es wurden gleichzeitig einige aufbauende und ermutigende Gespräche geführt. Ich machte ihm seine Stärken klar und erinnerte ihn an seine überragenden beruflichen und menschlichen Kompetenzen ...

Unser Patient erschien nun deutlich stärker auf physischer und deutlich stolzer auf psychischer Ebene. Er war besser gekleidet, selbstbewusster und hatte eine jugendlich-frische zuversichtliche Ausstrahlung.

Repertorisation im Synthesis

Gemüt, Beschwerden durch, Liebe, enttäuschte	u. a. Nat-m. (4)
Gemüt, Kummer	u. a. Nat-m. (3)
Gemüt, Kummer, still	u. a. Nat-m. (3)
Gemüt, Kummer, still, Liebe, aus enttäuschter	u. a. Nat-m. (3)
Gemüt, Traurigkeit	u. a. Nat-m. (3)
Männliche Genitalien, Schwellung – Hoden	u. a. Chin. (2), Nat-m. (2)
Männliche Genitalien, Schmerz, ziehend – Hoden	u. a. Chin. (2), Nat-m. (1)

Repertorisation im Radar

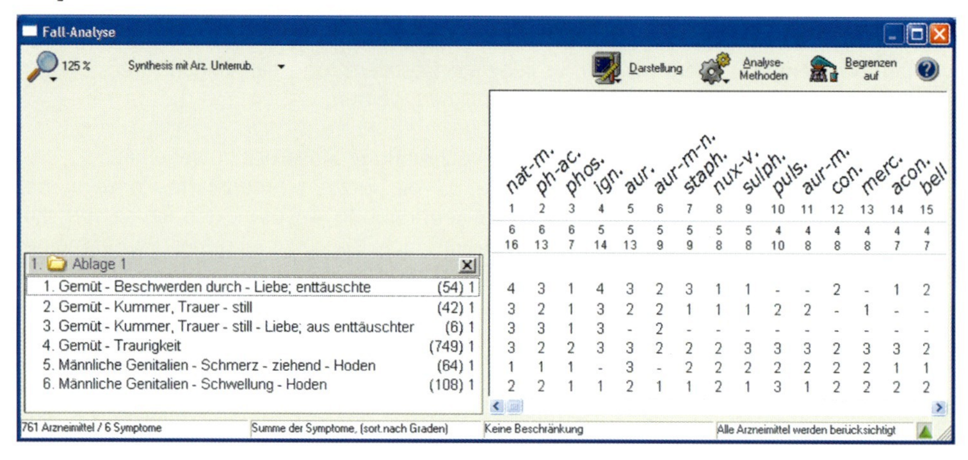
Fall-Analyse

125 % Synthesis mit Arz. Unterrub. Darstellung Analyse-Methoden Begrenzen auf

1. Ablage 1

		nat-m.	ph-ac.	phos.	ign.	aur.	aur-m-n.	staph.	nux-v.	sulph.	puls.	aur-m.	con.	merc.	acon.	bell
		1	2	3	4	5	6	7	8	9	10	11	12	13	14	15
		6	6	6	5	5	5	5	5	5	4	4	4	4	4	4
		16	13	7	14	13	9	9	8	8	10	8	8	8	7	7
1. Gemüt - Beschwerden durch - Liebe; enttäuschte	(54) 1	4	3	1	4	3	2	3	1	1	-	-	2	-	1	2
2. Gemüt - Kummer, Trauer - still	(42) 1	3	2	1	3	2	2	1	1	1	2	2	-	1	-	-
3. Gemüt - Kummer, Trauer - still - Liebe; aus enttäuschter	(6) 1	3	3	1	3	-	2	-	-	-	-	-	-	-	-	-
4. Gemüt - Traurigkeit	(749) 1	3	2	2	3	3	2	2	2	3	3	3	2	3	3	2
5. Männliche Genitalien - Schmerz - ziehend - Hoden	(64) 1	1	1	1	-	3	-	2	2	2	2	2	2	2	1	1
6. Männliche Genitalien - Schwellung - Hoden	(108) 1	2	2	1	1	2	1	1	2	1	3	1	2	2	2	2

761 Arzneimittel / 6 Symptome | Summe der Symptome, (sort.nach Graden) | Keine Beschränkung | Alle Arzneimittel werden berücksichtigt

Anmerkung

Diese schöne Kasuistik wird sicherlich unterschiedlich diskutiert:

Von Seiten der Schulmedizin wird man sagen: „Nun ja, ein viraler Infekt, der dann unter den üblichen diätetischen Maßnahmen sistierte, auch die Borreliose-Therapie mit Antibiotika hat dann – zwar verspätet, aber immerhin doch – gegriffen.

So weit, so gut. Würde ich dem Leser noch verraten, dass nach der eigentlichen Gesundung die Stuhluntersuchung den Nachweis von Salmonellen erbrachte, so würde er vielleicht noch anmerken: „Ja, ja das kenne ich, die ägyptischen Hotels und das im Hochsommer!" und der „Fall" – wie er es meist ausdrückt – wäre für ihn erledigt.

Nun, dass dann noch der völlig unauffällige Borrelien-Antikörper-Titer nachkam, wobei ich einen möglichen Laborfehler in meinem Zentrallabor nie erlebt habe, hat mich nachdenklich gemacht. Ich habe eine Kontrolluntersuchung der Titerbestimmung veranlasst, ebenso wie beim ersten Labor, das die Eingangsdiagnose der o. g. Borreliose gestellt hat.

Von Seiten der Psychotherapeuten wird man entgegnen: „Nun ja, eine geglückte Begegnung von Patient und Arzt, mit viel Empathie und Sympathie, positiver Gegenübertragung, Stärkung des Selbstbewusstseins, Erinnerung an die Kernkompetenz, vielleicht sogar in Anlehnung an den schönen Titel: Psychotherapie als hermeneutische Kunst."

Als medizinische Homöopathen können wir alldem souverän zustimmen und nicken. Wohl wissend, dass die richtig gewählte Arznei China ihre Wirkung vollbracht hat. Arsen hingegen, in der identischen Situation gegeben, brachte keine Besserung.

Die Antwort des Patienten auf meine zum Schluss gestellte Frage: „Sagen Sie doch bitte ehrlich, was hat Ihnen geholfen?" war: „Ich glaube, China."!

35. Cocculus indicus: Vertigo (= Schwindel)

Die Dame V., 53 Jahre, stellt sich wegen Schwindel seit frühester Kindheit, krampfartigen Bauchbeschwerden, Atemnot und Nahrungsverweigerung mit Übelkeit vor.

Spontanbericht

Sie beschreibt: „Schon als Kind, seit ich denken kann, leide ich an Schwankschwindel mit dem Gefühl und der Tendenz sogar zu fallen, besonders wenn ich mich schnell bewege. Ich habe eine Abneigung gegen Nahrungsmittel mit Übelkeit, krampfartigen Magenschmerzen, Druckgefühl bis in den Brustbereich mit Atemnot."

Gelenkter Bericht

Dieses unklare Gefühl sei schon als Kind durch ihren Körper gegangen. Der Schwindel sei teilweise mit einem Gefühl des Schwankens verbunden, Verschlimmerung durch Essen, schnelle Bewegungen, auch beim Fahren im Auto, Schwimmen und Kälte. Sie bezeichnet sie sich als „innerlich ruhelos" und betont krampfartige Magenbeschwerden mit Abneigung gegen jegliche Nahrungsmittel. Insgesamt fühle sie sich trotz der inneren Ruhelosigkeit eher schwach. Sie erwähnt wiederholt den drückenden Brustschmerz. Die medizinischen Abklärungen ergaben bisher keinen pathologischen organischen Befund. Wegen der Nahrungsverweigerung habe sie als junge Frau Monate in der Psychosomatischen Klinik der Universität Heidelberg verbracht. Zur Psyche ergänzt sie: „Angst vor Lehrern, die aus dem Krieg zurückkamen – sie waren hoch depressiv und aggressiv", sie mochte lieber die schrulligen Frauen/Lehrerinnen; „Schule war für mich Freiheitsberaubung – schon der Kindergarten, geprägt durch Diakonissen, war ziemlich schrecklich." Die Abneigung gegen Essen habe sie schon als Kind gehabt, meistens wenn Stress in der Familie war. Später war es sehr extrem. „Bier habe ich ganz gerne getrunken. Heute mag ich es nicht mehr so gerne."

Als Ergänzung zur indirekten Befragung ein Teil des letzten Arztberichtes eines internistischen Kollegen wörtlich:

„Anamnese
Frau H. klagt seit längerem über innere Unruhe, Schwankschwindel sowie thorakales Druckgefühl. Ihr ist übel, sie verspürt epigastrischen Druck und isst ungern. Insgesamt fühlt sie sich erschöpft. Außer einer Erkältungserkrankung am vergangenen Wochenende keine weiteren Erkrankungen. Sie beschreibt keine B-Symptomatik, sie neigt zum Frösteln, kein Haarausfall. Seit 6 Monaten ausgebliebene Menstruationsblutung. Keine Dauermedikation.

Zusammenfassung und Beurteilung
Im Rahmen der Abklärung einer facettenreichen Symptomatik ergab sich kein Hinweis für eine kardiale Erkrankung. Die Echokardiographie zeigte einen regelrechten Befund. Bei der Ergometrie eingeschränkte Belastbarkeit bei regelrechtem Blutdruck- und Frequenzverhalten ohne Nachweis einer Belastungskoronarinsuffizienz. Keine Herzrhythmusstörungen. Bei ikterischem Hautkolorit unauffällige Leberstruktur sowie Ausschluss einer intra- oder extrahepatischen Cholestase. Labor diesbezüglich ebenfalls unauffällig. Eine Hypothyreose wurde ausgeschlossen. Erhöht war Gesamtcholesterin mit 302 mg/dl (eine ergänzende Differenzierung in HDL und LDL wäre sinnvoll) sowie diskret die BSG. Man

sollte an ein Erschöpfungssyndrom, DD: Klimakterische Beschwerden, denken. Ein Helicobacter-pylori-Befall ist ggf. differentialdiagnostisch abzuklären."

Eine kraniale Kernspintomographie (MRT-Schädel) wurde zum Ausschluss eines Hirntumors durchgeführt, ebenfalls ohne pathologischen Befund.

Repertorisation im Synthesis

Gemüt, Ruhelosigkeit — u. a. Cocc. (2)
Schwindel — u. a. Cocc. (3)
Schwindel, Bewegung bei — u. a. Cocc. (2)
Schwindel, Essen nach — u. a. Cocc. (2)
Schwindel, Fallen, Neigung zu, Seite, zur — u. a. Cocc. (2)
Schwindel, Übelkeit mit — u. a. Cocc. (3)
Magen, Ekel vor Speisen — u. a. Cocc. (3)
Magen, Schmerz krampfartig — u. a. Cocc. (3)
Magen, Übelkeit, Essen, beim — u. a. Cocc. (2)
Brust, Schmerz, drückend — u. a. Cocc. (1)
Allgemeines, Bewegung, agg. — u. a. Cocc. (3)
Allgemeines, Fahren, Auto oder Zug, im, agg. — u. a. Cocc. (3)
Allgemeines, Schwäche — u. a. Cocc. (2)

Repertorisation im Radar

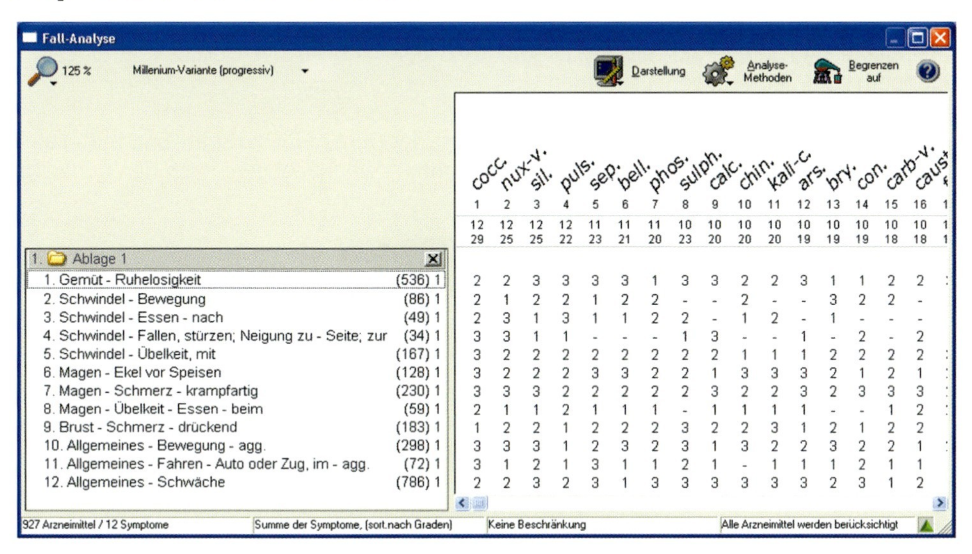

	cocc.	nux-v.	sil.	puls.	sep.	bell.	phos.	sulph.	calc.	chin.	kali-c.	ars.	bry.	con.	carb-v.	caust.
	1	2	3	4	5	6	7	8	9	10	11	12	13	14	15	16
	12	12	12	12	11	11	11	10	10	10	10	10	10	10	10	10
	29	25	25	22	23	21	20	23	20	20	20	19	19	19	18	18
1. Gemüt - Ruhelosigkeit (536) 1	2	2	3	3	3	3	1	3	3	2	2	3	1	1	2	2
2. Schwindel - Bewegung (86) 1	2	1	2	2	1	2	2	-	-	2	-	-	3	2	2	-
3. Schwindel - Essen - nach (49) 1	2	3	1	3	1	1	2	2	-	1	2	-	1	-	-	-
4. Schwindel - Fallen, stürzen; Neigung zu - Seite; zur (34) 1	3	3	1	1	-	-	-	1	3	-	-	1	-	2	-	2
5. Schwindel - Übelkeit, mit (167) 1	3	2	2	2	2	2	2	2	2	1	1	1	2	2	2	2
6. Magen - Ekel vor Speisen (128) 1	3	2	2	2	3	3	2	2	1	3	3	3	2	1	2	1
7. Magen - Schmerz - krampfartig (230) 1	3	3	3	2	2	2	2	2	3	2	2	3	2	3	3	3
8. Magen - Übelkeit - Essen - beim (59) 1	2	1	1	2	1	1	1	-	1	1	1	1	-	-	1	2
9. Brust - Schmerz - drückend (183) 1	1	2	2	1	2	2	2	3	2	2	3	1	2	1	2	2
10. Allgemeines - Bewegung - agg. (298) 1	3	3	3	1	2	3	2	3	1	3	2	2	3	2	2	1
11. Allgemeines - Fahren - Auto oder Zug, im - agg. (72) 1	3	1	2	1	3	1	1	2	1	-	1	1	1	2	1	1
12. Allgemeines - Schwäche (786) 1	2	2	3	2	3	1	3	3	3	3	3	3	2	3	1	2

Materia medica

Phatak beschreibt einen Teil der Symptome sehr klar:
„Abscheu gegen alle Speisen und Getränke. Übelkeit: Steigt in den Kopf auf oder wird im Kopf verspürt."

In Hahnemanns Reiner Arzneimittellehre (RAL) finden wir hierzu die sehr eindrucksvollen Prüfsymptome:

- *Trunkenheits-Schwindel und dumm in der Stirne, als hätte er ein Brett vor dem Kopfe.*
- *Neigung zu Schwindel*
- *Abscheu vor Essen und Trinken*
- *Reiz zum Erbrechen*
- *Wenn sie ißt, wird es ihr brecherlich übel*
- *Ein Zusammenkneipen im Oberbauche (Epigastrium) was den Odem benimmt.*

Therapie und Verlauf

Es erfolgte die einmalige Gabe von Cocculus D200 (Staufen) 3 Globuli.

Eine Woche später rief die Patientin an: „Es hat sich viel getan, der Druck ist besser. Zunächst hatte ich zwei Nächte schlechteren Schlaf, dann war alles sehr viel besser, ... habe dennoch leichten Schwindel."

Nach vier Wochen trat einmalig wieder Schwindel auf. Jetzt erfolgte die Gabe von Cocculus LM VI (Staufen) 2 x 3 Globuli pro Woche.
Hierunter ist die Patientin bis heute, nach einer Beobachtungszeit von einem Jahr, beschwerdefrei.

Anmerkung

Unter der Therapie mit Cocculus indicus D200 (Staufen) einmalig sowie Cocculus in LM-Potenzen ist die Patientin völlig beschwerdefrei. Die facettenreiche Symptomatik, die seit der Kindheit bestand, zu langen stationären Krankenhausaufenthalten geführt hatte und über Jahre und Jahrzehnte als psychosomatisch galt, konnte mit Cocculus in einer homöopathischen Potenz geheilt werden.

Die Namensgebung Cocculus = Kokkelstrauch ist der Deminuitiv zu spät- und mittellateinisch Coccus, lat. Coccum = Kern von Baumfrüchten, Scharlachbeere nach den dunkelroten Früchten (Kokkelskörner).

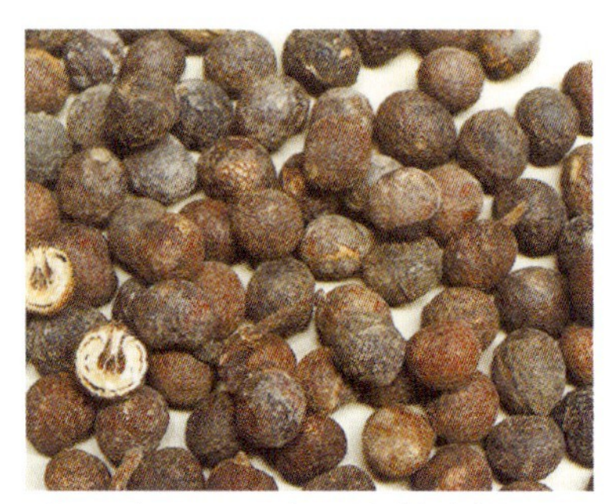

Anamirta cocculus, Kokkelskörner.

Man verwendet die reifen getrockneten Früchte dieser Schlingpflanze, die in Ceylon, Java und Amboina wächst. Anamirta cocculus, Kokkelskörner (Fam. Menispermaceae) ist seit alter Zeit ein bewährtes Gift, um Fische zu betäuben, um sie dann, wie schon S. Hahnemann berichtet, mit der Hand fangen zu können.

In die Medizin wurde Cocculus von S. Hahnemann mit immerhin 555 Prüfsymptomen in der Reinen Arzneimittellehre eingeführt. Dennoch ist es bis heute ein sog. kleines Mittel geblieben und wird meist als bewährte Indikation neben Petroleum und Tabacum bei Kinetosen (= Reisekrankheiten) verwandt.

Cocculus ist also nicht ein „kleines" Arzneimittel, es hat einen weitaus größeren Indikationsbereich (s.o.) Eher sind wir in unserem homöopathischen Wissen „klein".

36. Dioscorea: Pavor (= Angst) mit Angina pectoris und Oberbauch-Koliken

Eine junge Mutter findet den Weg zu uns, weil die Homöopathie „ihre Tochter M. gesund gemacht hat" (Originalzitat). Nun kommt sie wegen ihrer eigenen Beschwerden:

Spontanbericht

„Herzdrücken mit Angst, plötzlich, zum Teil drückend, auch im Oberbauch, als ob ein Stein drin wäre ... dehnt sich bis in den Rücken aus.

Gelenkter Bericht

Abends und nachts sei alles schlimmer, ebenso bei Stress und Anstrengung, besser hingegen beim Ausstrecken und „irgendwie" beim Überstrecken.

Repertorisation im Synthesis

Abdomen, Schmerz	u. a. Dios. (2)
Abdomen, Schmerz, Ausstrecken, amel.	u. a. Dios. (1)
Abdomen, Schmerz, erstreckt sich bis Rücken	u. a. Dios. (1)
Brust, Angina pectoris	u. a. Dios. (2)
Brust, Schmerz, schneidend (plötzlicher scharfer Schmerz)	u. a. Dios. (2)
Allgemeines, Stehen, amel.	u. a. Dios. (1)
Allgemeines, Ausstrecken, Glieder, amel.	u. a. Dios. (1)

Repertorisation im Radar

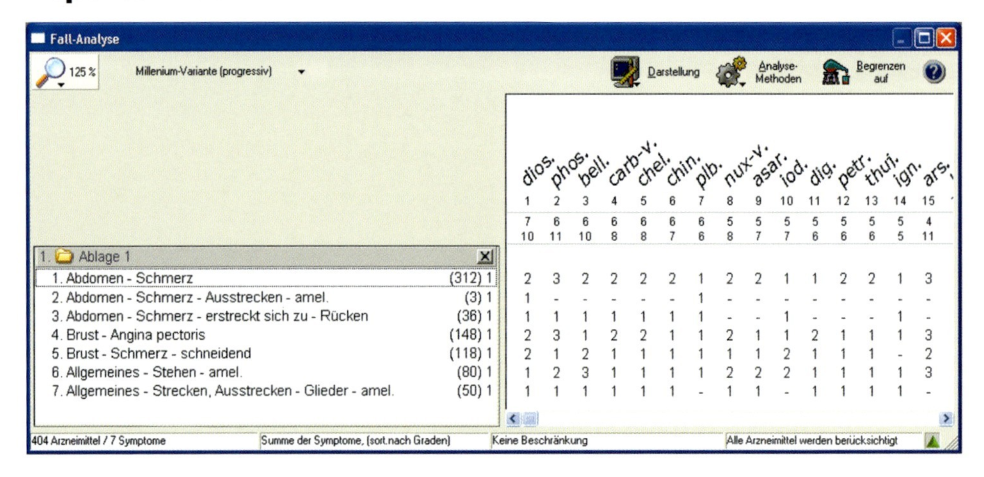

		dios.	phos.	bell.	carb-v.	chel.	chin.	plb.	nux-v.	asar.	iod.	dig.	petr.	thuj.	ign.	ars.
		1	2	3	4	5	6	7	8	9	10	11	12	13	14	15
		7	6	6	6	6	6	6	5	5	5	5	5	5	5	4
		10	11	10	8	8	7	6	8	7	7	6	6	6	5	11
1. Abdomen - Schmerz	(312) 1	2	3	2	2	2	2	1	2	2	1	1	2	2	1	3
2. Abdomen - Schmerz - Ausstrecken - amel.	(3) 1	1	-	-	-	-	-	1	-	-	-	-	-	-	-	-
3. Abdomen - Schmerz - erstreckt sich zu - Rücken	(36) 1	1	1	1	1	1	1	1	-	-	1	-	-	-	1	-
4. Brust - Angina pectoris	(148) 1	2	3	1	2	2	1	1	2	1	1	2	1	1	1	3
5. Brust - Schmerz - schneidend	(118) 1	2	1	2	1	1	1	1	1	1	2	1	1	1	-	2
6. Allgemeines - Stehen - amel.	(80) 1	1	2	3	1	1	1	1	2	2	2	1	1	1	1	3
7. Allgemeines - Strecken, Ausstrecken - Glieder - amel.	(50) 1	1	1	1	1	1	1	-	1	1	-	1	1	1	1	-

Materia medica

In Phataks Homöopathischer Arzneimittellehre finden wir:

„Allgemeines: Eine Arznei für viele Arten von Schmerzen, vor allem Kolikschmerzen. Wirkt auf die Nerven: den abdominellen Plexus, den Ischiasnerv, die Spinalnerven. Schmerzen

sind unerträglich, scharf, schneidend, windend, kneifend, zermalmend; umher schießend oder in entfernte Körperteile ausstrahlend; sie treten in Anfällen auf, wobei sie in einem Teil plötzlich verschwinden, dann aber in einem anderen Teil erneut beginnen. Nervöses Schaudern; auch vor Schmerz. Passt auf Personen, deren Verdauung schwach ist; die durch übermäßiges oder unvorsichtiges Essen leicht Beschwerden bekommen (vor allem plötzliche, heftige Kolikschmerzen). Üble Folgen von: exzessivem Teetrinken; Fasten; Masturbation, Chorea, bei Männern mit Pollutionen. Schlimmer: Liegen. Zusammenkümmern. Tee. Essen. Abends. Nachts."

Therapie und Verlauf

Noch in der Untersuchungssituation erfolgte die einmalige Gabe von Dioscorea D200 (Staufen) 3 Kügelchen.

Am nächsten Tag kam der Anruf: „Alles ist weg."

Anmerkung

Aus Dioscorea villosa, der Yamswurz, hat man Phytohormone extrahiert. Die englische Bezeichnung „devils bone" oder „colic root" weist auf den Kolikschmerz z. T. mit Ausstrahlung in distale Körperteile wie Finger und Zehen.

Der Name Dioscorea stammt aus dem Griechischen zur Erinnerung an Pedanios Dioskurides (ca. 60 n. Chr.), der als Militärarzt in der römischen Armee tätig war, Begründer der Materia medica oder Arzneimittellehre. Er beschrieb und zeichnete über 500 medizinische Nutzpflanzen, ca. 30 tierische Produkte und ca. 90 Mineralien.

Zu den Gallenkolik-Mitteln, den Choleretica und Hepatoprotectiva gehören u. a.:

- Angelica archangelica, die Erzengelswurz
- Berberis, die Berberitze
- Carduus marianus, die Mariendistel
- Chelidonium majus, das Schöllkraut
- Cnicus benedictus, das Benediktenkraut
- Curcuma longa, die javanische Gelbwurz
- Cynara scolymus, die Artischocke
- Dioscorea villosa, die Yamswurz
- Fumaria officinalis, der Erdrauch
- Lycopodium, der Bärlapp
- Taraxacum officinale, der Löwenzahn

37. Eupatorium perfoliatum: Hochakuter Infekt – Verdacht auf Dengue-Fieber

Frau M., 50 Jahre, kommt aus Brasilien zu Besuch nach Deutschland und wendet sich akut an unsere ärztliche Praxis.

Spontanbericht

Sie berichtet: „Ich habe starke Knochenschmerzen, fühle mich wie zerschlagen, friere und schwitze in größeren Abständen, Frostschauer meist in den Morgenstunden, sehr starke Kopfschmerzen und Erbrechen, … bis Galle kommt."

Gelenkter Bericht

Der Frost bzw. die Frostschauer treten meist morgens gegen 8.00 Uhr auf, wobei diese „Schauergefühle" den ganzen Rücken bis zum Kopf hochsteigen … mit schmerzend quälendem Husten ... sie beuge sich dabei z. T. vor … auch habe sie Ekel vor Essen und Essensgerüchen.

Von den Angehörigen ist zu erfahren, dass Frau M. häufig vor Schmerzen geradezu stöhne, was sich durch intensiven Zuspruch und Ansprache mildern ließe, … Erbrechen mit ausgesprochen großer Schwäche, ja sogar Hinfälligkeit.

Repertorisation im Synthesis

Gemüt, Stöhnen, Schmerzen, durch	u. a. Eup-per. (2)
Kopf, Schmerz, heftige	u. a. Eup-per. (1)
Magen, Erbrochenen, Art des, Galle	u. a. Eup-per. (3)
Magen, Übelkeit, Frost, während	u. a. Eup-per. (3)
Husten, schmerzhaft	u. a. Eup-per. (1)
Rücken, Schmerz, zerbrochen wie	u. a. Eup-per. (3)
Extremitäten, Schmerz, zerbrochen wie	u. a. Eup-per. (3)
Frost, Morgens	u. a. Eup-per. (3)
Allgemeines, Schmerz, Knochen	u. a. Eup-per. (3)

Repertorisation im Radar

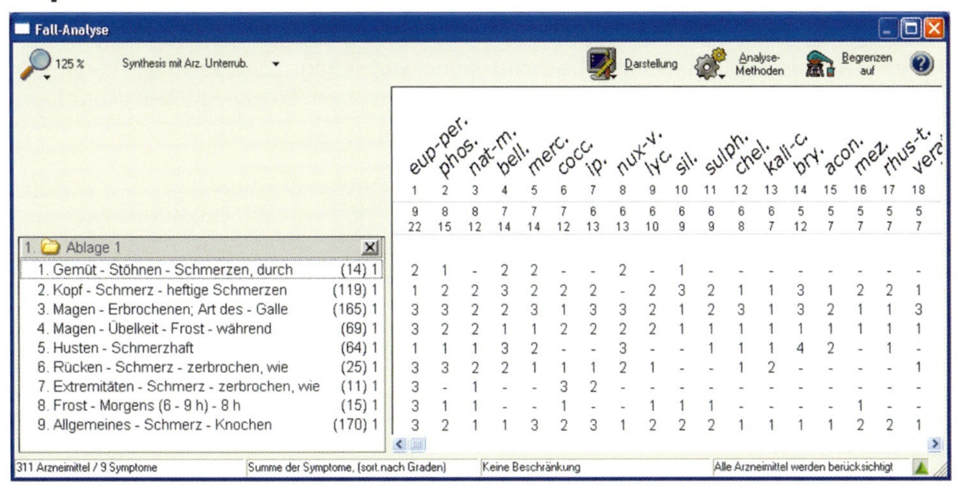

	eup-per.	phos.	nat-m.	bell.	merc.	cocc.	ip.	nux-v.	lyc.	sil.	sulph.	chel.	kali-c.	bry.	acon.	mez.	rhus-t.	vera
	1	2	3	4	5	6	7	8	9	10	11	12	13	14	15	16	17	18
	9	8	8	7	7	7	6	6	6	6	6	6	6	5	5	5	5	5
	22	15	12	14	14	12	13	13	10	9	9	8	7	12	7	7	7	7
1. Gemüt - Stöhnen - Schmerzen, durch (14) 1	2	1	-	2	2	-	-	2	-	1	-	-	-	-	-	-	-	-
2. Kopf - Schmerz - heftige Schmerzen (119) 1	1	2	2	3	2	2	2	-	2	3	2	1	1	3	1	2	2	1
3. Magen - Erbrochenen; Art des - Galle (165) 1	3	3	2	2	3	1	3	3	2	1	2	3	1	3	2	1	1	3
4. Magen - Übelkeit - Frost - während (69) 1	3	2	2	1	1	2	2	2	2	1	1	1	1	1	1	1	1	1
5. Husten - Schmerzhaft (64) 1	1	1	1	3	2	-	-	3	-	-	1	1	1	4	2	-	1	-
6. Rücken - Schmerz - zerbrochen, wie (25) 1	3	3	2	2	1	1	1	2	1	-	-	1	2	-	-	-	-	1
7. Extremitäten - Schmerz - zerbrochen, wie (11) 1	3	-	1	-	-	3	2	-	-	-	-	-	-	-	-	-	-	-
8. Frost - Morgens (6 - 9 h) - 8 h (15) 1	3	1	1	-	-	1	-	-	1	1	1	-	-	-	-	1	-	-
9. Allgemeines - Schmerz - Knochen (170) 1	3	2	1	1	3	2	3	1	2	2	2	1	1	1	1	2	2	1

Therapie und Verlauf

Es wurde Eupatorium perfoliatum C30 (DHU) 5 Globuli in einem Glas Wasser aufgelöst und alle zwei bis drei Stunden ein Teelöffel verabreicht.
Am nächsten Tag erfuhren wir per Rückruf, dass es der Patientin etwas besser ginge, die beschriebene Symptomatik jedoch im Großen und Ganzen weiter bestünde. Daher erfolgte die Gabe von Eupatorium in einer höheren Potenz, C200 einmalig 3 Globuli.
Am nächsten kam Tag erneut ein Rückruf: „... deutliche Besserung, keine Gliederschmerzen, kein Erbrechen, keine Fieberschauer, keine Knochenschmerzen und auch kein quälender Husten mehr." Sie sei zwar noch schwach, aber alles sei wesentlich gebessert. Über einen Beobachtungszeitraum von inzwischen ca. 10 Monaten – die Patientin ist in ihre Heimat Brasilien zurückgekehrt – hat es keinen Rückfall gegeben.

Da die Patientin und ihr Lebenspartner schon bei der ersten Kontaktaufnahme von sich aus auf die Möglichkeit eines Dengue-Fiebers hinwiesen und auch die Herkunft der Patientin (Manaos/Brasilien) an diese Möglichkeit denken ließ, bezogen wir diese Diagnose mit ein. Da wir aber im Frühjahr 1999 bei den grassierenden Virusgrippenepidemien eine ähnliche Symptomatik vorfanden, entschlossen wir uns zu folgender Vorgehensweise:
1. Eine primär homöopathische Vorgehensweise mit täglicher Verlaufskontrolle
2. Parallel hierzu eine diagnostische Abklärung in der Klinik

Der Heilungsverlauf war jedoch überraschend schnell, so dass es zu keiner klinischen Diagnostik kam, zumal die Patientin einen Klinikaufenthalt kategorisch ablehnte. Diesem raschen Heilungsverlauf ist es wohl auch zu verdanken, dass es nicht zu dem für Dengue-Fieber charakteristischen zweiten Fieberanstieg kam. Das typische generalisierte z. T. morbilliforme Exanthem zeigte sich jedoch zwei Tage später.

Materia medica

Ursprung und Botanik: Die Pflanze Eupatorium, der Wasserhanf, war schon im alten Griechenland bekannt (eupatorion) und wird von Dioskurides erwähnt. Auch im Lateinischen wird es unter dem Namen Eupatorium perfoliatum von Plinius beschrieben, wobei er dem König Mithridates VI., der 120–63 v. Chr. König von Pontus war, den Beinamen Eupator gab; welche Beziehung das aber zur Botanik hat, ist unklar. Viel überzeugender ist dabei die Annahme, dass es bei der arzneilichen Verwendung gegen Leberleiden aus einer Bildung des griechischen Hepatorium erfolgt ist, wobei der Wortanfang Eu- (gr.=gut) gleich angelehnt wurde, wie Helmut Genaust im Etymologischen Wörterbuch der botanischen Pflanzennamen erwähnte.

Somit existiert der Begriff Eupatorium schon seit der Antike, er ist dann aber im weiteren Verlauf auf viele außereuropäische Korbblütler übertragen worden. Eupatorium war auch bei den Indianern in Nordamerika bekannt. Die etwa 35 bis 40 verschiedenen Subspezies bezeichneten sie u. a. mit folgenden Namen: ague weed, boneset, fever weed, gravel root, Indian sage, queen-of-the-meadow, thoroughwort. Ein anderer Name, allerdings für Eupatorium purpureum war Joe Pye (oder Jopi), das die Indianer gegen Typhus anwandten. Viele Indianerstämme, wie die Delaware, Menominee, Mohegan und die Nanticoke wandten „Boneset", Eupatorium perfoliatum an. Es war gleichsam ein universelles, allgemeines Grippe- und Fiebermittel, später dann auch bei den europäischen Einwanderern. Man könnte etwas pointiert zusammenfassen: „Taking a cup of boneset tea was perhaps the 19th century equivalent of take aspirin, drink lots of liquids, and stay in bed, the standard 20th century cold remedy."

Dengue-Fieber

Laut Lehrbuch der Inneren Medizin Synonym: Breakbone Disease, wegen der starken Knochenschmerzen.

Klinik: Akute fieberhafte Erkrankung mit zweigipfeligem Fieberverlauf von etwas 5 bis 7 Tagen Dauer, charakterisiert durch starke Kopf-, Postorbital-, Gelenk- und Muskel-Schmerzen sowie ein flüchtiges Exanthem am 3. und 4. Tag. Gelegentlich petechiale Blutungen. Inkubationszeit 3–15 (5–6) Tage, Prognose gut.

Erreger: Dengue-Virus. Immunologisch z. Z. 4 – möglicherweise 6 Typen unterschieden.

Epidemiologie:
Reservoir: Mensch, infizierte Überträgermücke. Übertragung durch Stich infizierter Aedes aegypt und anderer Aedesarten.

Vorkommen: gebunden an das Vorkommen der Überträgermücke in den Tropen und Subtropen, besonders Pazifik, Südostasien, Indien, Australien, mittlerer Osten, Mittelmeerraum, Afrika, Süd-, Mittel- und südliches Nordamerika.

Diagnose: In Epidemien leicht. Ohne die schwierige, an Speziallabors gebundene virologische Diagnostik ist nur Verdachtsdiagnose durch Klinik und Anamnese möglich.

Therapie: Symptomatisch.
Prophylaxe: Keine.
Bekämpfung: Mückenbekämpfung

Anmerkung

Diese Kasuistik wurde von uns während des Sommersemesters 1999 im Rahmen der Homöopathievorlesung an der Universität Heidelberg vorgetragen. Als Aperçu folgende kleine Begebenheit: Gemäß der Synchronizität von C.G. Jung erkrankte einer der Verfasser zwei bis drei Tage nach der Vorlesung an einem hochakuten Infekt. Er rief seinen befreundeten Kollegen völlig verzweifelt an und bat um Hilfe.

Zitat wörtlich: „Habe eine schreckliche Grippe ... schrecklichen Husten und Schnupfen ... meine Patienten schauen mich entgeistert an und wollen mir gar nicht mehr die Hand geben. Ich fühle mich zerschlagen und heute morgen, als die Arzthelferin mir einen heißen Kaffee brachte, klapperte ich geradezu mit den völlig kalten Händen an der heißen Tasse ... nicht nur die Hände zitterten, sondern der ganze Doktor. Belladonna und Spongia habe ich genommen, ohne den geringsten Erfolg." Der befreundete Kollege lachte souverän und verordnete das Simillimum, nämlich Eupatorium perfoliatum, was prompt half.

38. Hyoscyamus: Chronischer Husten – obszönes Verhalten

Der selbstbewusst wirkende Junge G., annähernd 10 Jahre, mit lustig funkelnden Augen kommt wegen eines anfallsweise trockenen, heftigen Hustens.

Spontanbericht

G.s Mutter ergänzt relativ verzweifelt: „Der Husten nervt zunehmend alle, insbesondere Eltern, Bruder, Lehrerin. Schon seit Wochen geht es so. Nichts, aber auch gar nichts hat geholfen. Er tritt tags, aber insbesondere nachts verstärkt auf. G. kann sich in „keiner Weise" selbst beschäftigen.

Gelenkter Bericht

Der Junge fasse sich gern obszön an das Genitale und spiele damit: „sexuelles Positionieren". Er sei diesbezüglich ausgesprochen verbal kreativ und gebrauche gern eine vulgäre Sprache. Er verstehe es, auf sehr drastische Art und Weise seinen Bruder Martin zu necken, indem er Dinge wie: „Martin fickt mit der Carolin, Wichser, Ficker ... Martin ist der sexiest Wichser" sagt. Den Ärger und die Wut der anderen hierüber genieße er geradezu und schlage sich auch mit dem gereizten Bruder. Eifersucht sei ihm nicht fremd.

Repertorisation im Synthesis

Gemüt, Eifersucht	u. a. Hyos. (4)
Gemüt, Schlagen, Verlangen zu	u. a. Hyos. (3)
Gemüt, Spaßen, erotisch	u. a. Hyos. (1)
Gemüt, unzüchtig, obszön	u. a. Hyos. (2)
Gemüt, unzüchtig, sprechen	u. a. Hyos. (2)
Männliche Genitale, fasst sich an die	u. a. Hyos. (2)
Husten, anfallsweise	u. a. Hyos. (3)
Husten, heftig	u. a. Hyos. (3)
Husten, trocken	u. a. Hyos. (3)

Repertorisation im Radar

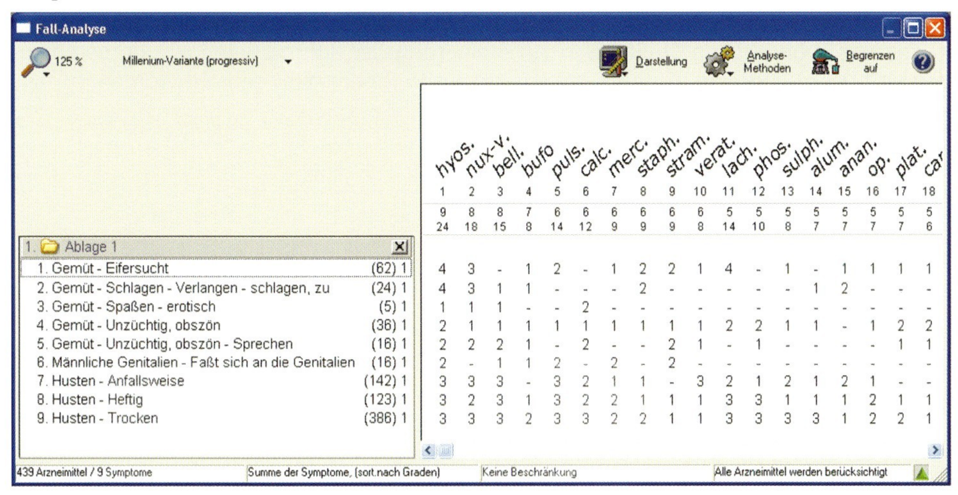

Symptom		hyos.	nux-v.	bell.	bufo	puls.	calc.	merc.	staph.	stram.	verat.	lach.	phos.	sulph.	alum.	anan.	op.	plat.	car
		1	2	3	4	5	6	7	8	9	10	11	12	13	14	15	16	17	18
		9	8	8	7	6	6	6	6	6	6	5	5	5	5	5	5	5	5
		24	18	15	8	14	12	9	9	9	8	14	10	8	7	7	7	7	6
1. Gemüt - Eifersucht	(62) 1	4	3	-	1	2	-	1	2	2	1	4	-	1	-	1	1	1	1
2. Gemüt - Schlagen - Verlangen - schlagen, zu	(24) 1	4	3	1	1	-	-	-	2	-	-	-	-	-	1	2	-	-	-
3. Gemüt - Spaßen - erotisch	(5) 1	1	1	1	-	-	2	-	-	-	-	-	-	-	-	-	-	-	-
4. Gemüt - Unzüchtig, obszön	(36) 1	2	1	1	1	1	1	1	1	1	1	2	2	1	1	-	1	2	2
5. Gemüt - Unzüchtig, obszön - Sprechen	(16) 1	2	2	2	1	-	2	-	-	2	1	-	1	-	-	-	-	1	1
6. Männliche Genitalien - Faßt sich an die Genitalien	(16) 1	2	-	1	1	2	-	2	-	2	-	-	-	-	-	-	-	-	-
7. Husten - Anfallsweise	(142) 1	3	3	3	-	3	2	1	1	-	3	2	1	2	1	2	1	-	-
8. Husten - Heftig	(123) 1	3	2	3	1	3	2	2	1	1	1	3	3	1	1	1	2	1	1
9. Husten - Trocken	(386) 1	3	3	3	2	3	3	2	2	1	1	3	3	3	3	1	2	2	1

Therapie und Verlauf

Nach einmaliger Gabe von Hyoscyamus D200 (Staufen) 3 Globuli sagt die Mutter: „völlig überraschend ist der Husten wie weggeblasen. Das obszöne Verhalten ist zunächst kurzzeitig schlimmer geworden, nun ist es auch weg."

Materia medica

Hyoscyamus niger (= Bilsenkraut) gehört neben Atropa belladonna (= Tollkirsche) und Datura stramonium (= Stechapfel) zu den sog. „Hexenkräutern".

Unser hoch verehrter Lehrer W. Gawlik wies immer darauf hin, auf die Namen zu schauen: „Die Namen, sie sagen euch alles".

So auch hier: Hexenkräuter deshalb, weil aus einem Gemisch von Belladonna, Hyoscyamus und Stramonium – meist in Salbenform verarbeitet und appliziert z. B. an den axillären oder genitalen Hautarealen – bei den auf diese Art und Weise schändlich traktierten jungen Frauen gerade diejenigen toxikologischen Symptome entwickelten wurden, wegen derer man sie dann als Hexen überführen und verurteilen konnte:

- Belladonna führt u. a. eher zu deliranten Zuständen mit akustischen, taktilen und visuellen Wahnvorstellungen.

- Hyoscyamus steigert u. a. sexuell-obszöne Phantasien und Halluzinationen des Fliegens (Besenstiel als Imaginations-Vehikel zum Flug auf den Blocksberg).

- Stramonium steigert u. a. die Gewaltbereitschaft mit Pavor nocturnus (= nächtliche Angst vor Dunkelheit).

Erfahrene, heilkundige, weise Frauen und Hebammen setzten diese uralten Heilmittel oder sog. „Hexenkräuter" über Jahrtausende hinweg erfolgreich ein. Natürlich entstand durch den Zauber der Heilung bei Erfolg und Entsetzen bei Misserfolg Angst vor den Hexen.

Anmerkung

Interessant ist in diesem Zusammenhang auch die Herleitung des Biernamens „Pils", das in der alten böhmischen Stadt Pilsen zur Steigerung der aphrodisierenden, enthemmenden und berauschenden Wirkung mit Pilsenkraut (= Bilsenkraut) gebraut worden ist.

39. Hyoscyamus: Sexuelles Fehlverhalten, Aggression und Enuresis (= Einnässen)

Nils J., 6 Jahre, drittes und jüngstes Kind, wird wegen sexuellen Fehlverhaltens mit aggressiver Ausprägung vorgestellt.

Spontanbericht

Die Mutter berichtet wörtlich: „Sein sexuelles Verhalten hat sich mir gegenüber nicht wesentlich verändert. Beim Kuscheln oder im Bad lässt er keine Gelegenheit aus, mich an meinem Busen zu berühren und zieht mir hierbei auch das T-Shirt hoch. Wie er sich außerhalb unserer vier Wände verhält, kann ich zurzeit weniger beurteilen. Da ich im Kindergarten jedoch auf keine weiteren Vorfälle aufmerksam gemacht wurde, denke ich, dass er dort nicht mehr auffällig ist."

Gelenkter Bericht

Die Mutter ergänzt, dass das Kind sehr laut und hastig spreche und sich gegenüber den beiden Geschwistern sehr eifersüchtig verhalte.

Repertorisation im Synthesis

Gemüt, Eifersucht	u. a. Hyos. (4)
Gemüt, Sprache, hastig	u. a. Hyos. (3)
Gemüt, unzüchtig, obszön	u. a. Hyos. (2)

Repertorisation im Radar

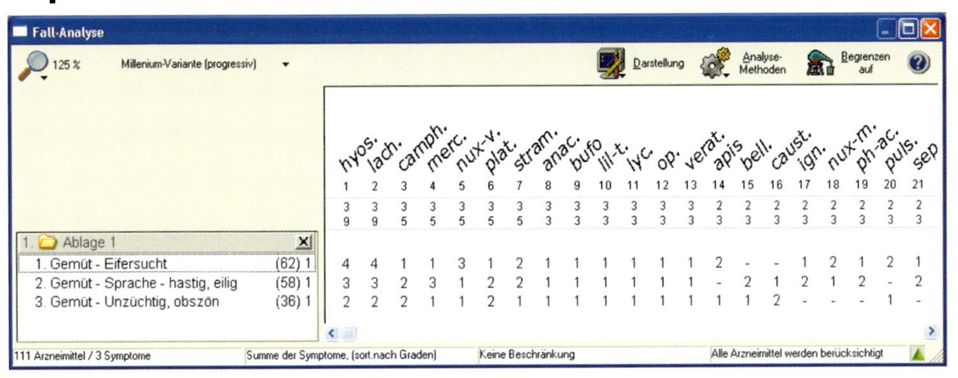

	hyos.	lach.	camph.	merc.	nux-v.	plat.	stram.	anac.	bufo	lil-t.	lyc.	op.	verat.	apis	bell.	caust.	ign.	nux-m.	ph-ac.	puls.	sep
	1	2	3	4	5	6	7	8	9	10	11	12	13	14	15	16	17	18	19	20	21
	3	3	3	3	3	3	3	3	3	3	3	3	3	2	2	2	2	2	2	2	2
	9	9	5	5	5	5	5	3	3	3	3	3	3	3	3	3	3	3	3	3	3
1. Gemüt - Eifersucht (62) 1	4	4	1	1	3	1	2	1	1	1	1	1	1	2	-	-	1	2	1	2	1
2. Gemüt - Sprache - hastig, eilig (58) 1	3	3	2	3	1	2	2	1	1	1	1	1	1	-	2	1	2	1	2	-	2
3. Gemüt - Unzüchtig, obszön (36) 1	2	2	2	1	1	2	1	1	1	1	1	1	1	1	1	2	-	-	-	1	-

Therapie und Verlauf

Nach einer Gabe von Hyoscyamus D200 (Staufen) 3 Kügelchen tritt eine Wandlung ein. Der kleine „Busengrapscher" wird weniger laut und auch das sexuelle Fehlverhalten lässt deutlich nach. Die Therapie wird mit Hyoscyamus LM VI (Staufen) 2 x 3 Globuli pro Woche fortgesetzt.

Wegen zwischenzeitlich aufgetretener Varizellen wird die homöopathische Therapie nach ca. 2 Monaten von der Mutter abgesetzt. Jetzt tritt ein nächtliches und zum Teil auch während des Spielens unwillkürliches Einnässen auf, das die Mutter und auch den kleinen Patienten sehr beeinträchtigt.

Repertorisation im Synthesis

Blase, urinieren, unwillkürlich u. a. Hyos. (2)

Repertorisation im Radar

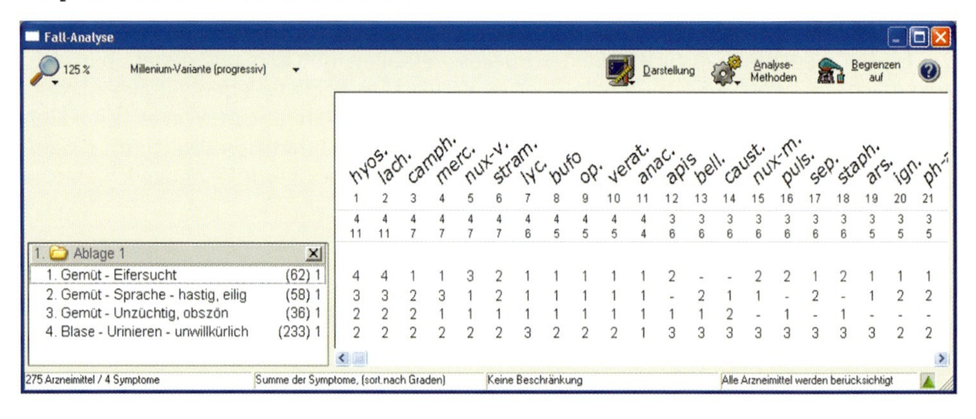

	hyos.	lach.	camph.	merc.	nux-v.	stram.	lyc.	bufo	op.	verat.	anac.	apis	bell.	caust.	nux-m.	puls.	sep.	staph.	ars.	ign.	ph-;
	1	2	3	4	5	6	7	8	9	10	11	12	13	14	15	16	17	18	19	20	21
	4	4	4	4	4	4	4	4	4	4	4	3	3	3	3	3	3	3	3	3	3
	11	11	7	7	7	7	6	5	5	5	4	6	6	6	6	6	6	6	5	5	5
1. Gemüt - Eifersucht (62) 1	4	4	1	1	3	2	1	1	1	1	1	2	-	-	2	2	1	2	1	1	1
2. Gemüt - Sprache - hastig, eilig (58) 1	3	3	2	3	1	2	1	1	1	1	1	-	2	1	1	-	2	-	1	2	2
3. Gemüt - Unzüchtig, obszön (36) 1	2	2	2	1	1	1	1	1	1	1	1	1	1	2	-	1	-	1	-	-	-
4. Blase - Urinieren - unwillkürlich (233) 1	2	2	2	2	2	2	3	2	2	2	1	3	3	3	3	3	3	3	3	2	2

Therapie

Unter der Therapie mit Hyoscyamus LM XII, 2 x 3 Globuli pro Woche, promptes Sistieren des Einnässens.

Anmerkung

Hyoscyamus, griech. Hyos (= Schwein), gehört zu den sog. „Hexenkräutern".

Ein deftiger alter Tierarzt erwähnte es vor 20 Jahren mit folgendem Satz, der im Gedächtnis bleibt: „lässt unter sich und führt gotteslästerliche Reden".

Übrigens, wenn Sie ein Pils trinken, denken Sie das nächste Mal als Bilsenkraut, von der die Stadt Pilsen (hier wird eines der besten Biere gebraut) ihren Namen hat.

40. Ignatia: Eifersucht

Micha, 8 Jahre, ältestes von 3 Kindern, wird zunehmend unausgeglichen, reizbar und wie die Mutter sagt, sehr eifersüchtig auf die jüngeren Zwillinge.

Spontanbericht

Die Mutter berichtet wörtlich: „Er war der Kronprinz – und dann kamen gleich zwei."

Sie gibt uns eine kleine Notiz:
„Die Fotos der Zwillinge hängen bei den Großeltern an der Wand im Bilderrahmen und sie sind per Foto auf einer Kerze ‚verewigt'."

Hierzu der traurige Kommentar von Micha: „Jetzt hängen die zwei schon im goldenen Rahmen und nun sind sie auch noch auf der Kerze verewigt."

Tierfamilie

Noch in der Untersuchungssituation malte uns das Kind Micha folgende Tierfamilie.

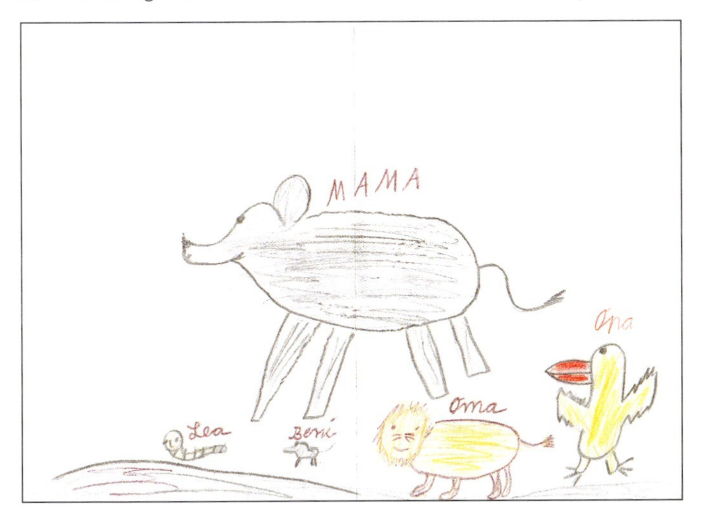

Abb. 1: Er ist das erste Kind in unserer Praxis, das die Tierfamilie auf zwei getrennte Blätter malt. Auf dem ersten Blatt Mama als Elefant, die Zwillinge als Larve und Maus, Oma als Löwe, Opa als Ente.

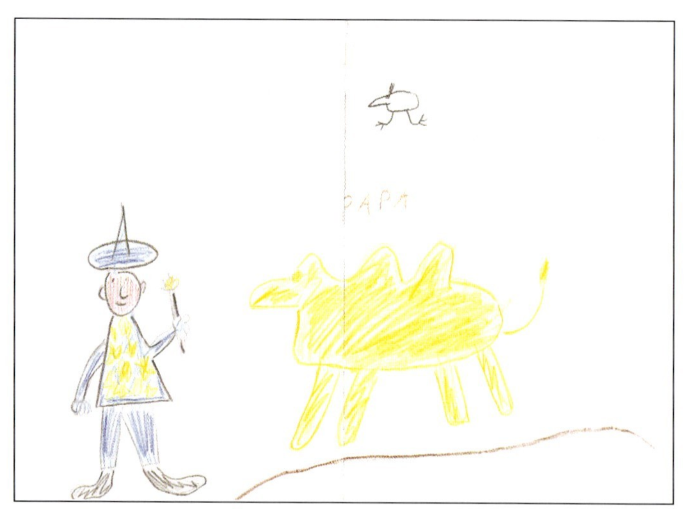

Abb. 2: Er malt zunächst den Papa als Kamel und den Doktor als Zauberer. Er ist gar nicht da. Auf meine Frage: „Wo bist denn du?", antwortet er erstaunt: „Muss ich mich auch malen?". Er malt sich dann als kleinen schwarzen Raben über dem Zauberer und über Papa.

Gelenkter Bericht

L. sei sehr empfindlich und im Verhalten wechselhaft.

Repertorisation im Synthesis

Gemüt, Beschwerden durch Eifersucht	u. a. Ign. (2)
Gemüt, Beschwerden durch Liebe, enttäuschte	u. a. Ign. (4)
Gemüt, Beschwerden durch, Kummer	u. a. Ign. (4)
Gemüt, empfindlich	u. a. Ign. (3)
Gemüt, Selbstvertrauen, Mangel an	u. a. Ign. (1)
Gemüt, Stimmung, wechselhaft	u. a. Ign. (3)

Repertorisation im Radar

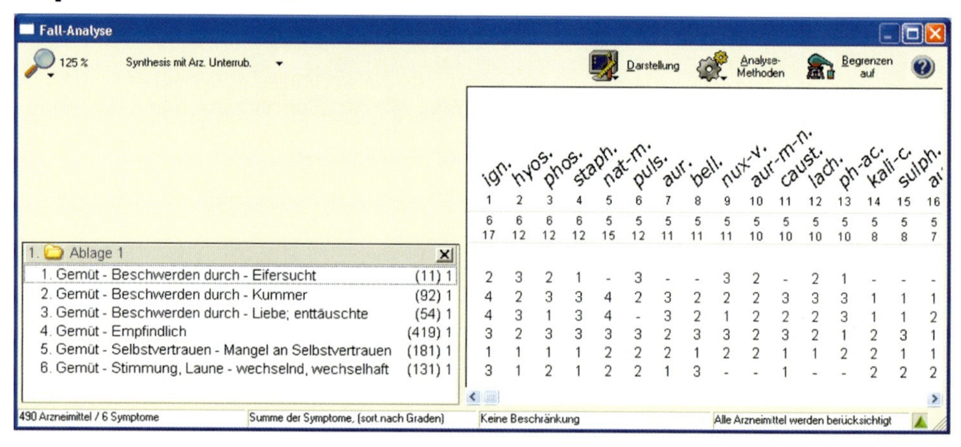

		ign.	hyos.	phos.	staph.	nat-m.	puls.	aur.	bell.	nux-v.	aur-m-n.	caust.	lach.	ph-ac.	kali-c.	sulph.	a
		1	2	3	4	5	6	7	8	9	10	11	12	13	14	15	16
		6	6	6	6	5	5	5	5	5	5	5	5	5	5	5	5
		17	12	12	12	15	12	11	11	11	10	10	10	10	8	8	7
1. Gemüt - Beschwerden durch - Eifersucht	(11) 1	2	3	2	1	-	3	-	-	3	2	-	2	1	-	-	-
2. Gemüt - Beschwerden durch - Kummer	(92) 1	4	2	3	3	4	2	3	2	2	2	3	3	3	1	1	1
3. Gemüt - Beschwerden durch - Liebe; enttäuschte	(54) 1	4	3	1	3	4	-	3	2	1	2	2	2	3	1	1	2
4. Gemüt - Empfindlich	(419) 1	3	2	3	3	3	3	2	3	3	2	3	2	1	2	3	1
5. Gemüt - Selbstvertrauen - Mangel an Selbstvertrauen	(181) 1	1	1	1	1	2	2	2	1	2	2	1	1	2	2	1	1
6. Gemüt - Stimmung, Laune - wechselnd, wechselhaft	(131) 1	3	1	2	1	2	2	1	3	-	-	1	-	-	2	2	2

Therapie und Verlauf

Die einmalige Gabe Ignatia XM (Schmidt-Nagel) 3 Globuli haben ein Wunder vollbracht: Die Eltern sagen: „Er ist wie ausgewechselt."

Anmerkung

In der guten alten Materia medica, die Materia medica unseres Altmeisters selbst, also in der Reinen Arzneimittellehre (RAL) finden wir für das Symptom Nr. 773:

„Unglaubliche Veränderlichkeit des Gemüths, bald spaßt und bald schäkert er, bald ist er weinerlich".

Wir nannten es in unserem Band I bei Kapitel **Ignatia**: **„Paradoxie, schneller Wechsel und übersteigerte Sensibilität"**.

41. Ignatia: Enttäuschung bei Scheidungsproblematik

Der nunmehr 8-jährige Junge M., den ich schon seit seinem 4. Lebensjahr kenne, kam primär wegen immer wiederkehrender Infekte der oberen Atemwege, rezidivierender Bronchitiden und hatte, ohne zu übertreiben, 16–18 Antibiotica-Runden hinter sich. Aufgrund seiner zarten Gestalt, der langen Wimpern, der strahlenden Augen, des freundlichen Wesens, des Verlangens nach Zärtlichkeit und Gesellschaft, des leichten Weinens und Verlangens nach kalten Getränken bekam er Phosphor D200, mit durchschlagendem Erfolg. Seit dieser Zeit kam er ohne Antibiotica und ohne andere chemische Allopathica (Bronchodilatatoren, Mucolytica) aus.

In den weiteren Jahren trat dann eine zunehmende Unruhe auf, wobei außerhalb der Verdacht auf ein ADHS = Aufmerksamkeits-Defizit-Hyperkinetisches-Syndrom gestellt wurde, mit zunehmender Ungeduld, Zappeligkeit und Unruhe. Da die Lippen hellrot imponierten und mir Tuberculinum als die am besten passende Nosode zu Phosphor erschien, erfolgte die Gabe von Tuberculinum D200 (Staufen) 3 Globuli.

Der kleine Patient wurde deutlich ruhiger und konnte sich besser entspannen. Später führte ich dann die homöopathische Therapie mit Calcium phosphoricum weiter, weil M. über gelegentliche Bauchschmerzen, Wachstumsschmerzen und sog. Schulkopfschmerz klagte, außerdem zeigte er eine gewisse Mischung von Draufgängertum und Schüchternheit. Parallel hierzu empfahl ich flankierende Maßnahmen: Einschränkung des Fernsehkonsums, weitgehenden Verzicht auf Lebensmittelfarben (food colors etc.) und eine Betätigung im Sportverein. M. entwickelte sich zufriedenstellend. Jetzt erfolgte die erneute Vorstellung wegen Bauchschmerzen, Kopfschmerzen.

Spontanbericht

Die Mutter berichtete wörtlich: „Er will immer etwas anderes. Entweder er kann nicht oder er will nicht ..., alles ist blöd ..., alles ist schlecht, nichts passt ihm, alles ist negativ... hin und wieder tobt er und schreit wild wie ein Verrückter herum."

Ich hatte M. unterdessen bereits ins Wartezimmer gebeten, mit der Aufgabe, seine Familie als Tiere zu malen, wobei das folgende Bild entstand.

Tierfamilie

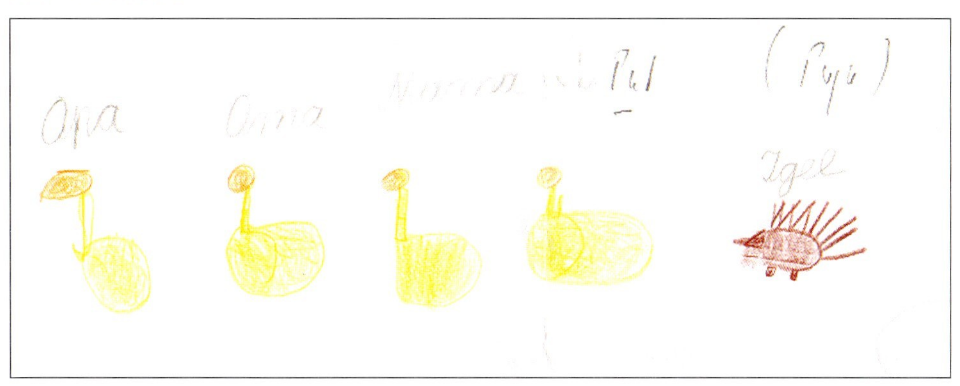

Tierfamilie: Opa, Oma, Mama und M. selbst, alle als gleiche Tiere, nämlich als Enten, gemalt. Alle stehen eng zusammen und sind harmonisch-gleich, in einer Richtung „ausgerichtet". M. erklärt: „Nee,... den Papa habe ich nicht gemalt!" Dann bei näherer Befragung: „Es könnte der Igel sein ... der Papa", der etwas abseits steht mit Stacheln und in einer anderen Farbe als die anderen Familienmitglieder und eigentlich nicht dazu gehört.

Gelenkter Bericht

M.s Eltern leben in einer jahrelang sich hinziehenden Scheidungssituation. M. sei zunehmend vom Vater, der mit einer anderen jüngeren Frau zusammen lebe und mit ihr eine Tochter habe, enttäuscht, da dieser seinen Sohn M. völlig links liegen lasse und selbst Versprechungen und Abmachungen nicht einhalte.

So meinte der Vater neulich wörtlich, nachdem er eine feste Kino-Verabredung mit M. kurzfristig abgesagt hatte: „Ich kann ja wohl schlecht mit M. ins Kino gehen,... ich muss mich um meine Tochter kümmern, ... ich arbeite ja schließlich die ganze Woche".

Repertorisation im Synthesis

Gemüt, Beschwerden durch Enttäuschung	u. a. Ign. (4)
Gemüt, Beschwerden durch Kränkung	u. a. Ign. (3)
Gemüt, Beschwerden durch Kummer	u. a. Ign. (4)
Gemüt, Beschwerden durch Liebe, enttäuschte	u. a. Ign. (4)

Repertorisation im Radar

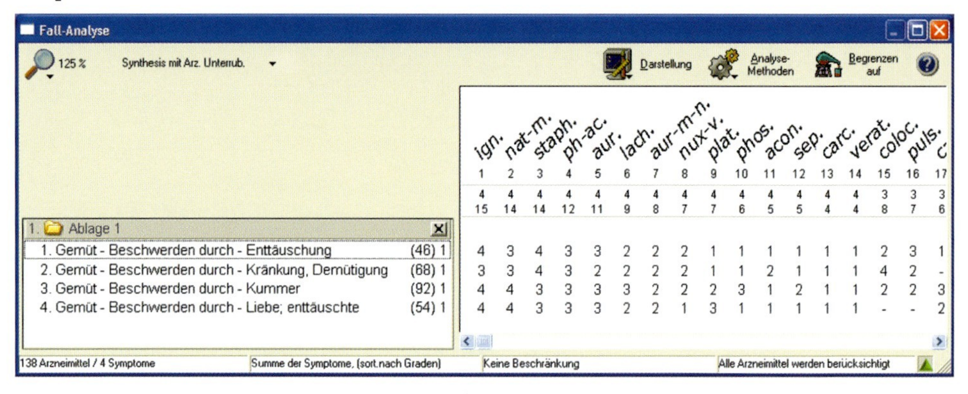

1. Ablage 1		ign.	nat-m.	staph.	ph-ac.	aur.	lach.	aur-m-n.	nux-v.	plat.	phos.	acon.	sep.	carc.	verat.	coloc.	puls.	c
		1	2	3	4	5	6	7	8	9	10	11	12	13	14	15	16	17
		4	4	4	4	4	4	4	4	4	4	4	4	4	4	3	3	3
		15	14	14	12	11	9	8	7	7	6	5	5	4	4	8	7	6
1. Gemüt - Beschwerden durch - Enttäuschung	(46) 1	4	3	4	3	3	2	2	2	1	1	1	1	1	1	2	3	1
2. Gemüt - Beschwerden durch - Kränkung, Demütigung	(68) 1	3	3	4	3	2	2	2	2	1	1	2	1	1	1	4	2	-
3. Gemüt - Beschwerden durch - Kummer	(92) 1	4	4	3	3	3	3	2	2	2	3	1	2	1	1	2	2	3
4. Gemüt - Beschwerden durch - Liebe; enttäuschte	(54) 1	4	4	3	3	3	2	2	1	3	1	1	1	1	1	-	-	2

Therapie und Verlauf

Nachdem ich das Bild gesehen hatte, höchst verwundert über die unbewusst verdichtete, präzise, treffende Darstellung unseres kleinen Menschen (!) ging ich wortlos an den Medikamentenschrank, gab unserem kleinen kummervollen Patienten M. Ignatia XM (Schmidt-Nagel) 3 Kügelchen und streichelte ihm über den Kopf.

Gleichzeitig hielt ich die Mutter dazu an, den geplanten Sorgerechtsentzug via Rechtsanwälte (sic!) nicht durchzusetzen, wirkte dennoch streng darauf hin, dass die wenigen Treffen von Vater und Sohn, wenn versprochen, konsequent einzuhalten seien.

Seit einem halben Jahr hat sich das aggressive Verhalten von M. deutlich gebessert. Auch die Beziehung zum Vater sei stabiler und tragfähiger geworden.

Anmerkung

Wir sehen, wie schön es uns mit Hilfe der Tierfamilie gelingt, das Wesentliche einer Kranken-Geschichte zu erfassen und zu erkennen. In der malerisch-spielerischen Art der Kinder ist diese Darstellung eine wunderbare Ergänzung zum Spontanbericht.

Das, was im Einzelnen einen Patienten „zum Fall werden lässt – ihn zum Fallen bringt", wie es der bekannte Homöopath R. Appell so überaus pointiert zum Ausdruck bringt.

42. Ignatia: Hautausschlag, Kopfschmerz, Rückenschmerz, Heimweh, Kummer

Frau I., 41 Jahre, kommt wegen Hautausschlag, Kopf- und Rückenschmerzen in die Sprechstunde.

Spontanbericht

„Ich habe einen Hautausschlag an den Knien, den Ober- und Unterschenkeln, ... so eine Art Nesselsucht. Der Hautarzt hat Calcium forte Brausetabletten verschrieben, der Hausarzt Pascoe-Allerg, ohne nennenswerte Besserung. Heftige Kopfschmerzen, meist stechend, besonders an der Stirn, ... ich kann den Kopf nicht bewegen. Jeder Schritt tut weh, ... Rückenschmerzen, besonders im Nacken. Außerdem hatte ich so starke Blutungen, die eine Ausschabung nötig machten. Zwischenzeitlich habe ich ein Kind bekommen. Alles hängt mit allem zusammen. Ich sollte mir mit dem Ankommen Zeit lassen."

An dieser Stelle hake ich nach, und sie erzählt weiter, sie komme aus den neuen Bundesländern und habe großes Heimweh und Sehnsucht nach ihrer Familie und nach ihrer alten Heimat Leipzig. Sie erzählt noch vom Tod des Vaters vor einem Jahr und hierbei kommen ihr Tränen des Kummers in die Augen.

Repertorisation im Synthesis

Gemüt, Beschwerden durch, Kummer	u. a. Ign. (4)
Gemüt, Beschwerden durch, Tod von geliebten Personen	u. a. Ign. (3)
Gemüt, Heimweh	u. a. Ign. (3)
Kopf, Schmerz, Stirn	u. a. Ign. (3)
Kopf, Schmerz, Bewegung bei	u. a. Ign. (1)
Kopf, Schmerz, Stirn, stechend	u. a. Ign. (1)
Weibliche Genitalien, Metorrhagie	u. a. Ign. (2)
Rücken, Schmerz, Wirbelsäule	u. a. Ign. (1)
Haut, Hautausschläge, Urticaria	u. a. Ign. (1)

Repertorisation im Radar

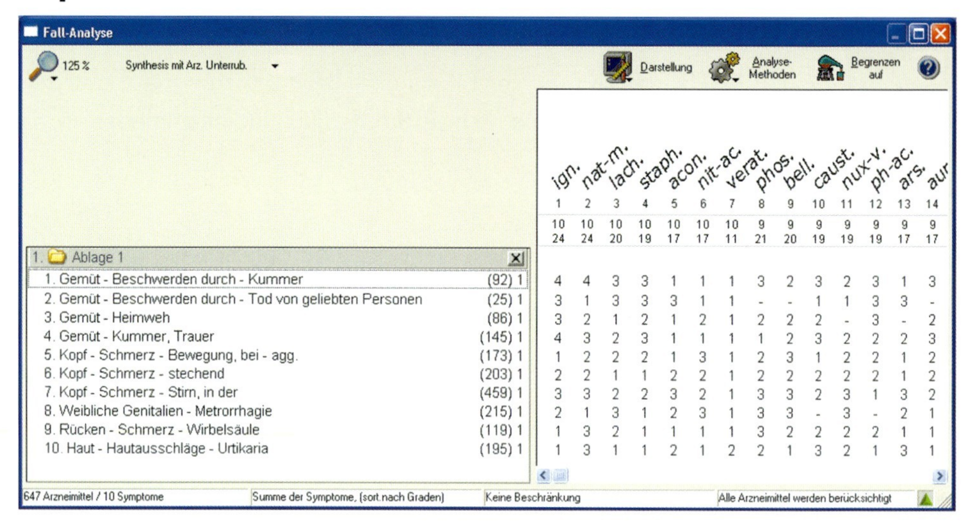

		ign.	nat-m.	lach.	staph.	acon.	nit-ac.	verat.	phos.	bell.	caust.	nux-v.	ph-ac.	ars.	aur
		1	2	3	4	5	6	7	8	9	10	11	12	13	14
		10	10	10	10	10	10	10	9	9	9	9	9	9	9
		24	24	20	19	17	17	11	21	20	19	19	19	17	17
1. Gemüt - Beschwerden durch - Kummer	(92) 1	4	4	3	3	1	1	1	3	2	3	2	3	1	3
2. Gemüt - Beschwerden durch - Tod von geliebten Personen	(25) 1	3	1	3	3	3	1	1	-	-	1	1	3	3	-
3. Gemüt - Heimweh	(86) 1	3	2	1	2	1	2	1	2	2	2	-	3	-	2
4. Gemüt - Kummer, Trauer	(145) 1	4	3	2	3	1	1	1	1	2	3	2	2	2	3
5. Kopf - Schmerz - Bewegung, bei - agg.	(173) 1	1	2	2	2	1	3	1	2	3	1	2	2	1	2
6. Kopf - Schmerz - stechend	(203) 1	2	2	1	1	2	2	1	2	2	2	2	2	1	2
7. Kopf - Schmerz - Stirn, in der	(459) 1	3	3	2	2	3	2	1	3	3	2	3	1	3	2
8. Weibliche Genitalien - Metrorrhagie	(215) 1	2	1	3	1	2	3	1	3	3	-	3	-	2	1
9. Rücken - Schmerz - Wirbelsäule	(119) 1	1	3	2	1	1	1	1	3	2	2	2	2	1	1
10. Haut - Hautausschläge - Urtikaria	(195) 1	1	3	1	1	2	1	2	2	1	3	2	1	3	1

Therapie und Verlauf

Es erfolgte die einmalige Gabe von Ignatia M (Schmidt-Nagel) 3 Globuli.

Nach einer Woche erschien die Patientin erneut und berichtete gut gelaunt Folgendes wörtlich: „Alles ist deutlich besser, seelisch, geistig und körperlich. Auch hat sich Besuch aus der Heimat angesagt, meine Schwester mit ihren drei Kindern kommt."

Anmerkung

Zu den klassischen „Heimweh-Mitteln" zählen neben

- Ignatia und Natrium muriaticum, den „großen allgemeinen Kummermitteln"
- Capsicum,
- Magnesium muriaticum,
- Mercurius und
- Acidum phosphoricum, bei „Liebeskummer und Sehnsucht"

Der o. g. Ablauf oder Gang der Anamnese ist für viele meiner Patientinnen typisch: Zunächst ein organisches Krankheitsangebot zum Thema Haut, dann Kopf, dann Rücken. Der tiefer gehende Grund, die Verursachung/Causa im eigentlichen Sinne, nämlich das Heimweh, erscheint irgendwann eher beiläufig zum Schluss der Geschichte, im wahrsten Sinne des Wortes als tiefe, verursachende Schicht.

Vielleicht auch als eine Art Ausdruck oder Folge einer gelungenen Anamnese, in der die Patientin sich angenommen fühlt, sich besinnt, reflektiert, um sich dann zu öffnen.

Vielleicht ist es auch das Benennen oder das achtsame Ansehen von Konflikten und Leid, was den Weg zur Heilung – unterstützt durch die rechte Arznei – bahnt.

43. Ignatia: Heimweh

Eine hübsche, junge, italienische Mutter kommt mit ihren zwei Töchtern, die ebenso fein und hoch modisch gekleidet sind wie sie selbst, und ebenso die Ausstrahlung, ja Anmut im „italienischen Wesen" tragen, in die Sprechstunde. Der Vater ist Chirurg. Er ist aus beruflichen Gründen samt Familie aus Pescara nach Deutschland gezogen.

Spontanbericht

Zu ihrer jüngsten Tochter A., die sich in der ersten Schulklasse befindet, meint die Mutter: „Sie ist in der 1. Schulklasse hier in Deutschland ... 'un stress terribile' = ein furchtbarer Stress, ... sie hat viele Ängste, ... Schwierigkeiten mit der Sprache ... insgesamt auch Schwierigkeiten in der Schule ... und morgendliche Bauchschmerzen."

Gelenkter Bericht

A. habe gar nicht nach Deutschland gewollt und in diesem Zusammenhang zu den Eltern wörtlich empört geäußert: „Vado dalla polizia!" = „Ich gehe zur Polizei!"

Haus-Baum- Mensch

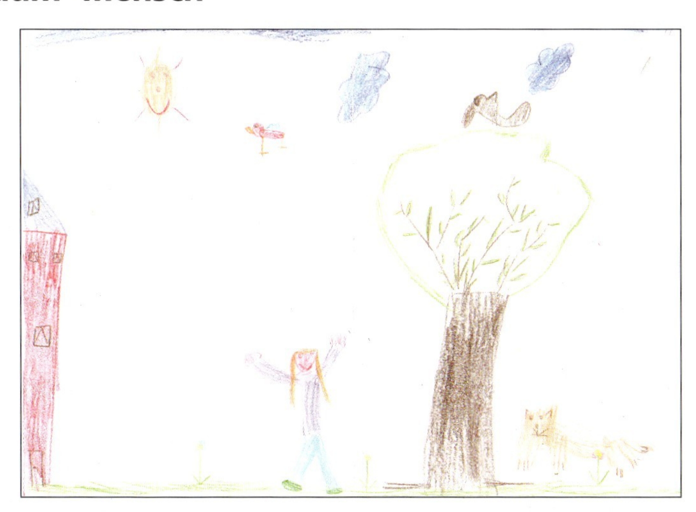

Abb. 1: Hier sehen wir, dass das Haus – ihre Heimat – nur zur Hälfte gezeichnet ist, sogar die Katze schaut irgendwie traurig.

Repertorisation im Synthesis

Gemüt, Beschwerden durch, Heimweh	u. a. Ign. (2)
Gemüt, Beschwerden durch, Kummer	u. a. Ign. (4)
Gemüt, Kummer	u. a. Ign. (4)
Abdomen, Schmerz, Erregung nach	u. a. Ign. (3)

Repertorisation im Radar

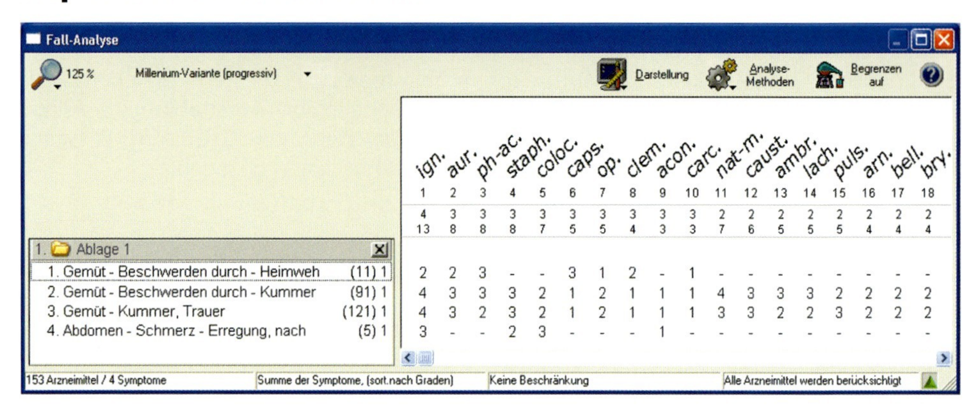

	ign.	aur.	ph-ac.	staph.	coloc.	caps.	op.	clem.	acon.	carc.	nat-m.	caust.	ambr.	lach.	puls.	arn.	bell.	bry.
	1	2	3	4	5	6	7	8	9	10	11	12	13	14	15	16	17	18
	4	3	3	3	3	3	3	3	3	3	2	2	2	2	2	2	2	2
	13	8	8	8	7	5	5	4	3	3	7	6	5	5	5	4	4	4
1. Gemüt - Beschwerden durch - Heimweh (11) 1	2	2	3	-	-	3	1	2	-	1	-	-	-	-	-	-	-	-
2. Gemüt - Beschwerden durch - Kummer (91) 1	4	3	3	3	2	1	2	1	1	1	4	3	3	3	2	2	2	2
3. Gemüt - Kummer, Trauer (121) 1	4	3	2	3	2	1	2	1	1	1	3	3	2	2	3	2	2	2
4. Abdomen - Schmerz - Erregung, nach (5) 1	3	-	-	2	3	-	-	-	1	-	-	-	-	-	-	-	-	-

Therapie und Verlauf

Aufgrund der Anamnese und der ersten Zeichnung erfolgte die unmittelbare Gabe von Ignatia D200 (Staufen) 3 Kügelchen.

Ich gestehe freimütig, dass ich in Anbetracht der Biographie und der 1. Haus-Baum-Mensch-Darstellung in keiner Weise repertorisiert habe. Stattdessen griff ich unmittelbar zu Ignatia und wandte mich erklärend in Anlehnung an J. v. Eichendorff gleichzeitig zu Mutter und Tochter und zitierte: **„Es wird alles, alles gut."**

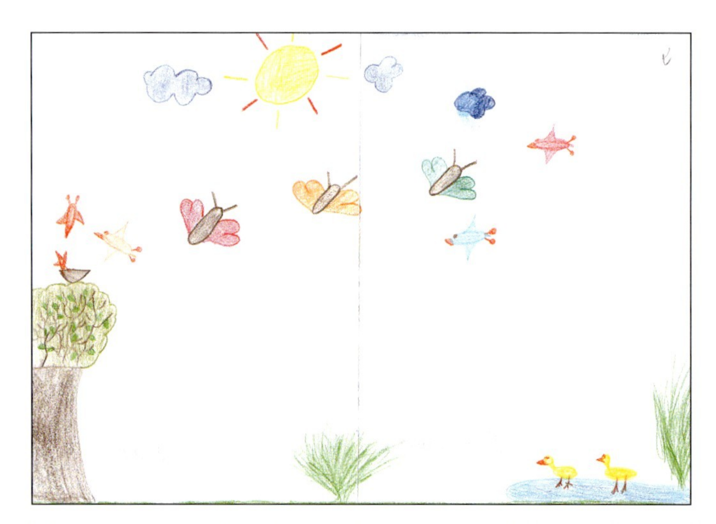

Abb. 2: Deutlich sonniger, auch die Vögel machen einen deutlich lebendigeren Eindruck, dennoch ist der Baum nicht gänzlich gezeichnet, sondern zu einem Drittel abgeschnitten.

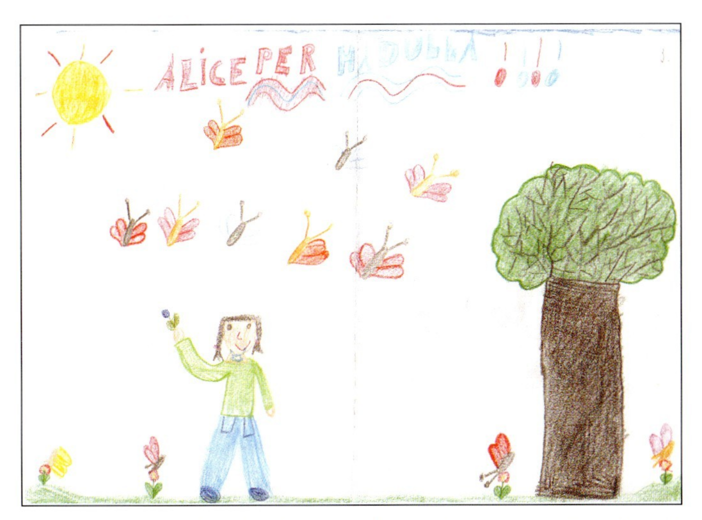

Abb. 3: Das sonnigste von allen drei Bildern, alles ist lebendig, hell und „voll" dargestellt, besonders der Baum. Das Kind hat sogar eine Blume in der Hand, die Schmetterlinge sitzen auf den Blüten und alles hat seinen zugehörigen Platz.

Wie es die Abbildungen 2 und 3 deutlich machen, kam es im geistig-seelischen Bereich zu einer bemerkenswerten Besserung mit Sistieren der Bauchschmerzen.

Anmerkung

Die Kritiker werden zwar gleich einwenden, dass die Besserung auch so erfolgt wäre, nämlich durch eine gelungene Eingliederung, ... eine positive Entwicklung durch die zeitliche Distanz bedingt ... eine Spontanheilung.

Das bringt uns dann wieder unmittelbar zu dem Thema des Placeboeffektes.

Der Leser sei hierzu auf das ausgezeichnete Radioessay: Über das Geistige in der Heilkunst. Annäherung an die Homöopathie Hahnemanns: Placebo nocebo (SWR 2 Baden Baden 2005) von Dres. Simone und Thomas Stölzel hingewiesen. Placebo heißt ja wörtlich übersetzt: Ich werde gefallen, und im Originaltext „placebo tibi domini", also etwas Positiv-Geistiges. Dass Placeboeffekte Auswirkungen bis ins Materiell-Körperliche haben, ist allgemein bekannt und wird erkenntnistheoretisch untersucht. Nach Untersuchungen von Uexküll lassen sich Medikamente im Prinzip nicht von den Vorgängen unterscheiden, die durch Placebogaben ausgelöst werden, wobei die Unterscheidung in Verum und Placebo überhaupt problematisch wird. Weiteres hierzu finden Sie bei eben zitierten Autoren Stölzel.

Aber selbst wenn es nur die griech. Logoi kaloi = **schönen Worte** gewesen sind (immerhin Sokrates), die der Patientin geholfen haben, so entwickelt sich das Kind ausgesprochen sonnig und die Mutter ist auch heute noch, in ihren eigenen Bereichen, eine ausgesprochen dankbare Patientin und sucht meinen Rat als homöopathischen Arzt.

44. Ignatia: Kummer, Familienstreit unter dem Weihnachtsbaum

Nina, 7 Jahre, wird wegen Schlafstörungen, Appetitlosigkeit, Antriebsmangel vorgestellt. Sie weine und sei sehr traurig, denn sie wisse nicht, wo ihr Papa sei.

Hier unterbreche ich zunächst aus Taktgefühl die weitere Anamnese und bitte die kleine Nina, mir im Vorzimmer ihre ganze Familie in Tieren zu malen, was sie auch sichtlich erleichtert und bereitwillig ausführt.

Tierfamilie

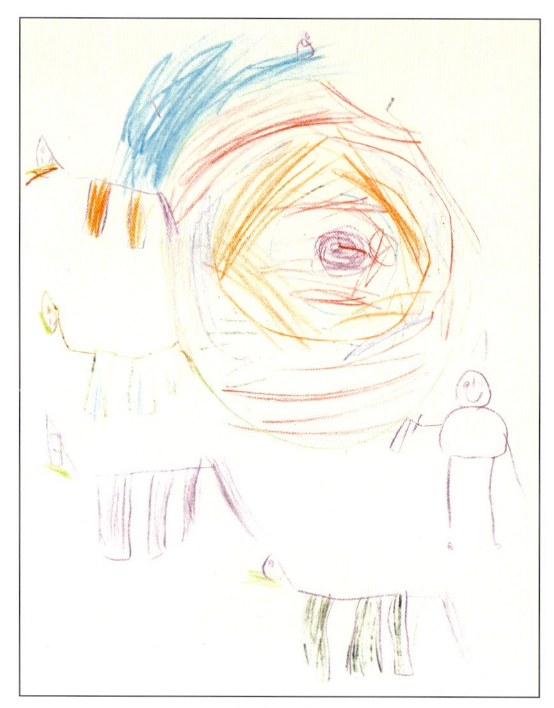

Tierfamilie.

Der Zauberer hat die ganze Familie in Tiere verwandelt, es sind alles Kamele (sic!): Papa, Mama, ihre kleine Schwester und sie selbst, aber alle gehören zusammen, obwohl eines der Kamele etwas „zurückgesetzt", etwas abseits steht.

Spontanbericht

Die Mutter berichtet: „Es war der Weihnachtsabend ..., subtile Vorbereitung ..., festliche Tafel, Tafelsilber, ... Kerzen brennend, von den Kindern geschmückter Weihnachtsbaum ..., traditionelles Essen meines Lebenspartners, meine beiden Eltern, seine Mutter, (= N.s Großeltern) waren geladen ..., dann, nach dem Tischgebet und nach der Vorspeise ein störender Anruf ..., es ist die älteste Tochter aus der ersten Ehe meines Lebenspartners, also N.s Halbschwester ..."

Die Mutter unserer kleinen Patientin empfand diesen Anruf als fast geplante Störung, reagierte abweisend, woraufhin der Vater relativ lakonisch sagt „Alle meine Kinder können mich sprechen, überall und zu jeder Zeit!"

Die Großmutter väterlicherseits schaltete sich ein, woraufhin es schnell zum lauten Geschrei mit Krach – leider nicht in der literarischen Form wie nach Carlo Goldoni (1707–1792), „Krach in Chiozza" – kam. Der Streit steigerte sich, alte und uralte offene Rechnungen und vermeintliche, eingebildete oder tatsächliche Kränkungen taten sich auf und wurden thematisiert. Der Vater von N. und ihre Großmutter väterlicherseits brachen das Weihnachtsfest ab, verließen gemeinsam die Wohnung und reisten ab. Der Vater unserer kleinen Patientin allein für 1 bis 2 Wochen in seine Zweitwohnung.

Repertorisaton im Synthesis

Gemüt, Beschwerden durch Enttäuschung u. a. Ign. (4)
Gemüt, Beschwerden durch, Kränkung, Demütigung u. a. Ign. (3)
Gemüt, Beschwerden durch, Kummer u. a. Ign. (4)
Gemüt, Beschwerden durch, Liebe, enttäuschte u. a. Ign. (4)

Repertorisation im Radar

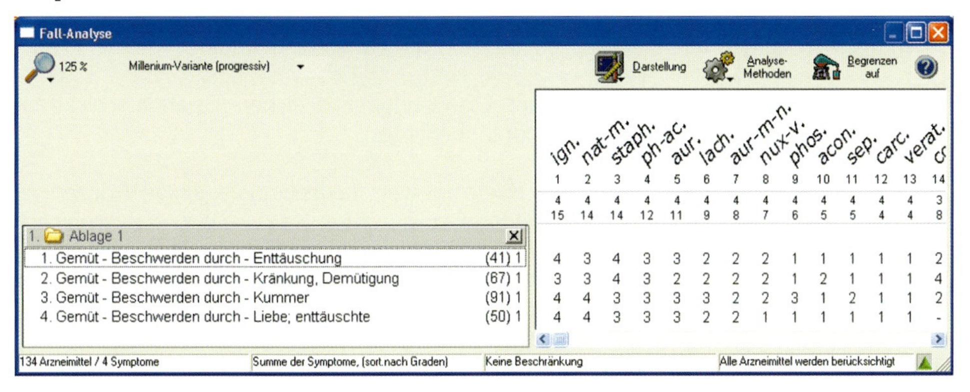

Therapie und Verlauf

Die kleine Patientin N. bekam Ignatia D200 (Staufen) 3 Globuli mit schönem Erfolg.

Die o. g. körperlichen Symptome sistierten und sehr selbstbewusst konnte sie ihren Kinderarzt fragen: „Weißt du, wo mein Papa ist?"

Auch die Eltern kamen sich über Gespräche via Großeltern und dem Erkennen gegenseitiger Verstrickungen und unterschiedlicher Ebenen der Wahrnehmung wieder näher.

Anmerkung

Es ist immer wieder überraschend, wie klar Kinder sehen und ausdrücken, was wirklich wichtig ist: So hat die kleine „Leidende" ihre fundamentale Welt dargestellt: Papa, Mama und ihre kleine Schwester – nicht jedoch die Großeltern. Dabei hat sie klar Stellung bezogen: „Wir gehören zusammen."

45. Ignatia: Schulversagen, Verhaltensstörung, Pubertätsproblematik

Das Mädchen T. , 15 Jahre, kommt in Begleitung seiner Mutter.

Spontanbericht

Die Mutter berichtet: „Es hat vor einem Jahr mit Schulversagen begonnen. Die Leistungen sind drastisch zurückgegangen. Nach einem Schulwechsel sind noch Probleme mit Mitschülern aufgetreten. Sie fühlt sich einsam, ungeliebt, verweigert sich, wird mehr und mehr zum Außenseiter. Nur gelegentlich sucht sie Nähe und Zuwendung. Andererseits ist sie gegen andere in der Familie sehr verletzend. Als Mutter verletzt es besonders, zumal T. sagt, die eigene Familie sei ‚Scheiße', andere Familien seien gut."

Der Vater kann mit dem Verhalten seiner Tochter gar nichts anfangen, er äußert hierzu spontan: „Das Kind hat einen schlechten Charakter."

Gelenkter Bericht

Die junge Patientin habe einen älteren Freund, der an einer Depression leide und schon zweimal einen Suizidversuch unternommen habe. Ein Onkel (Bruder der Mutter) habe sein Leben durch Erhängen beendet. Suizidalität ist in der näheren Aszendenz ein Thema.

In dieser verfahrenen, schwierigen und insgesamt unübersichtlichen Situation schickt mir die Mutter zwei Briefe im Sinne eines Spontanberichtes:

„Wie besprochen sende ich Ihnen die Briefe meiner Tochter sowie einige Notizen zu Ereignissen in der Vergangenheit, die eventuell zu beachten wären. Da T. wahrscheinlich zum nächsten Termin mitkommen wird, möchte ich vorwegschicken, dass ich ihr nicht gesagt habe, dass Sie Kenntnis von ihren Briefen haben. Ich glaube, dass sie darauf sehr ungehalten reagieren würde."

Zunächst der Brief der jungen Patientin wörtlich:

„Hi, Mama, bitte les dir das hier erst alleine durch und entscheide dann, ob Papa es auch lesen sollte. Bitte sei auch nicht sauer wegen dieser einen bestimmten Sache die unten steht. Du wirst gleich wissen was ich meine ... Du willst wissen was los ist? Warum ich so verdammt Scheiße geworden bin? Warum ich so ein negativer Mensch geworden bin? Hier steht es. Ich bezweifle, dass du es verstehen wirst. Es versteht niemand bis auf eine Person ... der Text war eigentlich NUR an X. gedacht, doch da ich keine andere Möglichkeit kenne Dir zu erklären wie es so gekommen ist, lass ich Dich ihn auch lesen:

Es ist so deprimierend. Wenn man der wahren Liebe begegnet ist, bringt sie einen vollkommen aus dem Konzept. Ich hatte mein Leben unter Kontrolle. Alles war perfekt: Ich war gut in der Schule, hatte gute Freunde und war glücklicher Single. Doch mein Leben war nicht immer so. In der Grundschule hatte ich immer Freunde. Doch sie verstanden nicht, was in mir vorging. Ich war anders. Doch sie akzeptierten mich. Als ich in die 5. Klasse kam veränderte sich mein Leben. Ich wurde ausgeschlossen. War alleine. Ich war anders. Das konnten sie nicht akzeptieren. Ich versuchte mich anzupassen. Wurde still.

Unterwarf mich all dem was sie sagten. Doch das war ich nicht. Ich war gefangen. In mir. Ich war offen für die Liebe und gab das offen zu. Doch ich wurde ausgelacht. Sie lachten. Über mich. Über meine Gefühle. Über die Liebe. Die Liebe war das einzige, was mich an der Welt hielt. Doch sie zerstörten sie. Verspotteten sie. Meine Liebe. Ich zog mich immer mehr zurück. Wollte sterben. Wollte mich aus diesem Gefängnis befreien. Dann endlich kam meine Chance. Ich konnte die Schule wechseln. Ein neues Leben beginnen. Das tat ich. Ich traf Freunde. Wahre Freunde. Eine kurze Zeit lang war das Gefühl der Einsamkeit endlich vorbei. Ein Augenblick des Glücks. Ich hatte jemanden der mich verstand. Dessen Leben nicht perfekt ablief. Der Probleme hatte. Jemand, der mich so wollte, wie ich bin. Jemand der anders war. Dann traf ich ihn. Bevor ich mich versah war es schon passiert – ich hatte mich in ihn verliebt. Doch er war der Ex-Freund meiner damaligen besten Freundin. Sie liebte ihn noch immer. Sie erfuhr von ihm und mir. Es verletzte sie sehr. Sie sagte, ich sei an allem Schuld, hätte alles zerstört: Ihre Beziehung, unsere Freundschaft, ihr Leben. Damit hatte sie Recht. Hätten wir uns nicht ineinander verliebt, wäre sie zu ihm zurückgekehrt. Ihre Beziehung wäre weiter gegangen. Sie wären glücklich geworden. Hätten wir uns nicht ineinander verliebt, wären sie und ich immer noch beste Freundinnen. Ich habe alles zerstört. Ich hätte sagen sollen: ‚Lass mich. Ich kann ihr das nicht antun. Sie ist meine beste Freundin.' Doch ich tat es nicht. Ich ließ es zu. Ich ließ es zu, mich in ihn zu verlieben. Ich tat nichts. Ich ließ mich fallen. Ich beendete die Beziehung mit ihm, um die Freundschaft zu ihr zu retten. Die Leere in mir. Sie war unerträglich. Ich fühlte nur noch den Schmerz. Tief in mir. Tief in meinem Herzen. Ich wollte schreien. Laut. Verzweifelt. Wollte den Schmerz rauslassen. Doch es ging nicht. Er blieb. Um mich den schrecklichen Qualen zu entziehen kehrte ich zu ihm zurück. Damit verschwand der letzte Rest Hoffnung, der noch übrig geblieben war, die Freundschaft und damit mein Lebensziel zu retten. Sie und ich wurden Feinde. Hassten uns. Zumindest redete ich mir das ein. Doch ich vermisste sie. Ich vermisste unsere Freundschaft. Ich konzentrierte mich nur noch auf die Beziehung. Vernachlässigte die Schule. Half meiner Mutter nicht mehr im Haushalt. Ließ mich hängen. Das einzige was ich noch hatte war er. Alles andere hatte ich verloren. Alles. Ich war so verliebt. Doch ich konnte ihn nicht sehen. Vier Wochen lang. Dann war es soweit. Wir trafen uns. Als ich ihn sah fühlte ich mich plötzlich so glücklich. Das Wochenende war wunderschön. Zärtlichkeit. Liebe. Gefühle. Geborgenheit. Glück. Als er das zweite Mal bei mir war, war es genauso. Es war einfach perfekt. Wir waren so glücklich, dass wir miteinander schliefen. Es war schön. Mein erstes Mal. Doch wir verhüteten nicht richtig. Ich befürchtete schwanger zu sein. Besorgte mir die Pille danach. Als ich das Geld dafür holte, sah ich so viele Familien mit kleinen Kindern. Sie waren glücklich. Auf einmal wurde mir klar, dass ich das niemals haben würde. Ich würde niemals ein glückliches und schönes Leben führen. Niemals. So soll es sein. Schicksal. Ich lebe kein Leben mehr. Schon lange nicht mehr. Was ich lebe ... ist Qual. Jeden Tag Schmerz. Er ruht niemals. Ich lebe, um zu sterben. Doch ich kann den Tot nicht früher holen, als er kommen soll. Denn ich habe es versprochen. Mein Wort ... halte ich. Das war's. Mama, es tut mir einfach nur leid. Wirklich. Ich wollte NIE, dass das alles passiert. Nie ... ich weiß auch nicht was in letzter Zeit mit mir los ist ... wirklich nicht ... Aber eines weiß ich: ich hab' Dich wirklich ganz doll lieb, egal wie beschissen ich mich Dir gegenüber in letzter Zeit verhalten habe ... ich wollte nicht, dass es Dir wegen mir so schlecht geht. Und keine Angst: ich werde mich nicht umbringen. Die Phase ist vorbei, das verspreche ich Dir.
Bye, T."

Weitere Informationen aus den Aufzeichnungen der Mutter:

- Schreianfälle (1x bis zur Ohnmacht) im Säuglings- und Kleinkindalter, zuerst ohne ersichtliche Ursache; später, wenn Willen durchgesetzt werden sollte

- Unvermögen, über Kummer zu sprechen und Trost zu bekommen
- Kein Unrechtsbewusstsein: Was bisher gemacht wurde, wird als richtig empfunden
- Als die Familie für 1 Jahr getrennt war (vor Umzug) und zusätzlich Wechsel der Kindergärtnerin (Erzieherin), reagierte sie mit Neurodermitis, die rückstandlos wegging, als die Probleme vorbei waren
- Bis in die ersten Schuljahre Schlafprobleme: Durchschlafschwierigkeiten, Schlafen bei Eltern, Angst vor Alleinsein
- Keine Infektanfälligkeit für leichte Erkältungskrankheiten, dafür gleich „richtige Krankheiten“ wie eitrige Mandelentzündungen, Scharlach, Pfeiffersches Drüsenfieber, Lungenentzündungen mit anschließendem Husten, der mehr Reizhusten war (Lehrerin in Grundschule behauptete, T. huste, um auf sich aufmerksam zu machen)
- Mit ca. 11 Jahren wurde im Schrank ein Fach eingerichtet, das Zettel mit Sprüchen enthielt, die schwermütige, das Leben anzweifelnde Gedanken enthielten

Repertorisation im Synthesis

Gemüt, Beschwerden durch Kummer	u. a. Ign. (4)
Gemüt, Beschwerden durch Enttäuschung	u. a. Ign. (4)
Gemüt, Beschwerden durch Wut	u. a. Ign. (3)
Allgemeines, widersprüchliche und abwechselnde Zustände	u. a. Ign. (4)

Repertorisation im Radar

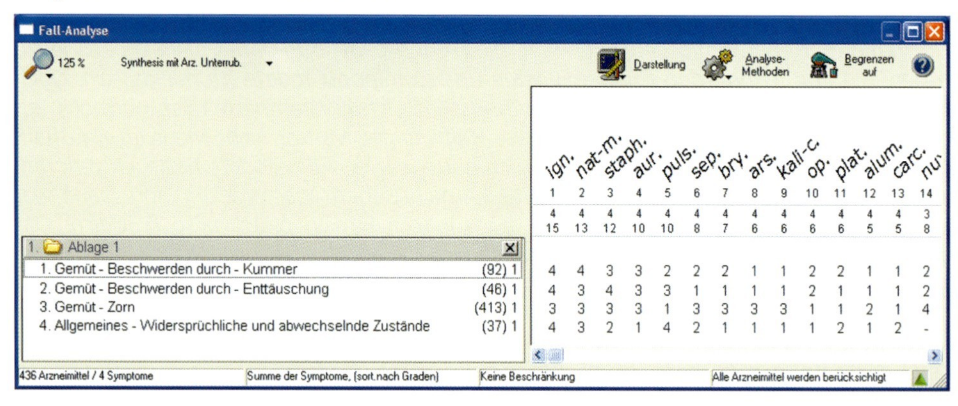

		ign.	nat-m.	staph.	aur.	puls.	sep.	bry.	ars.	kali-c.	op.	plat.	alum.	carc.	nu
		1	2	3	4	5	6	7	8	9	10	11	12	13	14
		4	4	4	4	4	4	4	4	4	4	4	4	4	3
		15	13	12	10	10	8	7	6	6	6	6	5	5	8
1. Gemüt - Beschwerden durch - Kummer	(92) 1	4	4	3	3	2	2	2	1	1	2	2	1	1	2
2. Gemüt - Beschwerden durch - Enttäuschung	(46) 1	4	3	4	3	3	1	1	1	1	2	1	1	1	2
3. Gemüt - Zorn	(413) 1	3	3	3	3	1	3	3	3	3	1	1	2	1	4
4. Allgemeines - Widersprüchliche und abwechselnde Zustände	(37) 1	4	3	2	1	4	2	1	1	1	1	2	1	2	-

Therapie und Verlauf

Die junge Patientin bekam Ignatia D200 (Staufen) 5 Globuli.

Hierdurch kam es eindeutig zur Befundbesserung, die die Mutter wie folgt beschreibt: „... Zusammenleben schöner, deutlich besser. Leistungsmäßig (8. Klasse) besser in Französisch und Englisch ... geht vermehrt Hobbys wie Tanzen nach, sucht Gesellschaft. Sie kann jetzt mit einer guten Freundin über ihre Probleme reden. Außerdem konnte sie die Beziehung zum Freund auflösen, der sie in die Psychoecke gedrängt hatte.“

Eine *Familienaufstellung nach Bert Hellinger*, zu der ich wegen des Themas „Suizid“ in der näheren Aszendenz geraten hatte, wurde von der Familie bislang nicht durchgeführt, umso mehr hat uns der schöne Ignatia-Erfolg fasziniert.

Anmerkung

Nicht vergessen werden soll auch der Hinweis von Hedwig Imhäuser, die als bewährte Ignatia-Indikationen

- *„Ausbleiben der Kinder bei Zurechtweisung, durch Schrecken"* sowie
- *„Krampfbereitschaft, charakterlich bedingte, krampfähnliche Zustände"* erwähnt.

Demzufolge könnte man die Überlegung anstellen, ob das Mittel nicht bereits bei den oben beschriebenen Affektkrämpfen im Kleinkindesalter hilfreich gewesen wäre.

Meiner hoch geschätzten Arzt- und Praxishelferin und Co-Therapeutin Editha Appell verdanke ich den Hinweis, dass ja schon in dem oben zitierten Brief der Mutter sich das Widersprüchliche/Paradoxe zeigt: „keine Infektanfälligkeit, dafür jedoch häufig eitrige Mandelentzündungen, Scharlach, Pfeiffersches Drüsenfieber Lungenentzündungen …".

Die Paradoxität von Ignatia zieht sich sozusagen schon seit frühester Kindheit durch die gesamte Kasuistik. Siehe hierzu unseren Band I, 3. Kapitel, Ignatia: „Paradoxie, schneller Wechsel und übersteigerte Sensibilität".

46. Ignatia und Aconitum: Pavor (= Angst), Tic-Symptomatik, Verdacht auf psychotische Reaktion

Der Junge J., 10 Jahre, kommt in Begleitung beider Eltern in die homöopathische Praxis. Beide Eltern und der Patient scheinen sichtlich nervös. Wenn Väter ebenfalls in der Praxis erscheinen, werde ich besonders hellhörig, spitze die Ohren und erkenne es als Alarmzeichen, denn wenn Väter direktes Interesse zeigen, brennt es!

Spontanbericht

Der Vater eröffnet den Dialog mit einfachen und klaren Worten – seine große Angst steht ihm im Gesicht geschrieben: „J. ist sehr nervös. Er steht unter Druck, ist regelrecht ausgeflippt ..., spricht nur von negativen Dingen ... er ist total auf dem Angst-Trip."

Die Mutter ergänzt: „ ... negative, schlimme Dinge...". Dabei schaut sie ängstlich auf ihren Sohn, der seit Beginn der Anamnese pausenlos in Mitleid erregender Weise sein Gesicht verzerrt und wie bei einer Tic-Symptomatik konvulsivisch zuckt.

Ich nehme die ängstliche Hinwendung der Mutter als Zeichen, geleite J. in den Warteraum und bitte ihn, mir die **Tierfamilie** oder eventuell auch ein **Haus**, einen **Baum** und einen **Menschen** zu malen.

Die Mutter berichtet nun aufgeregt weiter: „Er hat Gedanken, jemanden mit dem Messer zu erstechen, ... einen Mord zu begehen. Diese Gedanken werden immer stärker und gewinnen Übermacht. J. macht uns zunehmend Angst."

Gelenkter Bericht

Die Symptome seien aufgetreten, seit der Großvater nach 10 Monaten qualvoller Erkrankung verstorben sei und sich weitere Todesfälle gehäuft haben. So habe der Vater von J.s bestem Freund Selbstmord begangen. Wegen einer Scheidungsproblematik sei er von der Autobahnbrücke gesprungen. Der beste Freund sei daraufhin in eine andere Stadt gezogen. Die Erinnerung und die Trennung falle J. heute noch ausgesprochen schwer. Auch seien die Symptome nach den schrecklichen Ereignissen des 11. September 2001 (Attentat auf das World Trade Center in New York) stärker geworden. Die Mutter berichtet außerdem selbstkritisch, dass die Leichenhalle, die J. zweimal besuchen wollte, um vom Großvater Abschied zu nehmen, ihm nicht gut getan habe. J. hatte jedoch nicht locker gelassen und auf seinem Wunsch bestanden.

Die Eltern berichten außerdem detailliert von einer Ärzte-Odyssee, die insgesamt die stark ängstigende Situation und Symptome ihres Sohnes widerspiegelt. Zunächst sei der Kinderarzt aufgesucht worden, der sehr selbstkritisch äußerte, dass er hierzu keine Ausbildung habe, und einen Psychologen empfohlen sowie Diazepam verschrieben habe.

Über das folgende Wochenende habe sich dann alles akut verschlechtert. Am Sonntag sei der Notarzt gerufen worden, der J. ein weiteres Valium-Präparat verabreicht habe und eine stationäre Einweisung in die Klinik für Kinderpsychiatrie für den kommenden Montag veranlassen wollte, die die Eltern ablehnten.

Sie hätten ihren Sohn lieber für eine ambulante Psychotherapie vorgestellt. Auf Empfehlung von entfernten Verwandten seien sie mit dem Jungen schlussendlich in unsere Praxis gekommen, also zu einer ergänzenden homöopathischen Therapie.

Tierfamilie, Haus-Baum-Mensch

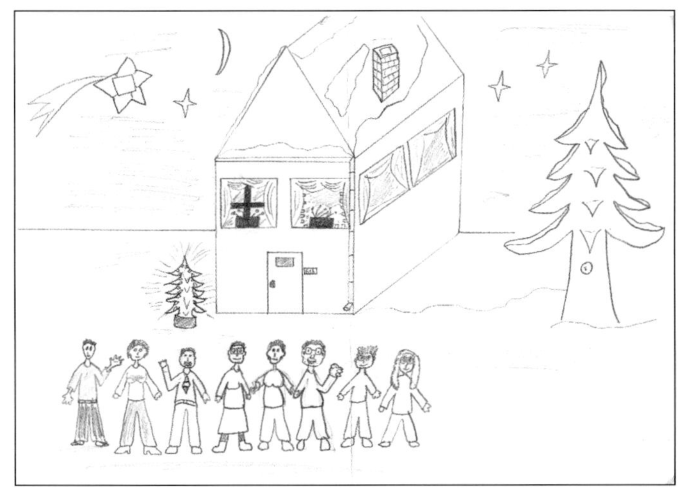

J. hat die Tiere nicht als Tiere, sondern mehr als konkrete Personen dargestellt. Haus, Baum, Menschen und die Tierfamilie sind als Gesamtes in einem Bild komponiert. Statt Buntstiften hat J. lediglich das Bleistiftgrau gewählt.

Danach wird der kleine Patient von mir erneut ins Sprechzimmer gerufen.

Auf die Frage, welche **drei Wünsche** er habe, sagt J.:
1. Es solle keine Kriege mehr geben
2. es solle keine bösen Menschen mehr geben
3. dass er – intelligenterweise – nochmals zehn Wünsche frei haben wolle. Der erste dieser weiteren Wünsche wäre dann, dass der Opa wiederkommen solle.

J. trägt noch nach (Originalzitat): „Die Gedanken kommen mir so. Ich habe Angst, ich müsste die Welt beherrschen, Angst, ich müsste klauen ..." – das alles in einer sehr angstvollen Weise vorgebracht, mit oben erwähnter Tic-Symptomatik.

Klinische Untersuchung

Er wirkt sehr blass, ängstlich mit oben beschriebener heftigster Tic-Symptomatik im Gesicht, lichtempfindlich. Ansonsten altersgemäße Entwicklung, internistischer und neurologischer Organstatus o. p. B.
Konsiliarisch wurden eine neuropädiatrische Untersuchung sowie zur weiteren Diagnostik ein CT und ein EEG durchgeführt. Alle Untersuchungen zeigten einen unauffälligen Befund.

Repertorisation im Synthesis

Gemüt, Angst mit Beschwerden durch Schock	u. a. Acon. (3), Ign. (3), Op. (3)
Gemüt, Beschwerden durch, Schreck	u. a. Acon. (3), Ign. (2), Op. (3)
Gemüt, Beschwerden durch, Tod von Eltern, Freunden	u. a. Ign. (4)
Gemüt, Geisteskrankheit, Wahnsinn	u. a. Acon. (1), Ign. (2) Op. (2)
Gemüt, Gesten, konvulsivisch	u. a. Acon. (1), Ign. (1), Op. (1)
Gemüt, Wahnidee, Geisteskrank werden, sie wird	u. a. Acon. (2), Ign. (3)
Gemüt, Wahnidee, habe ein Verbrechen begangen	u. a. Ign. (2)
Augen, Photophobie	u. a. Acon. (3), Ign. (2), Op. (3)
Gesicht, Zucken	u. a. Acon. (2), Ign. (2), Op. (3)

Repertorisation im Radar

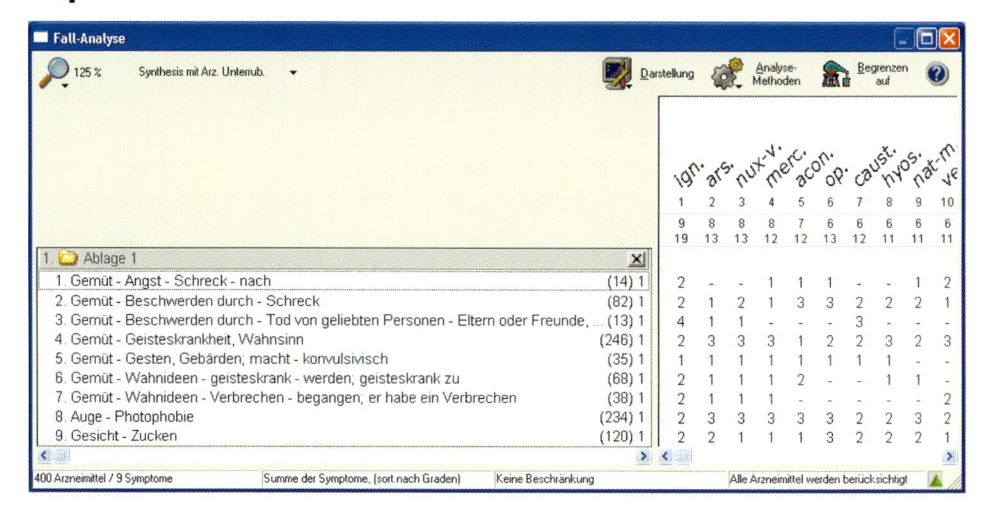

	ign.	ars.	nux-v.	merc.	acon.	op.	caust.	hyos.	nat-m.	ve
	1	2	3	4	5	6	7	8	9	10
	9	8	8	8	7	6	6	6	6	6
	19	13	13	12	12	13	12	11	11	11
1. Gemüt - Angst - Schreck - nach (14) 1	2	-	-	1	1	1	-	-	1	2
2. Gemüt - Beschwerden durch - Schreck (82) 1	2	1	2	1	3	3	2	2	2	1
3. Gemüt - Beschwerden durch - Tod von geliebten Personen - Eltern oder Freunde, ... (13) 1	4	1	1	-	-	-	3	-	-	-
4. Gemüt - Geisteskrankheit, Wahnsinn (246) 1	2	3	3	3	1	2	2	3	2	3
5. Gemüt - Gesten, Gebärden; macht - konvulsivisch (35) 1	1	1	1	1	1	1	1	1	-	-
6. Gemüt - Wahnideen - geisteskrank - werden; geisteskrank zu (68) 1	2	1	1	1	2	-	-	1	1	-
7. Gemüt - Wahnideen - Verbrechen - begangen; er habe ein Verbrechen (38) 1	2	1	1	1	-	-	-	-	-	2
8. Auge - Photophobie (234) 1	2	3	3	3	3	3	2	2	3	2
9. Gesicht - Zucken (120) 1	2	2	1	1	1	3	2	2	2	1

Therapie und Verlauf

Wir stellten den Kummer durch Tod des Großvaters in den Mittelpunkt. Hierfür sprechen die Ausführungen zu den o. g. drei Wünschen und die Familienzeichnung, in der sich J. direkt neben seinen Großvater stellt. Somit steht die Rubrik „Gemüt, Beschwerden durch Tod von geliebten Personen – Eltern und Freunden, der", zu denen der Großvater sicher gehört und Ignatia 4- wertig vertreten ist, im Mittelpunkt.

J. bekommt bei drohender Psychiatrisierung bereits in der Praxis einmalig Ignatia D200 (Staufen) 5 Kügelchen.
Da die Mutter einen ausgesprochen erregten und angespannten Eindruck macht, erhält sie zusätzlich Nux vomica D12 (Staufen) 3 x 5 Kügelchen.
Übrigens: Mutter und Kind zugleich zu behandeln, hat sich in der Praxis bewährt und wurde schon von S. Hahnemann praktiziert.
Nach einer Woche erkundige ich mich etwas beunruhigt bei den Eltern, die sich bislang nicht gemeldet hatten, und erfahre telefonisch (Originalzitat): „Alles in Ordnung, J. ist wieder völlig normal. Er hat keine Angst mehr. Er hat sich viel von der Seele geredet ...".
Auf meine Frage, was denn wirklich geholfen habe, sagt sie (Originalzitat): „Kügelchen oder Reden, was es war, weiß ich nicht, aber es geht ihm gut.".

Nach ca. 14 Tagen erneuter Anruf (Originalzitat): „Alles ist wieder schlimm, sogar schlimmer als je zuvor. J. ist total auf dem Angsttrip; fragt z. B., ob Opa auch bei Hitler gewesen sei und ob Oma auch „Heil Hitler" gerufen habe. Er philosophiert viel, macht sich über alles Gedanken, er hat geradezu einen panischen Schrecken."
Das Stichwort „panischer Schrecken" wird von mir aufgenommen.

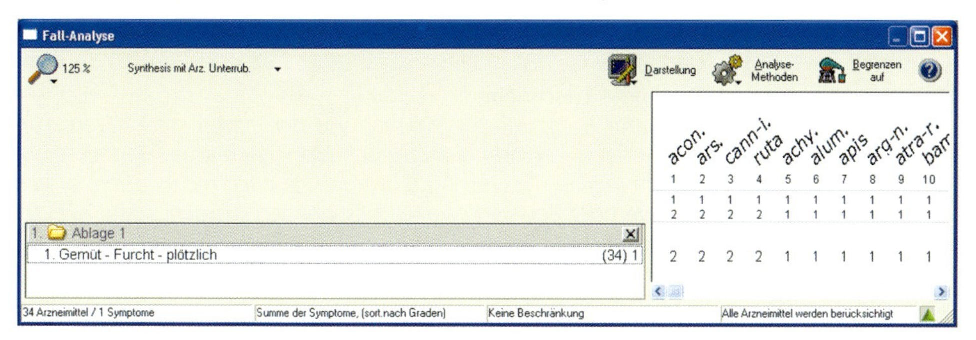

Im antiken Griechenland gab es den Gott Pan, der besonders um die heiße Mittags- und Ruhezeit den Menschen geradezu einen „panischen Schrecken" eingejagt hat, der sich nach Meinung von Gerhardus Lang gut mit Aconitum deckt. Ich gebe J. also Aconitum XM einmalig 3 Kügelchen (Schmidt-Nagel).

In der Zwischenzeit machte das Kind eine Tonsillitis durch, die von der Mutter eigenmächtig mit Mercurius und Symbioflor I erfolgreich behandelt wird.

Nach weiteren 14 Tagen kam erneut ein Anruf der Mutter: „Alles ist in Ordnung, J. ist beschwerde- und angstfrei. Insbesondere frei von „schlimmen Gedanken".

Anmerkung

Der 10-jährige J. zeigte ausgeprägte Pavor (= Angst)-Symptome mit psychotischer Tendenz und drohender Psychiatrisierung. Zwei homöopathische Mittel wurden nacheinander eingesetzt: Zunächst Ignatia D200, als Folgemittel Aconitum XM.

Ob zunächst die Kummerschicht abgetragen wurde und dann erneut das panische, vielleicht prä-psychotische Geschehen zu Tage kam, das Aconitum benötigte, ist eine These. Jedenfalls entwickelte sich J. nun bis dato unauffällig. Die weitere Prognose bleibt offen.

Ob J. irgendwann ähnliche (prä-)psychotische Symptome bis hin zur juvenilen Schizophrenie entwickeln kann, wird die Zukunft zeigen. Sicher ist, dass eine konsequente homöopathische Weiterbehandlung, insbesondere unter dem Aspekt einer konstitutionellen Therapie, als sinnvoll erachtet werden muss.

47. Ignatia und Sulphur: Cerebrales Anfallsleiden (= Krampfanfälle) mit Absencen (= Abwesenheit)

Der Junge F., 3 Jahre, leidet an einem cerebralen Anfallsleiden seit dem 18. Lebensmonat – nach der Geburt seines Bruders.

In einem Arztbrief wird Folgendes beschrieben:
„Nach Angaben der Eltern hatte F. ca. 3 bis 4 Wochen vor der ersten stationären Aufnahme in unserem Klinikum einen ersten afebrilen, tonisch-klonischen Krampfanfall geboten. Der Ablauf war mit einem initialen Schrei, Augenverdrehen nach rechts oben, oralen Automatismen und 2 min dauernder Bewusstlosigkeit beschrieben worden. Am 17.05.01 war ein ähnliches Ereignis abgelaufen, das zur Einweisung des Kindes führte.

Diagnose:
- *Zustand nach afebrilem Krampfanfall*

Im weiteren Verlauf kam es erneut zu Anfällen im o. g. Sinne. Das sozialpädiatrische Zentrum stellte die klinische Diagnose:

- *Idiopathisch generalisierte Epilepsie mit Grand mal und Nickanfällen.*

CCT (= Craniale Computertomographie): Normalbefund.

EEG-Befund: Dominierende Aktivität Wellen von 6–8/s, Spannungshöhe 35–60 mV, Spannungsmaximum parietooccipital, Berger-Effekt nicht prüfbar. Keine Allgemeinveränderungen. Keine Seitendifferenzen, keine Spitzenpotentiale, temporooccipital Einlagerung von meist kurzen spannungshöheren 4-5/s Theta-Wellengruppen."

Eine antikonvulsive Therapie mit Valproat wurde eingeleitet. Das Kind war trotz der Einstellung nicht anfallsfrei. Calcium-Valproat (Ergenyl) wurde auf Natrium-Valproat (Ergenyl-Lösung) umgestellt. Doch auch diese Wahl brachte keine Besserung der klinischen Symptomatik.

Die Eltern, die eine weitere Dosiserhöhung bzw. Hinzunahme eines weiteren Antikonvulsivums (u. a. Ospolat) fürchten, wenden sich mit der Bitte um eine ergänzende homöopathische Therapie an uns.

Spontanbericht

Die Mutter beschreibt ihren ältesten Sohn (unseren Patienten) schriftlich:
„ ... Sehr unterschiedlich sind unsere beiden Buben, für mich eine täglich faszinierende Erfahrung. Zwei kleine große Persönlichkeiten, die ich einfach nur lieb haben kann. F. ist ein liebevoller, sensibler und wissbegieriger kleiner Mann. Er scheint fast alles, was er wahrnimmt, aufzunehmen und oft unmerkbar irgendwo in sich abzuspeichern. Irgendwann erzählt er dann wieder davon. Ich frage mich immer, wie so ein kleines Kerlchen so ein großes Gedächtnis haben kann: Melodien, Texte, Geschichten aus Büchern, Dinge die ihm jemand erzählt oder erklärt hat ... Meist merkt er sich jedes Wort und den Tonfall noch dazu. Er liebt es einerseits mit Wasser, Sand und Matsch zu spielen und kann sich auf der anderen Seite vor Kleinigkeiten wie einem Haar oder einem Insekt

so richtig grausen (obwohl nach kurzer Zeit auch die Ameise, die er auf Anhieb eklig findet, interessiert untersucht wird). Manchmal ist er fast pedantisch ordentlich, dann wieder scheint es ihm richtig Spaß zu machen, Chaos zu produzieren. Beim ,Welt-Entdecken' ist er kein Draufgänger, aber er geht bestimmt und mutig seine kleinen immer selbständigeren Wege. Ein kleiner Philosoph ist er und ich bin froh, dass diese Begabung ein Gegengewicht hat in seiner spielerischen Leichtigkeit und seinem Humor.

Was kann er nicht so leiden: Ihn ekelt es, wenn sein geliebtes Nutella an den Fingern hängt, dann kommt er genervt angelaufen und möchte es entfernt haben, obwohl er dies gut selbst machen könnte. Wenn ein Puzzle nicht so klappt wie er es möchte, kann er genervt reagieren. Wir können oft erst dann wegfahren, wenn er sich für die Mitnahme seines richtigen Spielzeuges entschieden hat. Wenn beim Cornflakes essen ein Milchtropfen auf die Tischplatte fällt, kann er erst weiter essen, wenn der Schaden behoben ist. Er kann in seiner Genervtheit schon mal seine Eltern oder seinen kleinen Bruder beißen."

Gelenkter Bericht

Die Anfälle seien erstmals im 18. Lebensmonat, direkt nach der Geburt des jüngeren Bruders, möglicherweise im Rahmen einer Geschwisterrivalität, aufgetreten. F. spiele gern allein, könne sich zurückziehen, habe eine Abneigung gegen Milch, stelle sich gern in den Mittelpunkt, versuche seinen kleinen Bruder spielerisch und beiläufig auf verschiedene Arten zu quälen, z. B. ärgern, beißen, auf ihn fallen etc.

Repertorisation im Synthesis

Gemüt, Eifersucht	u. a. Ign. (1), Sulph. (1)
Gemüt, gewissenhaft, peinlich genau in Kleinigkeiten	u. a. Ign. (3), Sulph. (3)
Gemüt, beißen	u. a. Ign. (1)
Gemüt, Selbstsucht, Egoismus	u. a. Ign. (1), Sulph. (2)
Allgemeines, Konvulsionen	u. a. Ign. (2), Sulph. (2)
Allgemeines, Konvulsionen, Kinder, bei	u. a. Ign. (2), Sulph. (2)
Allgemeines, Speisen und Getränke, Milch, Abneigung	u. a. Ign. (2), Sulph. (2)

Repertorisation im Radar

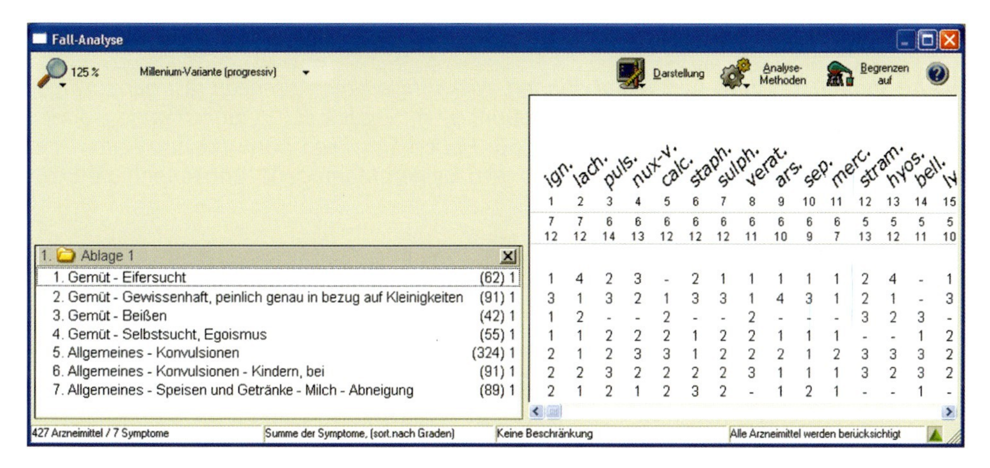
Fall-Analyse
125 %
Millenium-Variante (progressiv)
Darstellung
Analyse-Methoden
Begrenzen auf
1. Ablage 1

	ign.	lach.	puls.	nux-v.	calc.	staph.	sulph.	verat.	ars.	sep.	merc.	stram.	hyos.	bell.	ly
	1	2	3	4	5	6	7	8	9	10	11	12	13	14	15
	7	7	6	6	6	6	6	6	6	6	6	5	5	5	5
	12	12	14	13	12	12	12	11	10	9	7	13	12	11	10
1. Gemüt - Eifersucht (62) 1	1	4	2	3	-	2	1	1	1	1	1	2	4	-	1
2. Gemüt - Gewissenhaft, peinlich genau in bezug auf Kleinigkeiten (91) 1	3	1	3	2	1	3	3	1	4	3	1	2	1	-	3
3. Gemüt - Beißen (42) 1	1	2	-	-	2	-	-	2	-	-	-	3	2	3	-
4. Gemüt - Selbstsucht, Egoismus (55) 1	1	1	2	2	2	1	2	2	1	1	1	-	-	1	2
5. Allgemeines - Konvulsionen (324) 1	2	1	2	3	3	1	2	2	2	1	2	3	3	3	2
6. Allgemeines - Konvulsionen - Kindern, bei (91) 1	2	2	3	2	2	2	2	3	1	1	1	3	2	3	2
7. Allgemeines - Speisen und Getränke - Milch - Abneigung (89) 1	2	1	2	1	2	3	2	-	1	2	1	-	-	1	-

427 Arzneimittel / 7 Symptome
Summe der Symptome, (sort.nach Graden)
Keine Beschränkung
Alle Arzneimittel werden berücksichtigt

Therapie und Verlauf

Aufgrund des direkten Zusammenhangs mit der Geburt des jüngeren Bruders und möglicher Geschwisterrivalität sowie der Repertorisation der Leitsymptome entschieden wir uns für die Gabe von Ignatia XM (Schmidt-Nagel).

Das beschriebene Verhalten, insbesondere dem kleinen Bruder gegenüber, veränderte sich, F. wurde umgänglicher, die Anfälle aber blieben gleich.

In einem weiteren Bericht ergänzten die Eltern:
„F. macht sich gern schmutzig, ist vital und freudig, hat viel Körperwärme, geht gerne barfuß, ist durstig."

Es erfolgte jetzt die tägliche Gabe von Sulphur LM VI (Staufen) 3 Globuli.

Repertorisation im Radar

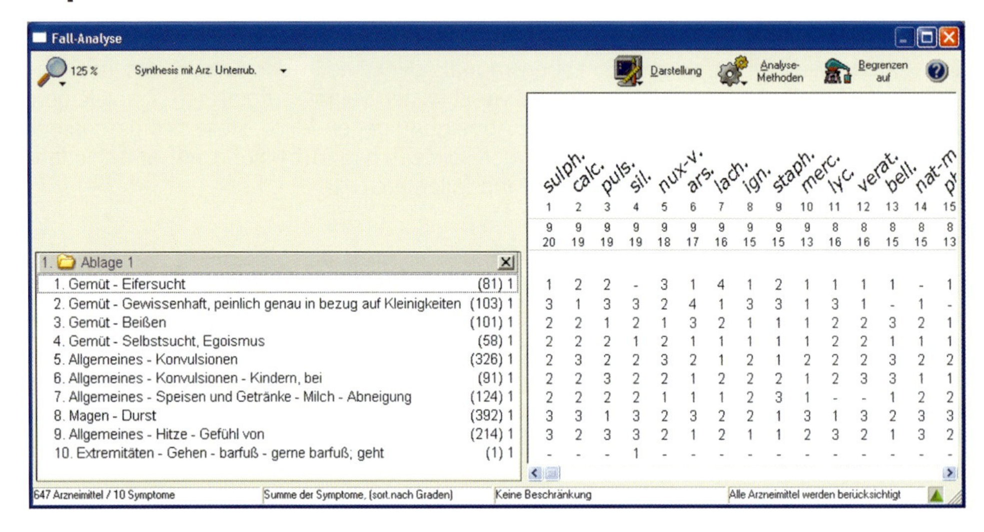

	sulph.	calc.	puls.	sil.	nux-v.	ars.	lach.	ign.	staph.	merc.	lyc.	verat.	bell.	nat-m	p
	1	2	3	4	5	6	7	8	9	10	11	12	13	14	15
	9	9	9	9	9	9	9	9	9	9	8	8	8	8	8
	20	19	19	19	18	17	16	15	15	13	16	16	15	15	13
1. Gemüt - Eifersucht (81) 1	1	2	2	-	3	1	4	1	2	1	1	1	1	-	1
2. Gemüt - Gewissenhaft, peinlich genau in bezug auf Kleinigkeiten (103) 1	3	1	3	3	2	4	1	3	3	1	3	1	-	1	-
3. Gemüt - Beißen (101) 1	2	2	1	2	1	3	2	1	1	1	2	2	3	2	1
4. Gemüt - Selbstsucht, Egoismus (58) 1	2	2	2	1	2	1	1	1	1	1	2	2	1	1	1
5. Allgemeines - Konvulsionen (326) 1	2	3	2	2	3	2	1	2	1	2	2	2	3	2	2
6. Allgemeines - Konvulsionen - Kindern, bei (91) 1	2	2	3	2	2	1	2	2	2	1	2	3	3	1	1
7. Allgemeines - Speisen und Getränke - Milch - Abneigung (124) 1	2	2	2	2	1	1	1	2	3	1	-	-	1	2	2
8. Magen - Durst (392) 1	3	3	1	3	2	3	2	2	1	3	1	3	2	3	3
9. Allgemeines - Hitze - Gefühl von (214) 1	3	2	3	3	2	1	2	1	1	2	3	2	1	3	2
10. Extremitäten - Gehen - barfuß - gerne barfuß; geht (1) 1	-	-	-	1	-	-	-	-	-	-	-	-	-	-	-

In einem weiteren Bericht nun (Original):

„Gute Stimmung, gutes Allgemeinbefinden, Nickanfälle bzw. Absencen fast ganz zurückgegangen (seit 1. Tag nach Gabe von Sulphur LM VI) Sulphur LM VI täglich geben, außerdem weiterhin Ergenyl-Lösung 100/100/150. Haben Sie vielen Dank für Ihre Hilfe. Es ist einfach schön zu sehen, wie viel besser es dem kleinen Mann geht. Anbei noch die Bilder der zwei Buben."

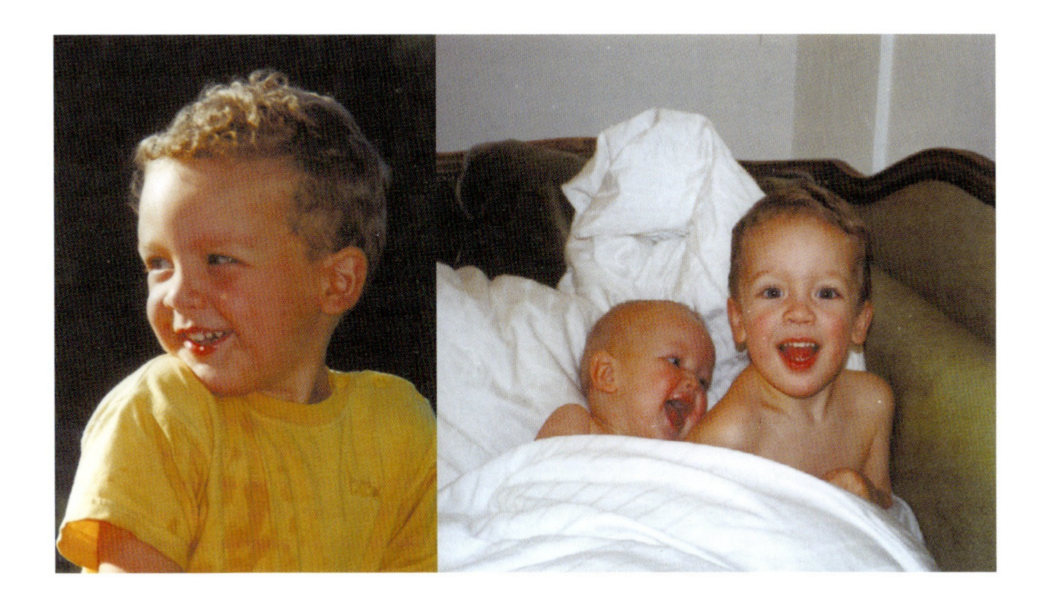

F. ist nunmehr seit einem Jahr völlig anfallsfrei, zwar mit der homöopathischen Arznei Sulphur in Verbindung mit Ergenyl, wobei aber weder Ergenyl erhöht noch ein anderes Antikonvulsivum in Kombination hinzu gegeben werden musste.

Der kleine Patient entwickelte sich sehr schön, so dass wir es nicht wagten, das Antikonvulsivum (Ergenyl) abzusetzen bzw. zu reduzieren und ein Rezidiv und/oder einen großen Anfall zu provozieren. Wir waren der Ansicht:

„Pferde, die in die richtige Richtung gehen, soll man nicht aufhalten ...“ und

„Never change a winning team!“

Prozedere: Bedingt durch die Gewichtszunahme und die Entwicklung wurde Ergenyl pro kg Körpergewicht selbstständig reduziert, so dass wir zu einem späteren Zeitpunkt die Situation im Sinne eines Ausschleichens und nachfolgendes Absetzen des Antikonvulsivum neu überdenken konnten.

Anmerkung

Unter der Gabe von Ignatia und Sulphur in ansteigenden LM-Potenzen war der Patient anfallsfrei. Der EEG-Befund normalisierte sich ebenfalls.

Auf unseren Vorträgen in Stuttgart, Bad Immnau, Graz und Wien und in unseren Publikationen weisen wir immer wieder darauf hin, dass es nicht immer gelingt, auf die schulmedizinische Medikation völlig zu verzichten.

Es ist bereits ein Erfolg, wenn durch ergänzende homöopathische Behandlung eine geplante Kombinationstherapie mit weiteren möglichen Nebenwirkungen unnötig wird.

48. Laurocerasus: Dyspnoe (= Atemnot) bei respiratorischer Insuffizienz

Meine Nachbarin, eine aufrechte, stolze und bis ins hohe Alter – sie ist 80 Jahre alt – sportliche Dame, die ich seit längerer Zeit homöopathisch begleite, braucht einen Rat.

Sie ist eigentlich nicht meine Patientin, und ich tue das **nicht**, worauf ich in meinen Kursen immer so dringend hinweise: „Unbedingt sollte das homöopathische Setting eingehalten werden ... Behandlungen sollten nicht – bildlich gesprochen – über den Gartenzaun oder zwischen Tür und Angel vollzogen werden."

Bei der Gartenarbeit kommen wir immer wieder ins Gespräch, und so weiß ich vielerlei über ihr Leben, ihre Jugend, die Zeit des harten Wiederaufbaus nach dem Krieg an der Seite ihres kürzlich verstorbenen Ehemannes ... In ihrer ruhigen, wenig fordernden und zurückhaltenden Art ist sie sehr sympathisch. Nach verschiedenen Tätigkeiten, die sie für einen Hungerlohn prompt und fleißig erledigte, eröffnete sie einen Friseurladen in bester Lage, der sehr gut florierte. Hier arbeitete sie Jahrzehnte und entwickelte – wohl durch Chemikalien – eine ausgeprägte respiratorische Insuffizienz, z. T. mit Ruhe-Dyspnoe. Durch eine langjährige schulmedizinische Cortisontherapie entwickelte sie darüber hinaus eine Pergamenthaut. Am linken Unterschenkel kam es zu einer ulcerierenden, bläulich tingierten „bösen" Wunde, die täglich von einer ambulanten Pflege versorgt wurde. Sie sollte das Bein hoch lagern und sich wenig bewegen. Das tat unsere freundliche, alte Dame nicht, und das brauchte sie auch nicht, da ich ihr Lachesis D12 (Staufen) verordnete, und die Wunde innerhalb von 5 Tagen abheilte.

Spontanbericht

Sie hatte nun unendliches Vertrauen in die Homöopathie gewonnen, so dass sie sich an mich wandte und spontan fragte: „Können Sie nicht auch etwas gegen meine Atemnot und meine Gedächtnisschwäche tun?"

Der erschrockene Gesichtsausdruck mit den aufgerissenen Augen, die Ruhedyspnoe, die periphere Zyanose und auch die gestauten Handvenen brachten mich auf die Fährte von Laurocerasus (= Kirschlorbeer). Ich bin zwar nicht unbedingt Vertreter irgendeiner Signaturenlehre, aber wir standen bei unserem Gespräch unmittelbar neben einem großen, weiß blühenden Kirschlorbeerbaum. Vielleicht hat mich auch das zur richtigen Mittelwahl gebracht.

Gelenkter Bericht

Noch ein paar Fragen nach den Modalitäten bestätigten mich in meiner Intuition. Ich fragte sie gezielt, wann, wie und unter welchen Umständen sich die Beschwerden besserten oder verschlechterten: Die Atemnot bessere sich, wenn sie im Bett liege, aber sobald sie sich aufsetze, fange es plötzlich an. Auch beim Gehen habe sie Not. Das bereite ihr Angst. Unser Gespräch wurde immer wieder von ihrem trockenen harten Husten, fast als nervös imponierend, unterbrochen. Ihr Gedächtnis sei manchmal in Ordnung und manchmal lasse es sie plötzlich im Stich.

Repertorisation im Synthesis

Gemüt, Gedächtnisschwäche	u. a. Laur. (2)
Atmung, Atemnot, Aufsetzen, beim, Bett, im	u. a. Laur. (1)
Atmung, Atemnot, Gehen beim	u. a. Laur. (2)
Atmung, Atemnot, Liegen, amel.	u. a. Laur. (2)
Atmung, ängstlich	u. a. Laur. (2)
Husten, anfallsweise	u. a. Laur. (1)
Husten, hart	u. a. Laur. (1)
Husten, trocken	u. a. Laur. (1)
Allgemeines, körperliche Anstrengung, agg.	u. a. Laur. (3)
Allgemeines, Zyanose	u. a. Laur. (3)

Repertorisation im Radar

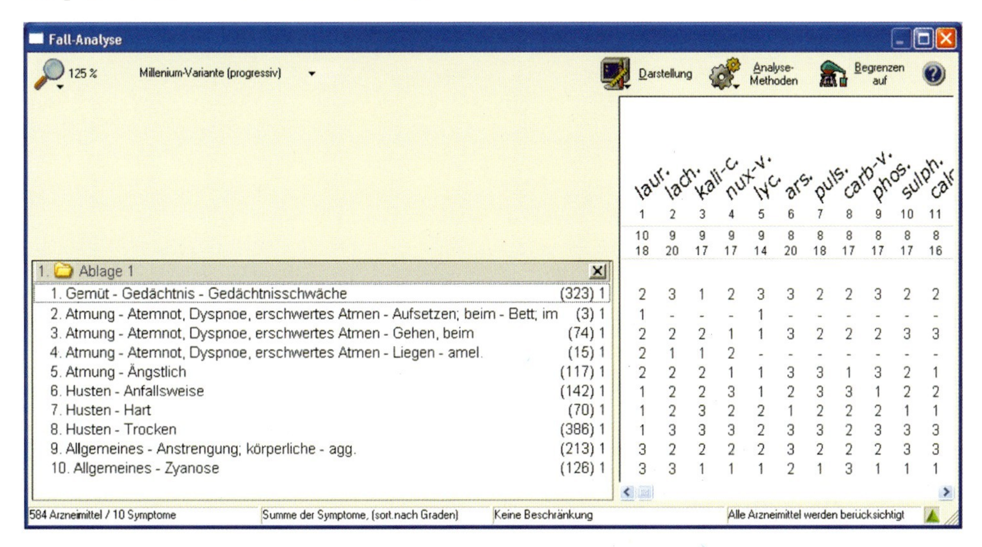

		laur.	lach.	kali-c.	nux-v.	lyc.	ars.	puls.	carb-v.	phos.	sulph.	calc.
		1	2	3	4	5	6	7	8	9	10	11
		10	9	9	9	9	8	8	8	8	8	8
		18	20	17	17	14	20	18	17	17	17	16
1. Gemüt - Gedächtnis - Gedächtnisschwäche	(323) 1	2	3	1	2	3	3	2	2	3	2	2
2. Atmung - Atemnot, Dyspnoe, erschwertes Atmen - Aufsetzen; beim - Bett; im	(3) 1	1	-	-	-	1	-	-	-	-	-	-
3. Atmung - Atemnot, Dyspnoe, erschwertes Atmen - Gehen, beim	(74) 1	2	2	2	1	1	3	2	2	2	3	3
4. Atmung - Atemnot, Dyspnoe, erschwertes Atmen - Liegen - amel.	(15) 1	2	1	1	2	-	-	-	-	-	-	-
5. Atmung - Ängstlich	(117) 1	2	2	2	1	1	3	3	1	3	2	1
6. Husten - Anfallsweise	(142) 1	1	2	2	3	1	2	3	3	1	2	2
7. Husten - Hart	(70) 1	1	2	3	2	2	1	2	2	2	1	1
8. Husten - Trocken	(386) 1	1	3	3	3	2	3	3	2	3	3	3
9. Allgemeines - Anstrengung; körperliche - agg.	(213) 1	3	2	2	2	2	3	2	2	2	3	3
10. Allgemeines - Zyanose	(126) 1	3	3	1	1	1	2	1	3	1	1	1

Therapie und Verlauf

Laurocerasus LM VI (Staufen) 2 x 3 Globuli pro Woche.

Die Patientin erntet heute wieder ihre Kirschen und Pflaumen selbst. Aus der Ruhe- ist eine Belastungsdyspnoe geworden. Die stolze Dame winkt mir, immer dankbar für die Homöopathie, schon von weitem zu, wenn sie mich sieht.

Materia medica

James Tyler Kent schreibt hierzu:

„Erschwerte Respiration. Herzbeschwerden (Umklammerungsgefühl) mit Erstickungsanfällen, Herzklopfen und Schnappen nach Luft, besser im Liegen … Kurzes trockenes Hüsteln von Kitzel im Halse … Die Venen auf den Handrücken sind dilatiert."

Prunus Laurocerasus (= Kirschlorbeer) gehört zu den Rosaceen und ist der Prunus domestica (= Zwetschge), Prunus amygdaleus (= Mandelbaum), Prunus padus (= Traubenkirsche), Prunus avium (= Vogel- oder Süßkirsche), Prunus cerasus (= Sauerkirsche), Prunus mahaleb (= Weichselkirsche), Prunus persica (= Pfirsichbaum), Prunus armeniaca (= Aprikose) sowie der Prunus spinosa (= Schlehe) und dem Crataegus (= Weißdorn) nahe verwandt. Sie alle enthalten Blausäure. Der Kirschlorbeer ist ein bis zu 6 m hoher Baum mit immergrünen Blättern, schönen, kleinen, zart duftenden Blüten im Frühling und im Herbst kleinen dunklen Früchten, die die Amseln gerne picken.

Anmerkung

Aber wen interessiert denn das, wenn er nicht gerade ein Botaniker oder – wie ich – ein Hobbygärtner ist. Vielleicht ist es dann doch aber eine Art von Signatur, die in einer Art morphogenetischem Feld zur Wirkung kommt. Bitte, das ist eine Assoziation, aber auf dieses seltene Mittel Laurocerasus bin ich wohl auch deshalb gekommen, weil die ganze Behandlung in einem Garten stattfand, wo der Laurocerasus besonders üppig, wie auch seine unmittelbaren Verwandten (s. o.), wächst.

49. Lycopodium: Astrozytom WHO Grad I der hinteren Schädelgrube (= Hirntumor), Zustand nach subtotaler Resektion (= Operation) und Radiatio (= Bestrahlung)

Der Junge D., 6 Jahre, kommt in Begleitung seiner Mutter, einer erfolgreichen Unternehmerin, große, elegante und dunkelhaarige Schönheit, in die Sprechstunde.

Spontanbericht

Die Mutter berichtet: „In den letzten 2 bis 3 Wochen kam es zu Erbrechen z. T. mit Nahrungsverweigerung ... D. ist sehr sensibel und empfindsam. Abends genießt er es, wenn ich ihm vorlese ... Bisher hat er sich eigentlich völlig normal entwickelt."

Gelenkter Bericht

D. ist der zweite von drei Söhnen. Seine beiden Brüder sind gesund. D. sei vom Charakter ausgesprochen beherrschend, zum Teil despotisch und leicht beleidigt. Er stelle sich gern in den Mittelpunkt, spiele gern den Kapitän „im Flugzeug sitzt er vorne", den Chef und überhaupt insgesamt den „Bestimmer". D. wirke irgendwie älter und habe manchmal zwei Gesichter: im Kindergarten und Schule völlig unauffällig und zu Hause ein kleiner Despot.

Der Großvater sei vor Wochen unter dramatischen Umständen verstorben. Zunächst habe er zu Hause einen Herzinfarkt erlitten. Dem Notarzt gelang die Reanimation (= Wiederbelebung) nicht vollständig. Durch eine schwere Hypoxie (= Sauerstoffmangel) geschädigt, verstarb er dann 6 Wochen später auf der Intensivstation. D. habe alles hochakut und hautnah mitbekommen und sei seit dieser Zeit ausgesprochen traurig: „Wie ein Grauschleier ist es um uns herum".

Therapie und Verlauf

Unter der Annahme einer akuten Kummersymptomatik erfolgte zunächst die akute Gabe von Ignatia C30 (Gudjons) 3 Globuli für D. und Ignatia C200 (Gudjons) für die Mutter.

Nach einer Woche berichtete die Mutter beim Wiedervorstellungstermin:
„Das Mittel hat – insbesondere mir – sehr gut getan, der ‚Grauschleier' hat sich gehoben. Ich brauche jetzt auch kein Johanniskraut mehr zum Einschlafen. Aber das Erbrechen von D. besteht mindestens genauso schlimm weiter. Es kommt besonders in den frühen Morgenstunden."

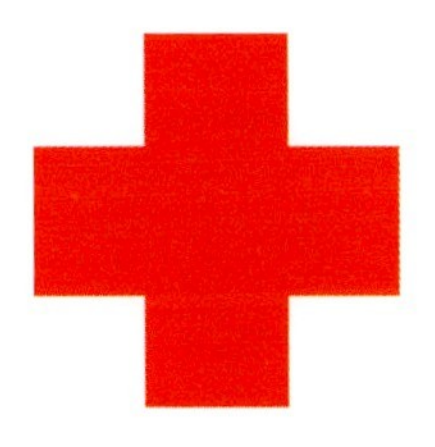

Nun wurde ich ausgesprochen hellhörig, lernt es doch jeder Pädiater in den ersten Wochen seiner Kliniktätigkeit, dass **morgendliches Erbrechen eines der Kardinalsymptome für Hirnhochdruck – Hirntumor** sein kann.

Nach einer orientierenden neurologischen Untersuchung überwies ich D. sofort zur Augenärztin zur Spiegelung des Augenhintergrunds. Diese rief unmittelbar zurück, das Kind habe eine Stauungspapille von 1,5-2 Dioptrien.

Es erfolgte die umgehende Überweisung in die Neurochirurgie, wo der Junge hier unter der Diagnosestellung Astrozytom WHO Grad I operiert wurde.

Der Tumor war bereits weit in die hintere Schädelgrube eingewachsen, die Entfernung erfolgte nur subtotal mit anschließender Radiatio (= Bestrahlung). Begleitend zur Schulmedizin leiteten wir auch die homöopathische Behandlung ein.

Repertorisation im Synthesis

Gemüt, leicht beleidigt	u. a. Ars. (3),		Lyc. (3),	Nux-v (3)
Gemüt, diktatorisch	u. a. Ars. (1),	Con. (1),	Lyc. (3),	Nux-v (1)
Kopf, Kopfschmerz mit Erbrechen	u. a. Ars. (1),	Con. (1),	Lyc .(1),	Nux-v (1)
Magen, Erbrechen, morgens	u. a. Ars. (1),	Con. (2),	Lyc (2),	Nux-v (1)
Allgemeines, Tumoren		u. a. Con. (1),		
Allgemeines, Hirntumore	u. a. Ars. (2),			Nux v. (1)
Allgemeines, Krebsleiden	u. a. Ars. (3),	Con. (3),	Lyc. (3)	

Repertorisation im Radar

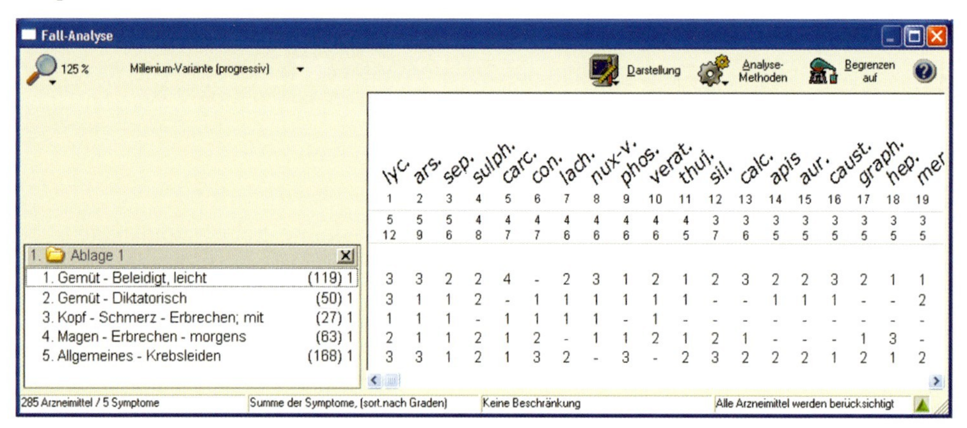

	lyc.	ars.	sep.	sulph.	carc.	con.	lach.	nux-v.	phos.	verat.	thuj.	sil.	calc.	apis	aur.	caust.	graph.	hep.	mer
	1	2	3	4	5	6	7	8	9	10	11	12	13	14	15	16	17	18	19
	5	5	5	4	4	4	4	4	4	4	4	3	3	3	3	3	3	3	3
	12	9	6	8	7	7	6	6	6	6	5	7	6	5	5	5	5	5	5
1. Gemüt - Beleidigt, leicht (119) 1	3	3	2	2	4	-	2	3	1	2	1	2	3	2	2	3	2	1	1
2. Gemüt - Diktatorisch (50) 1	3	1	1	2	-	1	1	1	1	1	1	-	-	1	1	1	-	-	2
3. Kopf - Schmerz - Erbrechen; mit (27) 1	1	1	1	-	1	1	1	1	-	1	-	-	-	-	-	-	-	-	-
4. Magen - Erbrechen - morgens (63) 1	2	1	1	2	1	2	-	1	1	2	1	2	1	-	-	-	1	3	-
5. Allgemeines - Krebsleiden (168) 1	3	3	1	2	1	3	2	-	3	-	2	3	2	2	2	1	2	1	2

Therapie und Verlauf

Es erfolgte die Gabe von Lycopodium XM (Schmidt-Nagel) 3 Globuli.

Anmerkung: Nach heutigen Gesichtspunkten würden wir heute vorsichtig mit einer LM- bzw. Q-Potenz beginnen.

Postoperativ erneute Vorstellung:
Der kleine Patient ist weiterhin herrisch, sehr unausgeglichen und sehr angespannt, so dass die Gabe von Nux vomica C12 (Gudjons) erfolgte.

Erneute Vorstellung nach 2 Wochen:
D. habe eiskalte Füße, trotz Fellschuhen, Strumpfhosen und Strümpfen, er sei sehr mürrisch, brauche immer jemand um sich herum und könne nicht alleine sein. Außerdem beschäftige er sich mit dem Gedanken um Zukunft, Krankheit und Tod.

Repertorisation im Synthesis

Gemüt, Angst, Furcht	u. a. Ars. (3), Con .(1), Lyc. (2), Nuv-v. (1)
Gemüt, Furcht allein zu sein	u. a. Ars. (3), Con. (2), Lyc. (3), Nux-v. (1)
Gemüt, Furcht Tod	u. a. Ars. (4), Con. (1), Lyc. (2), Nux-v. (3)
Extremitäten, Kälte	u. a. Ars. (3), Con. (1), Lyc. (2), Nux-v. (2)

Repertorisation im Radar

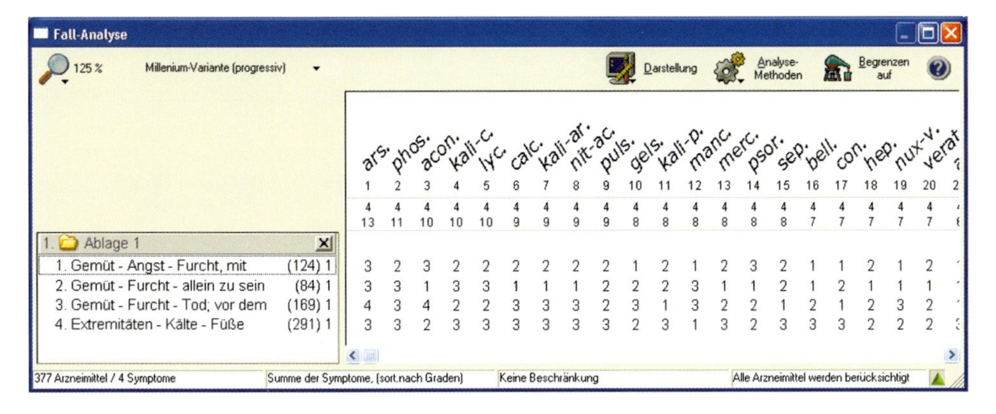

	ars.	phos.	acon.	kali-c.	lyc.	calc.	kali-ar.	nit-ac.	puls.	gels.	kali-p.	manc.	merc.	psor.	sep.	bell.	con.	hep.	nux-v.	verat.
	1	2	3	4	5	6	7	8	9	10	11	12	13	14	15	16	17	18	19	20
	4	4	4	4	4	4	4	4	4	4	4	4	4	4	4	4	4	4	4	4
	13	11	10	10	10	9	9	9	9	8	8	8	8	8	8	7	7	7	7	7
1. Gemüt - Angst - Furcht, mit (124) 1	3	2	3	2	2	2	2	2	2	1	2	1	2	3	2	1	1	2	1	2
2. Gemüt - Furcht - allein zu sein (84) 1	3	3	1	3	3	1	1	1	2	2	2	3	1	1	2	1	2	1	1	1
3. Gemüt - Furcht - Tod; vor dem (169) 1	4	3	4	2	2	3	3	3	2	3	1	3	2	2	1	2	1	2	3	2
4. Extremitäten - Kälte - Füße (291) 1	3	3	2	3	3	3	3	3	3	2	3	1	3	2	3	3	3	2	2	2

Therapie und Verlauf

Es erfolgte jetzt die regelmäßige Gabe von Arsenicum album LM XII (Staufen) 2 x 3 Globuli pro Woche.

Bei o. g. Repertorisationen taucht u. a. immer wieder Conium auf, so dass wir es als Zwischenmittel und als großes Krebsmittel einmalig in einer CM (Schmidt-Nagel) verabreicht haben.

Das widerspricht eigentlich unserer heutigen Vorgehensweise, in der wir Conium eher in einer LM I bis LM VI kurzfristiger und regelmäßiger geben würden.

Aus dieser Zeit entstammt folgende **Tierfamilie.**

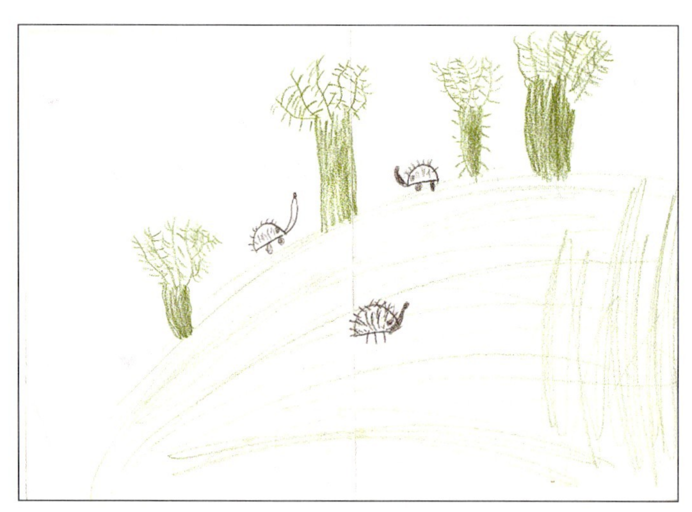

Abb. 1: Zwei Nussbäume, ein Kastanienbaum, ein Kaktus und drei Igel (zwei Brüder und unser Patient), die miteinander spielen. Die ganze Zeichnung jedoch wirkt traurig, die Bäume sind entblättert, haben keine Wurzeln und wirken irgendwie düster.

Gelegentliche Kopfschmerzen wurden erfolgreich mit Belladonna in einer hohen Potenz behandelt.

In den folgenden Monaten führten wir bei weiterhin bestehenden o. g. Charakterzügen – despotisches Gehabe aus Mangel an Selbstwertgefühl – die homöopathische Therapie mit Lycopodium LM I bis LM VI als eigentliches tiefes Konstitutionsmittel weiter.

Gelegentlich erfolgte die Gabe von Nux vomica wegen Verhaltensauffälligkeiten, wobei dann unter dieser Therapie eine durchhaus hellere und buntere Tierfamilie entstand:

Tierfamilie

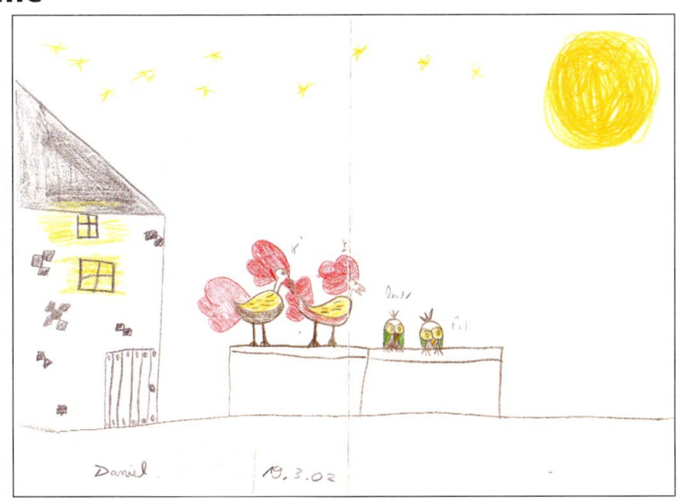

Abb. 2: Die Familie in Vögeln dargestellt: Vater, Mutter als große prachtvolle Tiere, der Bruder und unser Patient als „Kinder-Vögel". Alle sitzen gemeinsam auf einer Stange. (Der ältere Bruder ist bereits aus dem Hause und daher nicht gemalt worden). Mond und Sterne stehen am Himmel. Sehr phantasievoll scheint aus den beiden Fenstern des nicht vollständig dargestellten Hauses Licht.

Verlauf

Der Patient ist bis heute über 10 Jahre rezidivfrei geblieben und der einzige aus seinem Patienten-Kollektiv, der bislang überlebt hat. Überraschenderweise hat das DKFZ in Heidelberg diesbezüglich mehrfach angerufen. Ob der Erfolg der schulmedizinischen oder der homöopathischen Therapie zugeschrieben werden kann, bleibt offen.

Dieser Fall ist mehrfach **„geschichtet"**, das heißt, er lässt sich unter vielfältigen Teilaspekten betrachten, wenn auch nicht gänzlich durchdringen:

Die erste Ebene, und das ist für die Leserinnen und Leser zunächst das Allerwichtigste, ist die unmittelbare **Lebensgefahr**, in der unser Patient, und zumindest auch die Kunstfehlergefahr, in der ich mich als homöopathischer Arzt befand.

Schließen wir also ruhig unsere Augen und denken das Szenario durch: Der kleine D. hatte Kummer, Sie – als der behandelnde Arzt – geben Ignatia. Der Mutter und auch D. geht es seelisch besser, Sie warten ab, verlieren wertvolle Zeit, Wochen und Monate, geben noch ein nachfolgend tieferes Kummermittel, vielleicht Natrium muriaticum nach. Unterdessen wächst der Hirntumor weiter, der schlussendlich via steigendem Hirndruck zu einer oberen oder unteren Einklemmung mit Atemstillstand führt: eine Katastrophe!

Die andere Ebene: Sie behandeln jetzt unterstützend homöopathisch mit den passenden konstitutionellen Mitteln, jeweils anhand der Gesamtheit der Symptome ausgesucht wie oben dargestellt. Also wie hier beschrieben mit Ignatia, Arsen, Conium und Lycopodium und auch noch Nux vomica.

„Was den relativ schnellen Mittelwechsel angeht, so ist auch dies ein Vorgehen, das bei der erfolgreichen homöopathischen Behandlung von manifesten Tumoren, nicht nur bei Burnett, aber besonders bei diesem, durchgeführt wurde." (Uwe Friedrich, AHZ 1/2005)

Auffallend ist bei dieser Kasuistik, dass im Gegensatz zu unserem sonstigen Vorgehen bei schweren chronischen Krankheiten (insbesondere z. B. beim cerebralen Anfallsleiden) keine Nosode gegeben wurde. Wohl aber wurde während der ersten Behandlungsmonate Conium in der sehr hohen Potenz (s. o.) eingesetzt.

Mit der anfänglichen Ignatia-Gabe haben wir den akuten Kummer abgefangen. Dann folgte als Konstitutionsmittel das Lycopodium, bevor intermittierend eine Arsenphase eintrat, die bei Lebensbedrohung und Angst gar nicht so selten ist. Als akute Gaben war Nux vomica einige Male indiziert und als das „große Krebsmittel" hat Conium maculatum den Verlauf sicherlich ebenso günstig beeinflusst.

Spätere Homöopathen werden hier mehr wissen und auch vielleicht ihre Potenzwahl besser begründen können.

Anmerkung

Über die homöopathische Behandlung von Krebserkrankungen wird in den letzten Jahren mehr und mehr berichtet.

Folgende Autoren können wir empfehlen:
- *Emil Schlegel:* leider vergriffenes Buch aus den 20er Jahren
- *Dario Spinedi* (Schweiz): exzellente Publikationen
- *Uwe Friedrich* (Deutschland), sehr detaillierte, gute Publikation
- *Dietmar Payrhuber, Erfried Pichler* (Österreich), Publikationen mit sehr guter Dokumentation
- *Gerhard Bleul und Ralf Oettmeier:* exzellente Zusammenfassung AHZ

(s. Literaturverzeichnis)

Walter Köster hat im Sommersemester 2002 in der Universitätsfrauenklinik Heidelberg eine Vorlesung über homöopathische Behandlung von Krebserkrankungen gehalten, die sehr gut besucht und ausgezeichnet war.

Sieghard Wilhelmer (Österreich) hat im Rahmen der Fortbildungsveranstaltung des ZÄN in Freudenstadt zum 250. Geburtstags Hahnemanns/Frühjahr 2005 einen hervorragenden Vortrag zur Homöopathie bei der Krebserkrankung gehalten und dabei klar herausgestellt, dass eine vielseitige Begleitung des Patienten medizinisch erforderlich ist und der Wunsch nach individueller Lebensgestaltung ebenso Berücksichtigung finden sollte.

Beide eben genannten Referenten (W. Köster und S. Wilhelmer) kamen überraschenderweise zum selben Schluss, der zurzeit auch unser **Standard in der Behandlung des cerebralen Anfallsleidens** (siehe hierzu die Kasuistiken dieses Bandes) ist, nämlich:

- Konstitutionelle Therapie unter Berücksichtigung der Gesamtheit der Symptome mit den bekannten Polychresten in täglichen niedrigen LM-Potenzen
- die passende Nosode als Zwischengaben: D200
- intercurrent kleinere passende Akutmittel: D12 oder D30

50. Magnesium muriaticum: Vertigo (= Schwindel) und Milchunverträglichkeit

Auf der Straße traf ich meinen freundlichen Nachbarn R., einen unglaublich sprachbegabten (vier Sprachen absolut akzentfrei) Palästinenser, Kaufmann und Unternehmer „lachenden Mundes und lachender Augen" – im Gegensatz zu den Heidelbergern, bei denen man meinen könnte, sie seien unlängst ausgebombt worden u./o. schreiben zumindest an einen weiteren Handbuchartikel zum Thema der „chronischen Unzufriedenheit" und des „geronnenen Missmutes". Herr. R. dagegen ist – wie gesagt – stets „gut gelaunt" und lacht freundlich. An jenem Tag jedoch wirkte er müde, blass und irgendwie krank, so dass ich ihn ansprach.

Spontanbericht

Er berichtete: „Ich habe Schwindel ... schreckliches Gefühl im Kopf ..." Er fasste dabei fest mit seiner rechten Hand an die Stirn.

Gelenkter Bericht

Verschlechterung des Schwindels bei Beugung des Kopfes nach vorn. Ich erinnere mich, dass er mir schon vor Monaten von Verdauungsproblemen, insbesondere nach Milch „in jeder Form" erzählt hatte. Süßes jedoch verlange er ständig. Früher habe er an rasenden Kopfschmerzen gelitten und sich dann hin und wieder ein Tuch – als festen Gegendruck – um die Stirn gebunden.

Repertorisation im Synthesis

Schwindel, Beugen des Kopfes vorne, nach	u. a. Mag-m. (1)
Schwindel, im Allgemeinen	u. a. Mag-m. (1)
Kopf, Schmerz, Druck, äußerlicher amel.	u. a. Mag-m. (3)
Magen, Schmerz, Milch agg.	u. a. Mag-m. (3)
Allgemeines, Druck, amel.	u. a. Mag-m. (3)
Allgemeines, Speisen und Getränke, Milch agg.	u. a. Mag-m. (3)
Allgemeines, Speisen, Süßigkeiten, Verlangen	u. a. Mag-m. (2)

Repertorisation im Radar

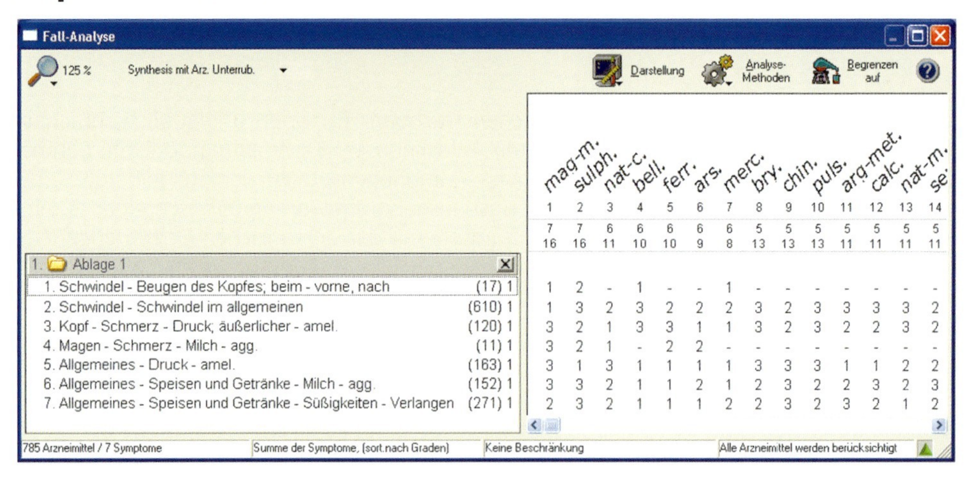

		mag-m.	sulph.	nat-c.	bell.	ferr.	ars.	merc.	bry.	chin.	puls.	arg-met.	calc.	nat-m.	se
		1	2	3	4	5	6	7	8	9	10	11	12	13	14
		7	7	6	6	6	6	6	5	5	5	5	5	5	5
		16	16	11	10	10	9	8	13	13	13	11	11	11	11
1. Schwindel - Beugen des Kopfes; beim - vorne, nach	(17) 1	1	2	-	1	-	-	1	-	-	-	-	-	-	-
2. Schwindel - Schwindel im allgemeinen	(610) 1	1	3	2	3	2	2	2	3	2	3	3	3	3	2
3. Kopf - Schmerz - Druck; äußerlicher - amel.	(120) 1	3	2	1	3	3	1	1	3	2	3	2	2	3	2
4. Magen - Schmerz - Milch - agg.	(11) 1	3	2	1	-	2	2	-	-	-	-	-	-	-	-
5. Allgemeines - Druck - amel.	(163) 1	3	1	3	1	1	1	1	3	3	3	1	1	2	2
6. Allgemeines - Speisen und Getränke - Milch - agg.	(152) 1	3	3	2	1	1	2	1	2	3	2	2	3	2	3
7. Allgemeines - Speisen und Getränke - Süßigkeiten - Verlangen	(271) 1	2	3	2	1	1	1	2	2	3	2	3	2	1	2

Therapie und Verlauf

Nach der einmaligen Gabe von Magnesium muriaticum D200 (Staufen) 3 Globuli traf ich R. zwei Tage später erneut auf der Straße. Ich sprach ihn an. Fast überrascht und irritiert blickte er auf und sagte: „Ja der Schwindel – der ist weg!" Ich solle ihm ein Rezept geben über das Mittel, er wolle diese Kügelchen unbedingt nach Dubai mitnehmen.

Materia medica

In der Materia medica nach *H. C. Allen* finden wir noch einen interessanten Hinweis für Magnesium muriaticum (Magnesiumchlorid/ MgCl2):

„Kopfschmerzen – alle sechs Wochen, in der Stirn und um die Augen; als ob der Kopf bersten würde; agg. durch Bewegung und im Freien; amel. durch Hinlegen, ***starken Druck*** *(Puls) und warmes Einhüllen (Sil., Stront.)"*

Wir erinnern uns an die Bemerkung unseres Patienten: „früher an rasenden Kopfschmerzen gelitten, er habe sich dann hin und wieder ein Tuch als festen Gegendruck um die Stirn gebunden."

S. R. Phatak betont:
„Magen: verlangen nach Süßem, nach Leckereien. (Neigung zum Naschen). Abdomen: Krampf in der Gallenblasenregion, besser durch Essen."

J. Mezger, der Magnesium muriaticum ausgiebig geprüft hat, hebt besonders die Magen-Darm-Symptome hervor, die sich unter Milch verschlechtern.

Anmerkung

S. Hahnemann bemerkt zur Herstellung:
„Magnesia muriatica, die ‚Kochsalzsaure Bittererde' wird hergestellt durch Lösung von Bittersalz in reiner Salzsäure. Die Wirkung konzentriert sich außerdem auf Leber und Nerven."

51. Medorrhinum: Coxalgie (= Hüftschmerz) mit Bursitis trochanterica (= Schleimbeutelentzündung)

Die Patientin M., 15 Jahre, leidet seit 13 Monaten an therapieresistenten Hüftschmerzen (= Dolor) rechts, besonders bei Bewegung (= Functio laesa), ohne weitere Entzündungszeichen wie Rubor (= Rötung), Calor (= Überwärmung).

Spontanbericht

Den ärztlichen Berichten ist Folgendes zu entnehmen:
„Röntgen – BWS (= Brustwirbelsäule) 28.01.2003:
Deutliche BWS-Hyperkyphose, wellige Grund- und Deckplatten mit Schmorl'schem Knorpelknoten i. S. eines derzeit aktiven Morbus Scheuermann. Evtl. beginnende Chondrose in Höhe BWK 7/8."

Arztbericht vom 27.07.2004
„Anamnese: Die Patientin berichtet über Schmerzen der rechten Hüfte seit 9 Monaten. Eine umfangreiche konservative Behandlung incl. Krankengymnastik habe keine wesentliche Besserung erbracht. Als Fußballspielerin ist die Patientin nicht in der Lage, diesem Sport weiterhin nachzugehen.

MRT (= Magnetresonanztomographie) des Hüftgelenkes:
Auffällige Flüssigkeitsansammlung mit Verdickung der Bursa als Hinweis auf eine chronische Bursitis trochanterica."

Arztbericht vom 27.10.2004
„Anamnese: Die Patientin berichtet über Zunahme der Hüftschmerzen.
Klinischer Untersuchungsbefund: Druck- und Bewegungsschmerz des Trochanter major rechts. Schmerzausstrahlung in den Tractus iliotibialis (= Sehnenplatte des lateralen Oberschenkels) bis zum lateralen Tibiacondylus. Freie Beweglichkeit für Hüft- und Kniegelenk.

MRT (= Magnetresonanztomographie) des Hüftgelenkes:
Keine Flüssigkeitsansammlung mehr nachweisbar.

Diagnose:
- *Bursitis trochanterica re Hüftgelenk*
- *BWS-Hyperkyphose bei derzeit aktivem M. Scheuermann"*

Gelenkter Bericht

Außer der Verschlimmerung bei Bewegung keine weiteren eindeutigen Modalitäten oder Besonderheiten.

Repertorisation im Synthesis

Extremitäten, Schmerz	u. a. Nit-ac. (2), Lyc. (3), Med. (3)
Extremitäten, Schmerz, Bewegung, bei	u. a. Med. (1)
Extremitäten, Schmerz, Hüfte	u. a. Nit-ac. (1), Lyc. (2), Med. (2)
Genitalien, weiblich, Fluor	u. a. Med. (3)

Genitalien, weiblich, Fluor, gelb	u. a. Med. (1)
Allgemeines, Speisen, Fisch, Verlangen	u. a. Med. (2)
Allgemeines, Speisen, Obst, Verlangen	u. a. Lyc. (2)
Allgemeines, Speisen, Obst, Verlangen, grünes	u. a. Med. (2)

Repertorisation im Radar

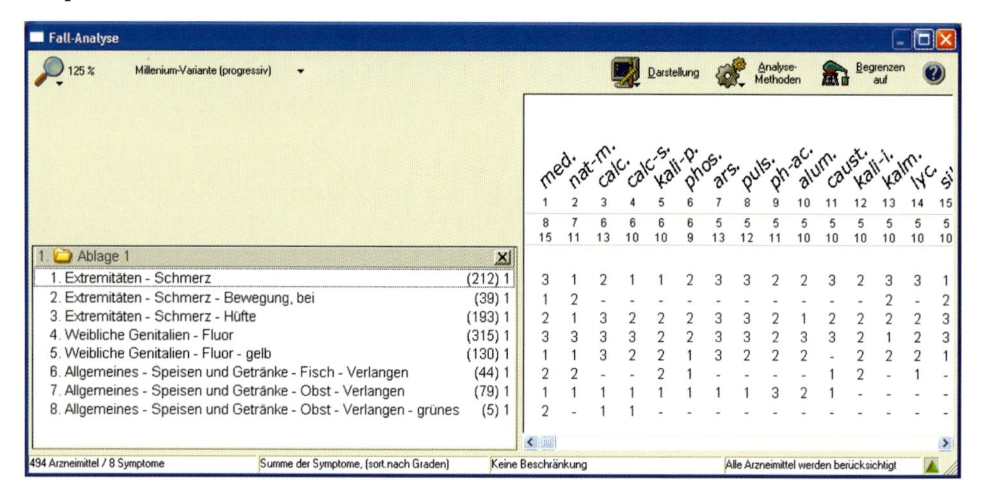

		med.	nat-m.	calc.	calc-s.	kali-p.	phos.	ars.	puls.	ph-ac.	alum.	caust.	kali-i.	kalm.	lyc.	si
		1	2	3	4	5	6	7	8	9	10	11	12	13	14	15
		8	7	6	6	6	6	5	5	5	5	5	5	5	5	5
		15	11	13	10	10	9	13	12	11	10	10	10	10	10	10
1. Extremitäten - Schmerz	(212) 1	3	1	2	1	1	2	3	3	2	2	3	2	3	3	1
2. Extremitäten - Schmerz - Bewegung, bei	(39) 1	1	2	-	-	-	-	-	-	-	-	-	-	2	-	2
3. Extremitäten - Schmerz - Hüfte	(193) 1	2	1	3	2	2	2	3	3	2	1	2	2	2	2	3
4. Weibliche Genitalien - Fluor	(315) 1	3	3	3	3	2	2	3	3	2	3	3	2	1	2	3
5. Weibliche Genitalien - Fluor - gelb	(130) 1	1	1	3	2	2	1	3	2	2	2	-	2	2	2	1
6. Allgemeines - Speisen und Getränke - Fisch - Verlangen	(44) 1	2	2	-	-	2	1	-	-	-	-	1	2	-	1	-
7. Allgemeines - Speisen und Getränke - Obst - Verlangen	(79) 1	1	1	1	1	1	1	1	1	3	2	1	-	-	-	-
8. Allgemeines - Speisen und Getränke - Obst - Verlangen - grünes	(5) 1	2	-	1	1	-	-	-	-	-	-	-	-	-	-	-

Therapie und Verlauf

Angesichts der Hilflosigkeit von Seiten der Schulmedizin überrascht es nur wenig, dass auch wir mit der Homöopathie zunächst im Dunkeln tappten: Lycopodium LM VI, LM XII sowie Nitricum acidum D200 brachten keinen Erfolg.

Erst als die Patientin bzw. die Mutter von ihrem Fluor (= Ausfluss) berichtete, fiel es mir wie Schuppen von den Augen. Ich stellte die für Medorrhinum ergänzenden Fragen nach den Nahrungsmodalitäten: Dies ergab ein ausgeprägtes Verlangen nach Fisch, unreifen Äpfeln sowie „saurem Eisbergsalat und knackigen Sachen". Da auch in den anderen Rubriken jeweils Medorrhinum zum Tragen kommt, erfolgte nun die einmalige Gabe von Medorrhinum XM (Schmidt-Nagel) 3 Globuli.

14 Tage später stellte sich die Patientin erneut vor. Diesmal mit einer großen Tüte selbstgebackener Weihnachtsplätzchen für mich als Präsent: „Die Schmerzen sind völlig verschwunden."

Anmerkung

Medorrhinum, eine wichtige Nosode unserer Zeit.

Wir verweisen auf unseren Band III, 4. Kapitel: **Sykose – Das Zuviel in allen Bereichen.**

52. Mercurius solubilis: Konjunktivitis, purulente (= eitrige Bindehautentzündung)

M., 5 Jahre, waches, sehr freundliches, hoch intelligentes Mädchen der 1. Schulklasse kommt wegen einer eitrigen Konjunktivitis in Begleitung der Mutter.

Spontanbericht

Mutter: „M. erwacht morgens mit total verklebten Augen, die nur schwer zu öffnen sind."

Gelenkter Bericht

Auf die Frage, ob die Augen warm oder kalt gespült werden sollen, antwortet sie mit „Bitte wasche mir die Augen mit warmem Wasser aus!".

Klinischer Befund

Konjunktiven beidseits katarrhalisch injiziert mit gelblich-grünem Augensekret i. S. einer eitrigen Konjunktivitis. Mäßig eitrige Rhinitis, Zunge in der Mitte schmutzig-weiß belegt, diskreter Mundgeruch (es ist allerdings erst morgens und das Kind hat sich die Zähne noch nicht geputzt).

Repertorisation im Synthesis

Augen, Absonderung	u. a. Hep. (2), Merc. (3), Puls. (3)
Augen, Absonderung, eitrig	u. a. Hep. (3), Merc. (3), Puls. (3)
Augen, Absonderung, gelb	u. a. Merc. (2), Puls. (3)
Augen, Entzündung	u. a. Hep. (2), Merc. (3), Puls. (3)
Augen, Entzündung, akut	u. a. Merc. (2), Puls. (3)
Augen, Entzündung, Bindehaut	u. a. Hep. (2), Merc. (2), Puls. (2)
Mund, Farbe, Zunge, schmutzig	u. a. Merc. (3), Puls. (3)
Mund, Farbe, Zunge, weiß, Mitte	u. a. Hep. (2), Puls. (1)
Mund, Geruch, schlecht	u. a. Merc. (2), Puls. (1)

Repertorisation im Radar

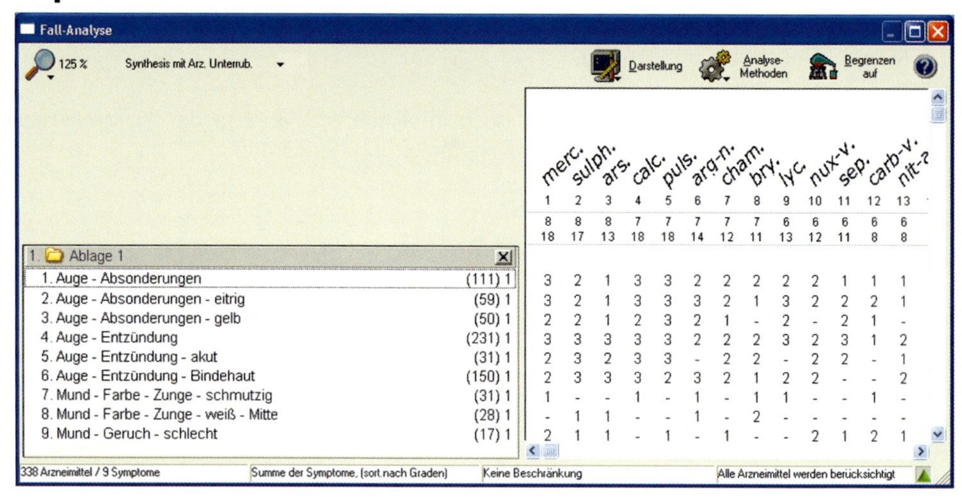

Symptom		merc.	sulph.	ars.	calc.	puls.	arg-n.	cham.	bry.	lyc.	nux-v.	sep.	carb-v.	nit-?
		1	2	3	4	5	6	7	8	9	10	11	12	13
		8	8	8	7	7	7	7	7	6	6	6	6	6
		18	17	13	18	18	14	12	11	13	12	11	8	8
1. Auge - Absonderungen	(111) 1	3	2	1	3	3	2	2	2	2	2	1	1	1
2. Auge - Absonderungen - eitrig	(59) 1	3	2	1	3	3	3	2	1	3	2	2	2	1
3. Auge - Absonderungen - gelb	(50) 1	2	2	1	2	3	2	1	-	2	-	2	1	-
4. Auge - Entzündung	(231) 1	3	3	3	3	3	2	2	2	3	2	3	1	2
5. Auge - Entzündung - akut	(31) 1	2	3	2	3	3	-	2	2	-	2	2	-	1
6. Auge - Entzündung - Bindehaut	(150) 1	2	3	3	3	2	3	2	1	2	2	-	-	2
7. Mund - Farbe - Zunge - schmutzig	(31) 1	1	-	-	1	-	1	-	1	1	-	-	1	-
8. Mund - Farbe - Zunge - weiß - Mitte	(28) 1	-	1	1	-	-	1	-	2	-	-	-	-	-
9. Mund - Geruch - schlecht	(17) 1	2	1	1	-	1	-	1	-	-	2	1	2	1

Therapie und Verlauf

Euphrasia (= Augentrost)-Tee, den ich in diesen Fällen gerne verordne, war nicht vorrätig, somit erfolgte die Spülung zunächst mit warmem Wasser.

Nach der Repertorisation (s. o.) entschied ich mich **nicht** für Pulsatilla, da die kleine Patientin in keiner Weise weinerlich war. Dass sie, wie so viele Kinder, die Nähe der Mutter suchte, konnte meiner Meinung nach als Symptom des „Nähe-Suchens" oder besser ausgedrückt der „Innigen Bezogenheit", **nicht** gewertet werden, da eine innige Tochter-Mutter-Beziehung bei nicht berufstätiger Mutter per se bestand.

Zunächst verordnete ich Hepar sulphuris D12 (Staufen) 2 x 5 Kügelchen ohne eine eindeutige Besserung zu erzielen. Das Kind war weiter freundlich, tanzte, sang und machte mit einem Hula-Hoop-Reifen über 200 Bewegungen, die Zunge war weiterhin weißlich belegt und die Augenentzündung in keiner Weise besser geworden.
Am Abend entschied ich mich dann für die Gabe von Mercurius solubilis D12 (Staufen) 3 x 5 Kügelchen. Es kam rasch zur Besserung bis hin zur völligen Restitutio ad integrum.

Anmerkung

Weder Sulphur, Arsenicum album noch Calcarea carbonica entsprachen der Konstitution des Kindes. Nach einer rein organotropen Repertorisation wäre u. a. auch Pulsatilla das wahlanzeigende Mittel gewesen, da aber die kleine Patientin zwar ein bezogenes, die Mutter suchendes Schulkind, aber dennoch vom Aspekt eher durchsetzungsfähig, selbstbewusst, sportlich schlank und in keiner Weise weinerlich war, berücksichtigte ich Pulsatilla nicht vorrangig. Aufgrund der Modalität „Wärme bessert" („Bitte wasche mir die Augen mit warmem Wasser aus") und dem cremig-dick-gelben Eiter erfolgte zunächst die Gabe von Hepar sulphuris ohne Erfolg.

Mercurius solubilis jedoch führte rasch zur Heilung.
Zu den charakteristischen Geistes- und Gemütsymptomen siehe unseren Band I, 8. Kapitel: **Mercurius: Nicht fixierbar, erethisch und dissipierend.**

53. Natrium muriaticum: Chronische Bronchitis

Das Mädchen F., 7 Jahre, kommt mit ihrer Mutter – Hebamme, erfolgreich im Beruf, geschieden – primär wegen nächtlichen Hustens, der seit vier bis fünf Monaten anhaltend ist, in die Sprechstunde. Vorstellungen bei verschiedenen Ärzten brachten bisher keinen Erfolg.

Spontanbericht

Die Mutter berichtet: „F. räuspert sich auffällig oft und ist nicht mehr so fröhlich."

Gelenkter Bericht

Seit zwei Jahren leben F.s Eltern getrennt. F. sehe den Vater alle 2 Wochen, der sich ausgesprochen liebevoll um sie kümmere, salze das Essen viel nach und habe eine trockene Haut.

Klinischer Befund

In der Untersuchungssituation wirkt die kleine Patientin sehr traurig, sie seufzt auffällig häufig.

Repertorisation im Synthesis

Gemüt, Beschwerden durch Kummer	u. a. Nat-m. (4)
Gemüt, Beschwerden durch Enttäuschung	u. a. Nat-m. (3)
Gemüt, Seufzen	u. a. Nat-m. (1)
Allgemeines, Speisen und Gertränke, Salz, Verlangen	u. a. Nat-m. (3)
Innerer Hals, räuspern, Neigung sich zu	u. a. Nat-m. (2)
Husten, nachts	u. a. Nat-m. (2)
Husten, trocken	u. a. Nat-m. (2)
Husten, trocken, nachts	u. a. Nat-m. (2)

Repertorisation im Radar

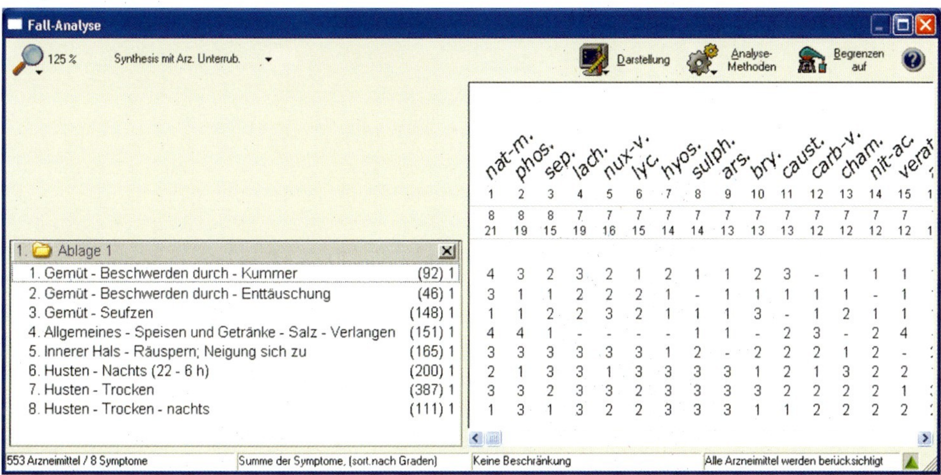
Fall-Analyse

125 % Synthesis mit Arz. Unterrub. Darstellung Analyse-Methoden Begrenzen auf

1. Ablage 1		nat-m.	phos.	sep.	lach.	nux-v.	lyc.	hyos.	sulph.	ars.	bry.	caust.	carb-v.	cham.	nit-ac.	verat.
		1	2	3	4	5	6	7	8	9	10	11	12	13	14	15
		8	8	8	7	7	7	7	7	7	7	7	7	7	7	7
		21	19	15	19	16	15	14	14	13	13	13	12	12	12	12
1. Gemüt - Beschwerden durch - Kummer	(92) 1	4	3	2	3	2	1	2	1	1	2	3	-	1	1	1
2. Gemüt - Beschwerden durch - Enttäuschung	(46) 1	3	1	1	2	2	2	1	-	1	1	1	1	1	-	1
3. Gemüt - Seufzen	(148) 1	1	1	2	2	3	2	1	1	1	3	-	1	2	1	1
4. Allgemeines - Speisen und Getränke - Salz - Verlangen	(151) 1	4	4	1	-	-	-	-	1	1	-	2	3	-	2	4
5. Innerer Hals - Räuspern; Neigung sich zu	(165) 1	3	3	3	3	3	3	1	2	-	2	2	2	1	2	-
6. Husten - Nachts (22 - 6 h)	(200) 1	2	1	3	3	1	3	3	3	3	1	2	1	3	2	2
7. Husten - Trocken	(387) 1	3	3	2	3	3	2	3	3	3	3	2	2	2	2	1
8. Husten - Trocken - nachts	(111) 1	1	3	1	3	2	2	3	3	3	1	1	2	2	2	2

553 Arzneimittel / 8 Symptome | Summe der Symptome, (sort.nach Graden) | Keine Beschränkung | Alle Arzneimittel werden berücksichtigt

Therapie und Verlauf

Es erfolgte die einmalige Gabe von Natrium muriaticum C200 (Schmidt-Nagel) 3 Globuli mit einer sog. Erhaltungstherapie von Natrium muriaticum LM VI (Staufen) 2 x 3 Globuli pro Woche, um die tiefer liegenden, z. T. verkrusteten Schichten langsam abzutragen.

Beim Wiedervorstellungstermin war die kleine F. auffallend munter und fröhlich. Die Mutter meinte in ihrer direkten Hebammenart (Zitat): „Der Husten ist viel besser, sie ist weniger motzig und zickig. Das Natrium hat ihr gut getan."

Anmerkung

Immerhin ist neben dem Sistieren der o. g. körperlichen Symptomatik auch eine Besserung im seelisch-geistigen Bereich eingetreten, was uns bei der Vorgeschichte unserer kleinen Patientin mit der Scheidung der Eltern nicht überrascht.

- **Natrium muriaticum** als das große **chronische** Kummermittel,

- **Ignatia** als das große **akute** Kummermittel

zählen zu den sog. Polychresten bei den vielfältigen Scheidungen und den Katastrophen, die damit für die kindlichen Seelen verbunden sind.

Ignatia geben wir gern, je nach Schwere des Falles in einer D200-, M- oder XM-Potenz.

Auf das „In-Lösung-Gehen, das Sich-lösen-Können" haben wir in unserem Band I, 4. Kapitel: **Natrium muriaticum: Zwischen gelassen/gelöst und verbittert/verhärtet** bereits hingewiesen. Die dynamische Ausgestaltung in der kompensierten (+) und dekompensierten (-) Form mit Ambivalenz von Liebessehnsucht und Liebesmangel, Eintracht und Zwietracht, Bewegung und Starre ... sollte nochmals visualisiert werden.

54. Natrium muriaticum: Pollenallergie

Herr T., jugendlich wirkender, durchtrainierter Mann, 34 Jahre, Typ gepflegt und schön, ähnlich einem „Californian-Dream-Man", Vater zweier Kinder, arbeitet im Strafvollzug und wird uns von seiner Hausärztin wegen einer Pollenallergie, die seit Jahren besteht und jetzt wieder stärker wird, überwiesen. Der Patient inhaliere täglich einige Hübe Cortison per Spray, möchte dies aber absetzen.

Spontanbericht

„Seit ein paar Jahren ist die Nase so etwa von Mai bis Juni ständig zu, die Augen brennen und sind trocken. Zeitweise habe ich auch Atemprobleme."

Gelenkter Bericht

Die Allergie sei erstmals nach dem Tod des Vaters aufgetreten. Der Vater war Alkoholiker und habe viel Leid über die Familie gebracht. Unter Alkoholeinfluss kam er dann durch einen Leitersturz zu Tode. Im Grunde seines Herzens war Herr W. über den Tod des Vaters eigentlich froh. Auch seine jüngere Schwester, um die er sich sehr kümmere, und seine Mutter haben unter dem Alkoholkonsum des Vaters sehr gelitten.

Repertorisation im Synthesis

Gemüt, Beschwerden durch Kummer	u. a. Nat-mur. (4)
Gemüt, Beschwerden durch Zorn, stillem Kummer, mit	u. a. Nat-mur. (3)
Gemüt, verweilt, vergangenen Ereignissen, bei	u. a. Nat-mur. (4)
Auge, Schmerz, brennend	u. a. Nat-mur. (3)
Auge, Trockenheit	u. a. Nat-mur. (1)
Nase, Heuschnupfen	u. a. Nat-mur. (4)
Nase, Verstopfung	u. a. Nat-mur. (3)
Atmung, Atemnot	u. a. Nat-mur. (2)

Repertorisation im Radar

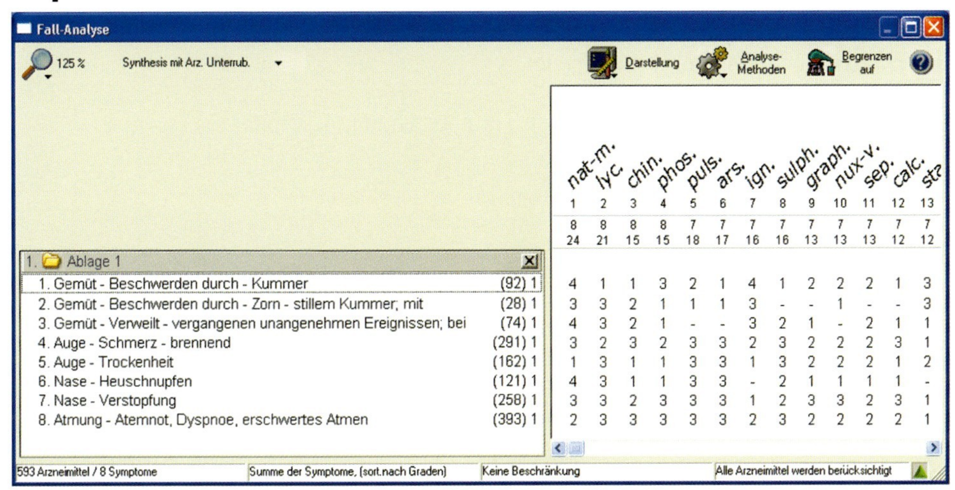

		nat-m.	lyc.	chin.	phos.	puls.	ars.	ign.	sulph.	graph.	nux-v.	sep.	calc.	sta
		1	2	3	4	5	6	7	8	9	10	11	12	13
		8	8	8	8	7	7	7	7	7	7	7	7	7
		24	21	15	15	18	17	16	16	13	13	13	12	12
1. Gemüt - Beschwerden durch - Kummer	(92) 1	4	1	1	3	2	1	4	1	2	2	2	1	3
2. Gemüt - Beschwerden durch - Zorn - stillem Kummer; mit	(28) 1	3	3	2	1	1	1	3	-	-	1	-	-	3
3. Gemüt - Verweilt - vergangenen unangenehmen Ereignissen; bei	(74) 1	4	3	2	1	-	-	3	2	1	-	2	1	1
4. Auge - Schmerz - brennend	(291) 1	3	2	3	2	3	3	2	3	2	2	2	3	1
5. Auge - Trockenheit	(162) 1	1	3	1	1	3	3	1	3	2	2	2	1	2
6. Nase - Heuschnupfen	(121) 1	4	3	1	1	3	3	-	2	1	1	1	1	-
7. Nase - Verstopfung	(258) 1	3	3	2	3	3	3	1	2	3	3	2	3	1
8. Atmung - Atemnot, Dyspnoe, erschwertes Atmen	(393) 1	2	3	3	3	3	3	2	3	2	2	2	2	1

Therapie und Verlauf

Noch in der Behandlungssituation erfolgte die Gabe von Natrium muriaticum XM (Staufen) 3 Globuli.

Drei Wochen später berichtete der Patient, keine körperlichen Symptome mehr zu haben. Er habe vom Tod des Vaters geträumt und an seinem Grab gestanden. Es gab dort eine Kordel, die irgendwie ins Grab des Vaters ging. Hierzu assoziativ befragt, erinnert er sich daran, dass der alte Pfarrer früher, als unser Patient Messdiener war, so eine Kordel um die Soutane getragen habe.

Er berichtete über einen anderen Traum, den er früher immer wieder aufs Neue geträumt habe: „Der Vater hat mich gehalten, ich wollte mich lösen und es ging nicht." Da fällt ihm noch ein: „Gestern vor 15 Jahren, am Geburtstag meiner Mutter, ist Vater von der Leiter gestürzt."

Ich schaute den Patienten an und sagte: „Sie söhnen sich mit Ihrem Vater aus", und betonte **„aus"** und **„söhnen"**. Er verstand, nickte und fing an zu weinen.

Später berichtete er mir, dass er zum ersten Mal an das Grab seines Vaters gegangen war und mit ihm gesprochen habe. Etwa in folgendem Sinne: „Er hatte auch seine Probleme, er durfte sich nicht selbstständig machen, Mutter und Schwiegermutter lebten im Haus, es gab wenig Platz und viele Gründe für ihn zu trinken."

Seitdem ist der Patient beschwerdefrei.

Anmerkung

Was bei diesem Patienten die Heilung bewirkt hat, ist wohl das Zusammenwirken verschiedener Aspekte: zunächst einmal die empathisch einfühlsame Begegnung von Mensch zu Mensch sowie das Heranziehen des „Traumes als großen Ratgeber" und dessen tiefenpsychologische Deutung und nicht zuletzt die richtig gewählte homöopathische Arznei, die uns wie eine Hebelkraft unterstützt – „die Dynamis aktiviert", um aus der eingefahrenen verhärteten Situation herauszukommen und „Heil"-ung zu finden.
Die eingefahrene verhärtete Situation, das innerlich zur Salzsäule (Lots Frau) „Erstarrt-Sein" zu lösen, den „Groll" – welch schöne deutsche Bezeichnung – abzubauen, liegt in der Wirksphäre von Natrium muriaticum.

Vergleiche hierzu die Abbildung von Lots Frau aus Band I, 4. Kapitel.

55. Natrium muriaticum: Scheidungsproblematik, Koliken, Schulangst

David, 8 Jahre, kommt mit seiner Mutter in die Sprechstunde.

Spontanbericht

Die Beschwerden ihres Sohnes beschreibt die Mutter wie folgt: „Morgens ist ihm immer übel, zum Teil mit Erbrechen und Bauchweh. Diese Symptome treten besonders vor der Schule auf – eine absolut festgefahrene Situation. Ich habe das bereits anderweitig abklären lassen – mein Sohn ist organisch gesund."

Tierfamilie

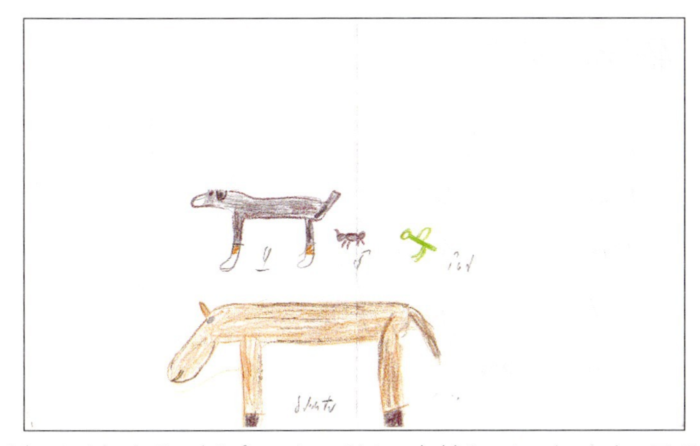

D. zeichnet sich als Grashüpfer, seinen Vater als kleine Ameise, seine Mutter als Hund und seine größere Schwester als Pferd. Er assoziiert: „Der Hund ist treu, die Ameisen arbeiten immer und das Pferd, ja, das ist eben ein Pferd."

Gelenkter Bericht

D. habe ein gestörtes Verhältnis zur neuen Mathematiklehrerin, eine ältere Lehrerin, die es nicht richtig verstehe, auf ihn einzugehen. Bei dem Mathematiklehrer des letzten Schuljahres hingegen war alles besser. Dieser schaffte es, das wohl hochbegabte Kind D., das die 2. Klasse besucht, gesondert zu fördern, indem er es zum Unterricht in die 4. Klasse mitnahm.

Für die Mutter sei die Situation sehr schlimm, sie sei hilflos und möchte nicht den Willen ihres Sohnes brechen. In einer nachgereichten handschriftlichen Notiz schreibt sie:

„Es macht mich fertig zu sehen, dass es David schlecht geht. Meine Ohnmacht in dieser Situation: David streikt, will nicht in die Schule. Ich versuche ihn mit Gewalt dorthin zu verfrachten; dieses Ausüben von massivem Druck macht mich fertig. [Ich habe] Angst, wie das mit David weitergeht, wie ich mich in dieser Situation verhalten soll. Ich will, dass es ihm gut geht, er ein gesundes (psychisch und physisch), frohes Kind ist. Er redet nicht, sagt mir nicht, wo sein Problem liegt, was ihn traurig/wütend macht. Seine Gefühlsschwankun-

gen (will sterben, nicht mehr leben) Zorn, Traurigkeit, Fröhlichkeit sind äußerst anstrengend. Ohnmacht, Angst um seine Zukunft. (Sohn ohne Vater)."
David habe zahlreiche Trennungs- und Trauer-Erlebnisse durchgemacht. Erst der Tod des geliebten Großvaters, dann der Verlust des Vaters, der die Familie vor vier Jahren wegen einer jüngeren Frau verließ und zuletzt der Verlust des erwähnten Mathelehrers, der wie ein Vaterersatz war.

Ihr Sohn könne und wolle nicht mit der Mutter über seine Probleme sprechen. Resigniert reflektiert sie in diesem Zusammenhang: „Mein Mann hat auch nicht mit mir geredet." Ihr Sohn befände sich in einem Gefühlsschlamassel: „Dieser Panzer, dieser Gefühlspanzer ..., wenn ich ihn nur sprengen könnte."

Als ihr Sohn einmal eingenässt hatte, habe der Vater ihn beschimpft und sehr hart und unsensibel reagiert und „Du Scheiß --- Bua...!" gesagt.

D. habe schon einmal folgende Bemerkung gemacht: „Lasst mich doch alle in Ruhe ..., lasst mich doch einfach hier liegen ..., ich will zu Opa in den Himmel ..."

Auf die Frage, warum er hier sei, äußert er (Originalzitat): „Weil mir die ganze Zeit so schlecht ist."

Klinischer Befund

8-jähriger, sehr blasser Junge mit feinem Gesicht, klugen Augen, sehr zurückhaltend und traurig wirkend. Die körperliche Untersuchung ist unauffällig.

Repertorisation im Synthesis

Gemüt, empfindlich, überempfindlich	u. a. Nat-m. (3)
Gemüt, Angst mit Furcht	u. a. Nat-m. (2)
Gemüt, Reizbarkeit	u. a. Nat-m. (3)
Gemüt, Beschwerden durch, Liebe, enttäuschte	u. a. Nat-m. (4)
Gemüt, Lebensüberdruss	u. a. Nat-m. (2)
Gemüt, Verzweiflung	u. a. Nat-m. (2)
Gemüt, verweilt, vergangenen unangenehmen Erinnerungen, bei	u. a. Nat-m. (4)
Magen, Übelkeit	u. a. Nat-m. (3)
Magen, Erbrechen, morgens	u. a. Nat-m. (2)

Repertorisation im Radar

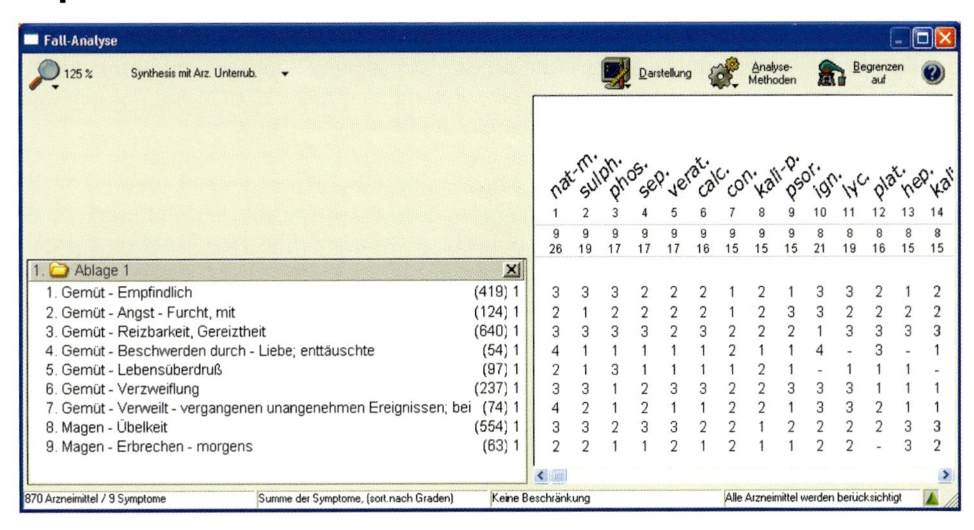

		nat-m.	sulph.	phos.	sep.	verat.	calc.	con.	kali-p.	psor.	ign.	lyc.	plat.	hep.	kal:
		1	2	3	4	5	6	7	8	9	10	11	12	13	14
		9	9	9	9	9	9	9	9	9	8	8	8	8	8
		26	19	17	17	17	16	15	15	15	21	19	16	15	15
1. Gemüt - Empfindlich	(419) 1	3	3	3	2	2	2	1	2	1	3	3	2	1	2
2. Gemüt - Angst - Furcht, mit	(124) 1	2	1	2	2	2	2	1	2	3	3	2	2	2	2
3. Gemüt - Reizbarkeit, Gereiztheit	(640) 1	3	3	3	3	2	3	2	2	2	1	3	3	3	3
4. Gemüt - Beschwerden durch - Liebe; enttäuschte	(54) 1	4	1	1	1	1	1	2	1	1	4	-	3	-	1
5. Gemüt - Lebensüberdruß	(97) 1	2	1	3	1	1	1	1	2	1	-	1	1	1	-
6. Gemüt - Verzweiflung	(237) 1	3	3	1	2	3	3	2	2	3	3	3	1	1	1
7. Gemüt - Verweilt - vergangenen unangenehmen Ereignissen; bei	(74) 1	4	2	1	2	1	1	2	2	1	3	3	2	1	1
8. Magen - Übelkeit	(554) 1	3	3	2	3	3	2	2	1	2	2	2	2	3	3
9. Magen - Erbrechen - morgens	(63) 1	2	2	1	1	2	1	2	1	1	2	2	-	3	2

Therapie und Verlauf

Es erfolgte die Gabe von Natrium muriaticum LM VI (Staufen) täglich 3 Kügelchen.
Ergänzung: Die Mutter machte einen ebenso feinen, blassen und kummervollen Eindruck und teilte ihn mir in einem späteren handschriftlichen Brief mit, indem sie wörtlich schrieb (Originalzitat):
„Mein Mann nahm mich in den Arm, versicherte mir eindringlich: ‚Da gibt es keine andere Frau, gab es keine andere Frau und wird es auch in Zukunft keine andere geben, weil ich für nichts und gar nichts auf dieser Welt aufs Spiel setzen möchte, was ich hier habe.' Dennoch gab es schon eine andere jüngere Frau."
Dieser Mutter verordnete ich Natrium muriaticum LM VI (Staufen) täglich 3 Kügelchen.

Nach ca. 14 Tagen kam ein Anruf: „David ist morgens zwar immer noch schlecht, aber nicht mehr so stark ..., er geht wieder regelmäßig in die Schule, und man muss ihn auch nicht mehr so zwingen." Nach weiteren 2 Wochen erneuter Anruf: „David geht es sehr gut, es gab auch eine Testung auf Hochbegabung und eine spezielle Förderung ist erfolgt." Die Mutter habe mit dem Schuldirektor gesprochen und es werden spezielle Maßnahmen ergriffen. Auf meine Frage, was eigentlich die ältere Schwester mache, die bislang gesund war, antwortet die Mutter ganz spontan und überrascht (Originalzitat): „Nein, sie war immer ganz vernünftig gewesen..., quält jetzt aber zunehmend den Bruder und damit auch mich..." Auf die Frage, welche Strategien die große Schwester dazu entwickle, höre ich, dass die Schwester zum Beispiel mit dem Hund spiele, dieser auf den Hinterbeinen tanze – David liege auf dem Boden – Schwester lasse schließlich den Hund auf David fallen – der Hund fällt mit einer Pfote David ins Gesicht – ein riesiger Kratzer quer über das gesamte Auge verlaufend. Daraufhin behandle ich nun – neben der Mutter und dem Sohn David – auch die Schwester, die primär Ignatia D200 3 Globuli bekommt.

Anmerkung

Dieses Beispiel zeigt sehr schön, dass man in schwierigen Situationen neben dem Patienten auch die Mutter, die Schwester, vielleicht sogar die gesamte Familie sozusagen

als ganzes Familiensystem mitbehandeln muss. Hierzu liegt eine umfangreiche Literatur vor. Pars pro toto seien H. E. Richter (Giessen) und H. Stierlin (Heidelberg) empfohlen.
Es stellt sich die Frage, ob in diesem Familiensystem der Gefährdete für die Zukunft nicht der Kindesvater sein könnte, der es lernen muss, mit seinen Schuldgefühlen und seinem Kummer umzugehen; den aber bislang meine Behandlung nicht erreicht hat, da sich ihm als Topmanager einer internationalen Firma ein breites Agierfeld eröffnet.

Im Sinne einer hausärztlichen Führung, eines Familientherapeuten, flankierender Maßnahmen wie die Einbeziehung von Lehrer und Direktor, die Empfehlung einer Familienaufstellung sowie der Gabe des ähnlichsten homöopathischen Mittels ergänzen sich Homöopathie und Psychotherapie auf das Sinnvollste. Auch hier gilt – wie überhaupt für viele Dinge im Leben – nicht ein „Entweder-oder" sondern ein „Sowohl-als-auch".

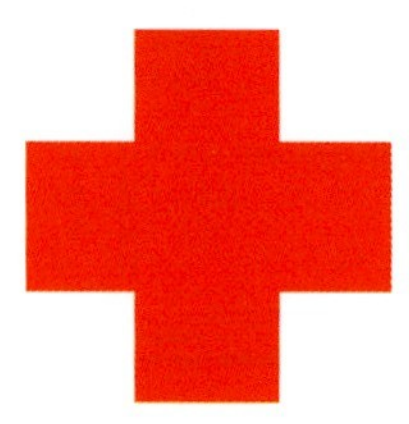

Cave: Auf die Differenzialdiagnose des morgendlichen Erbrechens bei Hirntumoren sei ausdrücklich hingewiesen.

56. Natrium muriaticum, Silicea: Depression, Schulschwierigkeiten und Selbstwertproblematik

Der Junge R., 14 Jahre, kommt mit seiner Mutter, die einen sehr offenen und freundlichen Eindruck macht, in die Sprechstunde. R. hingegen wirkt sehr traurig und von der Stimmungslage sehr niedergeschlagen und bedrückt.

Spontanbericht

Die Mutter berichtet über ihr einziges Kind: „Schon als Kleinkind ist R. oft bedrückt gewesen. Die Schwangerschaft verlief unauffällig, die Geburt war ohne Komplikation. Unsere Ehe ist harmonisch. Im 2. Lebensjahr litt R. unter ständigen Infekten, so dass Kinderärzte zur Abklärung einer akuten lymphatischen Leukämie rieten, die jedoch Gott sei Dank ausgeschlossen wurde. In der Schule ist R. unkonzentriert, er findet schlecht Kontakt, hat in verschiedenen Fächern, insbesondere in Deutsch Schwierigkeiten. Er hat schon mehrfach geäußert ‚Besser, wenn ich gar nicht da wäre!'"

Gelenkter Bericht

Im Sport sei R. sehr gut. Er mache sich über alles Sorgen, insbesondere über seine Unsicherheit im Schreiben, Mangel an Selbstvertrauen und Selbstwertgefühl.

Als **Drei Wünsche** äußert R.: (wohl in Anlehnung an Harry Potter)
1. in einer Quidditch-Mannschaft erfolgreich zu sein,
2. einen Unsichtbarkeitsumhang (= invisibility cloak) zu haben und
3. in der Schule besser zu sein.

Repertorisation im Synthesis

Gemüt, Selbstvertrauen, Mangel an	u. a. Nat-m. (2), Sil. (3)
Gemüt, Sorgen, voller	u. a. Nat-m. (2), Sil. (1)
Gemüt, Kummer, still	u. a. Nat-m. (3)
Gemüt, Tadelt sich selbst	u. a. Nat-m. (2), Sil. (1)
Gemüt, Entmutigt	u. a. Nat-m. (1), Sil. (2)
Gemüt, Traurigkeit	u. a. Nat-m. (3), Sil. (2)
Gemüt, Konzentration, schwierig	u. a. Nat-m. (2), Sil. (3)
Gemüt, Fehler, beim Schreiben	u. a. Nat-m. (2), Sil. (1)
Gemüt, Empfindlich	u. a. Nat-m. (3), Sil. (3)

Repertorisation im Radar

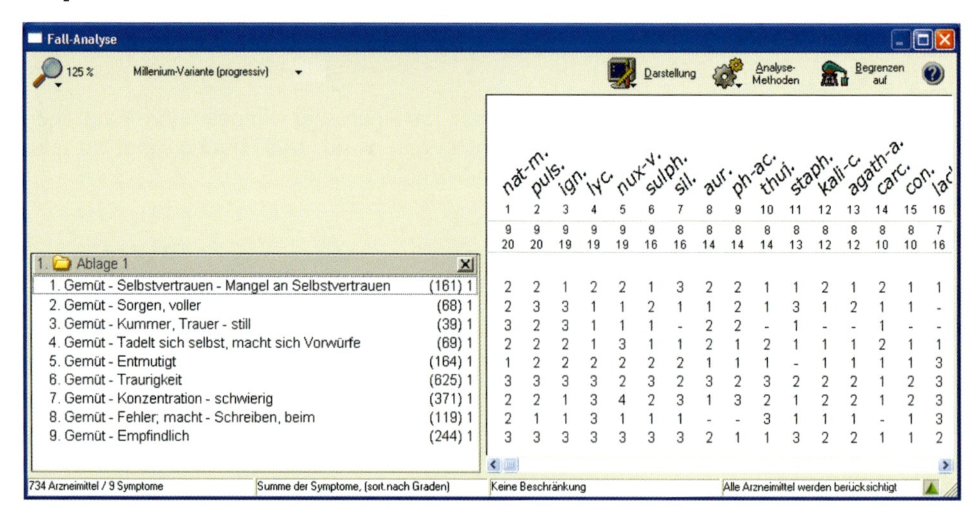

	nat-m.	puls.	ign.	lyc.	nux-v.	sulph.	sil.	aur.	ph-ac.	thuj.	staph.	kali-c.	agath-a.	carc.	con.	lac
	1	2	3	4	5	6	7	8	9	10	11	12	13	14	15	16
	9	9	9	9	9	9	8	8	8	8	8	8	8	8	8	7
	20	20	19	19	19	16	16	14	14	14	13	12	12	10	10	16
1. Gemüt - Selbstvertrauen - Mangel an Selbstvertrauen (161) 1	2	2	1	2	2	1	3	2	2	1	1	2	1	2	1	1
2. Gemüt - Sorgen, voller (68) 1	2	3	3	1	1	2	1	1	2	1	3	1	2	1	1	-
3. Gemüt - Kummer, Trauer - still (39) 1	3	2	3	1	1	1	-	2	2	-	1	-	-	1	-	-
4. Gemüt - Tadelt sich selbst, macht sich Vorwürfe (69) 1	2	2	2	1	3	1	1	2	1	2	1	1	1	2	1	1
5. Gemüt - Entmutigt (164) 1	1	2	2	2	2	2	2	1	1	1	-	1	1	1	1	3
6. Gemüt - Traurigkeit (625) 1	3	3	3	3	2	3	2	3	2	3	2	2	2	1	2	3
7. Gemüt - Konzentration - schwierig (371) 1	2	2	1	3	4	2	3	1	3	2	1	2	2	1	2	3
8. Gemüt - Fehler; macht - Schreiben, beim (119) 1	2	1	1	3	1	1	1	-	-	3	1	1	1	-	1	3
9. Gemüt - Empfindlich (244) 1	3	3	3	3	3	3	3	2	1	1	3	2	2	1	1	2

Therapie und Verlauf

Zunächst erfolgte, um eine tiefe Kummerschicht abzutragen, die Gabe von Natrium muriaticum D200 (Staufen) 3 Globuli mit folgender Erhaltungstherapie von Natrium muriaticum LM VI (Staufen) 2 x 3 Globuli pro Woche.

Ergänzend wurde ein psychotherapeutisches Setting mit Vorstellung alle 4 Wochen angeboten. Das Kind wurde in eine deutsch-fördernde Lese- und Rechtschreibgruppe eingebunden, dazu häufiges Lob von Seiten der Eltern.

Nach ca. einem halben Jahr repertorisierte ich die Symptome neu, da mir die Eltern berichteten, dass nunmehr seine Ängstlichkeit und sein mangelndes Selbstwertgefühl im Zentrum stehen, was er selbst überspiele – so wörtliches Zitat – mit „irgendwelchen coolen Sachen".

Repertorisation im Radar

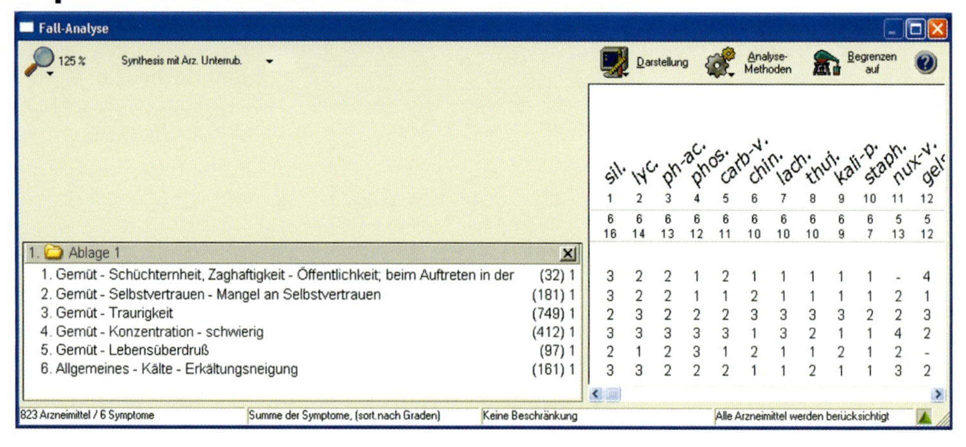

	sil.	lyc.	ph-ac.	phos.	carb-v.	chin.	lach.	thuj.	kali-p.	staph.	nux-v.	gel
	1	2	3	4	5	6	7	8	9	10	11	12
	6	6	6	6	6	6	6	6	6	6	5	5
	16	14	13	12	11	10	10	10	9	7	13	12
1. Gemüt - Schüchternheit, Zaghaftigkeit - Öffentlichkeit; beim Auftreten in der (32) 1	3	2	2	1	2	1	1	1	1	1	-	4
2. Gemüt - Selbstvertrauen - Mangel an Selbstvertrauen (181) 1	3	2	2	1	1	2	1	1	1	1	2	1
3. Gemüt - Traurigkeit (749) 1	2	3	2	2	2	3	3	3	3	2	2	3
4. Gemüt - Konzentration - schwierig (412) 1	3	3	3	3	3	1	3	2	1	1	4	2
5. Gemüt - Lebensüberdruß (97) 1	2	1	2	3	1	2	1	1	2	1	2	-
6. Allgemeines - Kälte - Erkältungsneigung (161) 1	3	3	2	2	2	1	1	2	1	1	3	2

Nun entschied ich mich für die Gabe von Silicea XM (Schmidt-Nagel) als Hochpotenz.

Unter dieser Therapie kam es zu einem überraschend guten Erfolg, den die Mutter wie folgt ausdrückt: „Ich bin sehr zufrieden ...", und der Patient gibt Folgendes wieder: „Mama, ich weiß auch nicht, ich fühl' mich einfach nicht mehr so kribbelig in mir drin. Ich habe auch nicht mehr so viel Angst."

Anmerkung

Wie bei vielen der vorgestellten „Psychofälle" ist auch hier nicht eindeutig klar was den Erfolg herbeigeführt hat: Das psychotherapeutische Setting, das Loben der Eltern, die Hilfestellung der Schule oder die homöopathische Behandlung.

Es darf uns auch egal sein im Sinne von Hahnemann Organon § 1:

„Des Arztes höchster und einziger Beruf ist es, kranke Menschen gesund zu machen, was man heilen nennt."

Hierzu nochmals direkt befragt meinte die Mutter allerdings: „Es war eindeutig Silicea".

In unserem Band II, 14. Kapitel, beschreiben wir **Silicea: Zwischen Stabilität und Struktur – Mangel an Lebenswärme und Selbstvertrauen.**

57. Natrium muriaticum: Suizidalität (= Neigung zu Selbstmord) im Pubertätsalter

Das junge Mädchen Stefanie, 15 Jahre, wird von der außerordentlich besorgten geängstigten Mutter vorgestellt.

Spontanbericht

Mit Tränen in den Augen berichtet die Mutter von den Schulproblemen ihrer ältesten Tochter und insbesondere davon, dass Stefanie in eine Außenseiterposition hinein manövriert ist: „Stefanie ist völlig isoliert, ... sie wird von den Klassenkameraden gehänselt, weil sie zurückhaltend, ängstlich und ‚rappeldürr' ist ... sie will nicht mehr in die Schule ... es kann kaum noch schlimmer werden."

Um die Sache noch beängstigender zu machen, bringt uns die Mutter folgenden Abschiedsbrief, den wir wörtlich zitieren:
„Liebe Mama!
Es tut mir sehr leid, aber es geht nicht anders. In der Schule ärgert mich jeder und ich nerve die Familie. Ich bin ganz allein. Ich hätte mich damals vor einem Jahr mit meiner allerbesten Freundin Lena nicht streiten dürfen. Ich bin an allem Schuld. Deswegen habe ich es nicht anders verdient. Es ist für alle besser so. Sage bitte allen anderen, die mich kannten, dass ich sie trotz allem noch sehr gern habe. Auch meinen Freundinnen, außer Jana und Julia, denn sie haben mein Leben zerstört. Sag ihnen das aber nicht. Bitte, bitte sei nicht so traurig. Ich mach das nicht, um bei Euch Mitleid zu erregen, sondern weil ich das alles nicht mehr aushalte. Und ich möchte mich einfach nicht weiter quälen. Wegen all diesen Dingen und noch mehr, bringe ich mich um. Versuche das nicht zu verhindern, denn mein Leben ist schon Hölle genug, auch wenn Du das nicht glaubst. Du warst und bist für Silke die allerbeste Mama, die man sich vorstellen kann. Dich liebte ich am aller – aller – aller – allermeisten. Bitte halte mich nicht für verrückt, aber ich glaube, ich bin übersensibel oder so etwas ähnliches. Auf jeden Fall halte ich es nicht mehr aus, zu leben.
In Liebe, Deine Tochter Stefanie
PS: Ich habe Dich immer noch so lieb!
PS II: Ich habe niemals geraucht oder Drogen genommen. Bitte glaube mir."

S. ist sehr zurückhaltend, ein Dialog kommt in der ersten Stunde kaum zustande. Dennoch bestätigt das Kind die o. g. Schulprobleme und ergänzt wörtlich: „Keiner ... (in der Schule) mag mich ..."

Gelenkter Bericht

S. sei auf ihre drei Jahre jüngere Schwester Silke ausgesprochen eifersüchtig, ziehe sich gern zurück und zeige mangelndes Selbstvertrauen, was einer der Gründe, neben der ausgesprochenen Abmagerung (wörtlich: ‚rappeldürr'), für die Außenseiterrolle in der Schule sei. Es falle auf, dass S. sich in Horrorfilme und Horrorbücher flüchte. In der **Tierfamilie** stellte S. sich als Biene dar: „Die Biene ist zwar klein, aber sie kann sich wehren". Die Mutter wurde als Vogel Strauß dargestellt, der „den Kopf in den Sand steckt" und der Vater stand als Elefant unbeteiligt, ja sogar abgewendet dabei.

Klinischer Befund

15-jähriges, blasses, sehr verängstigtes Mädchen, deutlich untergewichtig. Internistisch und neurologisch sonst ohne pathologischen Befund.

Repertorisation im Synthesis

Gemüt, Beschwerden durch enttäuschte Liebe	u. a. Nat-m. (4)
Gemüt, Beschwerden durch Kummer	u. a. Nat-m. (4)
Gemüt, Eifersucht	u. a. Nat-m. (1)
Gemüt, Quält sich	u. a. Nat-m. (1)
Gemüt, Selbstvertrauen, Mangel an	u. a. Nat-m. (2)
Gemüt, Suizidneigung	u. a. Nat-m. (2)
Gemüt, Tadelt sich selbst	u. a. Nat-m. (2)
Gesicht, Farbe, blass	u. a. Nat-m. (3)
Allgemein, Abmagerung	u. a. Nat-m. (3)

Repertorisation im Radar

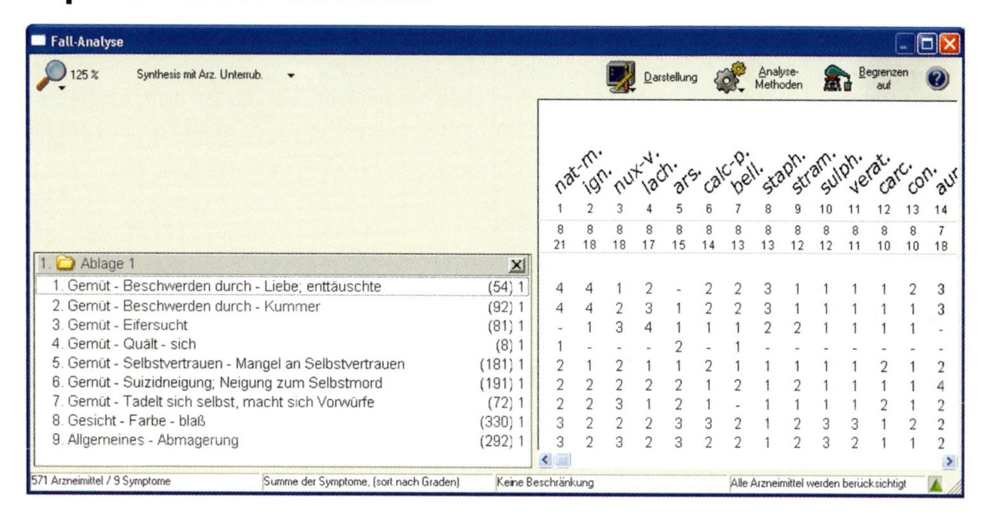

		nat-m.	ign.	nux-v.	lach.	ars.	calc-p.	bell.	staph.	stram.	sulph.	verat.	carc.	con.	aur
		1	2	3	4	5	6	7	8	9	10	11	12	13	14
		8	8	8	8	8	8	8	8	8	8	8	8	8	7
		21	18	18	17	15	14	13	13	12	12	11	10	10	18
1. Gemüt - Beschwerden durch - Liebe; enttäuschte	(54) 1	4	4	1	2	-	2	2	3	1	1	1	1	2	3
2. Gemüt - Beschwerden durch - Kummer	(92) 1	4	4	2	3	1	2	2	3	1	1	1	1	1	3
3. Gemüt - Eifersucht	(81) 1	-	1	3	4	1	1	1	2	2	1	1	1	1	-
4. Gemüt - Quält - sich	(8) 1	1	-	-	-	2	-	1	-	-	-	-	-	-	-
5. Gemüt - Selbstvertrauen - Mangel an Selbstvertrauen	(181) 1	2	1	2	1	1	2	1	1	1	1	1	2	1	2
6. Gemüt - Suizidneigung; Neigung zum Selbstmord	(191) 1	2	2	2	2	2	1	2	1	2	1	1	1	1	4
7. Gemüt - Tadelt sich selbst, macht sich Vorwürfe	(72) 1	2	2	3	1	2	1	-	1	1	1	1	2	1	2
8. Gesicht - Farbe - blaß	(330) 1	3	2	2	2	3	3	2	1	2	3	3	1	2	2
9. Allgemeines - Abmagerung	(292) 1	3	2	3	2	3	2	2	1	2	3	2	1	1	2

Therapie und Verlauf

In dieser beängstigenden Situation erwogen wir primär die Einweisung in eine psychosomatisch-psychiatrische Klinik.

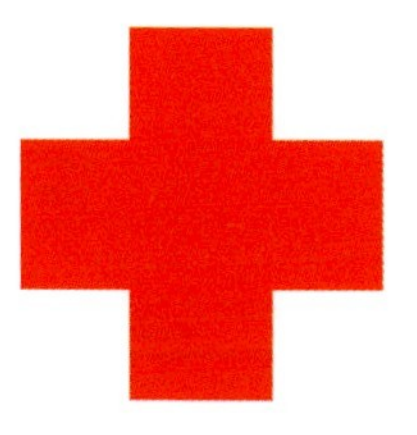

Cave: Angekündigte Suizide von Kindern, insbesondere von Pubertierenden, sind sehr ernst zu nehmen!

Es ließ sich jedoch in der Kürze der Zeit keine passende kinderpsychiatrische Abteilung finden und gegen die Aufnahme in eine Universitätspsychiatrie sperrten sich die Eltern vehement. Wir einigten uns auf folgende Strategie, wobei die tägliche Kontaktaufnahme zwischen Kind, Mutter und dem behandelnden Arzt eine „conditio sine qua non" war.

Zunächst wurde S. aus der krankmachenden Schulsituation herausgenommen. Sie wurde für 3 Wochen krankgeschrieben und nach dem Sommer in ein anderes Gymnasium eingeschult. Jegliche Horrorfilme und Horrorbücher wurden per expressiv verbis verboten.

Die Mutter bekam den Auftrag, uns täglich anzurufen. Das Mädchen bekam jede Woche einen Termin zum ausführlichen Gespräch und es erfolgte die Gabe von Natrium muriaticum C 200 (Gudjons) 3 Kügelchen.

Daraufhin entspannte sich die Lage deutlich. Stefanie entwickelte sich in der neuen Schule/Gymnasium unauffällig. Die Mutter war begeistert und überglücklich.

Auf die nochmalige insistierende Frage, was denn nun am meisten geholfen habe, meinte sie: „Die Kügelchen haben Stefanie sehr gut getan. Sie ist insgesamt liebevoller und schmusiger geworden. Meinem Kind geht es sehr gut und das ist die Hauptsache."

Drei Monate später wurde uns Stefanie nochmals vorgestellt. Sie mache sich Sorgen, im Vergleich zu ihren Alterskameradinnen: „Ich bin die Letzte!" Damit meinte sie, sie sei die Letzte bezüglich ihrer Menarche.

Repertorisation im Synthesis

Weibliche Genitale, Menses, verzögerte Menarche — u. a. Nat-m. (3)

Repertorisation im Radar

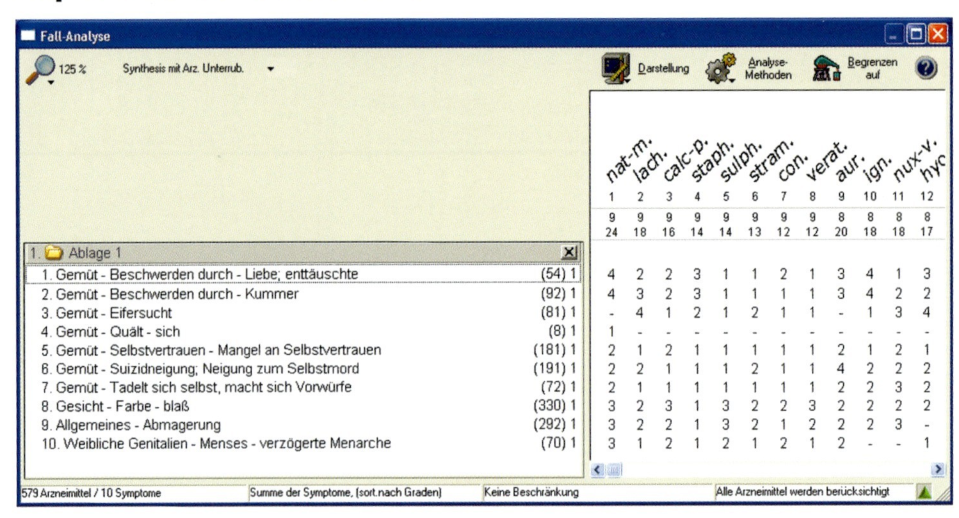

Fall-Analyse

125 % Synthesis mit Arz. Unterrub.

Darstellung | Analyse-Methoden | Begrenzen auf

1. Ablage 1

Symptom		nat-m.	lach.	calc-p.	staph.	sulph.	stram.	con.	verat.	aur.	ign.	nux-v.	hyc
		1	2	3	4	5	6	7	8	9	10	11	12
		9	9	9	9	9	9	9	9	8	8	8	8
		24	18	16	14	14	13	12	12	20	18	18	17
1. Gemüt - Beschwerden durch - Liebe; enttäuschte	(54) 1	4	2	2	3	1	1	2	1	3	4	1	3
2. Gemüt - Beschwerden durch - Kummer	(92) 1	4	3	2	3	1	1	1	1	3	4	2	2
3. Gemüt - Eifersucht	(81) 1	-	4	1	2	1	2	1	1	-	1	3	4
4. Gemüt - Quält - sich	(8) 1	1	-	-	-	-	-	-	-	-	-	-	-
5. Gemüt - Selbstvertrauen - Mangel an Selbstvertrauen	(181) 1	2	1	2	1	1	1	1	1	2	1	2	1
6. Gemüt - Suizidneigung; Neigung zum Selbstmord	(191) 1	2	2	1	1	1	2	1	1	4	2	2	2
7. Gemüt - Tadelt sich selbst, macht sich Vorwürfe	(72) 1	2	1	1	1	1	1	1	1	2	2	3	2
8. Gesicht - Farbe - blaß	(330) 1	3	2	3	1	3	2	2	3	2	2	2	2
9. Allgemeines - Abmagerung	(292) 1	3	2	2	1	3	2	1	2	2	2	3	-
10. Weibliche Genitalien - Menses - verzögerte Menarche	(70) 1	3	1	2	1	2	1	2	1	2	-	-	1

579 Arzneimittel / 10 Symptome | Summe der Symptome, (sort.nach Graden) | Keine Beschränkung | Alle Arzneimittel werden berücksichtigt

Anmerkung

Auch hier zeigt sich wieder Natrium muriaticum als unser großes Kummermittel, das in der Lage ist, Verhärtungen zu lösen und Probleme in Lösungen übergehen zu lassen und den unterdrückten Seelenschmerz frei zu geben.

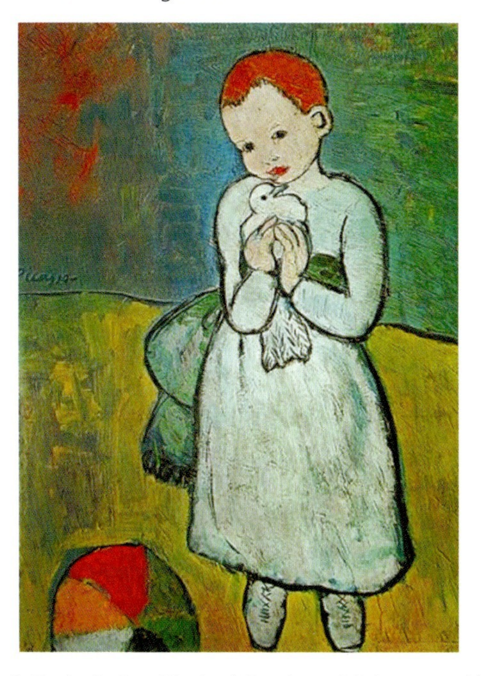

Pablo Picassos „Kind mit Taube". Das Kind erlebt einen Rückzug und hält nur noch das Tier, die Taube fest an sich. Selbst mit dem bunten Ball möchte es nicht spielen.

58. Nux vomica: Chronische Bronchitis, chronische Gastritis, LWS-Syndrom, Dysmenorrhoe: „Anspannung in allen Bereichen"

Frau P., 43 Jahre, Patientin mit Bronchitis, kommt in unsere Praxis.

Spontanbericht

„Ständiger trockener Husten, anfallsartig. Zum Teil mit sehr zähflüssigem Schleim, bei Kälte schlimmer. Ich war bereits bei mehreren Ärzten und habe verschiedene Medikamente, u. a. Silomat (= Antitussivum: Clobutinol), bekommen. Hat alles nichts genutzt."

Gelenkter Bericht

Sie kommt ins Erzählen und berichtet über Magenschmerzen, gebessert durch Wärmeanwendung, schmerzhafte monatliche Blutungen, gelegentliche Schmerzen der Lumbalregion. Erst langsam löst sich ihre verspannte und verschränkte Körperhaltung und etwas auch ihre angespannten Gesichtszüge. Auf die Frage nach Eifersucht: „Ist Eifersucht für Sie ein Thema?", blickt sie überrascht und verwundert und äußert: „Woher wissen Sie das?"

Repertorisation im Synthesis

Gemüt, Eifersucht	u. a. Nux-v. (3)
Magen, Schmerz, Anwendung warme, amel.	u. a. Nux-v. (2)
Weibliche Genitalien, Menses, schmerzhaft	u. a. Nux-v. (2)
Husten, anfallsweise	u. a. Nux-v. (3)
Husten, trocken	u. a. Nux-v. (3)
Auswurf, schleimig, zäh	u. a. Nux-v. (2)
Rücken, Schmerz, Lumbalregion	u. a. Nux-v. (3)
Allgemeines, Wärme, amel	u. a. Nux-v. (3)

Repertorisation im Radar

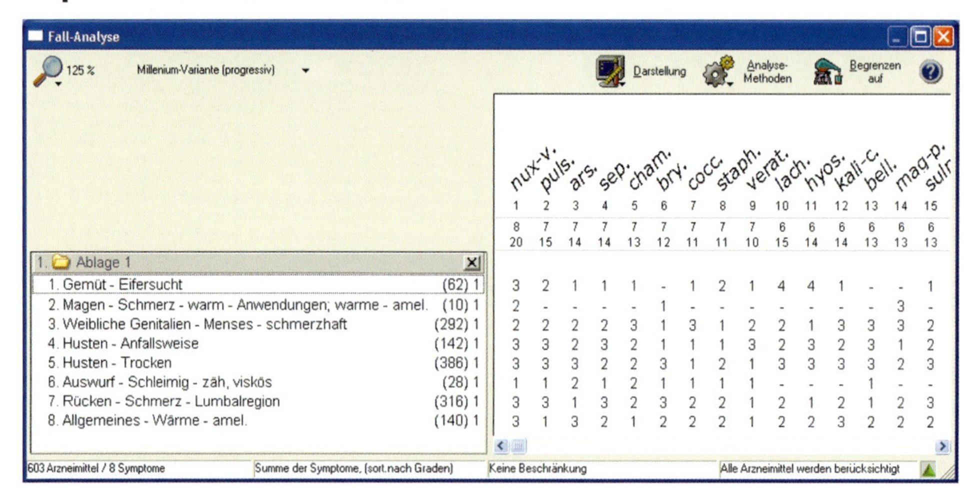

		nux-v.	puls.	ars.	sep.	cham.	bry.	cocc.	staph.	verat.	lach.	hyos.	kali-c.	bell.	mag-p.	sulf.
		1	2	3	4	5	6	7	8	9	10	11	12	13	14	15
		8	7	7	7	7	7	7	7	7	6	6	6	6	6	6
		20	15	14	14	13	12	11	11	10	15	14	14	13	13	13
1. Gemüt - Eifersucht	(62) 1	3	2	1	1	1	-	1	2	1	4	4	1	-	-	1
2. Magen - Schmerz - warm - Anwendungen; warme - amel.	(10) 1	2	-	-	-	-	1	-	-	-	-	-	-	-	3	-
3. Weibliche Genitalien - Menses - schmerzhaft	(292) 1	2	2	2	2	3	1	3	1	2	2	1	3	3	3	2
4. Husten - Anfallsweise	(142) 1	3	3	2	3	2	1	1	1	3	2	3	2	3	1	2
5. Husten - Trocken	(386) 1	3	3	3	2	2	3	1	2	1	3	3	3	3	2	3
6. Auswurf - Schleimig - zäh, viskös	(28) 1	1	1	2	1	2	1	1	1	1	-	-	-	1	-	-
7. Rücken - Schmerz - Lumbalregion	(316) 1	3	3	1	3	2	3	2	2	1	2	1	2	1	2	3
8. Allgemeines - Wärme - amel.	(140) 1	3	1	3	2	1	2	2	2	1	2	2	3	2	2	2

Therapie und Verlauf

Nach ihrer Antwort stand ich wortlos auf und gab ihr aus meinem Schrank Nux vomica XM (Staufen) 3 Globuli.

Materia medica

Anruf zwei Wochen später: „Irgendwas ist gelassener. Ich fühle mich in Sicherheit. Mir geht es gut, das Stressbellen ist weg."

Anmerkung

In unserem Band I haben wir als Überschrift für **Nux vomica: „Sensibilität, Sensitivität und Spastizität"** gewählt. Alles Eigenschaften, die wir von den angespannten und hektischen, Spannung verbreitenden Zeitgefährten unserer Tage kennen.

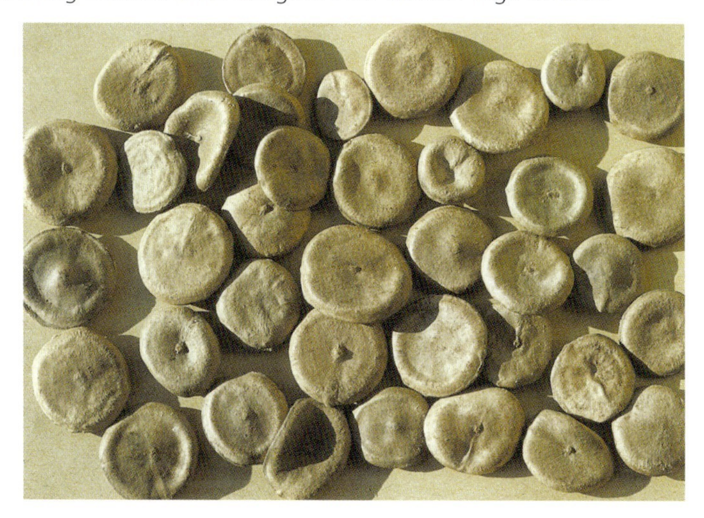

Frau P. zeigte diese Anspannung in vielen Körperbereichen (siehe Überschrift und Anamnese) und auch auf geistig-seelischer Ebene.

Die Bezeichnung, die unsere Patientin für ihren Husten so treffend findet: „Stressbellen" ist ausgesprochen exakt und umfasst geradezu symbolisch verdichtet ihre Situation.

59. Nux vomica: Quälende Insomnia (= Schlafstörung)

Herr F., 45 Jahre, kommt wegen quälender Schlafstörungen.

Spontanbericht

„Seit über 2 Jahren habe ich quälende Schlafstörungen. Ich arbeite im Strafvollzug und habe vorher alle Nachtdienste ohne die geringsten Probleme absolviert. Jetzt bin ich jedoch den ganzen Tag müde, wache dafür nachts ständig auf, ... bin hellwach und kann nicht mehr einschlafen ... bis ca. 6 Uhr. Bier, Alkohol, Schlaftabletten, all das hilft nicht mehr. Außerdem habe ich Kopfschmerzen. Ich rege mich über alles und jedes auf."

Gelenkter Bericht

Kritik könne er nur schwer ertragen, kritisiere aber andere, wenn es sein müsse. Er sei ehrgeizig, verrichte seine Arbeit hundertprozentig und erwarte das auch von anderen. Zudem sei er gerechtigkeitsliebend, bei den Gefangenen sehr beliebt, sehr tierliebend ... und habe selbst zwei Hunde. Außerdem habe er ein Wärmeverlangen. Früher sei er ein Nachtmensch gewesen, so kenne er das Nachtleben in Berlin und Prag sehr gut, sei dort mit „seinen Kumpels" gern und häufig gesehen. Er sei sportlich, kleide sich gern leger und lässig. Hobbys seien Fallschirmspringen, Tauchen, Motorradfahren, sein Lieblingsfilm sei „Im Rausch der Tiefe" von Luc Besson (1987).

Repertorisation im Synthesis

Gemüt, Beleidigt, leicht	u. a. Nux-v. (3)
Gemüt, Beschwerden durch, sexuelle Exzesse	u. a. Nux-v. (3)
Gemüt, Gewissenhaft, peinlich genau	u. a. Nux-v. (2)
Gemüt, Tadelt andere	u. a. Nux-v. (2)
Gemüt, Zorn	u. a. Nux-v. (4)
Kopf, Schmerz, Schlaf, Schlafmangel, Nachtwachen, durch	u. a. Nux-v. (2)
Kopf, Schmerz, Schlaf, Schlafmangel, spätes Schlafengehen, durch	u. a. Nux-v. (2)
Schlaf, Schlaflosigkeit, nachts, Mitternacht, nach	u. a. Nux-v. (3)
Allgemeines, Wärme, amel.	u. a. Nux-v. (3)

Repertorisation im Radar

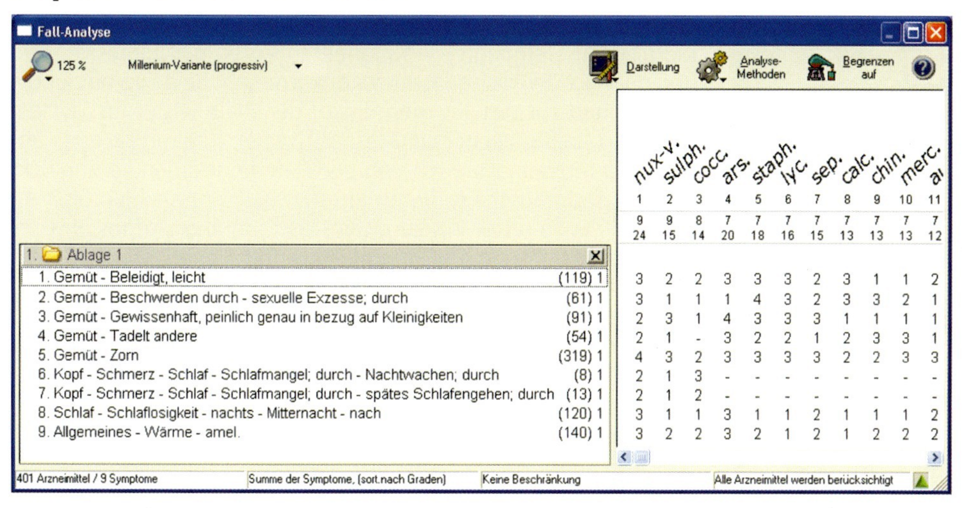

Symptom		nux-v.	sulph.	cocc.	ars.	staph.	lyc.	sep.	calc.	chin.	merc.	al
		1	2	3	4	5	6	7	8	9	10	11
		9	9	8	7	7	7	7	7	7	7	7
		24	15	14	20	18	16	15	13	13	13	12
1. Gemüt - Beleidigt, leicht	(119) 1	3	2	2	3	3	3	2	3	1	1	2
2. Gemüt - Beschwerden durch - sexuelle Exzesse; durch	(61) 1	3	1	1	1	4	3	2	3	3	2	1
3. Gemüt - Gewissenhaft, peinlich genau in bezug auf Kleinigkeiten	(91) 1	2	3	1	4	3	3	3	1	1	1	1
4. Gemüt - Tadelt andere	(54) 1	2	1	-	3	2	2	1	2	3	3	1
5. Gemüt - Zorn	(319) 1	4	3	2	3	3	3	3	2	2	3	3
6. Kopf - Schmerz - Schlaf - Schlafmangel; durch - Nachtwachen; durch	(8) 1	2	1	3	-	-	-	-	-	-	-	-
7. Kopf - Schmerz - Schlaf - Schlafmangel; durch - spätes Schlafengehen; durch	(13) 1	2	1	2	-	-	-	-	-	-	-	-
8. Schlaf - Schlaflosigkeit - nachts - Mitternacht - nach	(120) 1	3	1	1	3	1	1	2	1	1	1	2
9. Allgemeines - Wärme - amel.	(140) 1	3	2	2	3	2	1	2	1	2	2	2

Therapie und Verlauf

Es erfolgte die einmalige Gabe von Nux vomica CM (Schmidt-Nagel) 3 Globuli.
Herr F. berichtete Wochen später bei einem Kontrolltermin Folgendes wörtlich: „Es geht mir relativ gut ... der Schlaf ist eigentlich in Ordnung ... ich wache zwar noch auf, schlafe aber im Gegensatz zu vorher gleich wieder ein."

Anmerkung

Ein durchtrainierter, leistungsbezogener, offener und freundlicher Mann, der voll im Leben steht, alles andere als einer dieser selbstmitleidigen, leistungsschwachen Betroffenheitsapostel, die z. Z. in unserer Gesellschaft so häufig anzutreffen sind.

Bei seiner Schilderung des Nachtlebens von Berlin und Prag fiel mir die vitale Darstellung **„The Voice – Die Frank Sinatra Story"** ein, die in der Komödie im Bayerischen Hof im Jahre 2001 gegeben wurde ein – ein Leben, ein Nachtleben mit den wunderbaren Songs, Frauengeschichten und Alkoholexzessen von Franky Sinatra ...

Und hierzu dann auch gleich mein alter Lehrer Willibald Gawlik, der im Zusammenhang mit Nux vomica gerne die uralte Assoziationskette **„in venero und in baccho"** brachte.

So überraschte es mich auch in keiner Weise, dass unser Patient in einer der folgenden Konsultationen von seiner Scheidung sprach und gleich bei diesem Thema mit stolzem Ausdruck von seiner „viel jüngeren Freundin, die ihn jung und frisch halte," berichtete. Hierbei fiel mir – sehr gegen meinen Willen – ein **altes arabisches Sprichwort** ein: „Wenn du deinem Feinde wirklich schaden willst, so gib ihm eine junge Frau", und ich bemerkte bei meinem Patienten zum ersten Mal seine unendlich traurigen Augen.

Zum Film

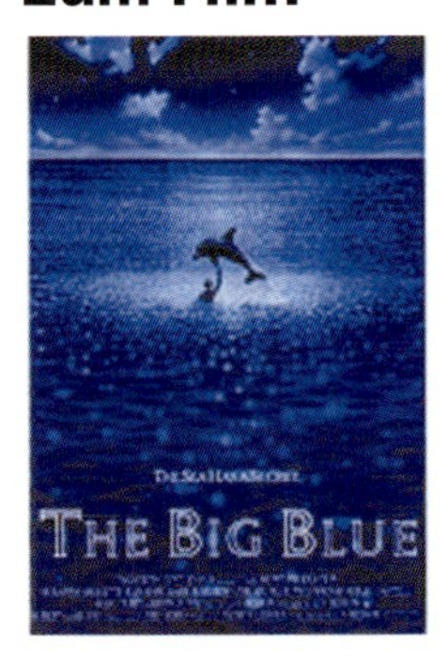

„Im Rausch der Tiefe" von Luc Besson (1987) ist ein spannender Kultfilm mit Tiefgang: Von Kindheit an waren der impulsive Enzo und der nachdenkliche Jacques Konkurrenten. Beide verbindet die Leidenschaft für das Tauchen. Enzo, der Weltmeister im Tiefseetauchen ohne Sauerstoffgerät, droht seinen Titel an Jacques abtreten zu müssen. Magisch von der Tiefe angezogen verunglückt Jacques. Dramatische Minuten unter Wasser entscheiden über ihr Schicksal. Enzo rettet ihn zunächst, lässt ihn aber auf inständiges Drängen doch in die Tiefe und in den Tod gleiten. Wenig später folgt ihm der von Gewissensbissen getriebene Franzose nach. Weiterhin spannende Bildererzählung auf dem Hintergrund der Biographie des bekannten französischen Weltrekordlers Jaques Mayol. Die glorifizierenden Selbsttötungen in den Schluss-Sequenzen stören den insgesamt positiven Eindruck.

60. Nux vomica: LWS-Syndrom (= tiefsitzender Rückenschmerz)

Ulrich C., beliebter, fleißiger, jugendlich wirkender Gymnasiallehrer, hat z. Z. sehr „viel um die Ohren": Hausbau, vier Kinder, Sportvereinstrainer. Er kommt, weil er Angst vor einem Bandscheibenvorfall hat, der evtl. operiert werden müsse.

Spontanbericht

„Ich habe entsetzliche Rückenschmerzen lumbal. Bei Bewegung verschlechtern sie sich, sie sind ausgesprochen ziehend. Ich bin kraftlos, habe kalte Hände und Füße, fühle mich kalt, sehr nervös, wütend, ungeduldig und unruhig. Es ist einfach alles zu viel ..."

Gelenkter Bericht

Er sei frostig, körperlich und seelisch „gestresst und angespannt". Auch fürchte er – und hier lacht er laut – die Ärzte, insbesondere habe er Angst vor Operationen. Wärme – in allen Bereichen – tue ihm unendlich gut.

Repertorisation im Synthesis

Gemüt, Erschöpfung, geistige	u. a. Nux-v. (3)
Gemüt, Furcht, Krankheit, vor drohender	u. a. Nux-v. (2)
Gemüt, Ruhelosigkeit	u. a. Nux-v. (2)
Gemüt, Ungeduld	u. a. Nux-v. (3)
Gemüt, Zorn	u. a. Nux-v. (4)
Rücken, Schmerz, Lumbalregion, Bewegung bei	u. a. Nux-v. (3)
Rücken, Schmerz, ziehend	u. a. Nux-v. (2)
Extremitäten, Kälte, Füße	u. a. Nux-v. (2)
Extremitäten, Kälte, Hände	u. a. Nux-v. (2)
Allgemeines, Hitze, Lebenswärme, Mangel an	u. a. Nux-v. (3)
Allgemeines, Wärme, amel.	u. a. Nux-v. (3)

Repertorisation im Radar

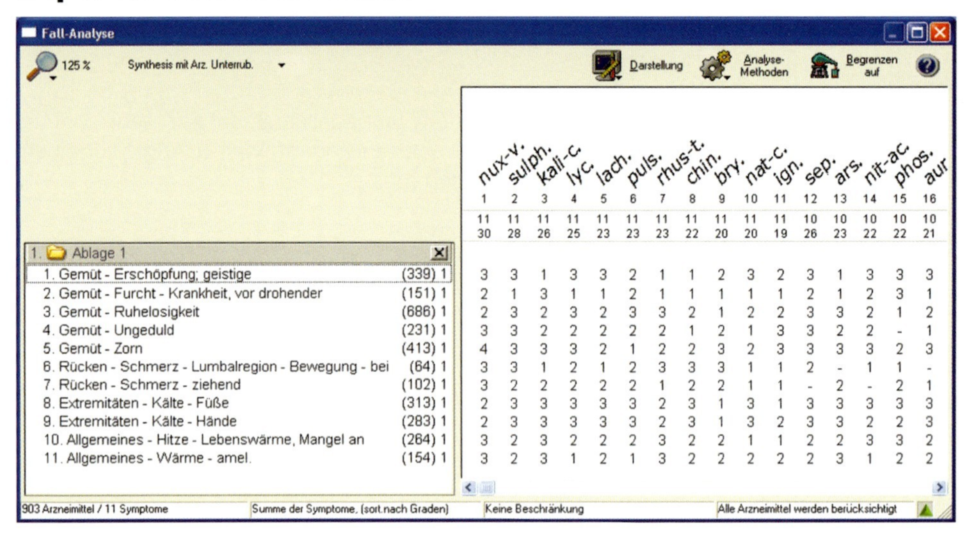

		nux-v.	sulph.	kali-c.	lyc.	lach.	puls.	rhus-t.	chin.	bry.	nat-c.	ign.	sep.	ars.	nit-ac.	phos.	aur
		1	2	3	4	5	6	7	8	9	10	11	12	13	14	15	16
		11	11	11	11	11	11	11	11	11	11	11	10	10	10	10	10
		30	28	26	25	23	23	23	22	20	20	19	26	23	22	22	21
1. Gemüt - Erschöpfung; geistige	(339) 1	3	3	1	3	3	2	1	1	2	3	2	3	1	3	3	3
2. Gemüt - Furcht - Krankheit, vor drohender	(151) 1	2	1	3	1	1	2	1	1	1	1	1	2	1	2	3	1
3. Gemüt - Ruhelosigkeit	(686) 1	2	3	2	3	2	3	3	2	1	2	2	3	3	2	1	2
4. Gemüt - Ungeduld	(231) 1	3	3	2	2	2	2	2	1	2	1	3	3	2	2	-	1
5. Gemüt - Zorn	(413) 1	4	3	3	3	2	1	2	2	3	2	3	3	3	3	2	3
6. Rücken - Schmerz - Lumbalregion - Bewegung - bei	(64) 1	3	3	1	2	1	2	3	3	3	1	1	2	-	1	1	-
7. Rücken - Schmerz - ziehend	(102) 1	3	2	2	2	2	2	1	2	2	1	1	-	2	-	2	1
8. Extremitäten - Kälte - Füße	(313) 1	2	3	3	3	3	3	2	3	1	3	1	3	3	3	3	3
9. Extremitäten - Kälte - Hände	(283) 1	2	3	3	3	3	3	2	3	1	3	2	3	3	2	2	3
10. Allgemeines - Hitze - Lebenswärme, Mangel an	(264) 1	3	2	3	2	2	2	3	2	2	1	1	2	2	3	3	2
11. Allgemeines - Wärme - amel.	(154) 1	3	2	3	1	2	1	3	2	2	2	2	2	3	1	2	2

Therapie und Verlauf

Noch in der Praxis erfolgte die einmalige Gabe von Nux vomica LM XII (Staufen) 3 Globuli, jedoch ohne Erfolg.

Am nächsten Tag kam Herr C. noch unruhiger wieder. Ich empfahl ihm zum Ausschluss eines Bandscheibenvorfalls dringend konsiliarisch eine Kernspintomographie der LWS = Lendenwirbelsäule durchführen zu lassen, was er strikt und heftig, ja fast aufbrausend, ablehnte. Stattdessen lachte er und erzählte mir von seinem Stress auf dem Bau und von seinen nachts schreienden Kindern. Alle anspruchsvollen Bauarbeiten würde er persönlich selbst ausführen; er lachte erneut, zeigte auf den Holzboden meiner Praxis und sagte wörtlich: „Eine Holzverlegung, wie man es nicht machen sollte, die Verlegung ist nicht nach Stößen geordnet und die Maserung ist wild aneinandergereiht ..., das war wohl nichts."

Die ungeschickte Holzbodenverlegung meiner Praxis der berühmt-berüchtigten Heidelberger Handwerker war mir bisher noch gar nicht aufgefallen! Und hier lacht er wieder lauthals.

Gemüt, gewissenhaft, peinlich genau u. a. Nux-v. (2)
Gemüt, lachen, unmäßig u. a. Nux-v. (2)

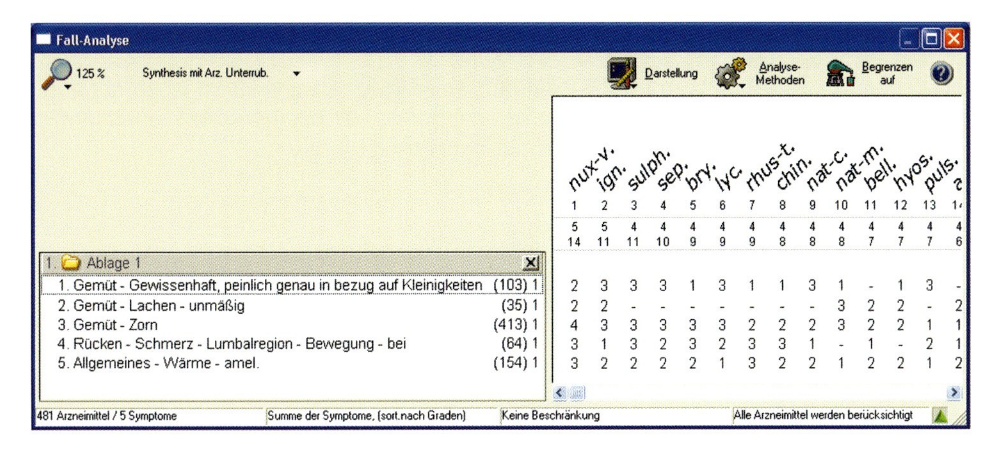

Ich fühlte mich nach wie vor in meiner Arzneiwahl bestätigt, entschied mich aber nun die Potenz zu erhöhen und gab Nux vomica XM (Schmidt-Nagel) 3 Kügelchen.

Der Patient rief am nächsten Tag lachend an: „Überhaupt keine Beschwerden mehr! Die Krankmeldung können Sie sich sparen."

Anmerkung

Die richtig gewählte Arznei hat in einer eigentlich richtig gewählten Potenz nicht geholfen.

Gut, dass kein überhasteter „Mittelwechsel" erfolgte! Stur und eigensinnig: Nux-v. (3) ließ ich eine sehr hohe Potenz folgen, die dann auch prompt wirkte.

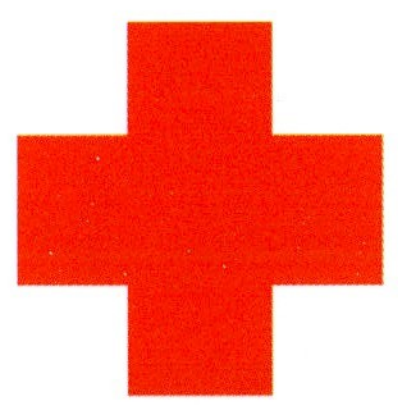

Cave: Nicht vorzeitig und überhastet das Mittel wechseln!

61. Nux vomica, Setting: Verhaltensstörung aggressiver Ausgestaltung

Der Junge M., 15 Jahre, kommt in Begleitung seiner Mutter. Seine Eltern leben getrennt, seine ältere Schwester entwickelt sich völlig unauffällig. Nur bei ihm treten in letzter Zeit vermehrt Probleme auf. Hierzu näher befragt berichtet die Mutter:

Spontanbericht

„M. ist so diktatorisch. Er brüllt ständig herum und ist sehr angespannt."

Gelenkter Bericht

Morgens sei alles schlechter, M. erledige seine Aufgaben in der Schule peinlich genau, sei insgesamt kein schlechter Schüler, aber im schulischen Leistungsspektrum deutlich schlechter als die begabte Schwester. Hin und wieder sei er eifersüchtig und wirke extrem angespannt.

Repertorisation im Synthesis

Gemüt, diktatorisch	u. a. Nux-v. (1)
Gemüt, Eifersucht	u. a. Nux-v. (3)
Gemüt, Gewissenhaft, peinlich genau in Bezug auf Kleinigkeiten	u. a. Nux-v. (2)
Gemüt, Konzentration, schwierig	u. a. Nux-v. (4)
Gemüt, Zorn	u. a. Nux-v. (4)
Allgemeines, Spannung, innerlich	u. a. Nux-v. (3)
Allgemeines, Spannung, äußerlich	u. a. Nux-v. (2)

Repertorisation im Radar

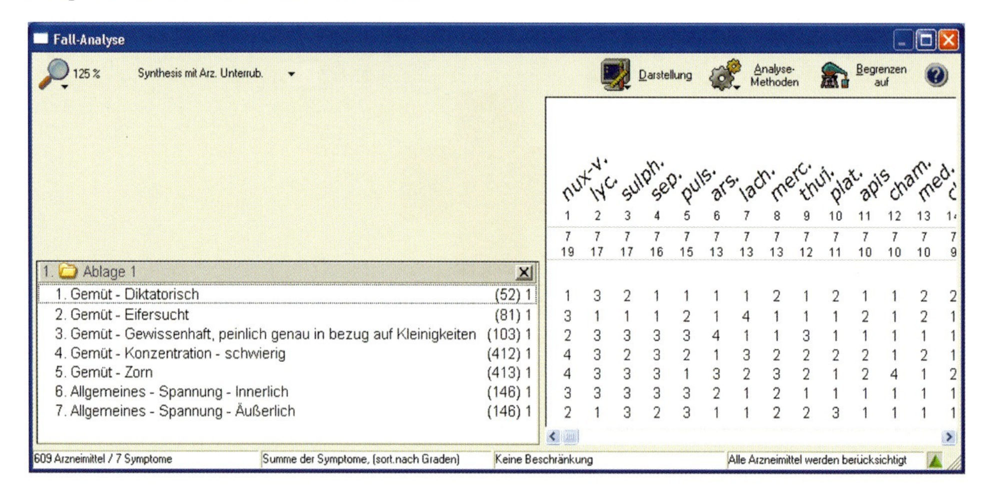

Symptom		nux-v.	lyc.	sulph.	sep.	puls.	ars.	lach.	merc.	thuj.	plat.	apis	cham.	med.	
		1	2	3	4	5	6	7	8	9	10	11	12	13	1[illegible]
		7	7	7	7	7	7	7	7	7	7	7	7	7	7
		19	17	17	16	15	13	13	13	12	11	10	10	10	9
1. Gemüt - Diktatorisch	(52) 1	1	3	2	1	1	1	1	2	1	2	1	1	2	2
2. Gemüt - Eifersucht	(81) 1	3	1	1	1	2	1	4	1	1	1	2	1	2	1
3. Gemüt - Gewissenhaft, peinlich genau in bezug auf Kleinigkeiten	(103) 1	2	3	3	3	3	4	1	1	3	1	1	1	1	1
4. Gemüt - Konzentration - schwierig	(412) 1	4	3	2	3	2	1	3	2	2	2	2	1	2	1
5. Gemüt - Zorn	(413) 1	4	3	3	3	1	3	2	3	2	1	2	4	1	2
6. Allgemeines - Spannung - Innerlich	(146) 1	3	3	3	3	3	2	1	2	1	1	1	1	1	1
7. Allgemeines - Spannung - Äußerlich	(146) 1	2	1	3	2	3	1	1	2	2	3	1	1	1	1

Therapie und Verlauf

In dieser Situation verschrieb ich Nux vomica LM VI (Staufen), 2 x 3 Globuli pro Woche.

14 Tage später rief die Mutter an: „Alles ist sehr viel besser ...", doch lässt sie mir zugleich folgendes bedenkenswerte Protokoll zukommen:

„Ohne ein Arzneimittel bekommen zu haben, war M. wie umgedreht. Nicht mehr der rotzige, trotzige Teenager, sondern wieder der empfindsame Junge, der er von klein auf gewesen war. Er war auf einmal wieder rücksichtsvoll und geduldig, auch offen für meine Bedürfnisse: Türe aufhalten, ... neben mir gehen, ... freundlich mit mir reden ... Seine seelische Verfassung war eine andere. Auch mir war es wieder möglich, meinem Sohn geduldiger zu begegnen, ihn nicht immer zu drängen und zu ermahnen, was er offensichtlich hasst. Es dauerte mehrere Tage, bis ich das Arzneimittel bekam. Dr. Hadulla, Sie sprachen nur zu dem charmanteren M. und siehe da, er kam wieder zum Vorschein."

Anmerkung

Eingefleischte Gegner der Homöopathie könnten in diesem Fall gleich einwenden: „ ... Da sieht man es mal wieder: alles nur Placebo in der Homöopathie ..." Doch was heißt Placebo, bei Licht betrachtet in der wörtlichen Übersetzung:

„Placebo Domino in regione viventium: Ich werde zum Dank dem Herrn gefallen in den (allen) Teilen meines Lebens. (Psalm 116)"

Und hierüber sollten wir in keiner Weise überheblich lachen. Gerade nicht als Schulmediziner, wenn wir uns diese Spitze erlauben dürfen, mit dem Hinweis, dass jährlich mehr Patienten durch Fehler und Irrtümer im ärztlichen Handeln versterben als durch Verkehrsunfälle, Brustkrebs oder AIDS.

„In den USA sterben jährlich 44 000–98 000 Menschen durch medizinische Fehler und Irrtümer, mehr Menschen als durch Verkehrsunfälle (43 458), Brustkrebs (42 207) oder AIDS (16 516). Diese im Lancet (355 [2000] 2007), als „wenn das primum non nocere versagt" kommentierten Daten denken an, wo das Problem liegen könnte: nämlich in der menschlichen Fehlbarkeit." Appell, R.G., AHZ 4/2000

Andererseits könnte es sich um eine Heilung durch das **Setting** an sich gehandelt haben. Ich traf M., den ich seit Jahren gut kenne und zu dem eine gute Arzt-Patient-Beziehung besteht, am richtigen Punkt in einer empathischen Situation mit einer beiderseitigen positiven Gegenübertragung und folgender Heilung.

Hier beginnt eine schwierige Diskussion zu dem Thema: Was heilt: die Globuli oder die Deutung oder die mitmenschliche Begegnung? Vgl. hierzu meinen Vortrag auf dem 58. Kongress der Liga medicorum homöopathicum internationalis 22.–26.04.2003 in Graz: Eltern-Kind-Neurose.

Zum oben zitierten Psalm 116, dem lateinischen Original oder der Übersetzung von Martin Buber, erfahren Interessierte mehr im Lehrbuch meines verehrten Lehrers *Willibald Gawlik „Homöopathie und konventionelle Therapie"*.

62. Nux vomica: V. a. Gastritis (= Magenschleimhautentzündung), Angina pectoris, Schulter-Arm-Syndrom und „Verspannung in allen Bereichen"

Ein Mann von 38 Jahren, sehr gepflegt, elegant, sportlich-drahtig von Erscheinung mit lebhaftem Gesichtsausdruck, funkelnden dunklen Augen, festem und stolzem Händedruck, stellt sich vor. Er erinnert mich irgendwie an einen Piloten der Luftwaffe und tatsächlich erfahre ich später, dass er früher bei der italienischen Luftwaffe Kommandant gewesen sei und u. a. einen Tornado (!) gesteuert habe.

Spontanbericht

Er berichtet: „Seit 10 Monaten leide ich an übermäßigem Aufstoßen, z. T. sauer ... auch nachts ... mit Luftaufstoßen, gelegentlich mit Hochwürgen von Wasser und Magensaft und brennendem Schmerz im Magen, z. T. mit Ausstrahlung zur Brust und zum Herzen. Außerdem fühlt sich meine Schulter-Arm-Muskulatur und eigentlich alles verspannt an. Ich habe auch ziehende Schmerzen unterhalb der Leiste".

Gelenkter Bericht

Gelegentlich treten direkte, starke Schmerzen in der Herzgegend verbunden mit Angst auf. Besserung in Ruhe, in Wärme, im Urlaub und so wörtlich: „In vacanza, ... in bella Italia." Sehr reflektiert äußert er noch: „Ich möchte lernen, mehr loszulassen und dem Prozess des Lebens und dem Lebensfluss zu vertrauen."

Umfangreiche internistische Abklärungen mit EKG, Sonographie, Gastroskopie sowie Vorstellungen beim HNO-Arzt und Pulmologen seien erfolgt, ohne jedoch einen pathologischen Befund zu ergeben. Die Symptomatik bestehe unverändert fort.

Ein homöopathischer Therapieversuch mit verschiedenen Polychresten sei ohne Erfolg geblieben.

Repertorisation im Synthesis

Gemüt, Angst, hypochondrisch	u. a. Nux-v. (2)
Gemüt, Furcht, Krankheit, vor drohender	u. a. Nux-v. (2)
Magen, Aufstoßen, nachts	u. a. Nux-v. (2)
Magen, Aufstoßen, Art des, sauer	u. a. Nux-v. (3)
Magen, Aufstoßen, Art des, Wasser in den Mund	u. a. Nux-v. (3)
Magen, Schmerz	u. a. Nux-v. (3)
Magen, Schmerz, warm, Anwendungen, amel.	u. a. Nux-v. (2)
Magen, Schmerz, brennend	u. a. Nux-v. (2)
Abdomen, Schmerz, Leistengegend	u. a. Nux-v. (2)
Brust, Schmerz, brennend	u. a. Nux-v. (2)
Allgemein, Wärme amel.	u. a. Nux-v. (3)

Repertorisation im Radar

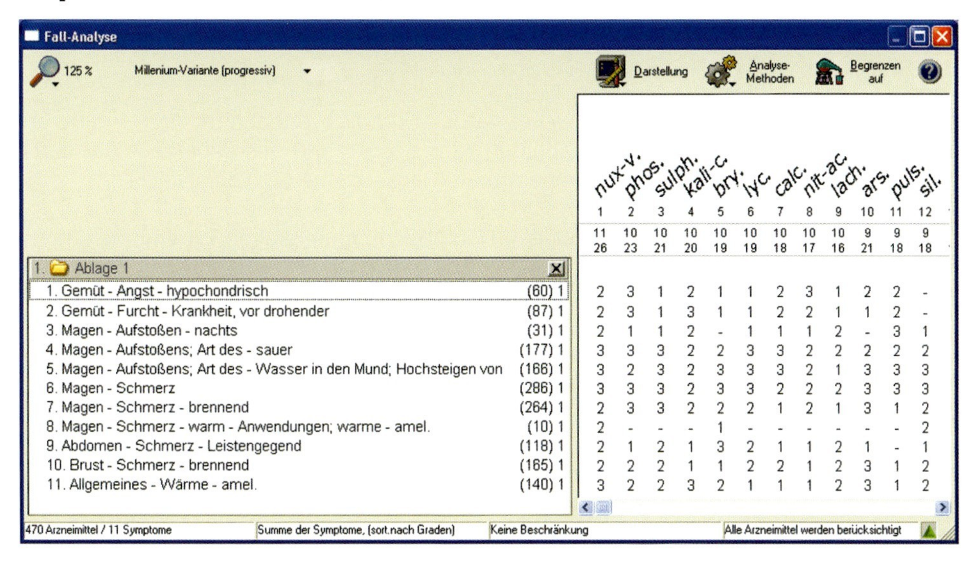

Fall-Analyse

125 % Millenium-Variante (progressiv)

Darstellung | Analyse-Methoden | Begrenzen auf

1. Ablage 1

Symptom		nux-v.	phos.	sulph.	kali-c.	bry.	lyc.	calc.	nit-ac.	lach.	ars.	puls.	sil.
		1	2	3	4	5	6	7	8	9	10	11	12
		11	10	10	10	10	10	10	10	10	9	9	9
		26	23	21	20	19	19	18	17	16	21	18	18
1. Gemüt - Angst - hypochondrisch	(60) 1	2	3	1	2	1	1	2	3	1	2	2	-
2. Gemüt - Furcht - Krankheit, vor drohender	(87) 1	2	3	1	3	1	1	2	2	1	1	2	-
3. Magen - Aufstoßen - nachts	(31) 1	2	1	1	2	-	1	1	1	2	-	3	1
4. Magen - Aufstoßens; Art des - sauer	(177) 1	3	3	3	2	2	3	3	2	2	2	2	2
5. Magen - Aufstoßens; Art des - Wasser in den Mund; Hochsteigen von	(166) 1	3	2	3	2	3	3	3	2	1	3	3	3
6. Magen - Schmerz	(286) 1	3	3	3	2	3	3	2	2	2	3	3	3
7. Magen - Schmerz - brennend	(264) 1	2	3	3	2	2	2	1	2	1	3	1	2
8. Magen - Schmerz - warm - Anwendungen; warme - amel.	(10) 1	2	-	-	-	1	-	-	-	-	-	-	2
9. Abdomen - Schmerz - Leistengegend	(118) 1	2	1	2	1	3	2	1	1	2	1	-	1
10. Brust - Schmerz - brennend	(165) 1	2	2	2	1	1	2	2	1	2	3	1	2
11. Allgemeines - Wärme - amel.	(140) 1	3	2	2	3	2	1	1	1	2	3	1	2

470 Arzneimittel / 11 Symptome | Summe der Symptome, (sort.nach Graden) | Keine Beschränkung | Alle Arzneimittel werden berücksichtigt

Therapie und Verlauf

Es erfolgte die Gabe von Nux vomica LM XII (Staufen) 2 x 3 Globuli pro Woche.

Bei der Wiedervorstellung begrüßte uns unser stolzer Kommandante überschwänglich wörtlich: „Ich bin begeistert ... questo stato di tensione, questo circolo di vitioso e finito (= dieser Status der Anspannung, dieser Teufelskreis ist beendet)" ... und weiter in seinem sehr schönen und tiefen Deutsch: „ ...bei mir sind – wie kann ich nur sagen – Kopf und Magen sind gut verbunden".

Wir hatten in unserem Band I, Kapitel 5., **Nux vomica: Sensibilität, Sensitivität und Spastizität** auch auf die positiven Eigenschaften dieses großen Polychrestes hingewiesen: **Genauigkeit, Pflichtgefühl und Verlässlichkeit** und ein richtiges Gefühl für das, was **anständig und gerecht** ist.

63. Phosphoricum acidum: Apathie (= Teilnahmslosigkeit) bei schwerer Influenza-Erkrankung

Der betroffene Kollege – ein erfolgreicher naturheilkundlich orientierter Arzt – hatte am Jahresende 1995 zahlreiche Grippepatienten zu versorgen und sich dabei, bedingt durch Übermüdung, Stress, wechselnde Temperaturen (Hausbesuche etc.) angesteckt.

Auftreten der Symptome geradezu perakut (= plötzlich), mit eiskalten Extremitäten, heftigen Frostschauern und ausgeprägter Schwäche und starkem nächtlichem Schwitzen. Montagmorgens musste er die Nassrasur aus Schwäche abbrechen und sich im Bad hinsetzen, sonst wäre er ohnmächtig geworden.

Dieser geradezu lähmende Schwächeanfall zeigte sich unter anderem darin, dass er nicht in der Lage war, eine kleine Mandarine zu schälen.

Im Laufe der nächsten 24 Stunden verstärkte sich die Symptomatik derart, dass die Angehörigen gar eine Klinikeinweisung erwogen, zumal jetzt zusätzlich Gliederschmerzen und lumbale Rückenschmerzen auftraten und sich einer Blasenschwäche zugesellten.

Statt Klinik verlangte der kranke Kollege das Hinzuziehen eines älteren, klassisch ausgebildeten Allgemeinarztes und erfahrenen Homöopathen und eines neurologisch versierten Kollegen. Diese erhoben folgenden klinischen Befund:

„46-jähriger Pat., in deutlich reduziertem Allgemeinzustand, blass, verfallen, kaltschweißig, halonierte Augen, reagiert auf Befragen deutlich unwillig, kann nicht lesen, aber bildhaft seine Gedanken und Ängste formulieren, ängstliche Fieberträume. Orientierend neurologisch: endgradige Nackensteifheit, Kernig und Brudzinski positiv, Hirnnervenstatus unauffällig, Sensorium herabgestimmt. Inernistisch Zeichen einer Bronchitis (wohl bakterielle Superinfektion) mit Kaltschweißigkeit, sonst unauffällig."

Der Patient hatte von sich aus Arsenicum album (wegen Ängsten und Kältegefühl) sowie Gelsemium (wegen allgemeiner Zittrigkeit und Schwäche) genommen, jedoch ohne Erfolg.

Materia medica

Allen führt zu Acidum phosphoricum Folgendes aus:

„ ... ist träge, apathisch, gleichgültig gegenüber den Dingen des Lebens; erschöpft und benommen vor Kummer; gegenüber jenen Dingen, die früher von größtem Interesse waren, besonders bei Schwäche und Abmagerung. ... Zerebraltyphoid oder Typhus; vollkommene Apathie oder Stupor; teilnahmslos, ... liegt da wie ein Klotz, ohne der Umgebung irgendwelche Beachtung zu schenken."

Repertorisation im Synthesis

Gemüt, Angst, Gesundheit, um die eigene	u. a. Ph-ac. (2)
Gemüt, Angst, Zukunft, um die	u. a. Ph-ac. (2)
Gemüt, Benommenheit/Betäubung	u. a. Ph-ac. (3)

Magen, Appetit, fehlend	u. a. Ph-ac. (2)
Blase, Schwäche	u. a. Ph-ac. (2)
Rücken, Schwäche	u. a. Ph-ac. (3)
Extremitäten, Kälte	u. a. Ph-ac. (2)
Allgemeines, Hitze, Lebenswärme, Mangel an	u. a. Ph-ac. (3)
Allgemeines, Schwäche, Anstrengung, bei, leichte, durch	u. a. Ph-ac. (3)
Allgemeines, Schwäche, lähmungsartig	u. a. Ph-ac. (3)
Allgemeines, Schwäche, Schweiß	u. a. Ph-ac. (2)
Allgemeines, Schweiß, nach, agg.	u. a. Ph-ac. (3)

Repertorisation im Radar

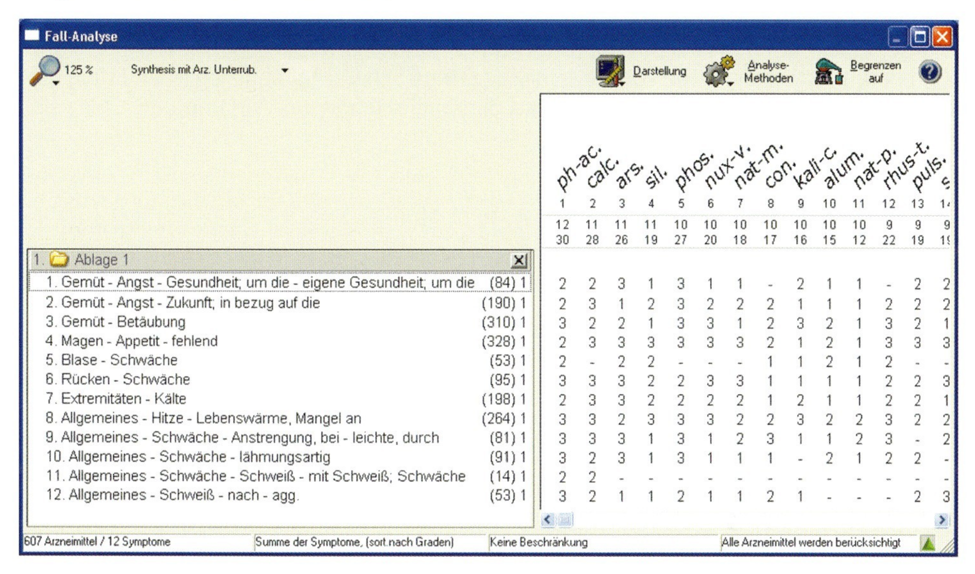

		ph-ac.	calc.	ars.	sil.	phos.	nux-v.	nat-m.	con.	kali-c.	alum.	nat-p.	rhus-t.	puls.	s
		1	2	3	4	5	6	7	8	9	10	11	12	13	1
		12	11	11	11	10	10	10	10	10	10	10	9	9	9
		30	28	26	19	27	20	18	17	16	15	12	22	19	1
1. Gemüt - Angst - Gesundheit; um die - eigene Gesundheit; um die	(84) 1	2	2	3	1	3	1	1	-	2	1	1	-	2	2
2. Gemüt - Angst - Zukunft; in bezug auf die	(190) 1	2	3	1	2	3	2	2	2	1	1	1	2	2	2
3. Gemüt - Betäubung	(310) 1	3	2	2	1	3	3	1	2	3	2	1	3	2	1
4. Magen - Appetit - fehlend	(328) 1	2	3	3	3	3	3	3	2	1	2	1	3	3	3
5. Blase - Schwäche	(53) 1	2	-	2	2	-	-	-	1	1	2	1	2	-	-
6. Rücken - Schwäche	(95) 1	3	3	3	2	2	3	3	1	1	1	1	2	2	3
7. Extremitäten - Kälte	(198) 1	2	3	3	2	2	2	2	1	2	1	1	2	2	1
8. Allgemeines - Hitze - Lebenswärme, Mangel an	(264) 1	3	3	2	3	3	3	2	2	3	2	2	3	2	2
9. Allgemeines - Schwäche - Anstrengung, bei - leichte, durch	(81) 1	3	3	3	1	3	1	2	3	1	1	2	3	-	2
10. Allgemeines - Schwäche - lähmungsartig	(91) 1	3	2	3	1	3	1	1	1	-	2	1	2	2	-
11. Allgemeines - Schwäche - Schweiß - mit Schweiß; Schwäche	(14) 1	2	2	-	-	-	-	-	-	-	-	-	-	-	-
12. Allgemeines - Schweiß - nach - agg.	(53) 1	3	2	1	1	2	1	1	2	1	-	-	-	2	3

Therapie und Verlauf

Noch am Krankenbett erfolgte die Gabe von Phosphoricum acidum C30 (Gudjons) 3 Globuli.

Schon nach zwei bis drei Stunden konnte der kranke Kollege wieder lesen und seine geliebte Literatur studieren.

Am nächsten Tag nochmalige Gabe von Phosphoricum acidum, jetzt in C200 (Gudjons), wonach der Patient wieder zum Hörer seines Telefons griff und seine Umwelt zur Arbeit veranlasste.

Da über die Tage hinweg jedoch die Schweißneigung anhielt und auch noch eine (Rest-) Schwäche, besonders körperlich, bestand, wurde die Therapie durch China C12 (Gudjons) abgeschlossen.

Parallel hierzu auftretende ausgeprägte nächtliche Hustenanfälle wurden mit Sticta pulmonaria C12 (Gudjons) erfolgreich kupiert, wobei der erkrankte Kollege ganz verwundert meinte: „Ich habe mir die Lunge quasi aus dem Hals gehustet und schon vor den

Nachbarn Angst bekommen und mit zehn Globuli Sticta pulmonaria C12 war alles wie weggewischt."
Nach drei bis vier Stunden ließ diese rasche Wirkung aber wieder nach, wobei nach der Gabe von Sticta pulmonaria C12, 5 Globuli ein endgültiges Verschwinden auftrat.

Anmerkung

Es handelte sich um eine schwere Influenza-Erkrankung mit zentralnervöser Beteiligung, Benommenheit, fast Stupor, lähmender Schwäche, mit kalten Schweißausbrüchen, absoluter Appetitlosigkeit und sekundärer Bronchopneumonie mit Fieberanstieg, Angst und Traumdelirien.

Die Wirkung konnte nicht auf einem sog. Placebo-Effekt beruhen, da die anfängliche einmalige Gabe von Arsenicum album (Ängste und Existenzsorgen um die Zukunft, Kältegefühl) sowie die Gabe von Gelsemium (zittrige Schwäche) ohne jeglichen Erfolg blieben. Erst Phosphoricum acidum erbrachte die durchschlagende Wirkung und China und Sticta pulmonaria schlossen den Fall ab.

64. Phosphoricum acidum: Tinnitus (= Ohrgeräusche) mit Hörverlust – Liebeskummer

Die attraktive Spanierin M., 37 Jahre, Mutter zweier Kinder, Dozentin für Spanisch und Deutsch, kommt und klagt über einen akuten Hörverlust, Ohrgeräusche, z. T. knackend, darüber hinaus quälende Schlaflosigkeit mit viel nächtlichem Schweiß.

Spontanbericht

„Ich habe einfach zuviel Stress. Es war ganz, ganz dramatisch. Ich habe mich in einen anderen Mann verliebt, der auch verheiratet ist und zwei Töchter hat. Mein Geliebter ist akut vor sechs Wochen an einem Pankreas-Carcinom verstorben. Die Beziehung zu mir hat ihn zerrissen, er wollte einfach nicht mehr leben. Ich fühle mich schuldig, bin am Ende und habe das Gefühl, 80 Jahre alt zu sein.

Zur Situation mit ihrem Ehemann befragt, schreibt sie mir spontan auf einen Zettel einen Satz, der diesen Konflikt schonungslos und präzise zusammenfasst:
„Er bleibt, weil ich krank bin, und ich werde krank, weil er bleibt."

Repertorisation im Synthesis

Gemüt, Beschwerden durch, Kummer	u. a. Ph-ac. (3)
Gemüt, Beschwerden durch, Liebe, enttäuschte	u. a. Ph-ac. (3)
Gemüt, Beschwerden durch, Tod einer geliebten Person	u. a. Ph-ac. (3)
Gemüt, Kummer, Trauer, still, Liebe, aus enttäuschter	u. a. Ph-ac. (3)
Gemüt, Tadelt sich selbst	u. a. Ph-ac. (1)
Ohr, Geräusche im Ohr, Ohrgeräusche	u. a. Ph-ac. (2)
Hören, Schwerhörigkeit	u. a. Ph-ac. (3)
Schlaf, Schlaflosigkeit	u. a. Ph-ac. (2)
Schweiß, Angst, bei	u. a. Ph-ac. (3)

Repertorisation im Radar

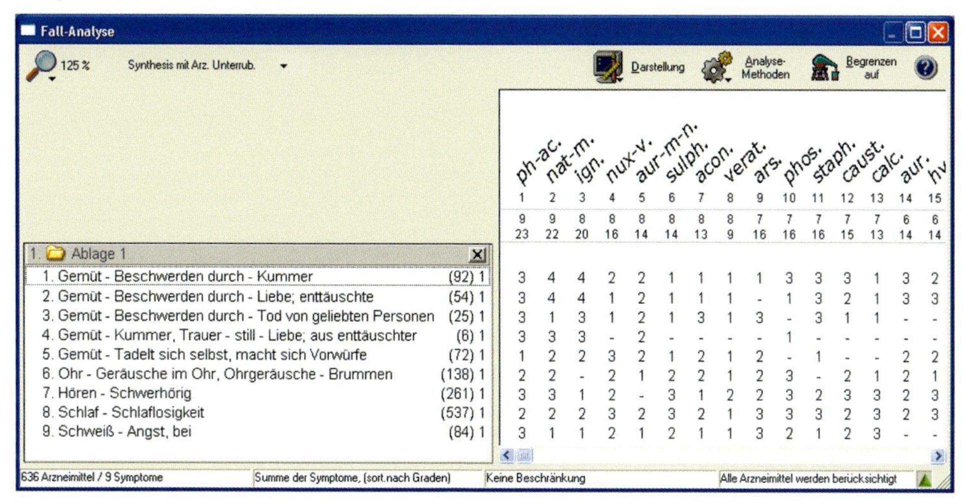
Fall-Analyse

125 % Synthesis mit Arz. Unterrub. | Darstellung | Analyse-Methoden | Begrenzen auf

1. Ablage 1	ph-ac.	nat-m.	ign.	nux-v.	aur-m-n.	sulph.	acon.	verat.	ars.	phos.	staph.	caust.	calc.	aur.	hv
	1	2	3	4	5	6	7	8	9	10	11	12	13	14	15
	9	9	8	8	8	8	8	8	7	7	7	7	7	6	6
	23	22	20	16	14	14	13	9	16	16	16	15	13	14	14
1. Gemüt - Beschwerden durch - Kummer (92) 1	3	4	4	2	2	1	1	1	1	3	3	3	1	3	2
2. Gemüt - Beschwerden durch - Liebe; enttäuschte (54) 1	3	4	4	1	2	1	1	1	-	1	3	2	1	3	3
3. Gemüt - Beschwerden durch - Tod von geliebten Personen (25) 1	3	1	3	1	2	1	3	1	3	-	3	1	1	-	-
4. Gemüt - Kummer, Trauer - still - Liebe; aus enttäuschter (6) 1	3	3	3	-	2	-	-	-	-	1	-	-	-	-	-
5. Gemüt - Tadelt sich selbst, macht sich Vorwürfe (72) 1	1	2	2	3	2	1	2	1	2	-	1	-	-	2	2
6. Ohr - Geräusche im Ohr, Ohrgeräusche - Brummen (138) 1	2	2	-	2	1	2	2	1	2	3	-	2	1	2	1
7. Hören - Schwerhörig (261) 1	3	3	1	2	-	3	1	2	2	3	2	3	3	2	3
8. Schlaf - Schlaflosigkeit (537) 1	2	2	2	3	2	3	2	1	3	3	3	2	3	2	3
9. Schweiß - Angst, bei (84) 1	3	1	1	2	1	2	1	1	3	2	1	2	3	-	-

636 Arzneimittel / 9 Symptome | Summe der Symptome, (sort.nach Graden) | Keine Beschränkung | Alle Arzneimittel werden berücksichtigt

Therapie und Verlauf

Als ein sog. Kummermittel, neben Natrium muriaticum und Ignatia, wurde Phosphoricum acidum M als **„Liebeskummermittel"** einmalig 5 Globuli gegeben. Der seelische Zustand besserte sich rasch. Die Patientin bemerkte: „Ich habe mehr Energie, brauche keinen Mittagsschlaf mehr." Das körperliche Symptom, der Tinnitus, blieb jedoch zunächst unverändert. Erst nach regelmäßiger Einnahme von Phosphoricum acidum LM VI (Staufen) 2 x 3 Globuli pro Woche wurde es deutlich besser.
Zusätzliche ärztliche bzw. seelsorgerische Gespräche empfand die Patientin als ausgesprochen hilfreich, doch trotz des Versuches, die angeschlagene Ehe zu kitten, kam es zu einer Klärung in anderer Richtung: Ein neuer Mann trat in das Leben der Patientin. Sie trennte sich vom Ehemann und wollte nun die neue Beziehung „offen und ehrlich leben " (wörtliches Zitat).

Anmerkung

Phosphoricum acidum, ein Mittel der Liebe, des Liebesverlangen und der tatsächlichen oder auch nur vermeintlichen Schuld. Kann man von einer schuldhaften – schuldbeladenen Schwäche sprechen?

In der Rubrik „Gemüt, tadelt sich selbst" ist Phosphoricum acidum 1-wertig vertreten.

65. Phosphor: Cephalea (= Kopfschmerz) mit Krampf-Äquivalente im EEG (Rolando-Fokus)

M., 8 Jahre altes, sehr hübsches jugoslawisch-deutsches Mädchen mit großen dunklen Augen, schwarzen Haaren und einer sehr lebhaften freundlichen Erscheinung, kommt mit ihren Eltern in die Sprechstunde und berichtet über Kopfschmerzen, die bereits internistisch, neurologisch und laborchemisch abgeklärt worden sind.

Es hatte sich lediglich im EEG ein typischer Rolando-Fokus gezeigt. Unter neuropädiatrischem Aspekt musste das Auftreten von regelmäßigen, anfallsartigen Kopfschmerzen in Verbindung mit dem Krampf-Fokus an sog. Krampf-Äquivalente denken lassen, so dass die auswärtige Klinik die antikonvulsive Therapie mit Carbamazepin empfohlen hatte.

Die möglichen Nebenwirkungen bereiteten den Eltern große Sorgen und sie baten uns um Vorschaltung der homöopathischen Therapie vor der antikonvulsiven Medikation.

Wir einigten uns auf einen Zeitraum von sechs bis acht Wochen, um der Homöopathie eine Chance zu geben.

Spontanbericht

„Kopfschmerzen im Stirnbereich, nachmittags vermehrt, eigenartigerweise zumeist in den ersten vier bis zehn Tagen eines Monats ....“

Gelenkter Bericht

Die frontalen periodischen Kopfschmerzen seien pulsierend, strahlten zu den Augen aus und führten dort zum Druck. Besserung durch kühle Umschläge und Ruhe. Auch die tatsächliche Anwesenheit der Mutter beruhige sie sehr. Außerdem habe sie gern Gesellschaft, sei anhänglich und liebe Trost und Körperkontakt. Sie trinke viel, vorwiegend kalt. Bei Fieber sei sie durstlos. Es bestehe Abneigung gegen Fleisch und Wurst, Furcht vor Gewitter und Angst um die Gesundheit der Eltern und Verwandten.

Repertorisation im Synthesis

Gemüt, Angst, Gesundheit um die, Verwandten von	u. a. Phos. (2)
Gemüt, Furcht, Gewitter, vor	u. a. Phos. (4)
Gemüt, Gesellschaft, Verlangen nach	u. a. Phos. (4)
Gemüt, Liebevoll, voller Zuneigung, herzlich	u. a. Phos. (2)
Gemüt, Trost, amel.	u. a. Phos. (2)
Kopf, Schmerz, pulsierend	u. a. Phos. (2)
Kopf, Schmerz, periodisch	u. a. Phos. (2)
Kopf, Schmerz, Stirn, erstreckt sich zu den Augen	u. a. Phos. (3)
Allgemeines, Periodizität	u. a. Phos. (2)
Allgemeines, Kälte, amel.	u. a. Phos. (2)

Repertorisation im Radar

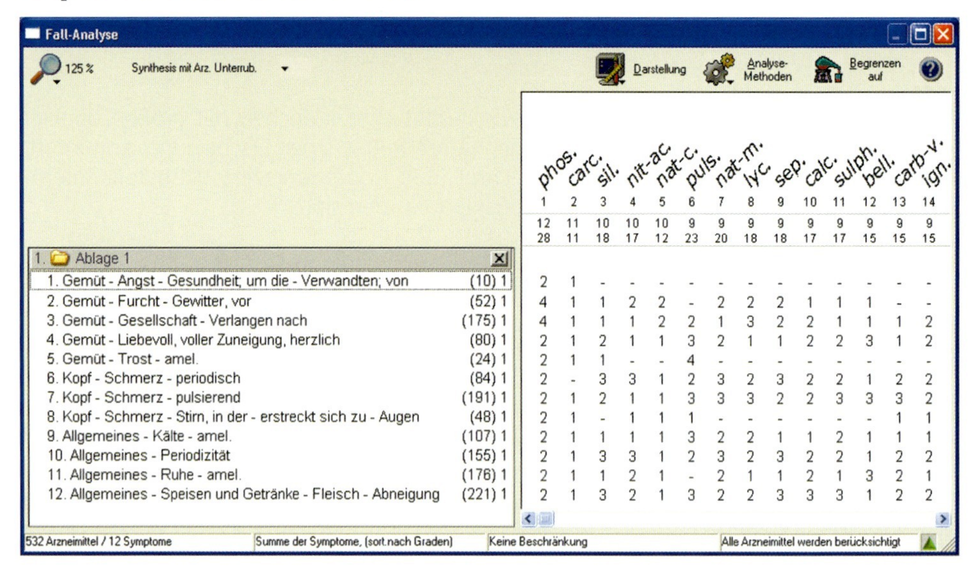

Fall-Analyse

125 % Synthesis mit Arz. Unterrub. | Darstellung | Analyse-Methoden | Begrenzen auf

1. Ablage 1

Symptom		phos.	carc.	sil.	nit-ac.	nat-c.	puls.	nat-m.	lyc.	sep.	calc.	sulph.	bell.	carb-v.	ign.
		1	2	3	4	5	6	7	8	9	10	11	12	13	14
		12	11	10	10	10	9	9	9	9	9	9	9	9	9
		28	11	18	17	12	23	20	18	18	17	17	15	15	15
1. Gemüt - Angst - Gesundheit; um die - Verwandten; von	(10) 1	2	1	-	-	-	-	-	-	-	-	-	-	-	-
2. Gemüt - Furcht - Gewitter, vor	(52) 1	4	1	1	2	2	-	2	2	2	1	1	1	-	-
3. Gemüt - Gesellschaft - Verlangen nach	(175) 1	4	1	1	1	2	2	1	3	2	2	1	1	1	2
4. Gemüt - Liebevoll, voller Zuneigung, herzlich	(80) 1	2	1	2	1	1	3	2	1	1	2	2	3	1	2
5. Gemüt - Trost - amel.	(24) 1	2	1	1	-	-	4	-	-	-	-	-	-	-	-
6. Kopf - Schmerz - periodisch	(84) 1	2	-	3	3	1	2	3	2	3	2	2	1	2	2
7. Kopf - Schmerz - pulsierend	(191) 1	2	1	2	1	1	3	3	3	2	2	3	3	3	2
8. Kopf - Schmerz - Stirn, in der - erstreckt sich zu - Augen	(48) 1	2	1	-	1	1	1	-	-	-	-	-	-	1	1
9. Allgemeines - Kälte - amel.	(107) 1	2	1	1	1	1	3	2	2	1	1	2	1	1	1
10. Allgemeines - Periodizität	(155) 1	2	1	3	3	1	2	3	2	3	2	2	1	2	2
11. Allgemeines - Ruhe - amel.	(176) 1	2	1	1	2	1	-	2	1	1	2	1	3	2	1
12. Allgemeines - Speisen und Getränke - Fleisch - Abneigung	(221) 1	2	1	3	2	1	3	2	2	3	3	3	1	2	2

532 Arzneimittel / 12 Symptome | Summe der Symptome, (sort. nach Graden) | Keine Beschränkung | Alle Arzneimittel werden berücksichtigt

Therapie und Verlauf

Die Wahl des Mittels fiel aufgrund der Anamnese eindeutig auf Phosphorus.

M. erhielt im November 1997 Phosphorus C200 (DHU) 3 Kügelchen, mit der Bitte an die Eltern, sich in drei bis vier Wochen wieder vorzustellen.

Nach vier Wochen berichteten die Eltern, die Kopfschmerzen des Mädchens seien nicht weg, aber deutlich weniger. Es haben sich jedoch Schlafstörungen eingestellt: Fast jede Nacht schreie das Kind auf, und auf Befragung berichte es selbst, dass es jede Nacht von seinem Lieblingsonkel in Jugoslawien träume, der nach einem schweren Motorradunfall in die Klinik eingewiesen wurde und zwischen Leben und Tod schwebte.

In einem tiefenpsychologisch orientierten Gespräch wurde den Eltern erklärt, dass die homöopathische Arznei eine Bewusstwerdung des eigentlichen inneren Problems und tiefer, innerer Gedanken, Sorgen und Ängste in den Träumen herbeigerufen habe.

Die nächste Gabe Phosphorus C1000 (DHU) 3 Kügelchen erfolgte nach vier Wochen. Danach berichteten die Eltern, die Ängste hätten sich in den ersten Wochen sozusagen ausgeweitet. Es sei nicht mehr nur Angst um den Lieblingsonkel, dem es mittlerweile wieder gut ginge, sondern auch Ängste um die Eltern, um sich selbst, vor dem Alleinsein und in der Dunkelheit. Die Kopfschmerzen hingegen seien weg.

Nach zwei weiteren Wochen seien die Ängste ebenfalls plötzlich verschwunden. Das Mädchen sei fröhlich und lustig geworden, habe sich in der Schule anders benommen, dass selbst die Lehrerin von sich aus der Mutter sagte: „Was ist denn mit M. los? Sie ist lustig, beteiligt sich am Unterricht, spielt mit den anderen Kindern." Auch zu Hause habe sie sich verändert. Sie sei ein fröhliches ausgeglichenes Kind: „Wir haben ein neues Kind bekommen."

In der vereinbarten EEG-Kontrolle war der Rolando-Fokus spurlos verschwunden. Das Mädchen war frei von jeglichen Kopfschmerzen, in seiner Wesensart fröhlich und unbeschwert, zwei weitere EEG-Kontrolluntersuchungen waren ebenfalls unauffällig.

Anmerkung

Durch Zufall gelangte dieses Kind mit der klinischen Diagnose „Rolando-Fokus und Cephalea als Anfalls-Äquivalente" zur klassischen homöopathischen Konstitutionsbehandlung.

Charakteristisch in diesem Fall ist wohl, dass die eigentliche Heilung durch Bewusstwerdung bzw. Bearbeitung primär unbewusster Inhalte und Vorstellungen eingetreten ist.

Wir haben uns bei diesem homöopathischen Setting und Procedere eine Grenze von sechs bis acht Wochen gesetzt, um der homöopathischen Therapie Zeit und Raum zu geben. Wäre in dieser Zeit kein Erfolg eingetreten, hätten wir die schulmedizinische Therapie akzeptierend durchgeführt, denn es ging uns um die Heilung des Kindes und um das Gefühl der Sicherheit für die Eltern – und nicht um „die Homöopathie um jeden Preis".

Als Fazit bleibt zu vermerken, dass Krampf-Äquivalente durchaus als funktionelle Äußerungen einer psychosomatischen Genese gelten können und homöopathischer Therapie zugänglich sind.

66. Phosphor: Cerebrales Anfallsleiden mit komplizierten Fieberkrämpfen

Die kleine Lea kam erstmals im 6. Lebensjahr in unsere Behandlung.

Im 15. Lebensmonat sei erstmals ein komplizierter Fieberkrampf, folgend von 6 weiteren zum Teil komplizierten Fieberkrämpfen aufgetreten.

Der EEG-Befund war eindeutig pathologisch: (Originalzitat):
„... Nachweis von im Schlaf aktivierter hypersynchroner Aktivität. Häufige kurze Paroxysmen bestehend aus poly-spike-waves, von Lokalisation und Morphe nicht zu Rolando-Fokus passend. ... Vereinzelt kurze ß-Bursts frontozentral bds. fokale Verlangsamung nicht nachweisbar. Am ehesten generalisierte Veränderungen bei ausgeprägter Pseudofokalität."

Das Mädchen wurde im Universitätsklinikum Heidelberg zunächst antikonvulsiv auf Phenobarbital (Luminal) und dann auf Sultiam (Ospolot) eingestellt. Hierunter kam es zu einer Anfallsfreiheit.

Dennoch suchten uns die besorgten Eltern auf, weil ihnen und auch der Lehrerin eine reduzierte Auffassungsfähigkeit mit ausgeprägter Konzentrationsstörung aufgefallen war.

Spontanbericht

Die Mutter berichtete: „L. trinkt viel Wasser. Sie ist neugierig und eher unordentlich ... hat viel Körperwärme, ... geht gern barfuß, kleidet sich immer leicht und strampelt sich nachts frei. Sie hat immer warme Hände."

Tierfamilie

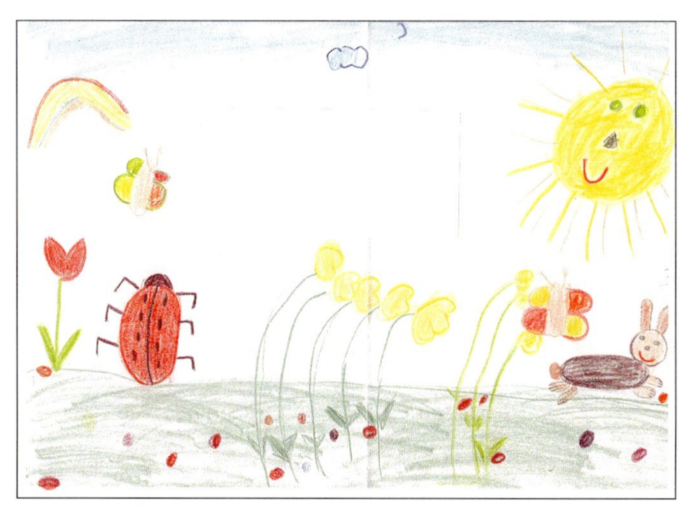

Ein fröhlich buntes Bild mit Sonnengesicht am Himmel ...

Gelenkter Bericht

L. sei sehr wissbegierig. Umso mehr Sorgen seien bei den Eltern und der Lehrerin aufgetreten, da ihre Auffassungsgabe und Konzentration nachgelassen habe. Der Mutter sei noch aufgefallen, dass L. sich nur ungern die Hände wasche.

Repertorisation im Synthesis

Gemüt, neugierig	u. a. Sulph. (1)
Gemüt, unordentlich	u. a. Sulph. (2)
Gemüt, Waschen, Abneigung gegen	u. a. Sulph. (2)
Extremitäten, Hitze, Hände	u. a. Phos. (3), Sulph. (3)
Allgemeines, Wärme agg.	u. a. Phos. (2), Sulph. (2)

Repertorisation im Radar

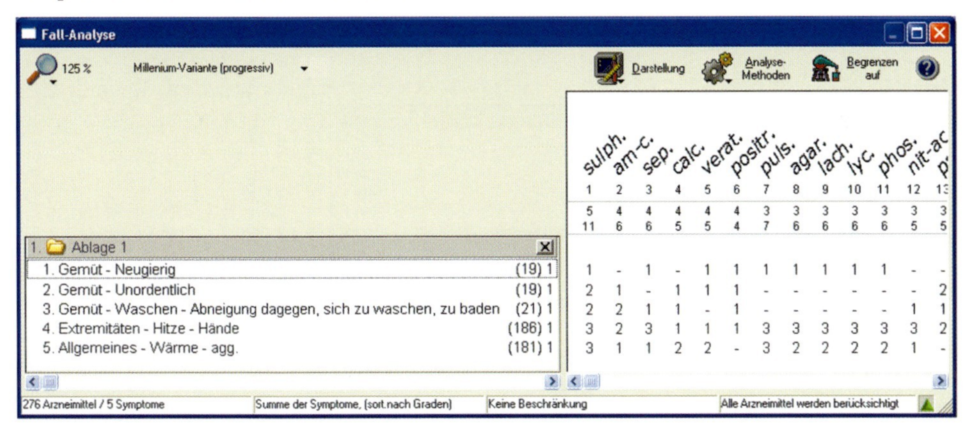

Therapie und Verlauf

Aufgrund konstitutioneller Aspekte und Repertorisation der Leitsymptome und Modalitäten sowie der Vorstellung von **Sulphur** als **„dem großen Reiniger"** erfolgte die Gabe von Sulphur LM XXII, 2 x 3 Globuli pro Woche über Monate hinweg.

Bei regelmäßigen neuropädiatrischen Kontrollen konnte die Phenobarbital-Dosis langsam reduziert werden. Hierunter blieb das Kind anfallsfrei. Die Auffassungsfähigkeit und Konzentration besserten sich deutlich. (Beobachtung der Mutter und der Lehrerin).

In der nächsten Konsultation trat dann ein anderer konstitutioneller Aspekt stärker zu Tage, den die Mutter spontan wie folgt beschreibt:

Spontanbericht

„L. ist eher verfroren. Sie geht gern in die Schule, ist dort sehr beliebt und sucht insgesamt Kontakt. Sie sucht körperliche Nähe und ist sehr verschmust, trinkt eher wenig, aber kalt. Sie kommt überall gut an."

Es fällt an der kleinen Patientin die von ihr selbst ausgewählte, schöne farbliche Kleidung auf sowie die strahlenden Augen mit langen schönen Wimpern.

Repertorisation im Synthesis

Gemüt, Gesellschaft, Verlangen nach	u. a. Phos. (4), Sulph. (1)
Gemüt, magnetisiert, Verlangen nach	u. a. Phos. (3),
Magen, durstlos	u. a. Phos. (2), Sulph. (2)
Allgemeines, Konvulsionen, epileptisch	u. a. Phos. (2), Sulph. (3)
Allgemeines, Konvulsionen, Kinder	u. a. Phos. (1), Sulph. (1)
Allgemeines, Speisen und Getränke, Verlangen, kalte	u. a. Phos. (3), Sulph. (1)

Repertorisation im Radar

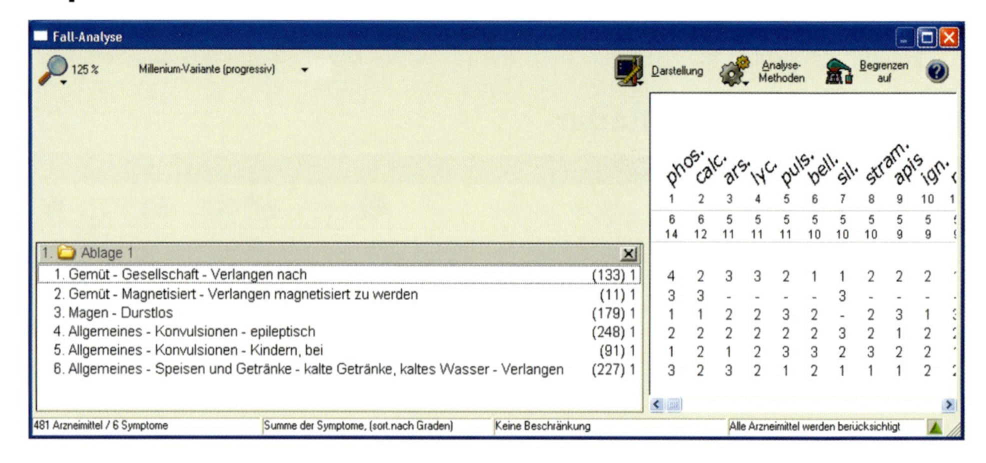

Materia medica

Die positive Ausgestaltung von Phosphor

Was zeigt uns Phosphor nun weiter an Geistes-, Gemüts- und was an körperlichen Symptomen? Zunächst erscheint schon das Äußere der meisten Phosphor-Patienten fein. Sie haben klare, offene Gesichtszüge, sind meist von schlanker Gestalt (nicht zwingend), die Haare glänzen häufig weich und seidig, und die Bewegungen sind unverkrampft locker, zum Teil sogar von eleganter Art, insgesamt geht von ihnen eine sympathische Ausstrahlung aus; wenn man sie ansieht, erröten sie leicht.
Der große Altmeister und Begründer der Homöopathie *S. Hahnemann* meint hierzu im Symptom 60 (CK) in seiner bildhaften Sprache:

„Wenn sie einen Gedanken recht lebhaft auffasst, überfällt sie eine Hitze, als wäre sie mit heißem Wasser übergossen."

Am auffälligsten sind die Augen. Augen, die man schon bei kleinen Kindern findet und die zur Sympathie zwingen. Darüber hinaus sind diese Kinder munter, anmutig, mit einem natürlichen Charme und Flair ausgestattet, der bei günstigen Lebensumständen selbst im Alter nicht verfliegt.

Hahnemann beschreibt das wiederum im Symptom 75 (CK) wie folgt:
„Heiterkeit, Freiheit des Geistes, wohlgemuthet, mit angenehmer Wärme im ganzen Körper, besonders an den Händen, die ganz roth sind von Blut-Andrang; es ist ihm Alles heller."

Dieses schöne Äußere spiegelt ein angenehmes Inneres wider. In diesem Zusammenhang ergänzt die amerikanische Homöopathin *C. Coulter:*
„Der Phosphoriker wirkt wie ein Blickfang. Er fesselt durch sein sprühendes, anziehendes Wesen und sein waches, intelligentes Gesicht ... es sind jedoch die Augen, die bei diesem Typ am meisten auffallen."

Doch nicht nur das Äußere dieser Patienten ist angenehm, die Phosphor-Menschen sind feinfühlig für die Empfindung anderer Menschen, sie sind gerne bereit, mit ihrem Gegenüber in lebhaften Kontakt zu treten, mit dem anderen in Freud und Leid mitzuschwingen; sie freuen sich mit dem, der sich freut, und leiden mit dem, der leidet.
Dabei ist der Phosphor-Mensch ein guter, wenn auch sprunghafter Unterhalter, ausgestattet mit guter Laune und Optimismus; wenn auch nicht mit den pointiertesten Witzen, so besticht er besonders durch sein humorvolles Wesen".

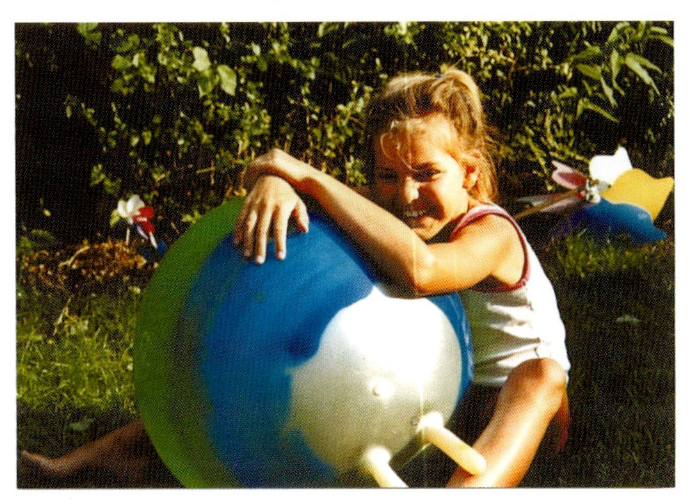

Therapie und Verlauf

Es kam es zu einem Wechsel der Konstitution bzw. zum Wechsel der Gesamtheit der Symptome (§ 18 Organon) – Inbegriff der Symptome (§ 7 Organon).

So erfolgte die einmalige Gabe von Phosphor D200 (Staufen) 3 Kügelchen und als Erhaltungstherapie Phosphor LM VI, 2 x 3 Kügelchen pro Woche über Monate hinweg.

Nun konnten nach Luminal auch das 2. Antikonvulsivum Sultiam (Ospolot) langsam reduziert und ausschleichend abgesetzt werden, bei bestehender Anfallsfreiheit versteht sich.

Die Lehrerin meinte zu Leas Entwicklung (Originalton): „Sie macht sich ganz toll; machen Sie sich keine Sorgen um L."

Die Mutter (Originalton): „Lea ist viel klarer geworden. Die Lehrerin ist mit ihr voll zufrieden. L. hat enorme Fortschritte gemacht, ist hoch motiviert, begeisterungsfähig und sehr konzentriert. Geistige Entwicklung sehr zufriedenstellend."

An dieser Stelle sei der Arztbrief aus dem Uniklinikum Heidelberg zitiert (Originaltext):
„Lea ist erfreulicherweise weiterhin anfallsfrei geblieben. Seit März 2002 haben die Eltern die Sultiam-Medikation von 2 x 50 mg auf nun 2 x 25 mg selbständig reduziert, da ihnen selbst, aber auch der Lehrerin in der Schule eine verzögerte Auffassungsgabe auffiel. Häufig musste man Lea Sachen zweimal erklären, bis sie sie verstand. Nachdem die Eltern die Medikamente reduzierten, wurden ihre Leistungen in der Schule deutlich besser, die Noten in Mathe und Deutsch verbesserten sich im Schnitt um eine halbe bis ganze Note. Auch die Lehrerin bestätigte die verbesserte Aufmerksamkeit bei Lea. Allerdings wusste sie davor Bescheid über die geplante Medikamentenreduktion."

Die Eltern hielten die homöopathische Therapie vor den behandelnden Ärzten in der Neuropädiatrie geheim.

Im Folgebrief nach einer weiteren Vorstellung im Universitätsklinikum Heidelberg dann folgende Einschätzung (Originaltext):
„Seit der letzten Vorstellung im Juni 2002 ist Lea erfreulicherweise anfallsfrei geblieben, die Medikation mit Sultiam ist seit September 2002 abgesetzt. Den Eltern sind keinerlei Abwesenheitszustände, keine Fieber assoziierten Anfälle, noch andere anfallsartige Äquivalente aufgefallen. Schulleistungen weiterhin unverändert. Zusammenfassend kann man sagen, dass Lea in ihrem Leben sechs Fieberkrämpfe, die zum Teil prolongiert verliefen, bis Ende Mai 1997 gehabt hat. Ausgehend von diesen komplizierten Fieberkrämpfen begann initial eine Therapie mit Phenobarbital, die dann mit Beginn des Schulalters auf Sultiam umgestellt wurde. Nach mittlerweile 5 Jahren Anfallsfreiheit haben wir uns im letzten Jahr entschlossen, die Medikation zu reduzieren und diese ist letztendlich auch abgesetzt worden.
Beurteilung: Lea wurde uns zur Verlaufskontrolle ihrer in der frühen Kindheit aufgetretenen therapiebedürftigen komplizierten Fieberkrämpfe vorgestellt. Seit Absetzen der Medikation im September 2002 keinerlei anfallsverdächtige Äquivalente mehr, so dass insgesamt eine 5-jährige Anfallsfreiheit bestand. (...)
Sollten weiterhin keine Anfälle auftreten, bitten wir noch um eine letztmalige EEG-Ableitung mit ambulanter Wiedervorstellung in einem Jahr, um Lea dann aus unserer Betreuung zu entlassen."

Ein durchaus interessanter Arztbrief. Die antikonvulsive Therapie wurde natürlich **nicht** von der Klinik reduziert – jeder, der die Neuropädiater kennt, weiß es besser – sondern sehr vorsichtig von uns in Zusammenarbeit mit den Eltern, unter einer individuell konstitutionellen homöopathischen Therapie.

Von Gegnern der Homöopathie wird man bei der Schilderung dieses Falles wohl nicht das sattsam bekannte Argument eines Placeboeffektes hören, vielleicht aber das eines Spontanverlaufes, einer Spontanheilung.

Nun zeigen unsere Erfahrungen bei den Fällen, die wir u. a. bei dem Internationalen Homöopathie-Kongress in Stuttgart 4/2000, auf dem Liga-Kongress in Graz 4/2003 und in unseren Publikationen vorgetragen haben, dass solche „Arten von Spontanheilungen" in der Homöopathie sehr häufig vorkommen und damit keine Spontanheilung sui generis mehr sein können. Darüber hinaus ist, selbst wenn o. g. Fall eine Spontanheilung im Sinne der Schulmedizin ist, eine ausgesprochen nebenwirkungsreiche, über Jahre hinweg durchzuführende schulmedizinische antikonvulsive Medikation der kleinen Patientin erspart geblieben.

Wenn uns die vermeintliche homöopathische Wirkung unserer Arzneien mutiger werden lässt, im Zu- und Abwarten, so wäre nach den homöopathischen Gegnern zumindest ein Maximum an Spontanheilungen das Ergebnis unseres Vorgehens und ein Minimum an medikamentöser Nebenwirkung.

Aufgrund unserer konsequenten neuropädiatrischen Führung und Betreuung war bisher in keinem einzigen Falle aus unserem Vorgehen eine größere Gefährdung der Patienten gegeben: Im Gegenteil, eine restitutio ad integrum oft ohne Schulmedizin, aber mit homöopathischer Therapie kann gelingen.

67. Phosphor: Chronisch obstruktive (= verengende) Bronchitis

Das Mädchen M., 3½ Jahre, kommt wegen einer chronischen Bronchitis in Begleitung ihrer Mutter in die Sprechstunde. Konstitutioneller Aspekt: ausgesprochen hübsches, freundlich zugewandtes, strahlendes Kind mit langen Wimpern.

Spontanbericht

Die Mutter berichtet: „Die Hustenanfälle treten besonders im Winter auf. Ich habe dann z. T. Angst, dass sie erstickt. Bei kalter Luft ist der Husten stärker. Es ist erschütternd hart und heftig.

Gelenkter Bericht

Der Auswurf sei mengenmäßig viel und habe eine gräuliche Farbe. Soweit zu den Lokalsymptomen. Sie habe auffallend gern Körperkontakt, sei bei allen Kindern sehr beliebt und stehe gern und oft im Mittelpunkt. Sie trinke gern kalt und habe eine besondere Vorliebe für Eis. Sie esse gern süß, aber auch gern Deftig-Würziges wie Oliven, Salami, Schinken etc.

Der behandelnde Kinderarzt habe eine umfangreiche Abklärung veranlasst und laborchemisch bis auf einen erniedrigten IgA, Werte im Referenzbereich erhoben und die Diagnose einer chronisch obstruktiven Bronchitis mit hyperreagiblem Bronchialsystem gestellt. Er habe bereits Pulsatilla und als Nosode Tuberculinum D200 eigentlich sehr zu Recht verordnet, jedoch ohne den geringsten Effekt.

Repertorisation im Synthesis

Gemüt, Gesellschaft, Verlangen nach	u. a. Phos. (3)
Augen, Haare, Wimpern, lang und fein	u. a. Phos. (1), Tub. (1)
Husten, Mitternacht, vor	u. a. Phos. (2)
Husten, erschütternd	u. a. Phos. (3), Tub. (1)
Husten, erstickend	u. a. Tub. (2)
Husten, heftig	u. a. Phos. (3)
Husten, Luft, nasskalter Luft, in	u. a. Phos. (3), Tub. (1)
Auswurf, gräulich	u. a. Phos. (3)
Allgemeines, Speisen, Eiscreme, Verlangen	u. a. Phos. (3), Tub. (1)
Allgemeines, kalte Getränke, Verlangen	u. a. Phos. (3)
Allgemeines, Speisen, Geräuchertes, Verlangen	u. a. Phos. (2)
Allgemeines, Magnetismus amel.	u. a. Phos. (2)

Repertorisation im Radar

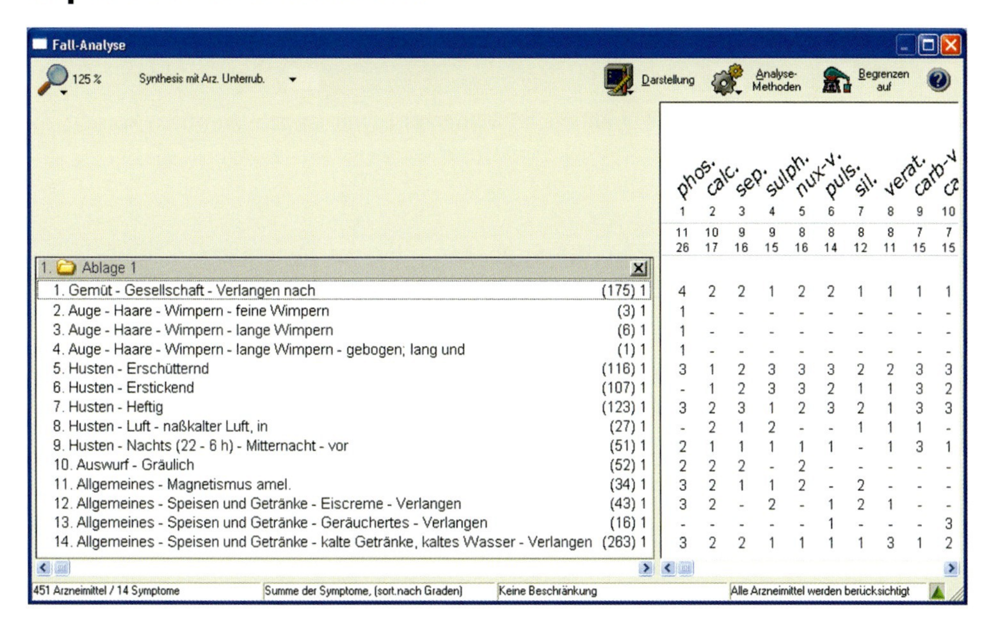

Symptom		phos.	calc.	sep.	sulph.	nux-v.	puls.	sil.	verat.	carb-v	ca
		1	2	3	4	5	6	7	8	9	10
		11	10	9	9	8	8	8	8	7	7
		26	17	16	15	16	14	12	11	15	15
1. Gemüt - Gesellschaft - Verlangen nach	(175) 1	4	2	2	1	2	2	1	1	1	1
2. Auge - Haare - Wimpern - feine Wimpern	(3) 1	1	-	-	-	-	-	-	-	-	-
3. Auge - Haare - Wimpern - lange Wimpern	(6) 1	1	-	-	-	-	-	-	-	-	-
4. Auge - Haare - Wimpern - lange Wimpern - gebogen; lang und	(1) 1	1	-	-	-	-	-	-	-	-	-
5. Husten - Erschütternd	(116) 1	3	1	2	3	3	3	2	2	3	3
6. Husten - Erstickend	(107) 1	-	1	2	3	3	2	1	1	3	2
7. Husten - Heftig	(123) 1	3	2	3	1	2	3	2	1	3	3
8. Husten - Luft - naßkalter Luft, in	(27) 1	-	2	1	2	-	-	1	1	1	-
9. Husten - Nachts (22 - 6 h) - Mitternacht - vor	(51) 1	2	1	1	1	1	1	-	1	3	1
10. Auswurf - Gräulich	(52) 1	2	2	2	-	2	-	-	-	-	-
11. Allgemeines - Magnetismus amel.	(34) 1	3	2	1	1	2	-	2	-	-	-
12. Allgemeines - Speisen und Getränke - Eiscreme - Verlangen	(43) 1	3	2	-	2	-	1	2	1	-	-
13. Allgemeines - Speisen und Getränke - Geräuchertes - Verlangen	(16) 1	-	-	-	-	-	1	-	-	-	3
14. Allgemeines - Speisen und Getränke - kalte Getränke, kaltes Wasser - Verlangen	(263) 1	3	2	2	1	1	1	1	3	1	2

Therapie und Verlauf

Es erfolgte die Gabe von Phosphor LM VI (Staufen) 2 x 3 Globuli pro Woche.

In den ersten Tagen kam es zu verstärkten z. T. pausenlosen Hustenattacken. Nach einer Woche dann riefen die Eltern erneut an. Sie seien völlig überrascht, das Kind habe zum ersten Mal ohne zu husten geschlafen.

Anmerkung

Hier hatte ich es wirklich leicht: Der behandelnde Kinderarzt hatte schon – zu Recht – als Nosode Tuberculinum gegeben. Ich brauchte nur noch die Therapie mit dem konstitutionell passenden Mittel und gut auf Tuberculinum folgenden Mittel Phosphor abzuschließen.

68. Phosphor: Enuresis nocturna (= nächtliches Einnässen)

Das 5-jährige hübsche, grazile, freundliche Mädchen L. mit langen Wimpern kommt zur Vorstellung in unsere Praxis.

Spontanbericht

Die Mutter erzählt: „... nächtliches Einnässen, besonders vor Mitternacht. Eine Abklärung beim Kinderarzt und beim Urologen ist schon erfolgt, hat aber nichts an der Situation geändert.

Haus-Baum-Mensch

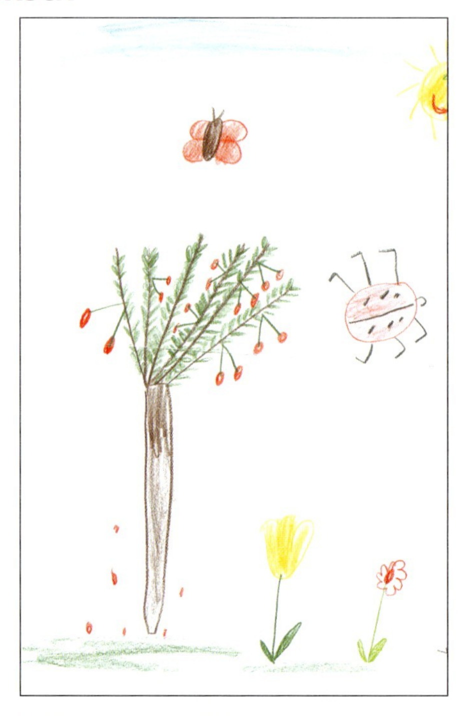

Ein fröhlich buntes Bild! Der Baum trägt Kirschen ...

Gelenkter Bericht

Das Kind sei ausgesprochen gern in Gesellschaft und suche Körperkontakt. Bei ihren Freundinnen sei sie sehr beliebt und stehe gern im Mittelpunkt. Sie könne auch zickig, sensibel, leicht eingeschnappt und sehr eitel sein. Daneben besteht ein Verlangen nach Deftigem, insbesondere nach Salami. Sie ziehe kalte Getränke vor und esse selbst im Winter Eis.

Repertorisation im Synthesis

Gemüt, empfindlich	u. a. Phos. (3)
Gemüt, Gesellschaft, Verlangen nach	u. a. Phos. (3)
Gemüt, magnetisiert, Verlangen	u. a. Phos. (4)
Augen, Haare, Wimpern, feine	u. a. Phos. (1)
Augen, Haare, Wimpern, lange	u. a. Phos. (1)
Blase, Urinieren, unwillkürlich, nachts	u. a. Phos. (2)
Blase, Urinieren, nachts, ersten Schlaf, im	u. a. Phos. (1)
Allgemeines, Speisen, Eiscreme, Verlangen	u. a. Phos. (3)
Allgemeines, Speisen, Gewürze, Würzmittel, Verlangen	u. a. Phos. (2)
Allgemeines, kalte Getränke, Verlangen	u. a. Phos. (3)

Repertorisation im Radar

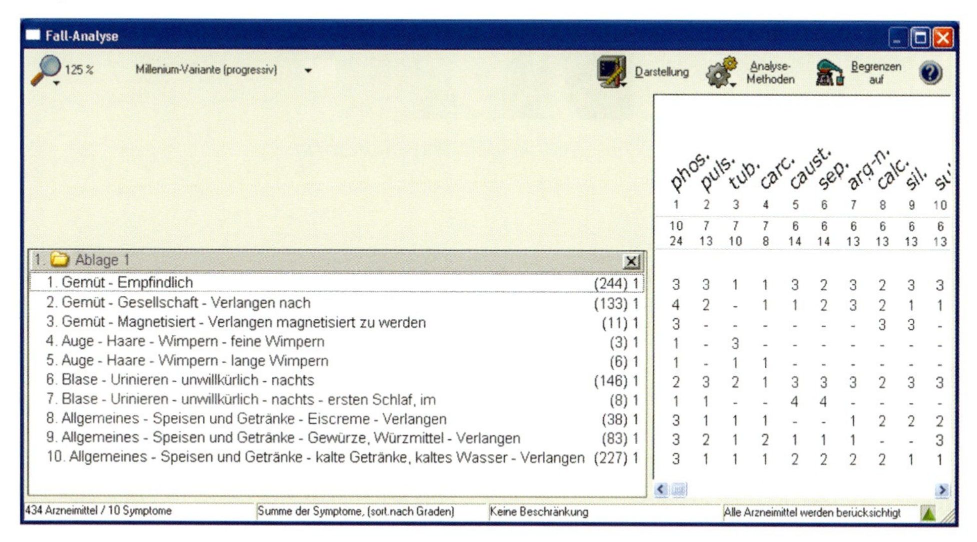

Symptom		phos.	puls.	tub.	carc.	caust.	sep.	arg-n.	calc.	sil.	su.
		1	2	3	4	5	6	7	8	9	10
		10	7	7	7	6	6	6	6	6	6
		24	13	10	8	14	14	13	13	13	13
1. Gemüt - Empfindlich	(244) 1	3	3	1	1	3	2	3	2	3	3
2. Gemüt - Gesellschaft - Verlangen nach	(133) 1	4	2	-	1	1	2	3	2	1	1
3. Gemüt - Magnetisiert - Verlangen magnetisiert zu werden	(11) 1	3	-	-	-	-	-	-	3	3	-
4. Auge - Haare - Wimpern - feine Wimpern	(3) 1	1	-	3	-	-	-	-	-	-	-
5. Auge - Haare - Wimpern - lange Wimpern	(6) 1	1	-	1	1	-	-	-	-	-	-
6. Blase - Urinieren - unwillkürlich - nachts	(146) 1	2	3	2	1	3	3	3	2	3	3
7. Blase - Urinieren - unwillkürlich - nachts - ersten Schlaf, im	(8) 1	1	1	-	-	4	4	-	-	-	-
8. Allgemeines - Speisen und Getränke - Eiscreme - Verlangen	(38) 1	3	1	1	1	-	-	1	2	2	2
9. Allgemeines - Speisen und Getränke - Gewürze, Würzmittel - Verlangen	(83) 1	3	2	1	2	1	1	1	-	-	3
10. Allgemeines - Speisen und Getränke - kalte Getränke, kaltes Wasser - Verlangen	(227) 1	3	1	1	1	2	2	2	2	1	1

Therapie und Verlauf

Es erfolgte die Gabe von Phosphor LM VI (Staufen) 2 x 3 Globuli pro Woche.

Das Kind ist unter dieser Therapie bis heute trocken.

69. Phosphor: Migräne bei familiärer Belastung

Das grazile, freundliche Mädchen T., 5 Jahre, das schon beim ersten Kontakt als sehr aktiv, nervös und zappelig imponiert, stellt sich in Begleitung der Mutter vor:

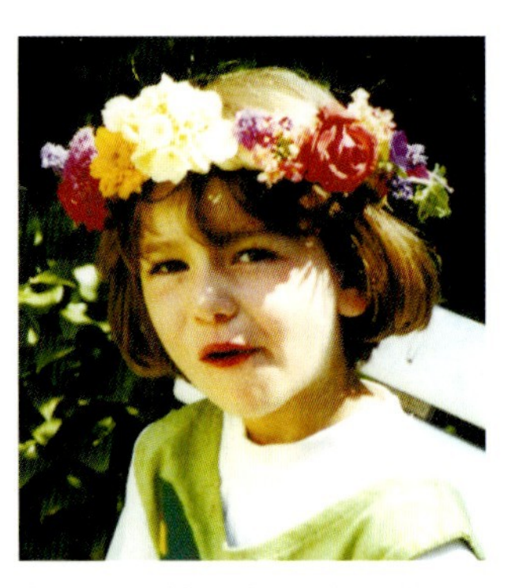

Typischer „strahlender" Phosphoraspekt.

Spontanbericht

Die Mutter berichtet: „T. leidet in letzter Zeit an häufigen Kopfschmerzattacken, die sehr heftig und zum Teil mit Erbrechen verbunden sind. Sie ist sehr ängstlich, sehr sensibel und empfindlich, regt sich leicht auf, sucht Gesellschaft und ist bei den Kindern und den Erwachsenen sehr beliebt."

Gelenkter Bericht

T. trinke gern Kaltes, esse gern Eis, suche Körperkontakt und kuschele gern. Eine Abklärung in der Universitätskinderklinik, inklusive EEG ergab keinen pathologischen Befund.

Repertorisation im Synthesis

Gemüt, Angst, Furcht mit	u. a. Phos. (2)
Gemüt, empfindlich	u. a. Phos. (3)
Gemüt, Erregung, nervös	u. a. Phos. (1)
Gemüt, Gesellschaft, Verlangen nach	u. a. Phos. (4)
Gemüt, liebevoll, voller Zuneigung	u. a. Phos. (2)
Gemüt, magnetisiert, amel.	u. a. Phos. (3)
Gemüt, Ruhelosigkeit	u. a. Phos. (1)
Kopf, Schmerz, Erbrechen mit	u. a. Phos. (1)
Kopf, Schmerz, heftig	u. a. Phos. (2)
Allgemeines, Speisen, Eiscreme, Verlangen	u. a. Phos. (3)
Allgemeines, Speisen, kalte Getränke, Verlangen	u. a. Phos. (3)
Allgemeines, Speisen, kalte Speisen, Verlangen	u. a. Phos. (3)

Repertorisation im Radar

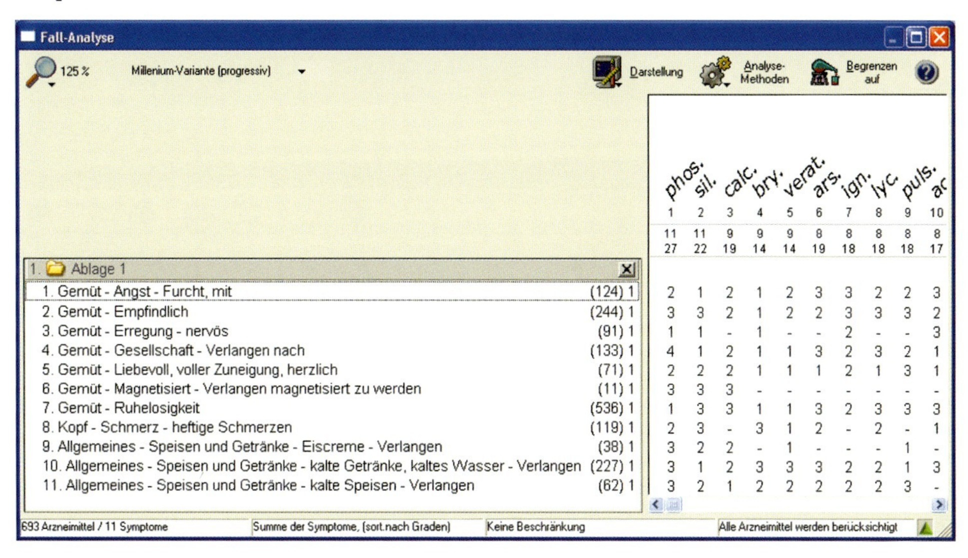

Fall-Analyse

125 % Millenium-Variante (progressiv) | Darstellung | Analyse-Methoden | Begrenzen auf

1. Ablage 1

Symptom		phos.	sil.	calc.	bry.	verat.	ars.	ign.	lyc.	puls.	ac
		1	2	3	4	5	6	7	8	9	10
		11	11	9	9	9	8	8	8	8	8
		27	22	19	14	14	19	18	18	18	17
1. Gemüt - Angst - Furcht, mit	(124) 1	2	1	2	1	2	3	3	2	2	3
2. Gemüt - Empfindlich	(244) 1	3	3	2	1	2	2	3	3	3	2
3. Gemüt - Erregung - nervös	(91) 1	1	1	-	1	-	-	2	-	-	3
4. Gemüt - Gesellschaft - Verlangen nach	(133) 1	4	1	2	1	1	3	2	3	2	1
5. Gemüt - Liebevoll, voller Zuneigung, herzlich	(71) 1	2	2	2	1	1	1	2	1	3	1
6. Gemüt - Magnetisiert - Verlangen magnetisiert zu werden	(11) 1	3	3	3	-	-	-	-	-	-	-
7. Gemüt - Ruhelosigkeit	(536) 1	1	3	3	1	1	3	2	3	3	3
8. Kopf - Schmerz - heftige Schmerzen	(119) 1	2	3	-	3	1	2	-	2	-	1
9. Allgemeines - Speisen und Getränke - Eiscreme - Verlangen	(38) 1	3	2	2	-	1	-	-	-	1	-
10. Allgemeines - Speisen und Getränke - kalte Getränke, kaltes Wasser - Verlangen	(227) 1	3	1	2	3	3	3	2	2	1	3
11. Allgemeines - Speisen und Getränke - kalte Speisen - Verlangen	(62) 1	3	2	1	2	2	2	2	2	3	-

693 Arzneimittel / 11 Symptome | Summe der Symptome, (sort.nach Graden) | Keine Beschränkung | Alle Arzneimittel werden berücksichtigt

Therapie und Verlauf

Aufgrund des konstitutionellen Aspektes (s. Abb.) und der beklagten Symptomatik griff ich unmittelbar nach Phosphor zu einer Hochpotenz Phosphor XM (Schmidt-Nagel) 3 Globuli.

Zwei Monate später finde ich in meinen Unterlagen die Eintragung:

„Eltern sind hochzufrieden, keine Migräne sei mehr aufgetreten.
Sie attestieren, dass das Bild (s. o.) zu Publikationszwecken verwendet werden darf."

Anmerkung

Die meisten Anfänger in der Homöopathie möchten gerne „Phosphor" sein; eben attraktiv, strahlend, ja Liebe gebend und Liebe empfangend, schön, wenn es immer so wäre.

Der Leser möchte sich nochmals an unseren Band I, 1. Kapitel **Phosphor: In der Ambivalenz von Licht und Schatten** erinnern.

So gehört Phosphor, wenn es verbraucht, verlebt und verglüht ist – neben Arsen, Aurum, Natrium sulfuricum und Psorinum – zu den sog. **„Haupt-Suizidmitteln"**.

Die Hauptprotagonistin hierfür ist die Anna Karenina von Leo Tolstoi: schön, unzufrieden und ehebrecherisch endet sie enttäuscht und von ihrem Geliebten Graf Bronsky verlassen vor einem Zug.

Ein insgesamt zeitloses Thema, wie es die wunderbaren Verfilmungen über die verschiedenen Zeiten hinweg zeigen: So spielte die unvergessene Greta Garbo (1935) Tatjana Samoilova (1967) und die lucide Mizzou (1992) dieses Thema von Phosphor nach. Der

Ehebruch ist aber auch schon immer ein großes Thema der anderen europäischen Realisten gewesen, wie es Theodor Fontane (Effi Briest) und Gustave Flaubert (Madame Bovary) bezeugen.

So finden wir hierzu im Synthesis:
Gemüt, Ehebrecherisch u. a. Phos. (1)

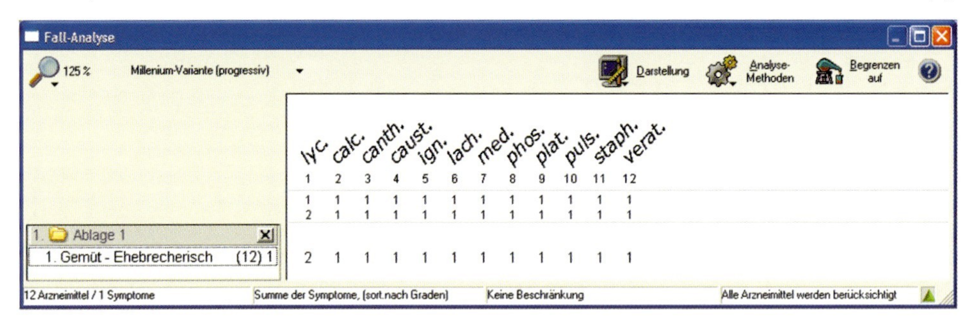

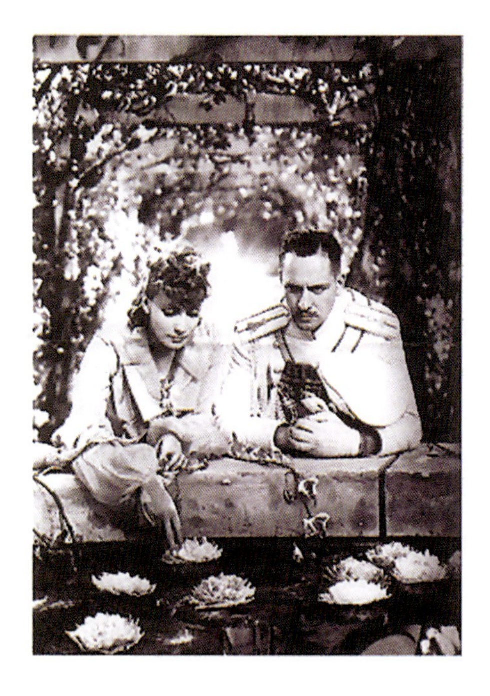

Greta Garbo, 1935
(1905 – 1990)

70. Phosphor: Pneumonie (= Lungenentzündung)

Der Junge S., 4 Jahre, kommt wegen hohen Fiebers, das auf Belladonna D12 und D30 nicht angesprochen hat. Dazu klagt er über Schwindel, Rücken- und Armschmerzen. Die Mutter, die sehr viel Erfahrung mit der Homöopathie hat, kommt zu uns in die Sprechstunde und hat jetzt doch Angst vor einer „Hirnhautentzündung".

Spontanbericht

Die Mutter bringt uns eine Notiz mit in die Praxis, die wir zitierten:
„40,5 °C Fieber, sehr schläfrig, kraftlos, Gliederschmerzen, Rückenschmerzen, Kopfweh. S. lag nur auf dem Bett, er konnte sich nicht auf den Beinen halten. Belladonna verabreicht, keine Fiebersenkung möglich. Nächte sehr unruhig. Wadenwickel gemacht, kalte Bettflasche aufgelegt, ständig Stirn und Wangen gekühlt und abgetupft. Zwei Tage 40,5 °C Fieber und höher, am dritten Tag klagte S. über Rückenschmerzen. S. hat wenig getrunken und nichts gegessen."

Gelenkter Bericht

S. verlange nach eiskalten Getränken und Eis. Darüber hinaus möchte der kleine Patient seine Familie ständig um sich haben.

Klinischer Befund

Der Gesamtaspekt und die pulmonale Auskultation sprechen für eine Bronchopneumonie links mehr als rechts.

Repertorisation im Synthesis

Gemüt, Gesellschaft, Verlangen nach	u. a. Phos. (3)
Magen, Appetit fehlend	u. a. Phos. (3)
Brust, Entzündung, Bronchien	u. a. Phos. (3)
Brust, Entzündung, Lungen	u. a. Phos. (3)
Fieber, trocken, brennende Hitze	u. a. Phos. (3)
Allgemeines, Speisen und Getränke, Eis, Verlangen	u. a. Phos. (3)
Allgemeines, Speisen und Getränke, kalte Getränke, Verlangen	u. a. Phos. (3)

Repertorisation im Radar

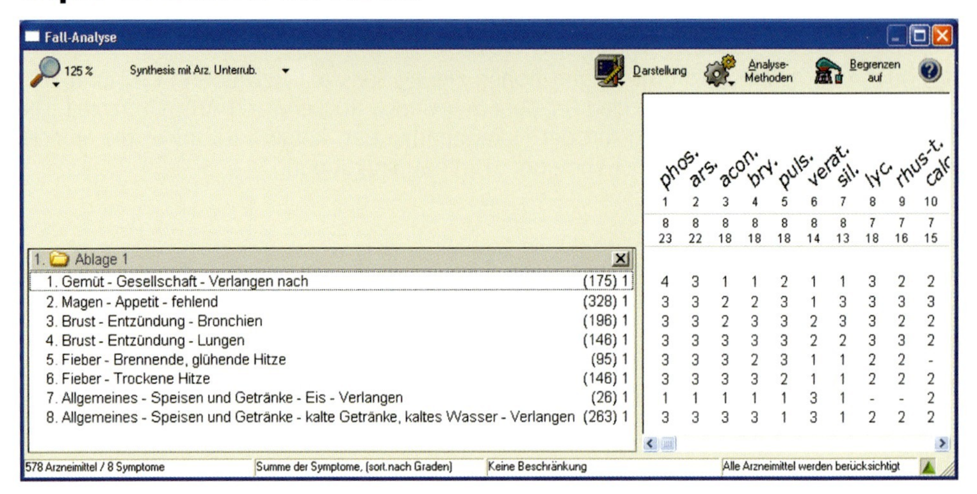

Fall-Analyse

125 % Synthesis mit Arz. Unterrub. | Darstellung | Analyse-Methoden | Begrenzen auf

Ablage 1		phos.	ars.	acon.	bry.	puls.	verat.	sil.	lyc.	rhus-t.	calc
		1	2	3	4	5	6	7	8	9	10
		8	8	8	8	8	8	8	7	7	7
		23	22	18	18	18	14	13	18	16	15
1. Gemüt - Gesellschaft - Verlangen nach	(175) 1	4	3	1	1	2	1	1	3	2	2
2. Magen - Appetit - fehlend	(328) 1	3	3	2	2	3	1	3	3	3	3
3. Brust - Entzündung - Bronchien	(196) 1	3	3	2	3	3	2	3	3	2	2
4. Brust - Entzündung - Lungen	(146) 1	3	3	3	3	3	2	2	3	3	2
5. Fieber - Brennende, glühende Hitze	(95) 1	3	3	3	2	3	1	1	2	2	-
6. Fieber - Trockene Hitze	(146) 1	3	3	3	3	2	1	1	2	2	2
7. Allgemeines - Speisen und Getränke - Eis - Verlangen	(26) 1	1	1	1	1	1	3	1	-	-	2
8. Allgemeines - Speisen und Getränke - kalte Getränke, kaltes Wasser - Verlangen	(263) 1	3	3	3	3	1	3	1	2	2	2

578 Arzneimittel / 8 Symptome | Summe der Symptome, (sort. nach Graden) | Keine Beschränkung | Alle Arzneimittel werden berücksichtigt

Therapie und Verlauf

Nach einmaliger Gabe von Phosphor D200 (Staufen) 3 Kügelchen rasche Entfieberung und klinische Besserung.

Zitat am Ende der o. g. Notiz: *„Arztbesuch – Phosphor – blitzartige Besserung"*

Anmerkung

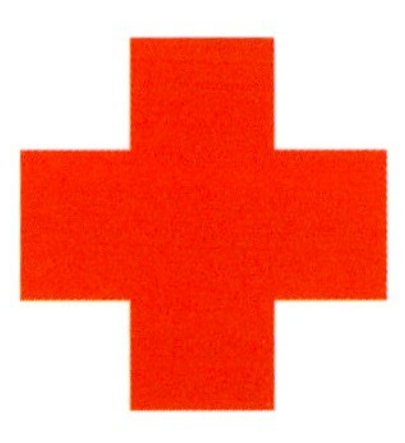

Ein großes **Cave:** Ein Patient – umso mehr ein Kind – mit der Diagnose einer **Bronchopneumonie** braucht **eine engmaschige ärztliche, ggf. stationär klinische Überwachung. Ein solcher Patient gehört in die Behandlung eines erfahrenen und versierten Arztes und Homöopathen!**

71. Phosphor: Tremor, essentieller (= Zittern)

Silke, 10 Jahre, grazil, altersgemäß entwickelt, kommt wegen eines Zitterns der Hände seit frühester Kindheit mit ihrer Mutter in die Sprechstunde. Mehrere Ärzte seien bereits aufgesucht worden. In der Klinik sei eine CT = Computertomographie durchgeführt und die Diagnose eines Intentionstremors unklarer Ätiologie, V. a. essentieller Tremor gestellt worden.

Spontanbericht

„Das Zittern der Hände stört mich stark. Es verstärkt sich bei Ausstreckung und Aufregung, v. a. in der Schule."

Gelenkter Bericht

S. sei schnell beleidigt und nehme leicht alles übel. Sie schlafe gern lang, bekäme leicht blaue Flecken (im Vergleich zur älteren Schwester und Freundin) und trinke gern Eistee. Eine ältere Schwester sei gesund. In der näheren Aszendenz keine neurologisch-psychiatrische Erkrankung, jedoch sei die Mutter als Mädchen ähnlich „zittrig" gewesen.

Klinischer Befund

Graziles, freundliches, normal entwickeltes Mädchen, blasses Hautcolorit, rötliche, weiche Haare, sehr lange Wimpern, freundlich zugewandt. Internistischer Status unauffällig. Neurologisch Intentionstremor der Finger und Hyperopie, sonst unauffällig.

Repertorisation im Synthesis

Gemüt, beleidigt, leicht	u. a. Phos. (1)
Sehen, Weitsichtigkeit	u. a. Phos. (1)
Extremitäten, Farbe, Hände, blau	u. a. Phos. (1)
Extremitäten, Farbe, Beine, bläulich, Flecken	u. a. Phos. (1)
Extremitäten, Zittern Hand, Ausstrecken bei	u. a. Phos. (2)
Allgemeines, Speisen und Getränke, kalte, Verlangen	u. a. Phos. (3)

Repertorisation im Radar

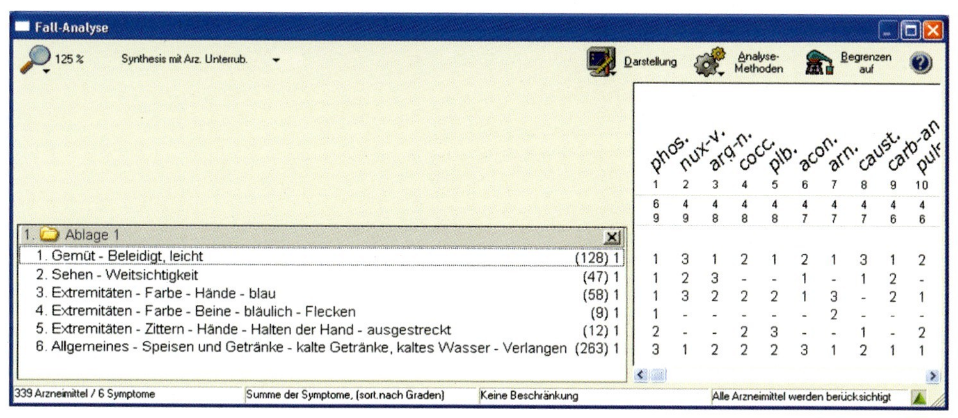

		phos.	nux-v.	arg-n.	cocc.	plb.	acon.	arn.	caust.	carb-an	pul
		1	2	3	4	5	6	7	8	9	10
		6 9	4 9	4 8	4 8	4 8	4 7	4 7	4 7	4 6	4 6
1. Gemüt - Beleidigt, leicht	(128) 1	1	3	1	2	1	2	1	3	1	2
2. Sehen - Weitsichtigkeit	(47) 1	1	2	3	-	-	1	-	1	2	-
3. Extremitäten - Farbe - Hände - blau	(58) 1	1	3	2	2	2	1	3	-	2	1
4. Extremitäten - Farbe - Beine - bläulich - Flecken	(9) 1	1	-	-	-	-	-	2	-	-	-
5. Extremitäten - Zittern - Hände - Halten der Hand - ausgestreckt	(12) 1	2	-	-	2	3	-	-	1	-	2
6. Allgemeines - Speisen und Getränke - kalte Getränke, kaltes Wasser - Verlangen	(263) 1	3	1	2	2	2	3	1	2	1	1

Therapie und Verlauf

Es erfolgte die Gabe von Phosphor D30 (Staufen) 3 Kügelchen sowie später Phosphor D200 (Staufen).

Die Symptomatik besserte sich rasch drastisch und S. blieb über Wochen und Monate beschwerdefrei. Originalzitat der Mutter nach einem Beobachtungszeitraum von mittlerweile drei Jahren: „Zittern allenfalls leicht und nur unter sehr großer psychischer Anspannung."

Anmerkung

Heute würden wir schon gleich mit Phosphor D200 beginnen und als eine Art „Erhaltungstherapie" mit Phosphor LM VI 2 x 3 Globuli pro Woche weiterführen.

Sollte die Wirkung der rechten Arznei im Verlauf nachlassen, so kann die Dosis auf eine LM-XII-Potenz erhöht werden.

O. g. Vorgehen zeigt uns andererseits sehr schön, dass nicht primär die hohe Potenz, sondern die richtig gewählte Arznei, die die Gesamtheit der Symptome (Organon § 7), den Inbegriff der Symptome (Organon § 18) abdeckt, im Mittelpunkt steht.

72. Pulsatilla: Enuresis nocturna (= nächtliches Einnässen)

Das Mädchen J., 9 Jahre, kommt wegen nächtlichen Einnässens in die Sprechstunde. Umfangreiche Abklärungen beim Kinderarzt und Urologen haben keine richtungsweisende Befunde erbracht. J. wirkt vom äußeren Aspekt klar, hell, schön und liebevoll.

Spontanbericht

Die Mutter beschreibt ihr Kind wie folgt: „J. ist lieb und problemlos, sehr anhänglich, schnell gerührt, auch schnell weinerlich, z. T. unentschlossen z. B. beim Eiskaufen. Sie malt meist nur helle und schöne Dinge."

Haus-Baum-Mensch

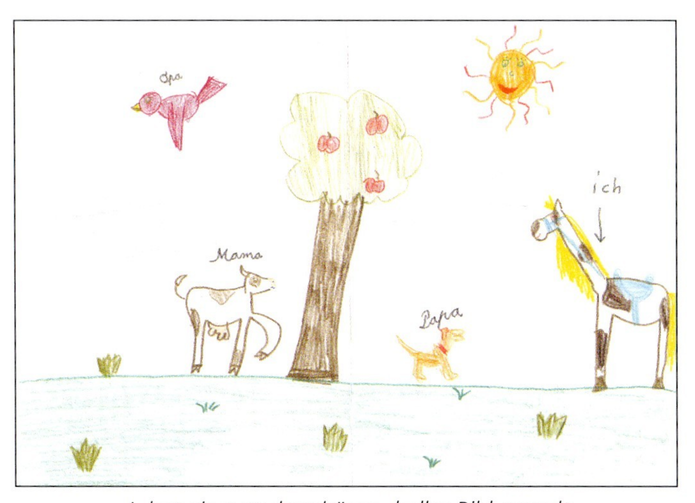

J. hat ein wunderschönes, helles Bild gemalt.

Gelenkter Bericht

Sie möge Butter, esse aber kein fettes Fleisch, sei furchtbar luftig, lasse sich schnell entmutigen, was sich jedoch durch Zusprechen und Trost schnell bessere. Sie klage gelegentlich über Schwindel beim Gehen und räuspere sich häufig, die Nase sei häufig verstopft, besonders im warmen Zimmer.

Repertorisation im Synthesis

Gemüt, Unentschlossenheit	u. a. Puls. (2)
Gemüt, Weinen, unwillkürlich	u. a. Puls. (3)
Schwindel, Gehen, beim	u. a. Puls. (3)
Nase, Verstopfung, Zimmer, im	u. a. Puls. (3)
Blase, Urinieren, unwillkürlich, nachts	u. a. Puls. (3)

Kehlkopf und Trachea, Räuspern	u. a. Puls. (3)
Allgemeines, Jahreszeiten, Winter, Beschwerden, agg.	u. a. Puls. (3)
Allgemeines, Luft, Freiem, im, Verlangen nach Aufenthalt im	u. a. Puls. (3)
Allgemeines, Speisen, Butter, Verlangen	u. a. Puls. (1)
Allgemeines, Speisen, Fett, Abneigung	u. a. Puls. (3)
Allgemeines, Wärme agg.	u. a. Puls. (3)
Allgemeines, Wärme, Zimmer, im warmen, agg.	u. a. Puls. (3)

Repertorisation im Radar

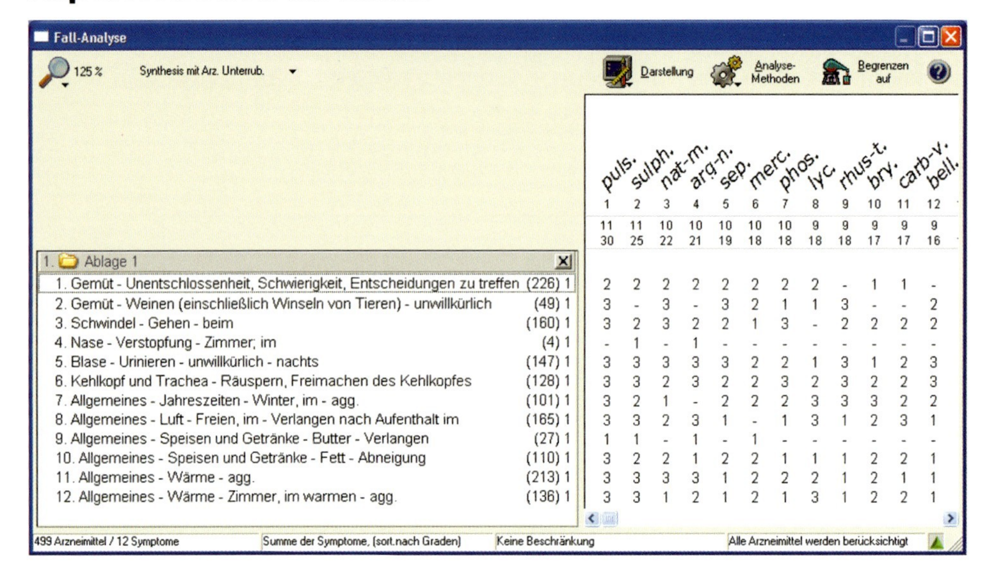

		puls.	sulph.	nat-m.	arg-n.	sep.	merc.	phos.	lyc.	rhus-t.	bry.	carb-v.	bell.
		1	2	3	4	5	6	7	8	9	10	11	12
		11	11	10	10	10	10	10	9	9	9	9	9
		30	25	22	21	19	18	18	18	18	17	17	16
1. Gemüt - Unentschlossenheit, Schwierigkeit, Entscheidungen zu treffen	(226) 1	2	2	2	2	2	2	2	2	-	1	1	-
2. Gemüt - Weinen (einschließlich Winseln von Tieren) - unwillkürlich	(49) 1	3	-	3	-	3	2	1	1	3	-	-	2
3. Schwindel - Gehen - beim	(160) 1	3	2	3	2	2	1	3	-	2	2	2	2
4. Nase - Verstopfung - Zimmer; im	(4) 1	-	1	-	1	-	-	-	-	-	-	-	-
5. Blase - Urinieren - unwillkürlich - nachts	(147) 1	3	3	3	3	3	2	2	1	3	1	2	3
6. Kehlkopf und Trachea - Räuspern, Freimachen des Kehlkopfes	(128) 1	3	3	2	3	2	2	3	2	3	2	2	3
7. Allgemeines - Jahreszeiten - Winter, im - agg.	(101) 1	3	2	1	-	2	2	2	3	3	3	2	2
8. Allgemeines - Luft - Freien, im - Verlangen nach Aufenthalt im	(165) 1	3	3	2	3	1	-	1	3	1	2	3	1
9. Allgemeines - Speisen und Getränke - Butter - Verlangen	(27) 1	1	1	-	1	-	1	-	-	-	-	-	-
10. Allgemeines - Speisen und Getränke - Fett - Abneigung	(110) 1	3	2	2	1	2	2	1	1	1	2	2	1
11. Allgemeines - Wärme - agg.	(213) 1	3	3	3	3	1	2	2	2	1	2	1	1
12. Allgemeines - Wärme - Zimmer, im warmen - agg.	(136) 1	3	3	1	2	1	2	1	3	1	2	2	1

Therapie und Verlauf

Es erfolgte die einmalige Gabe von Pulsatilla XM (Schmidt-Nagel) 3 Globuli als Hochpotenz mit denkbar gutem Erfolg.

Die Mutter berichtete nach 14 Tagen. „J. ist völlig trocken, … es ist wie ein Wunder …"

Anmerkung

Wenn man sich vergegenwärtigt, was alles in der Kinderpsychiatrie und Kinderpsychotherapie mit „Enuretikern" angestellt wird, imponiert dieser Fall noch mehr.

73. Pulsatilla: Rezidivierende Otitis media (= wiederkehrende Mittelohrentzündung)

Die kleine Julia, 3 Jahre, wird wegen ständig auftretender Mittelohrentzündungen, die fast allesamt auf der rechten Seite ablaufen, vorgestellt.

Spontanbericht

Die Mutter berichtet, sie habe bereits Belladonna und Apis versucht, ohne Erfolg.

Gelenkter Bericht

Julia sei durstlos, ausgesprochen weinerlich und anhänglich. Im Kindergarten gebe es zunächst immer ein großes Geschrei bei der Trennung, danach – sobald die Mutter weg sei – sei das Kind aber ganz zufrieden. Sehr treffend und schön benennt die Mutter ihre Julia als ein „Sonnenblumenkind " (s. Abb.)

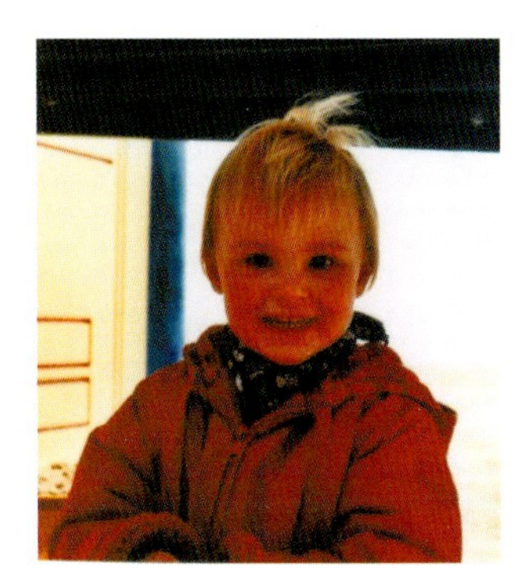

Das Sonnenblumenkind.

Repertorisation nach Synthesis

Gemüt, Weinen, leicht	u. a. Puls. (3)
Gemüt, Weinen, unwillkürlich	u. a. Puls. (3)
Gemüt, Trost, amel.	u. a. Puls. (2)
Ohr, Beschwerden, Mittelohr	u. a. Puls. (3)
Magen, durstlos	u. a. Puls. (3)

Repertorisation im Radar

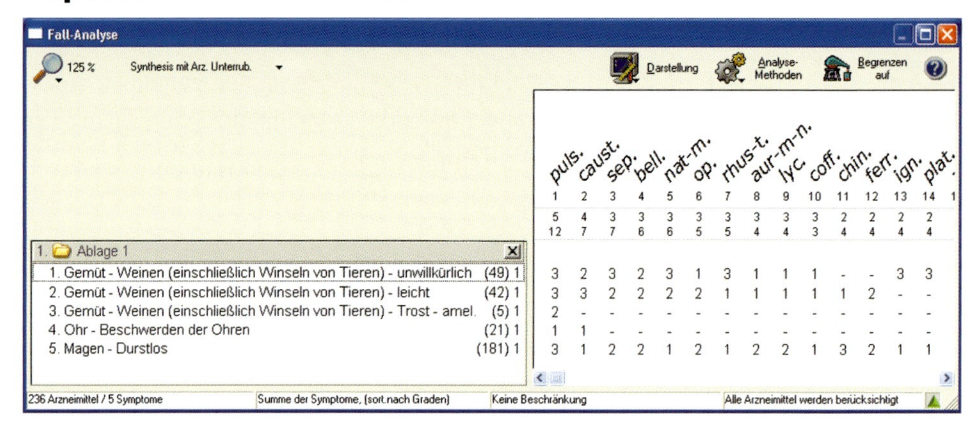

	puls.	caust.	sep.	bell.	nat-m.	op.	rhus-t.	aur-m-n.	lyc.	coff.	chin.	ferr.	ign.	plat.
	1	2	3	4	5	6	7	8	9	10	11	12	13	14
	5	4	3	3	3	3	3	3	3	3	2	2	2	2
	12	7	7	6	6	5	5	4	4	3	4	4	4	4
1. Gemüt - Weinen (einschließlich Winseln von Tieren) - unwillkürlich (49) 1	3	2	3	2	3	1	3	1	1	1	-	-	3	3
2. Gemüt - Weinen (einschließlich Winseln von Tieren) - leicht (42) 1	3	3	2	2	2	2	1	1	1	1	1	2	-	-
3. Gemüt - Weinen (einschließlich Winseln von Tieren) - Trost - amel. (5) 1	2	-	-	-	-	-	-	-	-	-	-	-	-	-
4. Ohr - Beschwerden der Ohren (21) 1	1	1	-	-	-	-	-	-	-	-	-	-	-	-
5. Magen - Durstlos (181) 1	3	1	2	2	1	2	1	2	2	1	3	2	1	1

Therapie und Verlauf

Es erfolgte die Gabe von Pulsatilla LM VI (Staufen) 2 x 3 Globuli pro Woche mit sehr schönem Erfolg.

Materia medica

Pulsatilla pratensis gehört zu der Gattung der Anemonen. „Anemos", griech. = Wind, diese schöne Blume wächst in kleinen Gruppen, wiegt sich im Wind hin und her und spiegelt somit gleichsam symbolisch einige der o. g. Modalitäten wider.

Siehe hierzu auch in unserem Band I, 2. Kapitel **Pulsatilla: Sie schwankt hin und her, aber sie bricht nicht, „Fleur de vent".**

Anmerkung

Zu den klassischen Homöopathica zur Behandlung einer Otitis media zählen u. a.:

- Apis: heftig stechende Schmerzen, möchte nicht berührt werden, durstlos
- Belladonna dem „hochroten Renner": alles rot, Gesicht, Hals, Trommelfell etc. und hohem Fieber, meistens aus dem Mittagsschlaf heraus
- Chamomilla: heftiges Schreien mit Reizbarkeit. Kind möchte auf den Arm der Mutter, schlägt dann aber „garstig" um sich
- Ferrum phosphoricum: Fieber nicht kontinuierlich hoch, mal hoch mal runter; mal blass, mal rot – mit Beziehung zu den Ohren und zu den Bronchien
- Lycopodium – falls die passenden Modalitäten vorliegen – für die rechte Seite und
- Lachesis eher für die linke Seite
- Pulsatilla für den wechselhaften und chronischen Verlauf, mal rechts mal links, mal Weinen, mal Lachen, mit Besserung auf Trost, Zuspruch und körperliche Nähe (im Gegensatz zu Nat-m. und Sepia)

74. Pulsatilla: Vertigo (= Schwindel)

Die Patientin M. ist seit mehreren Jahren in meiner homöopathischen Betreuung wegen einer seit frühester Kindheit bestehenden ausgeprägten Neurodermitis und wird hierzu jeweils mit ihrem passenden homöopathischen Mittel konstitutionell behandelt, u. a. mit Silicea und nach dem frühzeitigen Tod der Mutter mit Ignatia und Natrium muriaticum. Zwischenzeitliche schwere Magen-Darm-Probleme und Mensesprobleme sprachen, jeweils der Modalität zuzuordnen, gut auf Colocynthis an.

Jetzt erscheint M., nunmehr eine junge Studentin, erneut, diesmal wegen heftigen Schwindels, der bereits internistisch und neurologisch abgeklärt ist. Sie sagt in ihrer schüchternen Art, die Homöopathie habe ihr bisher immer gut geholfen ... also werde sie es auch diesmal versuchen.

Spontanbericht

„Der Schwindel ist besonders stark im Sitzen. Es ist besser bei offenem Fenster, obwohl mir dann schnell kalt wird. Frische Luft ist ganz wichtig, hingegen verschlechtert sich der Schwindel bei schlechter Luft, in engen Räumen und bei großer Konzentration. Außerdem habe ich das Gefühl, als seien beide Ohren zu."

Gelenkter Bericht

Der Mund sei eher trocken bei Durstlosigkeit. Auch der Appetit sei insgesamt vermindert und es bestehe eine ausgeprägte Abneigung gegen Butter.

Repertorisation im Synthesis

Gemüt, Schüchternheit	u. a. Puls. (4)
Schwindel, Sitzen, beim	u. a. Puls. (3)
Ohren, Verstopfungsgefühl	u. a. Puls. (3)
Mund, Trockenheit, Durstlosigkeit mit	u. a. Puls. (3)
Allgemeines, Luft, Freiem, Verlangen nach Aufenthalt im	u. a. Puls. (3)
Allgemeines, Speisen, Butter, Abneigung	u. a. Puls. (3)
Allgemeines, Speisen, Fett, Abneigung	u. a. Puls. (3)

Repertorisation im Radar

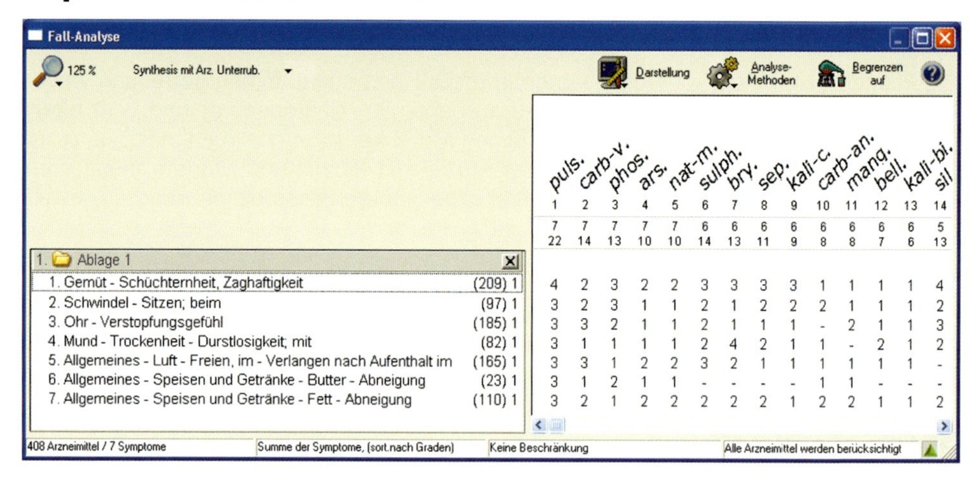

Symptom		puls.	carb-v.	phos.	ars.	nat-m.	sulph.	bry.	sep.	kali-c.	carb-an.	mang.	bell.	kali-bi.	sil
		1	2	3	4	5	6	7	8	9	10	11	12	13	14
		7	7	7	7	7	6	6	6	6	6	6	6	6	5
		22	14	13	10	10	14	13	11	9	8	8	7	6	13
1. Gemüt - Schüchternheit, Zaghaftigkeit	(209) 1	4	2	3	2	2	3	3	3	3	1	1	1	1	4
2. Schwindel - Sitzen; beim	(97) 1	3	2	3	1	1	2	1	2	2	2	1	1	1	2
3. Ohr - Verstopfungsgefühl	(185) 1	3	3	2	1	1	2	1	1	1	-	2	1	1	3
4. Mund - Trockenheit - Durstlosigkeit; mit	(82) 1	3	1	1	1	1	2	4	2	1	1	-	2	1	2
5. Allgemeines - Luft - Freien, im - Verlangen nach Aufenthalt im	(165) 1	3	3	1	2	2	3	2	1	1	1	1	1	1	-
6. Allgemeines - Speisen und Getränke - Butter - Abneigung	(23) 1	3	1	2	1	1	-	-	-	-	1	1	-	-	-
7. Allgemeines - Speisen und Getränke - Fett - Abneigung	(110) 1	3	2	1	2	2	2	2	2	1	2	2	1	1	2

Therapie und Verlauf

Es erfolgte die unmittelbare Gabe von Pulsatilla LM XII (Staufen) 3 Globuli.

Nach einer Woche stellte sich M. erneut vor: „Der Schwindel ist weg, das Trinken und der Appetit haben sich gebessert. Bemerkenswerterweise ist meine Haut so gut wie lange nicht mehr."

Anmerkung

Pulsatilla, schüchtern und liebevoll, eine wahre Freude – ein Remedium an sich – für den angespannten, hektischen Nux-vomica-Arzt.

Nun, dieser Satz mag maßlos übertrieben klingen, aber es ist eine alte Beobachtung, dass jeder Arzt die Patienten bekommt, die „ihm liegen", die er braucht und vice versa.

Es lohnt sich deshalb nicht, sich allzu sehr zu verbiegen oder angepasst zu sein.

Denke an die Kriterien von *Carl Rogers:*

- **Empathy**
- **Realness**
- **Congruence**

Oder um unseren geschätzten alten Lehrer W. Gawlik zu zitieren:

„Everybody's darling is everybody's fool."

75. Pulsatilla: Enkopresis (= Einkoten) und Enuresis (= Einnässen)

Der intelligente, freundliche, wache Junge N., 8 Jahre, kommt wegen gelegentlichen Einkotens, Einnässens und schmerzhaften Stuhlgangs in die Sprechstunde.

Spontanbericht

Die Mutter bringt folgende Aufzeichnungen mit:
„N. hatte schon als Baby Probleme mit dem Stuhlgang. In Einzelfällen musste ich ihm auf Anraten der Kinderärztin ein Glycerinzäpfchen geben. Daraufhin begann er dann erst einmal noch mehr zu weinen, bis er dann den Stuhlgang loswurde. Später dann, als er sauber war, ist er entweder durch die Wohnung gehüpft wie ein Zicklein, oder er hat sich still auf seinen Popo gehockt, um es zu verdrücken. Dabei kam es dann natürlich immer wieder vor, dass etwas in die Hose ging. Jetzt, mit 8 Jahren, habe ich es dann im Detail nicht mehr mitbekommen, sondern habe dann nur das Ergebnis in der Hose gesehen."

Haus-Baum-Mensch

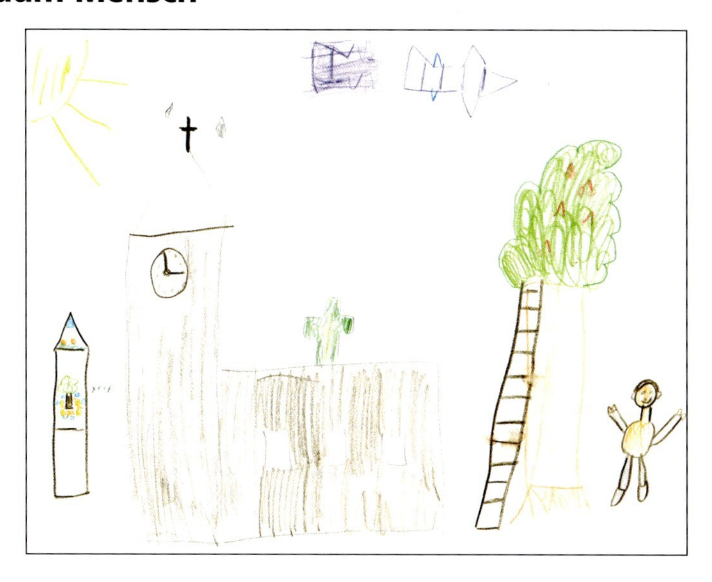

In einer phantasievollen Ausgestaltung werden als „Haus" 2 Kirchen gezeichnet (Patient geht zur Kommunion). In der kleineren Kirche befindet sich ein (Festtags-) Kranz mit Kerzen aus Wachs. Der „Baum" trägt schöne Kirschen, die sich mit einer an ihm angelehnten Leiter ernten lassen, der „Mensch" hat ein freundliches Gesicht und lacht.

Gelenkter Bericht

N. nässe gelegentlich ein, neige zum Weinen, sei sehr sensibel, mitfühlend und durstlos.

Repertorisation im Synthesis

Gemüt, empfindlich/überempfindlich	u. a. Puls. (3)
Gemüt, Weinen, unwillkürlich	u. a. Puls. (3)
Magen, durstlos	u. a. Puls. (3)
Rektum, Unwillkürlicher Stuhl	u. a. Puls. (2)
Blase, Urinieren, unwillkürlich	u. a. Puls. (3)

Repertorisation im Radar

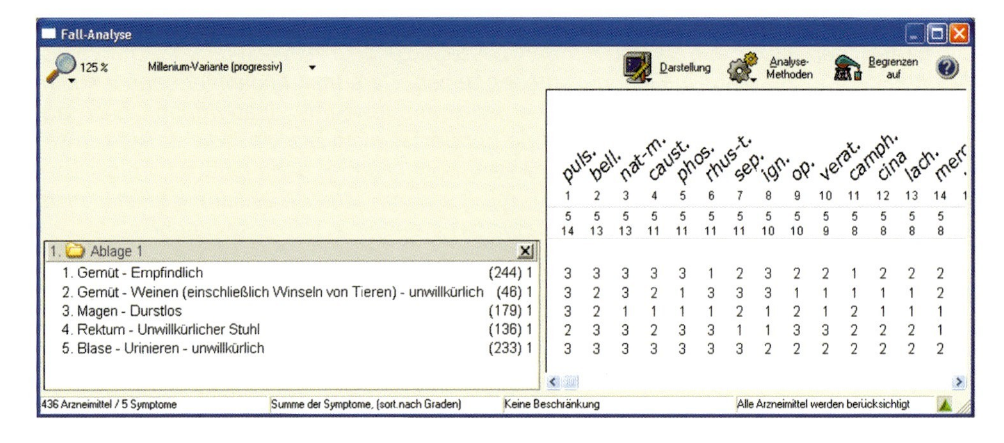

	puls.	bell.	nat-m.	caust.	phos.	rhus-t.	sep.	ign.	op.	verat.	camph.	cina	lach.	merc.
	1	2	3	4	5	6	7	8	9	10	11	12	13	14
	5	5	5	5	5	5	5	5	5	5	5	5	5	5
	14	13	13	11	11	11	11	10	10	9	8	8	8	8
1. Gemüt - Empfindlich (244) 1	3	3	3	3	3	1	2	3	2	2	1	2	2	2
2. Gemüt - Weinen (einschließlich Winseln von Tieren) - unwillkürlich (46) 1	3	2	3	2	1	3	3	3	1	1	1	1	1	2
3. Magen - Durstlos (179) 1	3	2	1	1	1	1	2	1	2	1	2	1	1	1
4. Rektum - Unwillkürlicher Stuhl (136) 1	2	3	3	2	3	3	1	1	3	3	2	2	2	1
5. Blase - Urinieren - unwillkürlich (233) 1	3	3	3	3	3	3	3	2	2	2	2	2	2	2

Therapie und Verlauf

Nach der einmaligen Gabe von Pulsatilla D200 (Staufen) 3 Globuli mit nachfolgender Erhaltungstherapie von Pulsatilla LM VI (Staufen) 2 x 3 Globuli pro Woche sistierte die o. g. Symptomatik völlig.

76. Pulsatilla: Rezidivierende Harnwegsinfekte, Enuresis nocturna (= Einnässen)

Das Mädchen Birthe, 9 Jahre, wird wegen ständiger Blasenentzündungen seit frühester Kindheit sowie nächtlichen Einnässens und gelegentlichen Einkotens von ihrer Mutter vorgestellt.

Spontanbericht

Die Mutter wörtlich: „Sie hat schon immer Blasenentzündungen, immer und immer wieder. Abklärung und Therapie bei zwei verschiedenen Kinderärzten und Urologen, inklusive Urin, Ultraschall und Röntgenuntersuchung zum Ausschluss eines Refluxes brachten nicht weiter. Das Kind nässt Tag und Nacht ein, zum Teil auch mit Einkoten. Es hat eigentlich schon immer den Daumen im Mund."

Tierfamilie

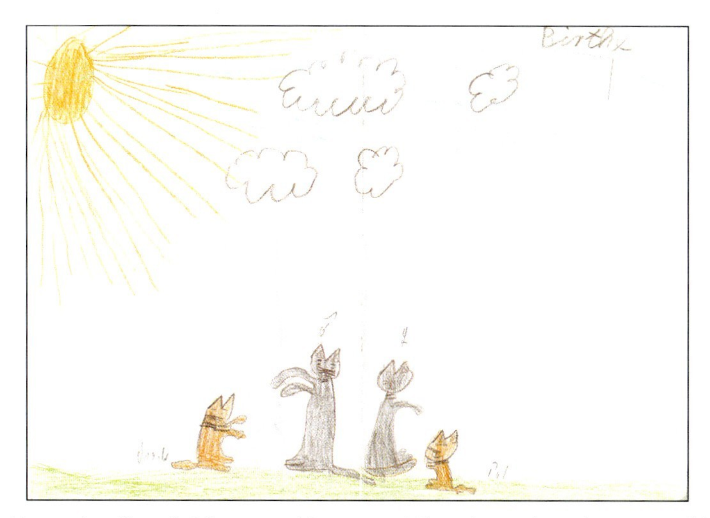

Eine Katzenfamilie mit Mama und Papa zur Mitte der weinenden Katzenkinder.

Gelenkter Bericht

B. sei launisch, dickköpfig, aber auch schüchtern und anhänglich, sie klammere sich sehr stark an die Eltern und habe eine starke Bindung zu ihrer besten Freundin. Bei akuter Blasenentzündung sei sie weinerlich, trinke wenig (auch weniger als der Bruder) und habe kalte Hände und Füße. Die Ehe der Eltern sei geschieden. Birthe sei zum Zeitpunkt der Scheidung ein Jahr alt gewesen. Beide Elternteile haben jetzt neue Partner.

Repertorisation im Synthesis

Gemüt, eigensinnig, dickköpfig	u. a. Puls. (1)
Gemüt, Gesellschaft, Verlangen nach	u. a. Puls. (2)
Gemüt, Launenhaftigkeit	u. a. Puls. (2)

Symptom	Rubrik
Gemüt, Schüchternheit	u. a. Puls. (4)
Gemüt, Weinen	u. a. Puls. (3)
Magen, durstlos	u. a. Puls. (3)
Rektum, unwillkürlicher Stuhl	u. a. Puls. (2)
Blase, Entzündung	u. a. Puls. (3)
Blase, Urinieren, unwillkürlich	u. a. Puls. (3)
Blase, Urinieren, unwillkürlich, nachts	u. a. Puls. (3)
Extremitäten, Kälte	u. a. Puls. (2)

Repertorisation im Radar

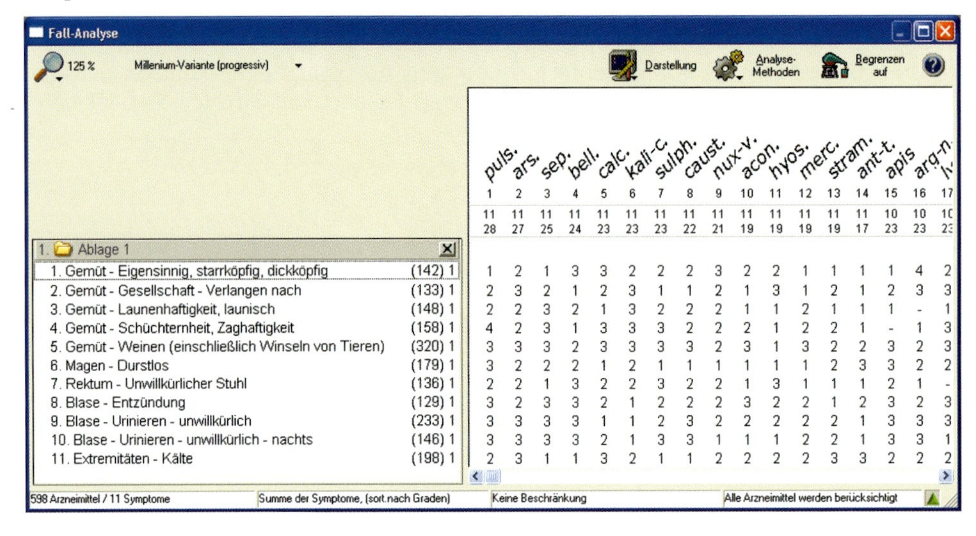

Symptom		puls.	ars.	sep.	bell.	calc.	kali-c.	sulph.	caust.	nux-v.	acon.	hyos.	merc.	stram.	ant-t.	apis	arg-n.	h
		1	2	3	4	5	6	7	8	9	10	11	12	13	14	15	16	17
		11	11	11	11	11	11	11	11	11	11	11	11	11	11	10	10	10
		28	27	25	24	23	23	23	22	21	19	19	19	19	17	23	23	23
1. Gemüt - Eigensinnig, starrköpfig, dickköpfig	(142) 1	1	2	1	3	3	2	2	2	3	2	2	1	1	1	1	4	2
2. Gemüt - Gesellschaft - Verlangen nach	(133) 1	2	3	2	1	2	3	1	1	2	1	3	1	2	1	2	3	3
3. Gemüt - Launenhaftigkeit, launisch	(148) 1	2	2	3	2	1	3	2	2	2	1	1	2	1	1	1	-	1
4. Gemüt - Schüchternheit, Zaghaftigkeit	(158) 1	4	2	3	1	3	3	3	2	2	2	1	2	2	1	-	1	3
5. Gemüt - Weinen (einschließlich Winseln von Tieren)	(320) 1	3	3	3	2	3	3	3	3	2	3	1	3	2	2	3	2	3
6. Magen - Durstlos	(179) 1	3	2	2	2	1	2	1	1	1	1	1	1	2	3	3	2	2
7. Rektum - Unwillkürlicher Stuhl	(136) 1	2	2	1	3	2	2	3	2	2	1	3	1	1	1	2	1	-
8. Blase - Entzündung	(129) 1	3	2	3	3	2	1	2	2	2	3	2	2	1	2	3	2	3
9. Blase - Urinieren - unwillkürlich	(233) 1	3	3	3	3	1	1	2	3	2	2	2	2	2	1	3	3	3
10. Blase - Urinieren - unwillkürlich - nachts	(146) 1	3	3	3	3	2	1	3	3	1	1	1	2	2	1	3	3	1
11. Extremitäten - Kälte	(198) 1	2	3	1	1	3	2	1	1	2	2	2	2	3	3	2	2	2

Therapie und Verlauf

Die kleine Patientin erhielt einmalig Pulsatilla D200 (Staufen) 3 Globuli.

Nach ca. acht Wochen kam ein Anruf der Mutter. „Alles sieht gut aus, kein Einnässen und Einkoten mehr." Zwei Tage später erneuter Anruf der Mutter: „Die Beschwerden sind vollständig weg." Ich empfahl die Gabe von Pulsatilla LM VI täglich 3 Globuli, falls die Beschwerden wieder auftreten sollten.

B. kam, fast auf den Tag genau, ein Jahr später erneut in die Sprechstunde. Sie sei wieder weinerlich, anhänglich und durstlos.

Die Mutter berichtet: „Ich muss immer aufpassen, dass sie genug trinkt. Birthe ist darauf bedacht, nicht anzuecken, und sehr unsicher. Ich kann ihre Unsicherheit gar nicht verstehen, da sie auch in der Schule (3. Klasse) gut ist. ... Sie ist ständig bei ihrer besten Freundin."

Nun erfolgte die Gabe von Pulsatilla XM (Schmidt-Nagel) 3 Globuli mit gutem Erfolg.

Anmerkung

Bemerkenswert ist die Zeichnung der Tierfamilie. Obwohl die Scheidung der Eltern schon acht Jahre zurückliegt, malt das Kind Mama und Papa in die Mitte des Bildes, einträchtig und harmonisch zusammen, die Kinder dicht an die Eltern gedrängt, als weinende Katzen, quasi vor der verglühten Asche der elterlichen Beziehung: Das ist die eigentliche, fundamental konservative, im wahrsten Sinne bewahrende Welt der Kinder.

77. Pulsatilla: V. a. Pleurodynie (= Brustfellreizschmerz) Bornholmer Erkrankung

Die mittlerweile 11-jährige sehr neugierige, sportliche N., der Leser kennt sie bereits aus dem Ignatia-Kapitel mit dem so unglücklich verlaufenden Weihnachtsfest, kommt in Begleitung ihrer Mutter in die Sprechstunde.

N. hat sich sehr schön entwickelt, hat aber bedingt durch eine extreme Faulheit keine Gymnasialempfehlung bekommen. Die Eltern haben für sie daraufhin Nachhilfeunterricht und ein strenges Lern-Setting mit Lese- und Rechtschreibtraining durch einen renommierten Verlag an der Ruhr (www.verlagruhr.de, Tel. 0208/495040) organisiert. Der behandelnde Kinderarzt hat ihr natürlicherweise Sulphur (faul, neugierig, unordentlich, durstig und gelegentlich hoch explosiv) 2 x 5 Globuli pro Woche verordnet.

Heute schwimmt die kleine N. im ersten Drittel des Leistungsspektrums ihrer Gymnasialklasse mit wie ein munterer Fisch.

Aus heiterem Himmel kam es nun zu einer akuten ängstigenden Situation, wobei die Mutter der kleinen N. telephonisch mit aufgeregter Stimme meinen Rat sucht und ihn auch unmittelbar – ebenso telephonisch – bekommt.

Spontanbericht

Das von den Eltern nachgereichte Protokoll fasst den Ablauf – im Sinne eines „nachträglichen" Spontanberichtes – zusammen:
„Gegen 11.00 Uhr kam ein Anruf aus der Schule. N. huste stark, ihr sei schwindelig und übel, und ich möge sie abholen. Aufgrund der kleinen Distanz bin ich zu Fuß gegangen. N. stand gekrümmt, mit wässrigen Augen, bleicher Gesichtsfarbe an der Schule. Die Atmung war flach und zu kurz. Eine starke ängstliche Anspannung war ihr anzumerken. Auf dem Nachhauseweg erzählte sie, bei dem Hustenanfall habe sie keine Luft mehr bekommen, an der frischen Luft sei es ihr dann aber besser geworden. Nach erneutem Betreten des Klassenzimmers habe sich wiederum der „Hals zugezogen". Es fühle sich an, als würde die Luftröhre zusammengeschnürt werden. Ihr sei schwindelig und schwarz vor Augen geworden. Zu Hause angekommen, setzte sie sich, um sich sogleich zu krümmen, durch heftige Hustenattacken ... plötzliche stechende Schmerzen linksseitig, unterer Rippenbereich, die ihr wiederum die Atmung erschwere ... insgesamt sei sie sehr ‚piensig' und weinerlich."

Repertorisation im Synthesis

Gemüt, Angst	u. a. Puls. (3)
Gemüt, Weinen, leicht	u. a. Puls. (3)
Schwindel, Übelkeit, mit	u. a. Puls. (2)
Auge, Tränenfluss, Husten, mit	u. a. Puls. (3)
Gesicht, Farbe, blass	u. a. Puls. (2)
Innerer Hals, Würgen, zusammenschnüren, Schlucken, beim	u. a. Puls. (3)
Atmung, Atemnot	u. a. Puls. (3)
Husten, anfallsweise	u. a. Puls. (3)
Brust, Schmerz, stechend	u. a. Puls. (2)
Allgemeines, Luft, Freiem im, amel.	u. a. Puls. (3)

Repertorisation im Radar

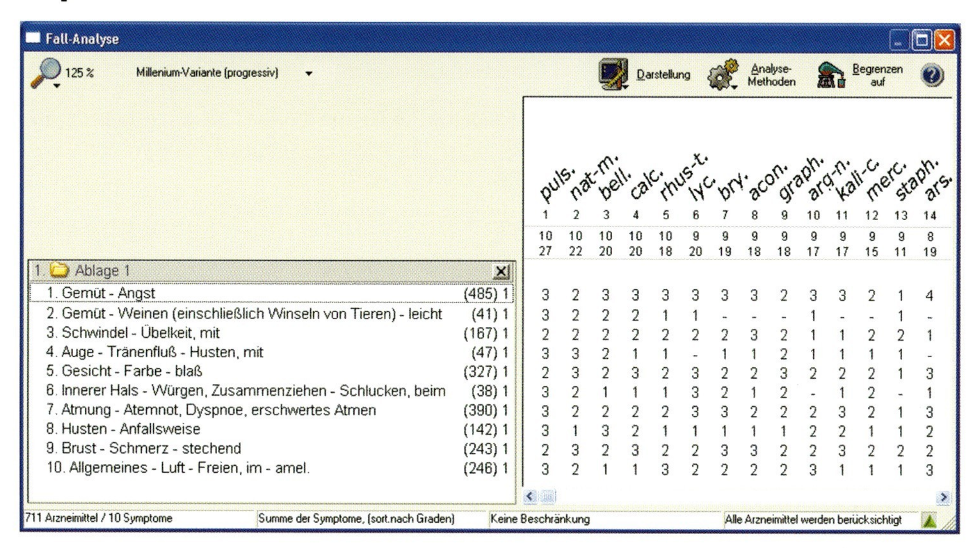

		puls.	nat-m.	bell.	calc.	rhus-t.	lyc.	bry.	acon.	graph.	arg-n.	kali-c.	merc.	staph.	ars.
		1	2	3	4	5	6	7	8	9	10	11	12	13	14
		10	10	10	10	10	9	9	9	9	9	9	9	9	8
		27	22	20	20	18	20	19	18	18	17	17	15	11	19
1. Gemüt - Angst	(485) 1	3	2	3	3	3	3	3	3	2	3	3	2	1	4
2. Gemüt - Weinen (einschließlich Winseln von Tieren) - leicht	(41) 1	3	2	2	2	1	1	-	-	-	1	-	-	1	-
3. Schwindel - Übelkeit, mit	(167) 1	2	2	2	2	2	2	2	3	2	1	1	2	2	1
4. Auge - Tränenfluß - Husten, mit	(47) 1	3	3	2	1	1	-	1	1	2	1	1	1	1	-
5. Gesicht - Farbe - blaß	(327) 1	2	3	2	3	2	3	2	2	3	2	2	2	1	3
6. Innerer Hals - Würgen, Zusammenziehen - Schlucken, beim	(38) 1	3	2	1	1	1	3	2	1	2	-	1	2	-	1
7. Atmung - Atemnot, Dyspnoe, erschwertes Atmen	(390) 1	3	2	2	2	2	3	3	2	2	2	3	2	1	3
8. Husten - Anfallsweise	(142) 1	3	1	3	2	1	1	1	1	1	2	2	1	1	2
9. Brust - Schmerz - stechend	(243) 1	2	3	2	3	2	2	3	3	2	2	3	2	2	2
10. Allgemeines - Luft - Freien, im - amel.	(246) 1	3	2	1	1	3	2	2	2	2	3	1	1	1	3

Therapie und Verlauf

Es erfolgte die Verordnung von Pulsatilla, wobei ich bei o. g. Pleurodynie mit den scharfen, stechenden und umschriebenen Schmerzen auch an die bewährte Indikation von **Ranunculus bulbosus** gedacht habe.

Die Mutter der kleinen N. hatte Pulsatilla C12 (Gudjons) zur Hand, was sie sofort in Wasser auflöste und ihrer Tochter schluckweise zu trinken gab.

In Ergänzung des o. g. Protokolls schrieb uns die dankbare Mutter Folgendes:
„Nach Pulsatilla C12, in Wasser aufgelöst und schluckweise langsam getrunken, trat eine Besserung in weniger als 5 Minuten ein. Das Kind wurde ruhig, die Atmung tief, der Hustenreiz ließ nach."

Anmerkung

Zur Pleurodynie finden wir im Pschyrembel:
„Syn. Myalgia epidemica, Bornholmer Krankheit; Entero-Virusinfektion. Erreger: Coxsackie-Virus Typ B, seltener A. Auftreten bei Kindern und Erwachsenen; rasch ansteigendes Fieber mit Frösteln. Klinisch im Vordergrund stehen Schmerzen, die anfallsweise auftreten: im Brustbereich, besonders bei d. Einatmung, im Bauchbereich, manchmal besonders im Unterbauch („Teufelsgriff"); die ergriffenen Muskelgruppen sind derb u. druckempfindlich. Nicht selten ist die Kombination mit einer trockenen Pleuritis, seltener mit einer Pericarditis oder Peritonitis. Rückfälle sind häufig, Prognose ist jedoch gut."

Die o. g. Kasuistik zeigt sehr schön, dass es **nicht nur ein Mittel** ist, das ein Patient sozusagen ein Leben lang zu nehmen hat: Bei unserer kleinen Patientin war es vor Jahren das „Kummermittel" **Ignatia**, in der weiteren Entwicklung – wegen der zunehmenden Faulheit, Unordnung, Neugier und eines nicht zu übersehenden Egoismus – **Sulphur** und die jetzige Symptomatik machte mit charakteristischen Modalitäten wiederum ein anderes Mittel notwendig: **Pulsatilla**.

78. Rhus toxicodendron: Schulter-Arm-Syndrom, V. a. Bursitis (= Schleimbeutelentzündung)

Frau F., selbstbewusste Bauzeichnerin, 40 Jahre, kommt wegen eines ausgeprägten Schulter-Arm-Syndroms rechts. Die orthopädischen Kollegen haben neben Krankengymnastik Cortison verordnet.

Spontanbericht

„Die Schmerzen sind ausgesprochen heftig, z. T. stechend. Eine Rückwärtsbewegung des rechten Armes ist nicht möglich."

Gelenkter Bericht

Frau F. habe das Fenster gern offen, Hände und Füße seien häufig kalt, sie sei empfindsam und sensibel und trinke nicht sonderlich viel. Sie esse kein Schweinefleisch und keine Wurst vom Schwein. Schüchtern, ängstlich oder weinerlich sei sie nicht.

Repertorisation im Synthesis

Magen, durstlos	u. a. Puls. (3), Rhus-t. (1)
Extremitäten, Schmerz, Schulter	u. a. Puls. (2), Rhus-t. (3), Sang. (3)
Extremitäten, Schmerz, stechend, Schulter	u. a. Puls. (2), Rhus-t. (2)
Allgemeines, Luft, Freiem, im, Verlangen	u. a. Puls. (3), Rhus-t. (1)
Allgemeines, Speisen, Schweinefleisch, Abneig.	u. a. Puls. (2)

Repertorisation im Radar

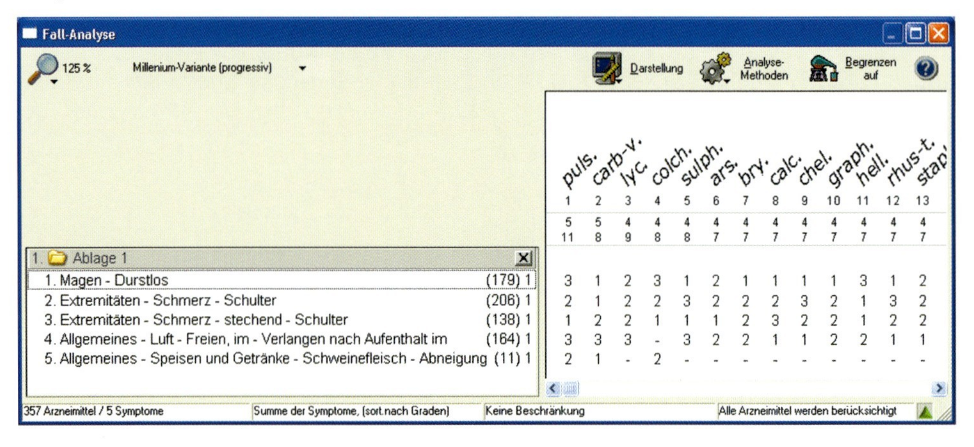

Therapie und Verlauf

Aufgrund des oben dargestellten konstitutionellen Aspektes: durstlos, Fenster auf, Hände und Füße eher kalt, verordnete ich zunächst Pulsatilla D200 (Staufen) mit einer Erhaltungstherapie von Pulsatilla D30 täglich (auch unter der Vorstellung, damit am Cortison vorbei zu kommen), ohne jeglichen Erfolg.

Ich wechselte zu Sanguinaria C30 (Gudjons) über, ebenfalls ohne Erfolg.

In der Zwischenzeit war die Patientin zu einem dritten Orthopäden in der Atos-Klinik in Heidelberg gegangen. Diagnose: stark ausgeprägte Bursitis Schultergelenk re.

Repertorisation im Synthesis

Extremitäten, Schmerz, stechend, Schulter	u. a. Bell. (3), Puls. (1), Rhus-t. (2)
Extremitäten, Entzündung, Gelenke	u. a. Bell. (3), Puls. (2), Rhus-t. (2)
Extremitäten, Entzündung, Gelenke Synovitis	u. a. Bell. (1), Puls. (1), Rhus-t. (1)

Unter der Annahme eines entzündlichen Vorgangs erfolgte jetzt die übereilte Gabe von Belladonna XM und lokal Mandragora-Salbe (beides Nachtschattengewächse), weiterhin ohne jegliche Besserung.

Repertorisation im Radar

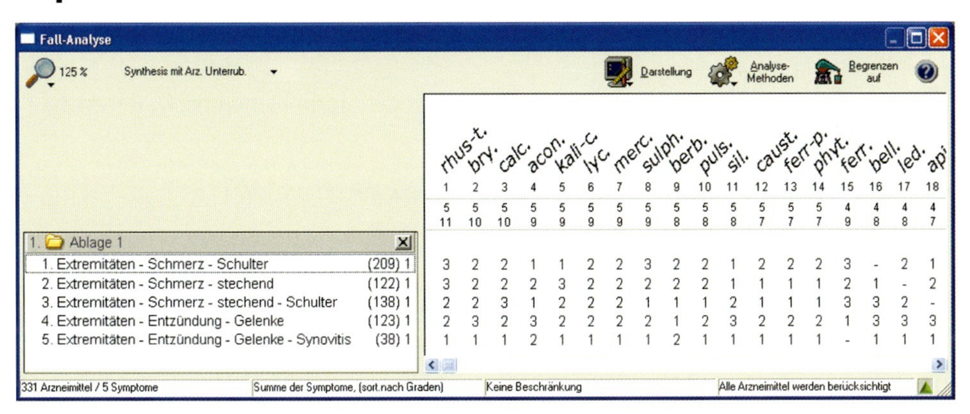

		rhus-t.	bry.	calc.	acon.	kali-c.	lyc.	merc.	sulph.	berb.	puls.	sil.	caust.	ferr-p.	phyt.	ferr.	bell.	led.	api
		1	2	3	4	5	6	7	8	9	10	11	12	13	14	15	16	17	18
		5	5	5	5	5	5	5	5	5	5	5	5	5	5	4	4	4	4
		11	10	10	9	9	9	9	9	8	8	8	7	7	7	9	8	8	7
1. Extremitäten - Schmerz - Schulter	(209) 1	3	2	2	1	1	2	2	3	2	2	1	2	2	2	3	-	2	1
2. Extremitäten - Schmerz - stechend	(122) 1	3	2	2	2	3	2	2	2	2	2	1	1	1	1	2	1	-	2
3. Extremitäten - Schmerz - stechend - Schulter	(138) 1	2	2	3	1	2	2	2	1	1	1	2	1	1	1	3	3	2	-
4. Extremitäten - Entzündung - Gelenke	(123) 1	2	3	2	3	2	2	2	2	1	2	3	2	2	2	1	3	3	3
5. Extremitäten - Entzündung - Gelenke - Synovitis	(38) 1	1	1	1	2	1	1	1	1	2	1	1	1	1	1	-	1	1	1

Therapie und Verlauf

Endlich erfolgte dann nach erneuter Repertorisation die tägliche Gabe von Rhus tox LM VI (Staufen) 3 Globuli, mit rascher Besserung.

Die Patientin kann jetzt 1000 Meter Brustschwimmen. Der palpable oben beschriebene Lokalbefund ist verschwunden.

Anmerkung

Dieses Beispiel zeigt, dass es in der Homöopathie immer das die Gesamtheit der Symptome (Organon § 7 und § 18) erfassende Mittel sein muss. Vorausgegangene Gaben von Pulsatilla, Sanguinaria und Belladonna brachten keinen Erfolg.

Erst die richtige Arznei Rhus toxicodendron erzielte die Besserung.

Die verspätete Gabe von Rhus toxicodendron erklärt sich vielleicht auch aus dem Umstand, dass die bekannte Modalität „Besserung durch fortgesetzte Bewegung“ so nicht vorlag.

Die Homöopathie ist demnach keine Therapie, die auf Placeboeffekt beruht. Denn nur die ähnlichste Arznei, die zwingend gefunden werden muss, wirkt.

79. Rhus toxicodendron: LWS-Syndrom (= tiefsitzender Rückenschmerz) mit stärkster Schmerzsymptomatik

Die großwüchsige, eher schlanke und zäh wirkende Patientin aus Dalmatien/Kroatien, 56 Jahre, Tätigkeit als Küchenhilfe, kommt wegen starker tief sitzender Rückenschmerzen in die Sprechstunde.

Spontanbericht

„Ich habe tief sitzende stechende Rückenschmerzen, die bis in das Bein ziehen, Taubheitsgefühl im Unterschenkel, Ameisenlaufen in den Füßen, in letzten 4 bis 6 Wochen stark zunehmend. Ich habe schon Schmerzmittel (Voltaren) bekommen. Die Rückenschmerzen blieben, Magenschmerzen kamen noch hinzu. Der Hausarzt hat dann ein Schmerzpflaster (Durogesic/Fentanyl) auf Betäubungsmittelrezept verschrieben. Die Magenschmerzen verschwanden, aber die Rückenschmerzen sind immer noch da."

Sie überreicht mir einen Arztbericht, aus dem folgende Informationen hervorgehen:

„Diagnose:

- *Bandscheibenvorfall L4/5 mediolateral links mit Wurzelkompression L5*

Anamnese:
Lumbalgie mit Ischialgie links, ausstrahlend bis Unterschenkelaußenseite mit Hypästhesie (= Taubheitsgefühl) seit ca. 3 Wochen. Keine Schwäche der Muskulatur. Keine Blasen-Mastdarmstörung. Ein ähnliches Beschwerdebild sei vor ca. 2 Jahren konservativ therapiert worden.

Neurologischer Befund:
Lasègue links bei ca. 40° positiv. Hypästhesie Dermatom L5 und S1. ASR links abgeschwächt. Keine Paresen. Babinski negativ.

MRT der Lendenwirbelsäule:
Kleine, mediolateral links betonte Herniation L4/5; deutliche mediale Protrusion L4/5.

Beurteilung:
Eine operativ-mikrochirurgische Intervention wurde angeboten und vorgeschlagen, die konservative Therapie besprochen. Die Patientin entschied sich für die bereits begonnenen konservative Therapiemaßnahmen (KG, Rückenschule etc.), die demnach fortgeführt werden sollten."

Gelenkter Bericht

Besserung der Symptome bei Wärme, Verschlechterung im Sitzen. Auch während der Untersuchung ist ein ruhiges Sitzen nicht möglich. Die Patientin läuft im Untersuchungszimmer pausenlos auf und ab. Die Schmerzen seien so stark, dass sie nachts kaum Schlaf finde. Eine vorgeschlagene Bandscheibenoperation lehnt die Patientin ab, da ihre Mutter nach einer identischen Operation im damaligen Jugoslawien gelähmt sei.

Repertorisation im Synthesis

Rücken, Schmerz, Lumbalregion, Bewegung, amel.	u. a. Rhus-t. (3)
Rücken, Schmerz, Lumbalregion, beim Sitzen	u. a. Rhus-t. (3)
Rücken, Schmerz, stechend	u. a. Rhus-t. (2)
Extremitäten, Gefühllosigkeit, Taubheit, Unterschenkel	u. a. Rhus-t. (3)
Extremitäten, Kribbeln, Füße, Fußsohle	u. a. Rhus-t. (2)
Extremitäten, Schmerz, Beine, nachts	u. a. Rhus-t. (2)
Extremitäten, Schmerz, stechend, Beine, Gehen, amel.	u. a. Rhus-t. (3)
Extremitäten, Schmerz, warme Anwendung, amel.	u. a. Rhus-t. (3)
Allgemeines, Bewegung, erkrankter Teile, amel.	u. a. Rhus-t. (3)
Allgemeines, Bewegung, fortgesetzte, amel.	u. a. Rhus-t. (3)
Allgemeines, Sitzen, agg.	u. a. Rhus-t. (3)

Repertorisation im Radar

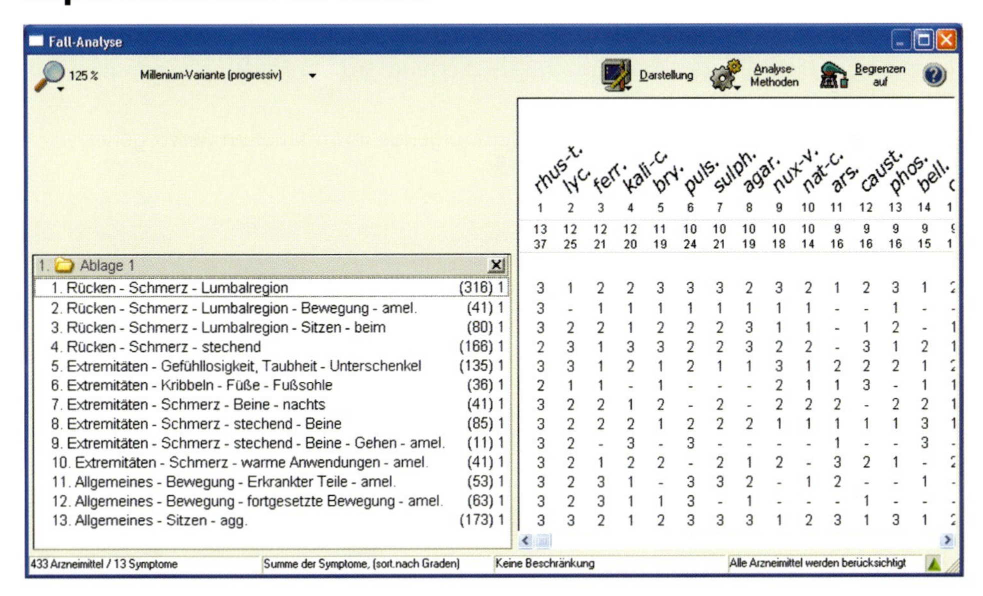

Fall-Analyse

125 % Millenium-Variante (progressiv) Darstellung Analyse-Methoden Begrenzen auf

1. Ablage 1		rhus-t.	lyc.	ferr.	kali-c.	bry.	puls.	sulph.	agar.	nux-v.	nat-c.	ars.	caust.	phos.	bell.
		1	2	3	4	5	6	7	8	9	10	11	12	13	14
		13	12	12	12	11	10	10	10	10	10	9	9	9	9
		37	25	21	20	19	24	21	19	18	14	16	16	16	15
1. Rücken - Schmerz - Lumbalregion	(316) 1	3	1	2	2	3	3	3	2	3	2	1	2	3	1
2. Rücken - Schmerz - Lumbalregion - Bewegung - amel.	(41) 1	3	-	1	1	1	1	1	1	1	1	-	-	1	-
3. Rücken - Schmerz - Lumbalregion - Sitzen - beim	(80) 1	3	2	2	1	2	2	2	3	1	1	-	1	2	-
4. Rücken - Schmerz - stechend	(166) 1	2	3	1	3	3	2	2	3	2	2	-	3	1	2
5. Extremitäten - Gefühllosigkeit, Taubheit - Unterschenkel	(135) 1	3	3	1	2	1	2	1	1	3	1	2	2	2	1
6. Extremitäten - Kribbeln - Füße - Fußsohle	(36) 1	2	1	1	-	1	-	-	-	2	1	1	3	-	1
7. Extremitäten - Schmerz - Beine - nachts	(41) 1	3	2	2	1	2	-	2	-	2	2	2	-	2	2
8. Extremitäten - Schmerz - stechend - Beine	(85) 1	3	2	2	2	1	2	2	2	1	1	1	1	1	3
9. Extremitäten - Schmerz - stechend - Beine - Gehen - amel.	(11) 1	3	2	-	3	-	3	-	-	-	-	1	-	-	3
10. Extremitäten - Schmerz - warme Anwendungen - amel.	(41) 1	3	2	1	2	2	-	2	1	2	-	3	2	1	-
11. Allgemeines - Bewegung - Erkrankter Teile - amel.	(53) 1	3	2	3	1	-	3	3	2	-	1	2	-	-	1
12. Allgemeines - Bewegung - fortgesetzte Bewegung - amel.	(63) 1	3	2	3	1	1	3	-	1	-	-	-	1	-	-
13. Allgemeines - Sitzen - agg.	(173) 1	3	3	2	1	2	3	3	3	1	2	3	1	3	1

433 Arzneimittel / 13 Symptome | Summe der Symptome, (sort.nach Graden) | Keine Beschränkung | Alle Arzneimittel werden berücksichtigt

Therapie und Verlauf

Es erfolgte die tägliche Gabe von Rhus toxicodendron LM VI (Staufen) 3 Globuli.

Nach einer Woche berichtet, die Patientin Folgendes: „Ich bin zufrieden, dass es so gegangen ist. Die Taubheit und das Ameisenlaufen sind weg. Ich kann wieder schlafen und brauche sicher keine OP mehr. Ich könnte das Letzte geben, nur damit ich weiter gesund bleibe."

Anmerkung

Ein junger Arzt, der bei mir hospitierte, meinte lakonisch, dass es doch bemerkenswert sei, das Mittel in LM VI und fortlaufend in der gleichen Potenz zu geben. Ich antwortete noch lakonischer:
„Es war halt so. Mag sein, aber die Patientin ist gesund," und ergänzte dann noch argumentativ: „Bei diesem tief im Organischen fixierten Geschehen war ein regelmäßiger, täglicher Heilungsimpuls in einer LM VI wohl genau das Richtige."

80. Rumex crispus: Bronchitis mit Kitzelhusten

Der Junge Felix, 9 Jahre, kommt mit heftigem Husten und den klinischen Zeichen einer ausgeprägten Bronchitis in die Sprechstunde.

Spontanbericht

Die Mutter hat eine handschriftliche Notiz dabei:
„Husten – immer anfallsweise. Das Kind ist oft stundenlang hustenfrei, wenn er dann aber anfängt, dauert der Husten bis zu 20 Minuten am Stück. Der Husten ist trocken und bellend und fühlte sich an, als würde etwas im Hals kitzeln. Weil der Husten so anfallsartig und trocken ist, hatte ich Aconitum und Spongia probiert, was aber nicht wirklich wirkte."

Gelenkter Bericht

Auf die Frage, wo und wie es im Hals kitzele, zeigt Felix auf die Halsgrube und sagt: „Als wenn da eine Feder wäre." Der Husten verschlechtere sich im Freien, an der kalten Luft und nachts kurz vor Mitternacht.

Repertorisation im Synthesis

Husten, Anfallsweise	u. a. Rumx. (3)
Husten, trocken	u. a. Rumx. (3)
Husten, Kitzeln, durch Halsgrube	u. a. Rumx. (3)
Husten, Hustenreiz, Halsgrube	u. a. Rumx. (3)
Husten, Luft, Freien, im	u. a. Rumx. (3)
Larynx und Trachea, Kitzeln	u. a. Rumx. (3)
Allgemeines, nachts, Mitternacht, vor	u. a. Rumx. (3)
Allgemeines, Luft, Freiem im, agg.	u. a. Rumx. (3)

Repertorisation im Radar

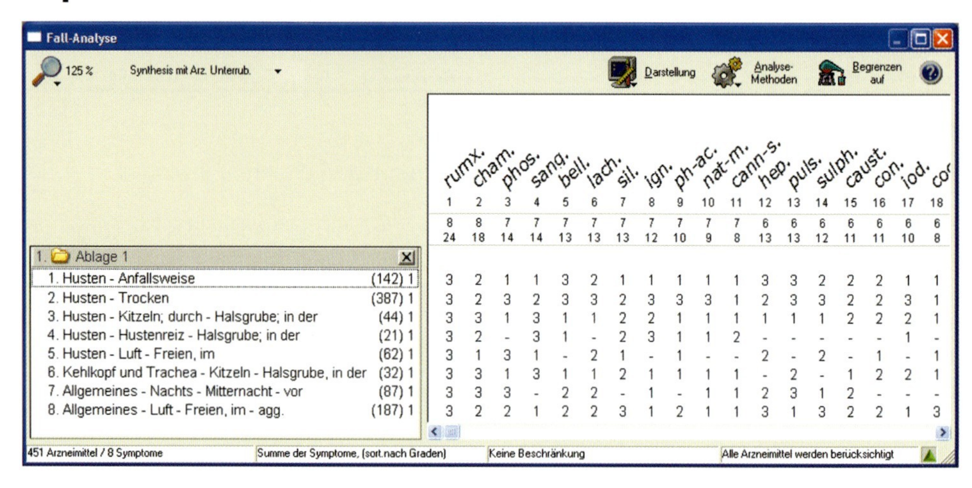

	rumx.	cham.	phos.	sang.	bell.	lach.	sil.	ign.	ph-ac.	nat-m.	cann-s.	hep.	puls.	sulph.	caust.	con.	iod.	co
	1	2	3	4	5	6	7	8	9	10	11	12	13	14	15	16	17	18
	8	8	7	7	7	7	7	7	7	7	7	6	6	6	6	6	6	6
	24	18	14	14	13	13	13	12	10	9	8	13	13	12	11	11	10	8
1. Husten - Anfallsweise (142) 1	3	2	1	1	3	2	1	1	1	1	1	3	3	2	2	2	1	1
2. Husten - Trocken (387) 1	3	2	3	2	3	3	2	3	3	3	1	2	3	3	2	2	3	1
3. Husten - Kitzeln; durch - Halsgrube; in der (44) 1	3	3	1	3	1	1	2	2	1	1	1	1	1	1	2	2	2	1
4. Husten - Hustenreiz - Halsgrube; in der (21) 1	3	2	-	3	1	-	2	3	1	1	2	-	-	-	-	-	1	-
5. Husten - Luft - Freien, im (62) 1	3	1	3	1	-	2	1	-	1	-	-	2	-	2	-	1	-	1
6. Kehlkopf und Trachea - Kitzeln - Halsgrube, in der (32) 1	3	3	1	3	1	1	2	1	1	1	1	-	2	-	1	2	2	1
7. Allgemeines - Nachts - Mitternacht - vor (87) 1	3	3	3	-	2	2	-	1	-	1	1	2	3	1	2	-	-	-
8. Allgemeines - Luft - Freien, im - agg. (187) 1	3	2	2	1	2	2	3	1	2	1	1	3	1	3	2	2	1	3

Therapie und Verlauf

Einmalige Gabe von Rumex crispus (= Krauser Ampfer) C30, 3 Globuli.

Fortsetzung der o. g. Notiz: „... *Der Arzt gab Rumex crispus, was nach einer kurzen Zeit schon wirkte. Seitdem ist der Husten verschwunden.“*

Anmerkung

Diese sehr kleine Kasuistik zeigt zweierlei sehr schön:

1. Das von der Mutter verabreichte Aconitum - „das hat doch früher so gut gewirkt“ – blieb ohne Erfolg.

2. Das so häufig gebrauchte und als Hustenmittel „bewährte Spongia“ wirkte ebenso nicht. Erst das ähnlichste Mittel, nämlich Rumex crispus, zeigte „sofortige Wirkung“.

In unseren Kursen weisen wir auf die Bedeutung des **vollständigen Symptoms** hin. Siehe hierzu auch *G. Köhler: Lehrbuch der Homöopathie.*

Es setzt sich aus verschiedenen Komponenten zusammen:

- **Ätiologie, Folge von:** der auslösende Faktor einer Erkrankung, das, was den Menschen zum „Fall“ werden ließ, was ihn „zum Fallen“ gebracht hat.

- **Lokalisation**, dem Ort der Beschwerden

- **Sensation**, die Art der krankhaften Empfindung

- **Geistes-, Gemüts- und Körpersymptome**

- **Modalitäten**, die Bedingungen, insbesondere,

- was **verbessert >= amel.** und

- was **verschlechtert <= agg.**, Zeit und Zeitrhythmen, physikalische Faktoren (Einfluss von Wärme, Kälte, Wetter und Jahreszeiten), physiologische und psychische Faktoren ...

81. Sepia: Asthma bronchiale

Das Mädchen L., 6 Jahre, kommt wegen eines Asthma bronchiale in Begleitung ihrer Mutter in die Sprechstunde. Zwei verschiedene Kinderärzte und ein Lungenfacharzt seien bereits konsultiert worden.

Als Therapie habe L. neben Bronchodilatatoren (Atrovent, Sultanol u. a.) auch regelmäßig Cortison als Inhalations-Spray (Sanasthmyl u. a.) sowie gelegentlich in Tablettenform erhalten. Ein Lungenfacharzt drohte noch: „Wenn das Kind nicht konsequent über Monate bis Jahre hinweg medikamentös eingestellt wird, ... wird es zur Asthmatikerin!" (Sic!) Eine Bioresonanz-Therapie sei ebenfalls durchgeführt worden.

Spontanbericht

Die Mutter berichtet: „L. hustet eigentlich ständig, vorwiegend nachts, aber auch tagsüber. Der Husten ist anfallsartig, zum Teil spastisch, sehr heftig und gelegentlich über Tage hin konstant." Währenddessen packt sie eine riesige Tüte aus, in der o. g. Medikamente der verschiedensten Hersteller bunt durcheinander gemischt sind.

Gelenkter Bericht

L. sei ausgesprochen empfindlich auf Gerüche, habe eine Abneigung gegen Milch, bewege sich sehr gern, insbesondere in der Feriendisco, beim Fasching und im Ballett. Sie tanze sogar beim Fernsehen mit ihren Freundinnen. Auf näheres Befragen gibt die Mutter ein wichtiges Symptom an: „L. isst überhaupt kein Brot!"

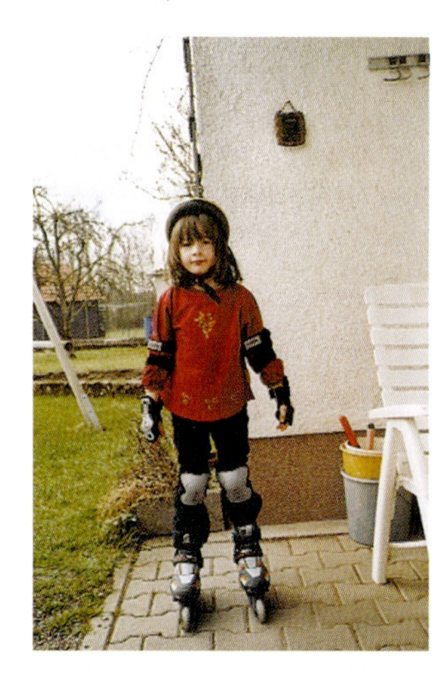

Abb. 1: L. mit Rollerblades als Zeichen des für sie so charakteristischen „In-motion-Seins" und vom Äußeren einer irgendwie „zurückhaltend-reservierten, dunklen Komplexion".

Repertorisation im Synthesis

Gemüt, Empfindlich, Gerüche	u. a. Sepia (3)
Gemüt, Tanzen bessert	u. a. Sepia (3)
Atmung, Giemen	u. a. Sepia (1)

Husten, anhaltend, nachts	u. a. Sepia (3)
Husten, asthmatisch	u. a. Sepia (2)
Husten, heftig	u. a. Sepia (3)
Husten, krampfhaft	u. a. Sepia (3)
Husten, nachts	u. a. Sepia (3)
Allgemeines, Bewegung, amel.	u. a. Sepia (2)
Allgemeines, Bewegung, Verlangen nach	u. a. Sepia (1)
Allgemeines, Speisen, Brot, Abneigung	u. a. Sepia (2)
Allgemeines, Speisen, Milch, Abneigung	u. a. Sepia (2)

Repertorisation im Radar

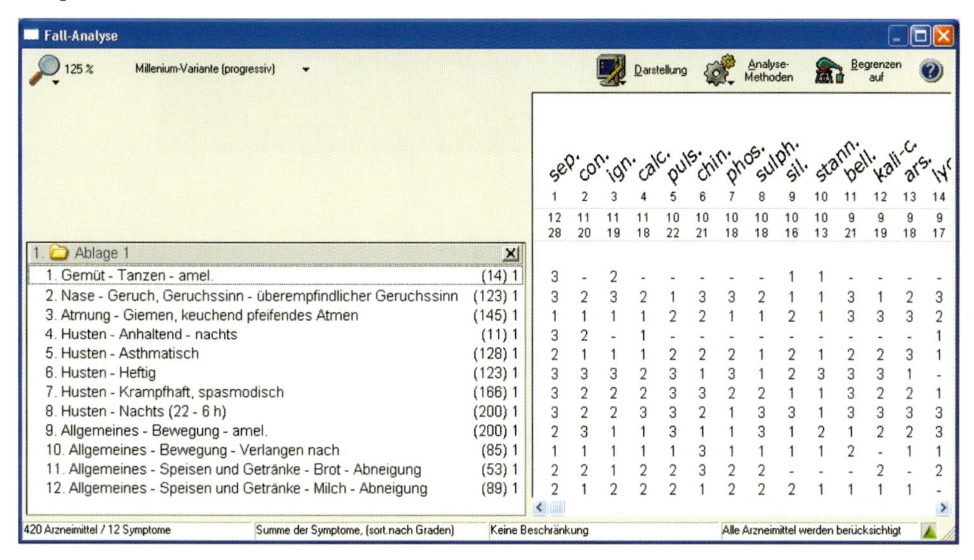

	sep.	con.	ign.	calc.	puls.	chin.	phos.	sulph.	sil.	stann.	bell.	kali-c.	ars.	lyc
	1	2	3	4	5	6	7	8	9	10	11	12	13	14
	12	11	11	11	10	10	10	10	10	10	9	9	9	9
	28	20	19	18	22	21	18	18	16	13	21	19	18	17
1. Gemüt - Tanzen - amel. (14) 1	3	-	2	-	-	-	-	-	1	1	-	-	-	-
2. Nase - Geruch, Geruchssinn - überempfindlicher Geruchssinn (123) 1	3	2	3	2	1	3	3	2	1	1	3	1	2	3
3. Atmung - Giemen, keuchend pfeifendes Atmen (145) 1	1	1	1	1	2	2	1	1	2	1	3	3	3	2
4. Husten - Anhaltend - nachts (11) 1	3	2	-	1	-	-	-	-	-	-	-	-	-	1
5. Husten - Asthmatisch (128) 1	2	1	1	1	2	2	2	1	2	1	2	2	3	1
6. Husten - Heftig (123) 1	3	3	3	2	3	1	3	1	2	3	3	3	1	-
7. Husten - Krampfhaft, spasmodisch (166) 1	3	2	2	2	3	3	2	2	1	1	3	2	2	1
8. Husten - Nachts (22 - 6 h) (200) 1	3	2	2	3	3	2	1	3	3	1	3	3	3	3
9. Allgemeines - Bewegung - amel. (200) 1	2	3	1	1	3	1	1	3	1	2	1	2	2	3
10. Allgemeines - Bewegung - Verlangen nach (85) 1	1	1	1	1	1	3	1	1	1	1	2	-	1	1
11. Allgemeines - Speisen und Getränke - Brot - Abneigung (53) 1	2	2	1	2	2	3	2	2	-	-	-	2	-	2
12. Allgemeines - Speisen und Getränke - Milch - Abneigung (89) 1	2	1	2	2	2	1	2	2	2	1	1	1	1	-

Therapie und Verlauf

Es erfolgte die einmalige Gabe von Sepia LM XXX (Staufen) 3 Globuli.

Unterstützend leiteten wir eine Symbioselenkung mit Symbioflor I ein und verabreichten abendliche Brustwickel mit Unguentum majoranae (= Majoran-Brustwickel).

Als **„Homöopathisches Notfallmittel"** verordneten wir **Cuprum metallicum** D200, das jedoch nicht gebraucht wurde.

Bei einem Wiedervorstellungstermin nach vier Wochen war das Kind völlig beschwerdefrei, desgleichen nach weiteren vier Wochen. Sämtliche schulmedizinischen Medikamente waren unterdessen ausschleichend abgesetzt worden.

Die Mutter erzählte angenehm überrascht und ungläubig: „Ich habe inzwischen selbst eine Bronchitis erlitten und L. hat sich nicht angesteckt! ... Kürzlich hat sie sich vier Stunden auf einer Hüpfburg ausgetobt ohne die geringsten Atemprobleme."

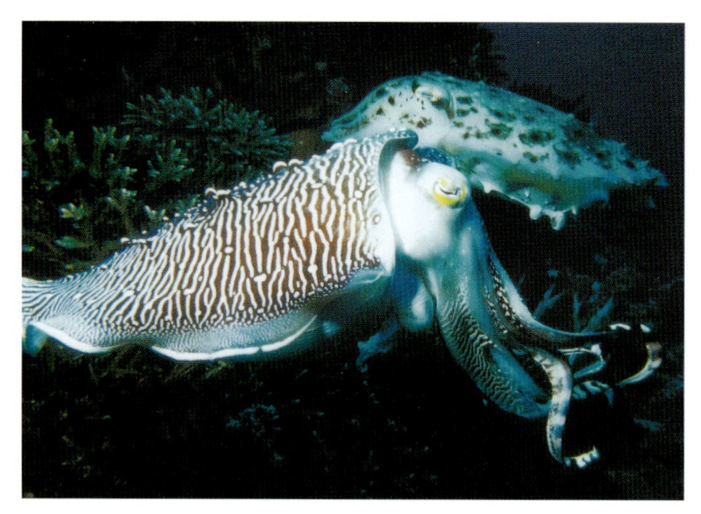

Abb. 2: Sepia.

Anmerkung

Diese Krankengeschichte wäre mit Repertorisation allein der körperlichen Symptome – da zu große Rubriken – nicht zu lösen gewesen. Wahlanzeigend für die passende Arznei waren Gesamtkonstitution sowie die beiden für Sepia so überaus charakteristischen Symptome: „Heftige Bewegung bessert" und „Abneigung gegen Brot".

Warum ich gleich Sepia LM XXX gab und nicht wie sonst mit einer niedrigeren LM-Potenz vorsichtig begann, lag daran, dass die Mutter mit der Einkaufstüte und den verschiedensten Medikamenten, so überaus unsicher und fordernd, den sehr schnellen Heilerfolg zu wünschen schien und ich L. von der Konstitution eindeutig auch als „Sepia" ansah. Das o. g. Dictum des Pulmonologen hatte die Mutter so verunsichert, dass mir für die schrittweise langsame Erhöhung von Sepia von LM I auf LM VI, XII, XVIII etc. keine Zeit blieb.

Es ist also wieder einmal festzustellen: Es ist nicht so sehr die Potenz, sondern die unter dem Aspekt der „Gesamtheit der Symptome" bzw. „Inbegriff der Symptome" richtig gewählte homöopathische Arznei, die den Heilerfolg bewirkt.

82. Sepia: Verhaltensstörung mit Rückzugstendenz, Konzentrationsschwäche

Der Junge O., 11½ Jahre, mit eher dunkler Komplexion, sensiblem Aspekt, Gymnasiast, der mich irgendwie an den jungen Törles von Musil erinnert, wird nach Beobachtungen der Eltern und Lehrer immer stiller. Etwas Trauriges, etwas Verlorenes umgibt ihn.

Spontanbericht

Die Mutter schildert: „Er ist durch den Schulwechsel quasi aus dem Nest gefallen... " Auch seine Lehrerin bestätigt: „Er ist einfach unglücklich. Seine Konzentration hat nachgelassen, er hat außerdem ca. 5 kg abgenommen."

Hier erschrecke ich. Wegen eines möglichen „Entwicklungsknickes" bzw. Gewichtsabnahme veranlasse ich zum Ausschluss eines spezifischen Prozesses eine umfangreiche diagnostische Abklärung.

Die MRT = Magnetresonanztomographie ergab folgenden Befund:

„Unauffällige orientierende craniale Magnetresonanztomographie. Sinusitische Affektion maxillär links und sphenoidal."

Der Bericht der Universitäts-Kinderklinik sei hier wörtlich wiedergegeben:

„Diagnosen
- *Verhaltensstörung mit Rückzugstendenz,*
- *Konzentrationsschwäche und Apathie.*

Anamnese
O. wurde heute von seiner Mutter erstmals in unserer kinderneurologischen Ambulanz zum Ausschluss von Absencen vorgestellt. Seit einigen Wochen bis Monaten hat sich O. in seinem Verhalten verändert, er ist ruhiger geworden, in sich gekehrt, apathisch. Seine Mutter hat den Eindruck, dass er erschöpft ist. Angefangen hat die Symptomatik beim Übergang von der Grundschule auf das Gymnasium, der Wechsel ist ihm schwer gefallen, seine Schulleistungen haben sich verschlechtert, die Versetzung ist aber bisher nicht gefährdet gewesen. Im Schulabschlusszeugnis der 5. Klasse hatte er in Mathematik eine 4 und in Deutsch eine 3. Er geht insgesamt nicht mehr so gerne in die Schule wie früher. In der Klasse hat er einen guten Freund, kommt aber nicht mit allen Mitschülern gut klar, teilweise wird er wohl auch verbal angegriffen/gehänselt.

Auffallend ist auch, dass sich seine Konzentrationsfähigkeit verschlechtert hat, z. B. vergisst er häufiger aufzuschreiben, welche Hausaufgaben gegeben wurden. Er schreibt manchmal sehr unleserlich, kann jedoch klar schreiben, wenn er sich bemüht. Anfallsverdächtige Ereignisse wurden durch die Eltern nicht beobachtet, insbesondere keine Abwesenheitszustände, keine Stürze, keine Myoklonien. Fr. S. beschreibt ihn jedoch manchmal als „von innen blockiert", er brauche dann einen äußeren Anstoß, um Dinge zu beginnen. Es gibt auch Anzeichen von kleineren Tics, beim Binden der Schuhe etc. An Vordiagnostik erfolgte eine kraniale MRT-Aufnahme mit unauffälligem Ergebnis.

Eigenanamnese
Unauffälliger Schwangerschaftsverlauf und Geburt, Geburtsgewichts 3400 g, Körperlänge 53 cm, Kopfumfang 35 cm. Unauffällige Neonatalperiode und frühkindliche Entwicklung, z. B. freies Laufen mit 12–13 Monaten, normale Sprachentwicklung. An Kinderkrankheiten Exanthema subitum und Masern, keine ernsthaften Erkrankungen. Vor 4 Jahren erhielt er beidseits Paukenröhrchen aufgrund eines Mittelohrergusses. Keine Operationen. Allergie gegen Hausstaubmilben und Pollen. Keine Medikamente. Besuch des Kindergartens mit 3 Jahren, dann Einschulung in die Regelgrundschule, dort keine Besonderheiten. In der Freizeit spielt O. Fußball im Verein.

Klinischer Befund
Knapp 12 Jahre alter Junge in gutem AZ und schlankem EZ, freundlich, ruhig und kooperativ. Körpergröße 151,5 cm (P 50), Gewicht 40 kg (P 50), Kopfumfang 56 cm (P 97). Integument unauffällig. HNO-Bereich reizlos, submandibulär beidseits kleine Lymphknoten palpabel, nicht dolent, verschieblich. Herz und Lunge auskultatorisch unauffällig, Abdomen weich, kein Druckschmerz, keine Resistenz, Darmgeräusche regelrecht. Genitale infantil männlich. Gelenke allseits frei beweglich, keine Skoliose.

Bei der neurologischen Untersuchung Pupillen beidseits rund und mittelweit, direkte und indirekte Lichtreaktion prompt. Augenmotilität frei. Übriger Hirnnervenstatus unauffällig. Muskeltonus in oberer und unterer Extremität normoton, allseits gute Kraft. Muskeleigenreflexe an oberer und unterer Extremität seitengleich auslösbar, keine verbreiterten Reflexzonen, keine Pyramidenbahnzeichen. Sensibilität orientierend unauffällig. Bei der Koordinationsprüfung sicherer Einbeinstand beidseits, sicheres monopedales Hüpfen, unauffälliger Seiltänzergang, Romberg-Versuch und Unterberger-Tretversuch. Finger-Nase-Versuch ohne Anhalt für eine Ataxie. Eudiadochokinese, Finger-Opposition unauffällig. Somit insgesamt unauffälliger internistischer und neurologischer Untersuchungsbefund.

EEG-Befund vom 11.11.2003
Unauffälliges Wach-EEG ohne Nachweis epileptiformer Aktivität, kein Herdbefund.

Beurteilung und Empfehlung
Bei O. handelt es sich um einen knapp 12 Jahre alten Jungen, der sich in den vergangenen Monaten in seinem Verhalten verändert hat. Im sozialen Bereich zieht er sich mehr zurück, verhält sich sehr ruhig, zeigt Schwächen in seiner Merkfähigkeit. Die Symptome begannen vor gut einem Jahr mit dem Übergang von der Grundschule auf die weiterführende Schule. Zum Ausschluss von Krampfanfällen, z. B. Absencen, wurde er nun bei uns vorgestellt.
Bei der klinisch-neurologischen Untersuchung fanden sich keine Auffälligkeiten. Auch das aktuell abgeleitete Wach-EEG ergab einen unauffälligen Befund ohne Nachweis epileptiformer Aktivität. Auch anamnestisch gibt es keinen sicheren Anhaltspunkt für das Vorliegen von Krampfanfällen. Diesbezüglich möchten wir daher keine weitergehende Diagnostik betreiben.
Hinsichtlich der psychischen Auffälligkeiten wird O. bei Ihnen weiter betreut werden. Einen regulären Wiedervorstellungstermin haben wir daher nicht vereinbart. ....“

Repertorisation im Synthesis

Gemüt, Erschöpfung, geistige	u. a. Ign. (2), Sep. (3)
Gemüt, Gesellschaft, Abneigung gegen, allein, amel.	u. a. Sep. (4)
Gemüt, Gleichgültigkeit, Apathie, geliebten Personen	u. a. Sep. (3)
Gemüt, Konzentration, schwierig	u. a. Sep. (3)
Gemüt, Schweigsam	u. a. Ign. (3), Sep. (1)
Gemüt, Selbstbetrachtung	u. a. Ign. (3), Sep. (1)
Gemüt, Stilles Wesen	u. a. Ign. (2), Sep. (1)
Gemüt, Traurigkeit	u. a. Ign. (3), Sep. (3)
Magen, Appetit, fehlend	u. a. Ign. (2), Sep. (3)

Repertorisation im Radar

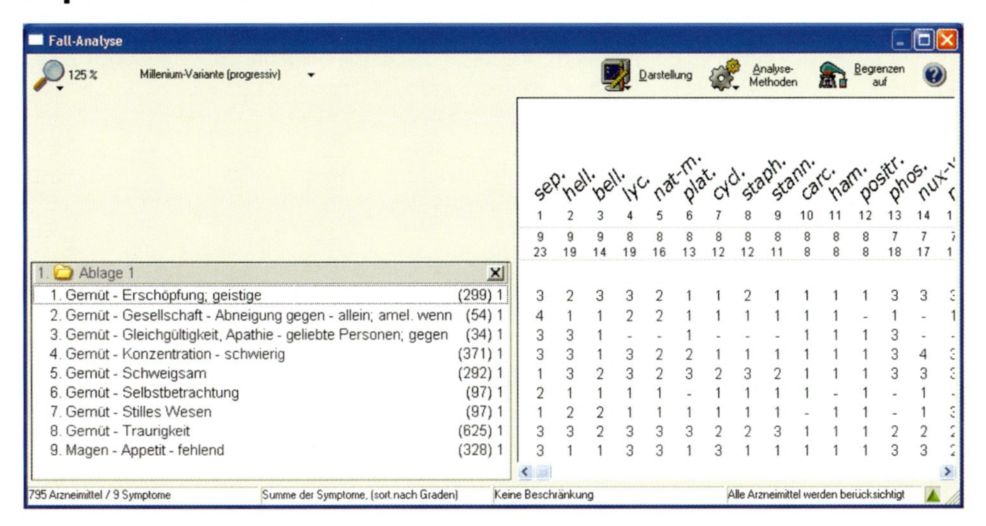

	sep.	hell.	bell.	lyc.	nat-m.	plat.	cycl.	staph.	stann.	carc.	ham.	positr.	phos.	nux-v.
	1	2	3	4	5	6	7	8	9	10	11	12	13	14
	9	9	9	8	8	8	8	8	8	8	8	8	7	7
	23	19	14	19	16	13	12	12	11	8	8	8	18	17
1. Gemüt - Erschöpfung; geistige (299) 1	3	2	3	3	2	1	1	2	1	1	1	1	3	3
2. Gemüt - Gesellschaft - Abneigung gegen - allein; amel. wenn (54) 1	4	1	1	2	2	1	1	1	1	1	1	-	1	-
3. Gemüt - Gleichgültigkeit, Apathie - geliebte Personen; gegen (34) 1	3	3	1	-	-	1	-	-	-	1	1	1	3	-
4. Gemüt - Konzentration - schwierig (371) 1	3	3	1	3	2	2	1	1	1	1	1	1	3	4
5. Gemüt - Schweigsam (292) 1	1	3	2	3	2	3	2	3	2	1	1	1	3	3
6. Gemüt - Selbstbetrachtung (97) 1	2	1	1	1	1	-	1	1	1	1	-	1	-	1
7. Gemüt - Stilles Wesen (97) 1	1	2	2	1	1	1	1	1	1	-	1	1	-	1
8. Gemüt - Traurigkeit (625) 1	3	3	2	3	3	3	2	2	3	1	1	1	2	2
9. Magen - Appetit - fehlend (328) 1	3	1	1	3	3	1	3	1	1	1	1	1	3	3

Therapie und Verlauf

Aufgrund der Kummerproblematik erhielt der Patient einmalig Ignatia D200 (Staufen) 3 Globuli mit eher mäßigem Erfolg.

Dann folgte aufgrund des traurigen, verlorenen und insgesamt zurückgezogenen Wesens die Gabe von Sepia LM VI (Staufen) 2 x 3 Globuli pro Woche. Ergänzend verordneten wir privaten Nachhilfeunterricht, um die demotivierenden Leistungslücken in der Schule zu beheben.

Wenige Wochen später erschien die Mutter erneut. Wörtliches Zitat: „Wirklich wie aufgeblüht ... lebhafter ... freut sich sogar über die Schule..."

Anmerkung

Was hier wirklich den Erfolg gebracht hat – möglicherweise ein Spontanverlauf –, über Nachhilfe Leistungssteigerung in der Schule, das therapeutische Setting und/oder unsere homöopathische Therapie, bleibt schlussendlich dahingestellt.

Was hier vielleicht sogar als Pubertätsproblematik gelten könnte, entzieht sich meinem Wissen, da der junge Patient sehr zurückgezogen war und hierüber kein Dialog möglich war.

In Anlehnung an unseren Band II, 13. Kapitel: **Sepia: Die Problematik in der geschlechtlichen Identität** erfolgte die Medikamentengabe mehr intuitiv bzw. aufgrund primärer Kenntnis der Materia medica sehr erfolgreich.

83. Silicea: Cerebrales Anfallsleiden (Absencen)

Judith, 6 Jahre, kommt mit cerebralem Anfallsleiden (Absencen) nach bislang unauffälliger psychomotorischer Entwicklung zur homöopathischen Behandlung, da die Eltern die indizierte antikonvulsive Therapie mit Valproat (u. a. Convulex, Leptilan, Ergenyl, Orfiril) wegen der möglichen Nebenwirkungen ablehnen. Sowohl klinisch (besonders unter Hyperventilation) als auch im EEG (typische 3 Sekunden spike waves) sind Absencen eindeutig nachweisbar.

Wir führten zunächst ein ausführliches aufklärendes Gespräch mit den Eltern und setzten vorerst eine maximale Zeit von 2 bis 3 Monaten an, um die Anfallsfreiheit auf homöopathischem Wege zu erzielen.

Sollte es bis dahin nicht zum Erfolg kommen, sei die schulmedizinisch antikonvulsive Therapie mit Valproat (u. a. Convulex, Ergenyl, Orfiril, Leptilan) als Mittel der 1. Wahl in Erwägung zu ziehen, um Kind, Eltern und soziales Umfeld zu schützen und eine Überforderung zu verhindern.

Schulkinder mit einer Absence/Abwesenheits-Epilepsie von 20 sec sind nicht nur in ihrer Aufmerksamkeit in der Schule eingeschränkt, sondern sie sind auch im Straßenverkehr, beim Spielen und im Schwimmbad gefährdet. Demnach sollte das Schwimmen, Radfahren etc. verboten und die engmaschige Beaufsichtigung des Kindes angeordnet werden, um Gefahren abzuwehren.

Absence-Epilepsien können darüber hinaus in einen Petit-mal-Status bzw. nach unterschiedlicher Latenz auch in eine Grand-mal-Epilepsie übergehen, was die Eltern wissen sollten.

Aspekt

Graziles, schlaksiges schüchternes Mädchen mit feinen Gesichtszügen und dünnem Haar.

Spontanbericht

Die Mutter berichtet: „Seit ca. einer Woche fällt uns auf, dass J. immer wieder durch die Wohnung läuft, sich auf der Stelle dreht, schreit und voller Panik ist. Sie dreht sich um ihre eigene Achse, Augen und Kopf verdrehen sich nach rechts oben, als ob eine Mücke um ihren Kopf fliege und die Augen zittern. Auf Ansprache antwortet sie nicht. Das ganze dauert nur kurz, wenige Sekunden. Insgesamt hat das in Häufigkeit und Dauer zugenommen."

Gelenkter Bericht

Grundsätzlich sei J. sehr gewissenhaft (Vater ergänzt: akribisch), reagiere empfindlich auf Berührung und Geräusche, sei wohl erzogen, durchsetzungsfähig, z. T. eigensinnig, in fremder Umgebung eher zurückhaltend, beobachtend. Das Auftreten der o. g. Erscheinungen sei situationsunabhängig. Anfangs habe sie noch antworten können, später sei sie jedoch nicht mehr ansprechbar gewesen. Die Entwicklung sei altersgemäß, sozial intellektuell sei sie eher voraus.

Bei Erkrankung sei sie bisher homöopathisch und naturheilkundlich behandelt worden. Impfungen habe sie gut vertragen. Sie schwitze, insbesondere im Schlaf, trinke sehr viel. Der Vater ist Gymnasiallehrer, die Mutter z. Z. Hausfrau, eine kleine Schwester sei gesund.

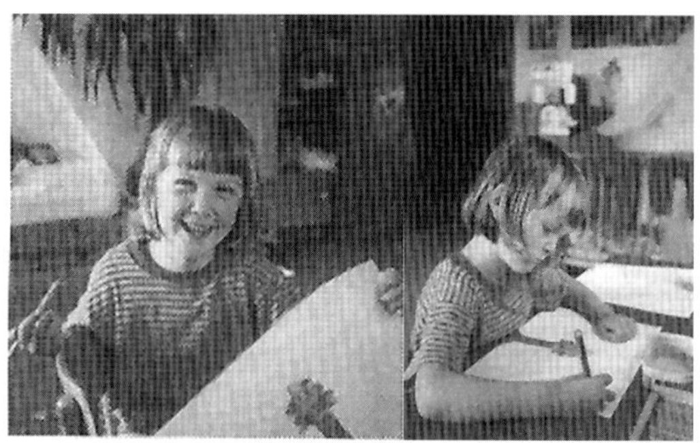

Abb. 1 und 2

Klinischer Befund

6-jähriges graziles Mädchen psychomotorisch völlig normal entwickelt. Feines Äußeres; blonde, dünne Haare. Internistischer Status unauffällig, Dornwarze an der Fußsohle. Neurologischer Status: Auftreten von typischen Absencen bis zu 20 sec Dauer nach Provokations-Test in der Praxissituation (Patient wird aufgefordert, tief und schnell ein- und auszuatmen. Durch die Hyperventilation lassen sich Absencen auf einfache Weise provozieren.); übriger neurologischer Status unauffällig.

Serologische und ophthalmologische Untersuchung ohne pathologischen Befund.

Im EEG konnte der o. g. Verdacht bestätigt werden: Es traten typische 3–4 sec Spike-wave-Muster bis zu 20 sec Dauer, durch Hyperventilation ausgelöst, auf.

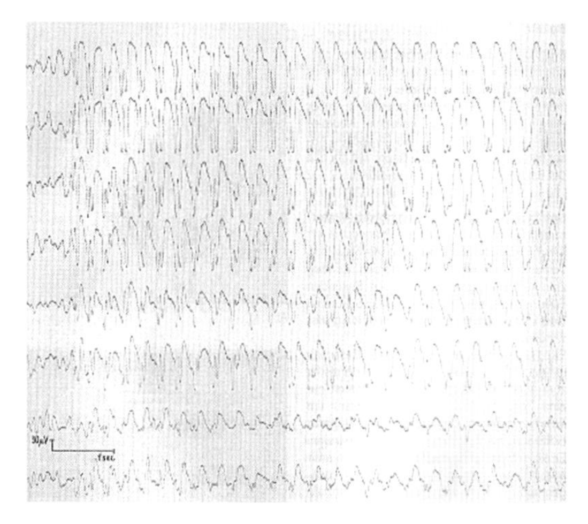

Abb. 3: Absencen – typischer EEG-Befund mit 3 Sekunden Spike-wave-Muster.

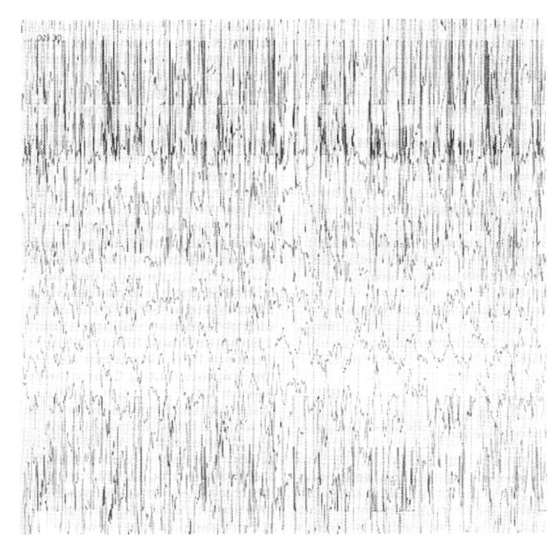

Abb. 4: EEG der o. g. Patientin unter Hyperventilation (HV). Ausgeprägte hypersynchrone Aktivität (HsA) mit spike- und polyspike-waves unter dem klinischen Bild von Absencen mit Myoklonien.

Neuroradiologische Untersuchung (u. a. MRT) wurde von unserer ärztlichen Seite als indiziert angesehen, von den Eltern aber aus psychologischen Gründen abgelehnt.

Aus einem zugesandten Protokoll der Eltern erfahren wir:
- *„Sie hat häufig Bauchschmerzen vor dem Stuhlgang*
- *Ab und zu Nasenbluten*
- *Sie schläft lang (mindestens 12 Stunden); nach dem Aufstehen ist sie häufig missgelaunt; sie will nicht alleine sein, alles muss genau so gemacht werden, wie sie es will; sie möchte am liebsten im Bett liegen bleiben und ein Elternteil an der Bettkante sitzen haben*
- *Sie mag es, massiert zu werden, aber nur genau so, wie sie es bestimmt.*
- *Sie hat Angst, alleine zu sein. Bleibt sie einmal allein in einem Zimmer zurück, ruft sie: „Ihr sollt mich doch nicht alleine lassen." Im Zusammenhang mit den Anfällen hat sie öfter gesagt: „Bleib hier, sonst geht es doch wieder los!" J. geht nicht gerne alleine auf Toilette, muss sie doch einmal einen leeren Raum betreten, macht sie sich Mut und ruft:" „Huh, hier kommt die J.!"*
- *Sie ist zurzeit sehr schreckhaft. ..."*

Repertorisation im Synthesis

Gemüt, Beharrlichkeit	u. a. Sil. (2)
Gemüt, eigensinnig, starrköpfig	u. a. Sil. (2)
Gemüt, empfindlich, Geräusche gegen	u. a. Sil. (3)
Gemüt, gewissenhaft, peinlich genau in Bezug auf Kleinigkeiten	u. a. Sil. (3)
Gemüt, Schüchternheit, Zaghaftigkeit	u. a. Sil. (4)
Gemüt, Unentschlossenheit	u. a. Sil. (2)
Gemüt, vergesslich, Worte beim Sprechen	u. a. Sil. (1)
Kopf, Schweiß der Kopfhaut, Hinterkopf	u. a. Sil. (2)
Magen, Durst, extrem	u. a. Sil. (3)

Extremitäten, Schweiß – Füße	u. a. Sil. (3)
Extremitäten, Warzen, Füße, Fußsohle	u. a. Sil. (1)
Schweiß, nachts, Schlaf, im	u. a. Sil. (3)
Schweiß, Schlaf, während	u. a. Sil. (3)
Haut, Warzen, hart	u. a. Sil. (2)

Repertorisation im Radar

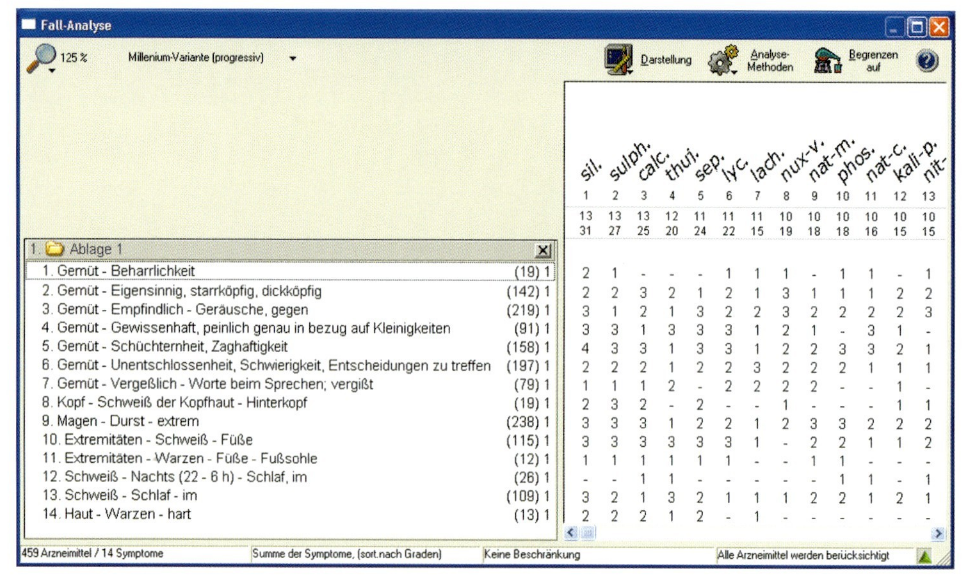

		sil.	sulph.	calc.	thuj.	sep.	lyc.	lach.	nux-v.	nat-m.	phos.	nat-c.	kali-p.	nit-
		1	2	3	4	5	6	7	8	9	10	11	12	13
		13	13	13	12	11	11	11	10	10	10	10	10	10
		31	27	25	20	24	22	15	19	18	18	16	15	15
1. Gemüt - Beharrlichkeit	(19) 1	2	1	-	-	-	1	1	1	-	1	1	-	1
2. Gemüt - Eigensinnig, starrköpfig, dickköpfig	(142) 1	2	2	3	2	1	2	1	3	1	1	1	2	2
3. Gemüt - Empfindlich - Geräusche, gegen	(219) 1	3	1	2	1	3	2	2	3	2	2	2	2	3
4. Gemüt - Gewissenhaft, peinlich genau in bezug auf Kleinigkeiten	(91) 1	3	3	1	3	3	3	1	2	1	-	3	1	-
5. Gemüt - Schüchternheit, Zaghaftigkeit	(158) 1	4	3	3	1	3	3	1	2	2	3	3	2	1
6. Gemüt - Unentschlossenheit, Schwierigkeit, Entscheidungen zu treffen	(197) 1	2	2	2	1	2	2	3	2	2	2	1	1	1
7. Gemüt - Vergeßlich - Worte beim Sprechen; vergißt	(79) 1	1	1	1	2	-	2	2	2	2	-	-	1	-
8. Kopf - Schweiß der Kopfhaut - Hinterkopf	(19) 1	2	3	2	-	2	-	-	1	-	-	-	1	1
9. Magen - Durst - extrem	(238) 1	3	3	3	1	2	2	1	2	3	3	2	2	2
10. Extremitäten - Schweiß - Füße	(115) 1	3	3	3	3	3	3	1	-	2	2	1	1	2
11. Extremitäten - Warzen - Füße - Fußsohle	(12) 1	1	1	1	1	1	1	-	-	1	1	-	-	-
12. Schweiß - Nachts (22 - 6 h) - Schlaf, im	(26) 1	-	-	1	1	-	-	-	-	-	1	1	-	1
13. Schweiß - Schlaf - im	(109) 1	3	2	1	3	2	1	1	1	2	2	1	2	1
14. Haut - Warzen - hart	(13) 1	2	2	2	1	2	-	1	-	-	-	-	-	-

Therapie und Verlauf

Es erfolgte die einmalige Hochpotenz-Gabe von Silicea XM (Archea) 5 Kügelchen.

In der folgenden Zeit kam es nach der Beobachtung der Eltern zu einer Verschlechterung. Der Vater schilderte wörtlich: „Die Anzahl der Anfälle ist konstant geblieben, aber die Dauer hat sich auf 1 Minute pro Anfall verlängert. Bis 2 Tage nach Medikamentengabe wurde das Zittern/Krampfen stärker. Am 3. Tag nach der Gabe kam es zur Besserung, die Dauer wurde kürzer, 8 Tage später war das Mädchen anfallsfrei."

Nach näherem Befragen, insbesondere Frage nach „Verträumt sein, inadäquates reagieren und/oder starre Blicke" waren keine Hinweise für Absencen mehr feststellbar.

Vor dem ersten anfallsfreien Tag kam es in der Nacht zu einem typischen Pseudo-Krupp-Anfall, den die Mutter mit Spongia selbst erfolgreich behandelte. In dieser Nacht habe das Kind 38 °C Fieber gehabt. Seitdem, über eine Nachbehandlungszeit von 4 Jahren, ist das Kind anfallsfrei.

Die Mutter berichtete nach mehreren Monaten:
„ … ab und zu (ca. 1 x pro Tag) gehen die Augen kurz zu, danach ist es schon vorbei."
J. erzählt uns sehr sensibel über sich: „Mein linkes Auge zuckt … und ich glaube, es geht (wieder) los."

Unter der Vorstellung, dass sich die homöopathische Gabe von Silicea XM erschöpft habe, erhielt die Patientin als erneuten homöopathischen Reiz Silicea LM III (Staufen) 3 Globuli alle 2 Tage mit langsamem Ausschleichen über Wochen, d. h. die LM-Potenz in immer seltenerer Gabe. Dabei war es wichtig, zu überprüfen, ob nach Silicea und/oder bei anderen vollständigen Symptomen der Wechsel zu einem anderen passenden nachfolgenden homöopathischen Mittel erforderlich schien.

Bei der o. g. Patientin wurden klinisch und im EEG Absencen mit Myoklonien bis 20 sec. Dauer nachgewiesen. Unter der konstitutionellen homöopathischen Therapie sistierten die Anfälle nach anfänglicher Erstverschlimmerung. Das EEG ergab im Verlauf, auch unter Provokation mittels Hyperventilation, einen Normalbefund mit Verschwinden der hypersynchronen Aktivität. Regelmäßige neuropädiatrische Kontrolluntersuchungen wurden durchgeführt. Das Mädchen ist bis heute anfallsfrei

Anmerkung

Unsere Erfahrung zeigt, dass sich unter der passenden LM-Potenz auch das EEG bessert, d. h. die HsA = hypersynchrone Aktivität verringert sich und kann sogar ganz verschwinden, u. a. ein Beweis dafür, dass die homöopathische Therapie bis in den funktionellen Bereich gewirkt hat.

Im Gegensatz zu der überwiegenden Mehrzahl der Fälle, die wir beim Internationalen Homöopathie-Kongress in Stuttgart 4/2000 vorgestellt und in der ZKH publiziert haben, gaben wir hier keine Nosode, da in der näheren Aszendenz keine erbgenetische Belastung vorlag. Bei der Ätiologie der oben beschriebenen Absence-Epilepsie werden erbgenetische Faktoren diskutiert, was in einem gewissen Widerspruch zu dem eben Gesagten steht. Bei dem eventuellen späteren Auftreten einer neuen Erkrankung bzw. dem Auftreten neuer Symptome werden wir den Einsatz einer Nosode z. B. im Sinne von Carcinosinum diskutieren.

Von Gegnern der Homöopathie wird man bei der Schilderung dieses Falles wohl nicht das sattsam bekannte Gegenargument eines Placeboeffektes hören, vielleicht aber das eines Spontanverlaufes, einer Spontanheilung.

Nun zeigen unsere Erfahrungen bei den Kasuistiken, dass solche „Arten von Spontanheilungen" in der Homöopathie zu häufig vorkommen und damit keine Spontanheilung sui generis mehr sein können.

Darüber hinaus ist, selbst wenn der o. g. Casus eine Spontanheilung gewesen wäre, dem Kind eine ausgesprochen nebenwirkungsreiche, über Jahre hinweg durchzuführende antikonvulsive Therapie erspart geblieben. Wenn uns die vermeintliche Wirkung unserer homöopathischen Arzneien mutiger werden lässt, im Zu- und Abwarten, so wäre – nach den homöopathischen Gegnern – zumindest ein Maximum an Spontanheilungen das Ergebnis unseres Vorgehens und ein Minimum an medikamentöser Nebenwirkung. Aufgrund unserer konsequenten neuropädiatrischen Führung sind bisher alle betreuten Patienten von fahrlässiger Gefährdung fern geblieben.

Exkurs

Im internationalen Schrifttum finden sich zum Thema folgende Ergänzungen:

Typical Absence (Petit-Mal) Status Epilepticus
Patients with absence epilepsy rarely may develop absence status. In this nonconvulsive disorder, the patient has mental confusion but no tonic, clonic, or myoclonic activity. It can be thought of as a very prolonged absence seizure. The patients often have competent motor abilities and can walk and appear motorically normal. On superficial examination, they may even appear to be somewhat aware, in that they can interact in a limited way but seem to be in a fugue state. However, formal mental status testing reveals the marked mental confusion. The true nature of the problem is revealed by EEG, which demonstrates the classic 3 Hz spike- and wave abnormalities. This occurs most commonly in older children and adolescents but has been reported in adults. Both typical and atypical absence status epilepticus must be differentiated from complex partial status and other confusional states.

Status epilepticus generally is considered to be a medical emergency requiring immediate intervention to prevent permanent injury to the brain. Tonic-clonic status epilepticus is a very frightening event; the inexperienced parents invariably believe that their child is dying. Emergent management is imperative for conculsive tonic-clonic (grand mal) status epilepticus.

Typische Absence (Petit-Mal) Status Epilepticus
Patienten mit Absencen-Epilepsie können in seltenen Fällen einen Absencen-Status entwickeln. Bei dieser nicht konvulsiven Erkrankung hat der Patient zwar mentale Beeinträchtigungen/Verwirrtheitszustände, aber keine tonisch/klonischen oder myoklonischen Aktivitäten/Entladungen. Diese Anfallsform kann an eine sehr lang andauernde Absencen-Epilepsie erinnern. Die Patienten haben dann zwar häufig noch erhaltene motorische Aktivitäten und Fähigkeiten, so können sie umhergehen und motorisch völlig normal erscheinen. Auch bei oberflächlicher Prüfung können sie irgendwie bewusstseinsklar wirken, d. h. sie sind auf eingeschränkte Art und Weise zu Interaktionen fähig, befinden sich aber in einem bewusstseinseingeschränkten Zustand. Adäquat formale Prüfungen enthüllen jedoch die ausgeprägte mentale Konfusion/Bewusstseinseinschränkung. Der wahre Sachverhalt dieses Zustandes und dieser Problematik wird durch eine EEG Untersuchung dargelegt/enthüllt, die die klassischen 3 Sekunden-spike-waves zu Tage bringt. Das trifft in der überwiegenden Mehrzahl der Fälle bei älteren Kindern und Heranwachsenden zu, wurde aber auch schon bei Erwachsenen berichtet. Beide, d. h. der typische und atypische Absencen-Status muss differentialdiagnostisch von dem komplexen Partial-Status und anderen bewusstseins-einschränkenden Verwirrtheitszuständen abgegrenzt werden.

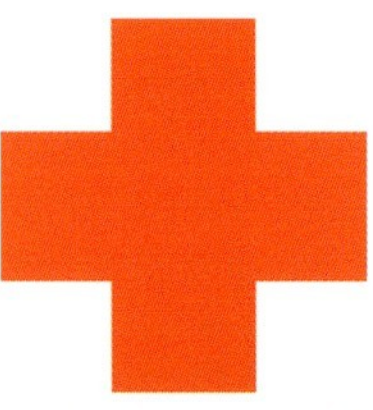

Der **Status epilepticus** ist ein **medizinischer Notfall**, der sofortige Intervention verlangt, um einen permanenten Hirnschaden zu umgehen. Ein tonisch-klonischer epileptischer Status ist ein sehr erschreckendes Ereignis. Die ungeschulten Eltern glauben in den meisten Fällen, dass ihr Kind am Sterben sei. Ein notfallmäßiges Management ist unbedingt für den konvulsiven tonisch-klonischen (Grand Mal) Status epilepticus angezeigt. (Übersetzung der Verfasser)

84. Silicea: Chronische Tonsillitis (= Mandelentzündung)

Die junge 22-jährige Frau P., Verwaltungsangestellte, grazile, feine Gestalt, markantes, schmales Gesicht, insgesamt sehr zurückhaltendes, schüchternes Wesen, geschmackvoll dezent gekleidet, kommt in die Sprechstunde.

Spontanbericht

Sie berichtet von häufiger Angina (ca. 4 Mal pro Jahr) mit nachfolgender Antibiotica-Therapie. Die Angina begann schon zu ihrer Realschulzeit und trat immer nur während der Wintermonate auf. Daneben sei sie noch immer verschleimt und verhustet, besonders in kalter Luft.

Gelenkter Bericht

Sie sei absolut schüchtern, öffentliche Referate oder Reden seien unmöglich. Selbstvertrauen habe sie eigentlich kaum. Zum Kälteempfinden berichtet sie wörtlich: „Ich gehe mit dicken Pullovern zur Arbeit und habe auch an meinem ersten Arbeitstag nach der Mandel-Operation einen dicken Pulli angezogen. Als ich dann im Landratsamt die Treppe hoch lief, ist mir der Schweiß den Rücken runter gelaufen."

Repertorisation im Synthesis

Gemüt, Schüchternheit	u. a. Sil. (4)
Gemüt, Schüchternheit, Öffentlichkeit, beim Auftreten in der	u. a. Sil. (3)
Gemüt, Selbstvertrauen, Mangel an	u. a. Sil. (3)
Innerer Hals, Entzündung, Tonsillen	u. a. Sil. (3)
Innerer Hals, Schwellung, Tonsillen	u. a. Sil. (3)
Husten, kalt, Luft, kalte	u. a. Sil. (2)
Extremitäten, Kälte	u. a. Sil. (2)
Allgemeines, Jahreszeiten, Winter im, agg.	u. a. Sil. (2)
Allgemeines, Krankengeschichte von, Tonsillitis, von wiederkehrender	u. a. Sil. (2)
Allgemeines, Luft, Freien, im, agg.	u. a. Sil. (3)

Repertorisation im Radar

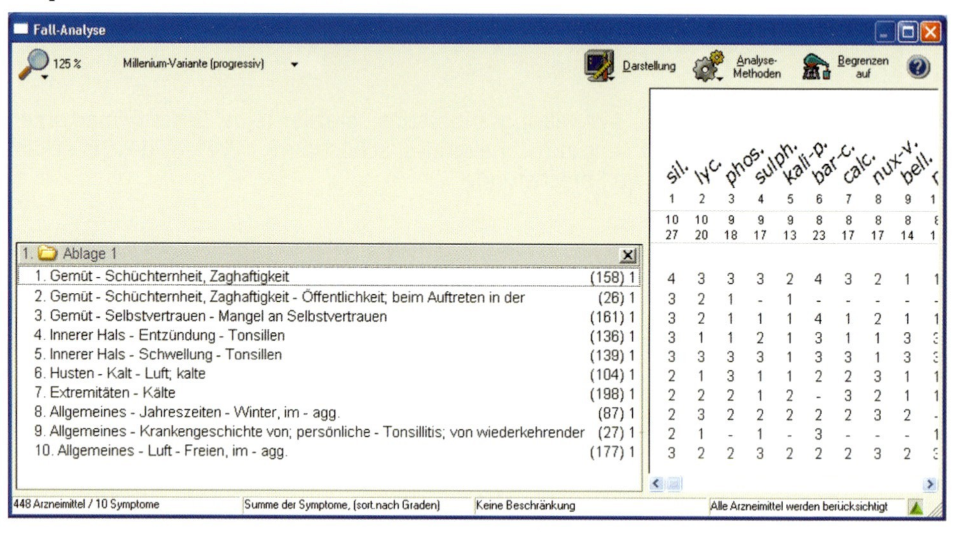

Symptom		sil.	lyc.	phos.	sulph.	kali-p.	bar-c.	calc.	nux-v.	bell.	[illegible]
		1	2	3	4	5	6	7	8	9	1
		10	10	9	9	9	8	8	8	8	[illegible]
		27	20	18	17	13	23	17	17	14	1
1. Gemüt - Schüchternheit, Zaghaftigkeit	(158) 1	4	3	3	3	2	4	3	2	1	1
2. Gemüt - Schüchternheit, Zaghaftigkeit - Öffentlichkeit; beim Auftreten in der	(26) 1	3	2	1	-	1	-	-	-	-	-
3. Gemüt - Selbstvertrauen - Mangel an Selbstvertrauen	(161) 1	3	2	1	1	1	4	1	2	1	1
4. Innerer Hals - Entzündung - Tonsillen	(136) 1	3	1	1	2	1	3	1	1	3	[illegible]
5. Innerer Hals - Schwellung - Tonsillen	(139) 1	3	3	3	3	1	3	3	1	3	[illegible]
6. Husten - Kalt - Luft; kalte	(104) 1	2	1	3	1	1	2	2	3	1	1
7. Extremitäten - Kälte	(198) 1	2	2	2	1	2	-	3	2	1	1
8. Allgemeines - Jahreszeiten - Winter, im - agg.	(87) 1	2	3	2	2	2	2	2	3	2	-
9. Allgemeines - Krankengeschichte von; persönliche - Tonsillitis; von wiederkehrender	(27) 1	2	1	-	1	-	3	-	-	-	1
10. Allgemeines - Luft - Freien, im - agg.	(177) 1	3	2	2	3	2	2	2	3	2	[illegible]

Therapie und Verlauf

Es erfolgte die einmalige Gabe von Silicea D200 (Staufen) 3 Globuli.

Bei der Wiedervorstellung nach 14 Tagen fragte die Patientin ganz überrascht: „Kann es sein, dass mir nicht mehr so kalt ist?" Und weiter wörtlich: „Mir geht es sehr gut."

In der Zwischenzeit kam es erneut zu einem kleinen Infekt der oberen Atemwege mit Halsschmerzen, der nach Silicea D12 (Staufen) 2 x 3 Globuli rasch sistierte.
Unsere junge Patientin äußerte: „Oje, es geht wieder los ... dann war es aber weg".

Anmerkung

Selbst nach so vielen Jahren ärztlicher Praxis ist man doch noch immer wieder überrascht und staunt über die Verschiedenheit, eben über die Individualität unserer Patienten.

In diesem Fall dachte ich spontan an den französischen Film aus den späten 70er Jahren „Die Spitzenklöpplerin" von Claude Goretta: Die unglückliche Geschichte eines jungen Mädchens, das in seiner Persönlichkeitsentfaltung gehemmt und in seinem Selbstvertrauen erschüttert wird durch das Unverständnis eines Studenten, den sie liebt. Eine hervorragend fotografierte, außergewöhnlich eindringliche und subtile Parteinahme für all jene, die ihre Gefühle sprachlich nicht auszudrücken vermögen, aber dennoch tapfer und fleißig ihren Alltag meistern.

Das Feine, das Tiefe, das Gehaltvolle und doch so strukturiert und verlässlich Wirkende dieser jungen Frau – bei einer für mich unbegreiflichen Schüchternheit – rief in mir meine ganze Bewunderung hervor.

Wir erinnern insbesondere an das **dynamische Schaubild von Silicea in der kompensierten (+) und der dekompensierten (-) Form** in unserem Band II, 14. Kapitel.

85. Silicea, Phosphor: Cerebrales Anfallsleiden (Absencen)

J., 10 Jahre, leidet an einem cerebralen Anfallsleiden (Absencen). Sie wurde bereits im 6. Lebensjahr erfolgreich homöopathisch mit Silicea behandelt.

Jetzt suchen uns die besorgten Eltern erneut auf, weil es nach fast 4 Jahren Anfallsfreiheit zum Rezidiv der Absencen mit z. T. komplexer Ausgestaltung gekommen ist. Sowohl klinisch als auch im EEG sind die Absencen objektivierbar.

Spontanbericht

Aus einem Fax der Eltern vom 08.04.2002 erfahren wir Folgendes:

„J. hat seit ca. 2 Monaten Angst, es könne sie im Haus jemand verfolgen. Sie sagt: ‚Ich denk` es ist jemand hinter mir, bekomme Angst, guck hinter mich'. Sie stellt sich dann oft mit dem Rücken zur Wand, um auszuschließen, dass da noch jemand ist. Sie traut sich nicht – egal ob Tag oder Abend – alleine in ein anderes Stockwerk zu gehen. In solchen Situationen kommt es manchmal zu Anfällen.

Sie ist sehr schüchtern unter vielen oder ihr unbekannten Menschen. Vorlesen im Erstkommunionsgottesdienst war ihr ein Gräuel! Zuhause mit ihrer Familie oder mit Freundinnen spürt man davon nichts. Hier sagt sie deutlich, was sie will. Manchmal schreit sie die anderen an oder schlägt und kneift sie, vor allem die ‚nervende' Schwester. Es fehlt das ausgewogene Mittelmaß in ihrem Verhalten. J. ist eine sehr gute Schülerin (Noten: 1 und 2). Das einzige Problem ist, dass sie sehr viel Zeit braucht und sich kaum beeilen kann. Sie ist nicht in der Lage, konzentriert an ihrer Arbeit dranzubleiben, lässt sich leicht ablenken und es fehlt ihr der Ehrgeiz oder die Energie, flott fertig zu werden und Zeit für andere Dinge und für's Spielen zu haben. Was ihr wichtig ist, möchte sie sehr genau machen (z. B. Malen, Basteln). Auch manch anderes muss sehr genau sein, z. B. der Stuhl, auf dem sie sitzt, muss exakt parallel zur Tischkante stehen, wobei sie selbst sich zwischen Tischkante und Stuhllehne einklemmt. Auf ihrem Teller muss eine bestimmte Ordnung herrschen. Wehe, man gibt ihr etwas, ohne vorher zu fragen, wohin. Deshalb nimmt sie sich immer selbst die Essensportion auf den Teller. Es ist oft ein Problem für sie, die Fünfe gerade sein zu lassen'. Sie hat einen ausgeprägten Gerechtigkeitssinn. Sie isst alles. Auf ihrem Brot mag sie die Butter dünn. Sie hat häufig kalte Füße und Hände, es stört sie aber nicht. Sie schläft gut, d. h. sie hat keine Alpträume, schläft durch und sieht entspannt aus im Schlaf. Ab und zu redet sie im Schlaf. Es kann aber schon einmal eine Stunde dauern, bis sie eingeschlafen ist. Seit einem ¾ Jahr trägt sie eine Zahnspange (Bionator).

J.s Anfälle treten seit Karfreitag (29.03.02) für uns sichtbar wieder auf. Sie erzählt, dass sie seit ein paar Wochen morgens ein Augenzucken kurz nach dem Aufwachen verspüre. Sie beschreibt es so: ‚Die Augen wollen zugehen oder auf, das geschieht abwechselnd und langsam und dabei zittern die Lider.' Die Anfälle tagsüber beobachten wir folgendermaßen: Sie kommt angerannt oder ruft nach uns. Will in den Arm genommen werden und klammert sich an uns. Ihre Augen sind offen und schauen starr geradeaus. Nach wenigen Sekunden drehen beide Augen nach rechts (nicht der Kopf) und dann beginnen die Lider zu zucken. Das Ganze dauert keine Minute. Sie kann während der ganzen Zeit mit einem reden, den Akupressurpunkt über der Oberlippe selbst drücken und stehen bleiben. Die Anfälle treten in den unterschiedlichsten Situationen auf, z. B. beim Essen, Spielen, in Ruhe, in Bewegung. Mögliche Auslöser: Angst (s. o.), ein gruseliges Bild (z. B. auf der

Fernsehzeitung war ein Bild von E. T.). Insgesamt treten 4 bis 6 Anfälle am Tag auf. Der erste um die Mittagszeit, dann am Nachmittag und am Abend. Nach einem Anfall geht sie sofort ‚zur Tagesordnung' über, es ist keine Ermüdung festzustellen.
Silicea LM VI haben wir ihr seit Karfreitag folgendermaßen verstärkt gegeben. Karfreitag einmal 3 Globuli, Ostersonntag einmal, seit Ostermontag täglich 3 Kügelchen in Wasser aufgelöst, verkleppert und über den Tag verteilt. Es war keine nennenswerte Veränderung zu erkennen."

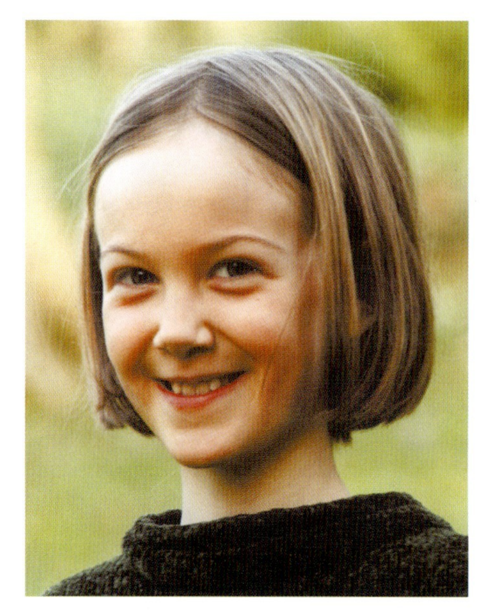

Abb. 1: J. im Alter von 10 Jahren: „Strahlender Phosphoraspekt ".

Haus-Baum-Mensch

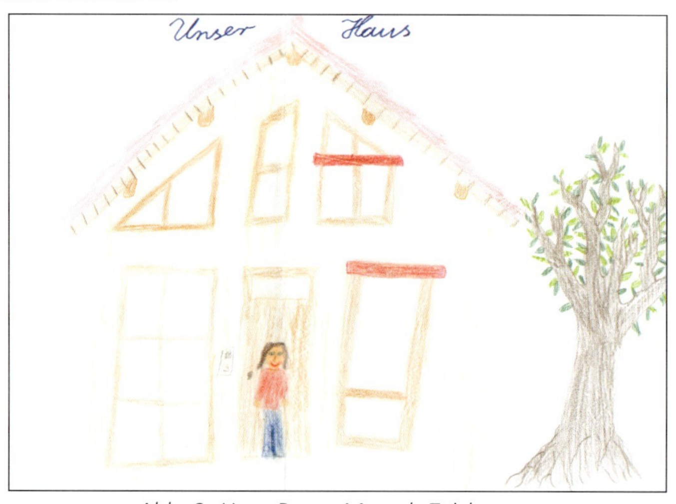

Abb. 2: Haus-Baum-Mensch-Zeichnung.

Gelenkter Bericht

J. liebe Gesellschaft und sei sehr beliebt. Zu allen Kindergeburtstagen werde sie eingeladen; sie sei Klassensprecherin und sehr ehrgeizig. Ihre Aufgaben erledige sie auffallend korrekt und akribisch. Außerdem trinke sie gerne kalt.

J. besuche das Gymnasium. Vater Gymnasiallehrer, Mutter momentan Hausfrau, eine kleine Schwester sei gesund. In der näheren Aszendenz kein Hinweis auf neurologische/psychiatrische Erkrankungen. Impfungen habe sie gut vertragen. Bisher sei sie bei Erkrankung nur homöopathisch und naturheilkundlich behandelt worden.

Klinischer Befund

10-jähriges graziles, strahlendes Mädchen, feines Äußeres, blondes dünnes Haar. Entwicklung psychomotorisch völlig normal und altersgemäß, sozial-intellektuelle Entwicklung eher voraus. Internistischer Organstatus unauffällig. Neurologisch bis auf das Auftreten von typischen Absencen bis zu 20–30 sec Dauer unauffällig.

Normalbefund der MRT = Magnetresonanztomographie 4/2000. Serologische und ophthalmologische Untersuchung unaufällig.

Per EEG = Elektroencephalographie konnte die Verdachtsdiagnose Absencen eindeutig bestätigt werden. Es kam zum Auftreten von typischen 3 bis 4 sec Spike-wave-Mustern bis zu 20 bis 30 sec Dauer, die durch HV = Hyperventilation provoziert wurden, mit z. T. tonisch-klonischen Bewegungen des Gesichtes.

Wir führten ein aufklärendes Gespräch mit den Eltern und brachten klar zum Ausdruck, dass wir vorerst maximal eine Zeit von 2 bis 3 Monaten ansetzen, um Anfallsfreiheit auf homöopathischem Wege zu erzielen. Dann sollte man, bei ausbleibendem Erfolg, unbedingt eine antikonvulsive Therapie mit Valproat (u. a. Convulex, Ergenyl, Orfiril, Leptilan) als Mittel der 1. Wahl erwägen, um das Kind, die Eltern und das soziale Umfeld nicht zu überfordern.

Des Weiteren wurden die Eltern daraufhin aufgeklärt, dass Schulkinder mit einer Bewusstlosigkeit von 20 sec nicht nur in ihrer Aufmerksamkeit in der Schule eingeschränkt sind, sondern auch im Straßenverkehr, im Spielverhalten und im Schwimmbad gefährdet sein können. Darüber hinaus kann sich aus einer Absencen-Epilepsie ein Petit-mal-Status entwickeln bzw. es können nach unterschiedlicher Latenz Grand-mal-Anfälle folgen. Das Schwimmen, Radfahren etc. wurden verboten und engmaschige Beaufsichtigung der kleinen Patientin angeordnet, um das Kind vor Gefahren zu bewahren.

Repertorisation nach Synthesis

Gemüt, Angst, Furcht mit	u. a. Phos. (2), Sil. (1)
Gemüt, Furcht	u. a. Med. (1), Phos. (3), Sil. (1)
Gemüt, Gesellschaft, Verlangen nach	u. a. Phos. (4), Sil. (1)
Gemüt, Konzentration schwierig	u. a. Med. (2), Phos. (3), Sil. (3)
Gemüt, Schüchternheit	u. a. Med. (1), Phos. (3), Sil. (4)
Gemüt, Stimmung, veränderlich	u. a. Med. (1), Phos. (2), Sil. (1)
Gemüt, Wahnidee, Menschen, hinter ihm	u. a. Med. (1), Sil. (1)
Extremitäten, Kälte	u. a. Med. (2), Phos. (2), Sil. (2)

Allgemeines, Konvulsionen, epileptisch	u. a. Med. (2), Phos. (2), Sil. (3)
Allgemeines, Speisen, kalte Getränke, Verlangen	u. a. Med. (1), Phos. (3)

Repertorisation im Radar

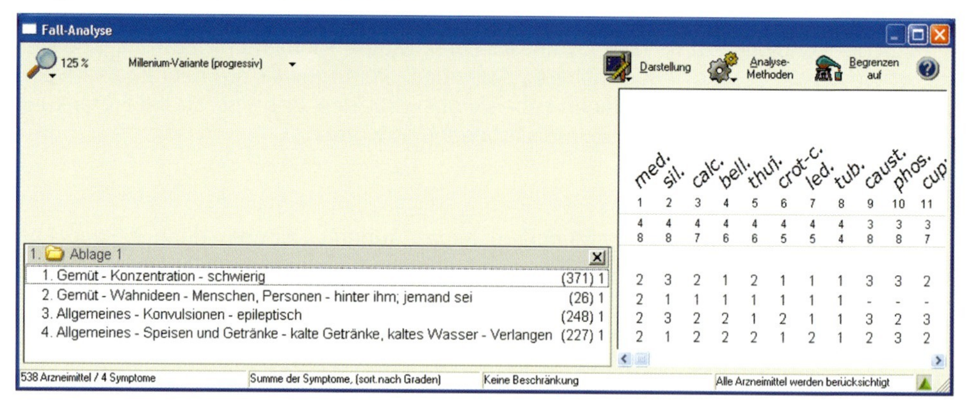

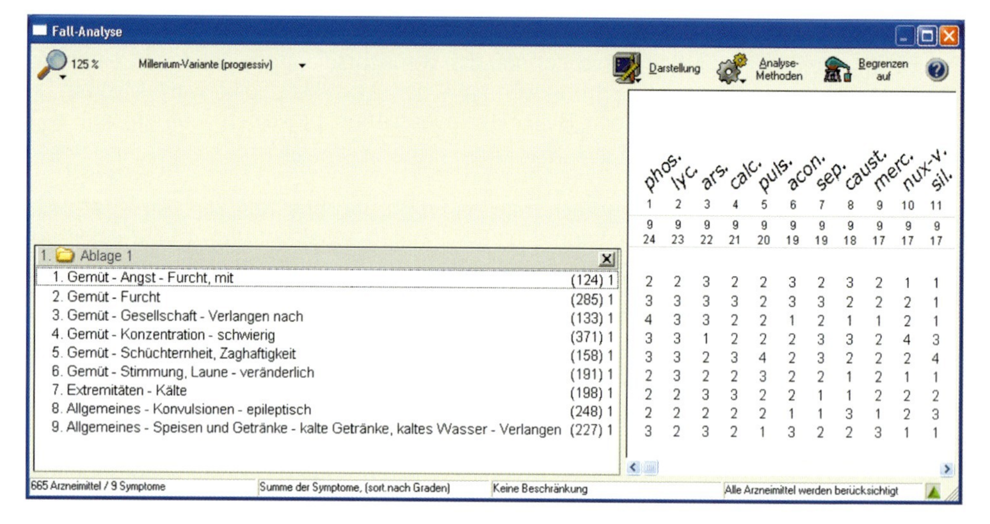

Therapie und Verlauf

Nach der positiven Erfahrung vor 4 Jahren gaben die Eltern von sich aus Silicea in einer LM-Potenz ohne Erfolg. Auch die erneute Gabe einer Hochpotenz Silicea XM von unserer Seite – um die Behandlung abzuschließen – erbrachte keinen Erfolg.

Aufgrund unserer Beobachtungen in der Behandlung von cerebralen Anfallsleiden erschien uns die Gabe einer Nosode angezeigt und wir entschieden uns für Medorrhinum M. Jedoch auch ohne Erfolg. Nun repertorisierten wir nochmals und gaben dann aufgrund des konstitutionellen Aspektes (Abb. 1) und o. g. Repertorisation Phosphor. Zunächst in einer XM- (Staufen) und dann in einer LM-VI-Potenz täglich 3 Globuli.

In der ersten Woche tat sich wenig, die Anfälle waren weiter zu beobachten. Die Absencen traten weiterhin auf, z. T. mit Gesichtsgrimassen und Augenverdrehen im Sinne von komplexen motorischen Abläufen, so dass ein hinzugezogener Neurologe auch differentialdiagnostisch an eine Tic-Symptomatik dachte. In dieser zunächst „beängstigenden" Situation griff dann erfreulicherweise die passend gewählte Arznei Phosphor und das Kind wurde innerhalb von zwei Wochen anfallsfrei.

Die Eltern schickten uns folgenden Brief, den wir im Original übernehmen:
„Phosphor XM 3 Globuli am Freitag 19.04.02:
In der folgenden Woche schwankte die Anfallshäufigkeit zwischen 8 und 10 Mal am Tag. Die Art der Symptome änderte sich nicht, auch nicht ihre Stärke. Sie waren gleichmäßig verteilt über Tag und Nacht.

Phosphor LM VI ab Freitag, 26.04.02 morgens und abends 3 Globuli :
An den darauf folgenden 4 Tagen blieb alles beim Alten. Dann ...

Mittwoch u. Donnerstag	*nur noch 4 Anfälle*
Freitag bis Dienstag	*nur noch morgens kurz vorm Wachwerden und abends nach dem Einschlafen*
Mittwoch bis Donnerstag	*nur noch 1 Mal entweder morgens oder abends*
Seit Freitag	*anfallsfrei*

Seitdem nimmt sie morgens Phosphor LM VI, 3 Globuli"

Anmerkung

Cerebrales Anfallsleiden unter dem Bilde von Absencen, die zunächst über vier Jahre unter dem Konstitutionsmittel Silicea völlig sistierten. Dann nach vier Jahren erneut cerebrale Anfälle unter dem Bilde von komplexen Absencen und typischen EEG Veränderungen.

Diesmal war Phosphor in hoher Potenz das passende Mittel, sowohl von der Konstitution (s. Abb. und Anamnese) als auch aufgrund der Gesamtheit der Symptome.

Nach *G. Miller* und *W. Klunker* ist **Phosphor ein gutes Folgemittel von Silicea.**

86. Silicea: Rezidivierende Tonsillitis (= Mandelentzündung), Sinusitis (= Nasennebenhöhlenentzündung), Mangel an Selbstvertrauen

Ein junger Mann, Vater von zwei Söhnen, grazile Erscheinung, nasale Sprache, ausgeprägt adenoider Aspekt, sehr schüchternes Auftreten, stellt sich vor.

Spontanbericht

„Ich habe schon länger Probleme mit den Mandeln. Sie sind immer vereitert, der Eiter läuft mir hinten den Rachen hinunter. Mit den Nasennebenhöhlen habe ich auch schon ewig Probleme, besonders im Winter. Seit ich denken kann, ist meine Nase verstopft. Im Sommer ist alles super. Diese Probleme habe ich seit meiner Jugend."

Gelenkter Bericht

Er friere viel, Hände und Füße seien immer kalt. Vom Wesen sei er eher schüchtern … schon immer … Sein Selbstbewusstsein sei nicht besonders stark ausgeprägt, besonders natürlich im Moment, da er als gelernter Metallarbeiter arbeitslos sei.

Repertorisation im Synthesis

Gemüt, Schüchternheit, Zaghaftigkeit	u. a. Sil. (4)
Gemüt, Selbstvertrauen, Mangel an	u. a. Sil. (3)
Nase, Verstopfung	u. a. Sil. (3)
Nase, Verstopfung, chronisch	u. a. Sil. (2)
Innerer Hals, Entzündung, Tonsillen	u. a. Sil. (3)
Extremitäten, Kälte	u. a. Sil. (2)
Allgemeines, Entzündung, Nebenhöhlen, der	u. a. Sil. (3)
Allgemeines, Jahreszeiten, Winter im, agg.	u. a. Sil. (2)

Repertorisation im Radar

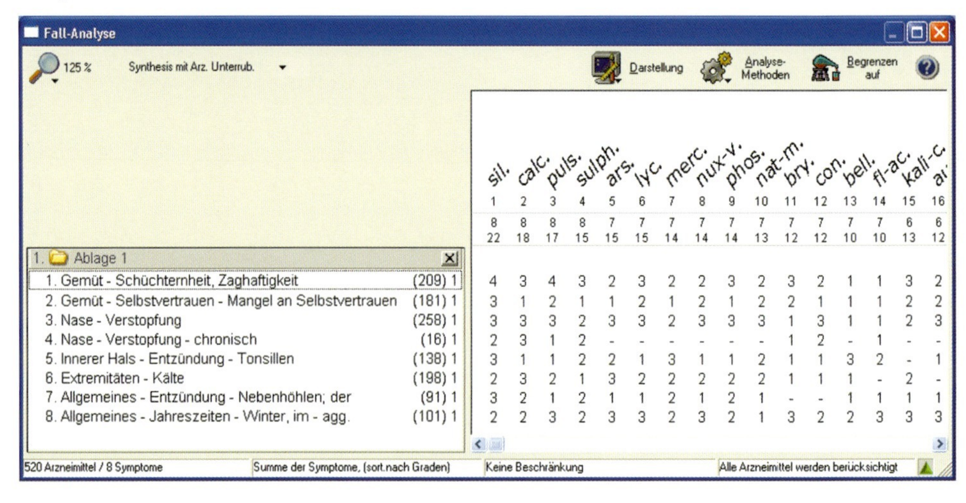

		sil.	calc.	puls.	sulph.	ars.	lyc.	merc.	nux-v.	phos.	nat-m.	bry.	con.	bell.	fl-ac.	kali-c.	ar
		1	2	3	4	5	6	7	8	9	10	11	12	13	14	15	16
		8	8	8	8	7	7	7	7	7	7	7	7	7	7	6	6
		22	18	17	15	15	15	14	14	14	13	12	12	10	10	13	12
1. Gemüt - Schüchternheit, Zaghaftigkeit	(209) 1	4	3	4	3	2	3	2	2	3	2	3	2	1	1	3	2
2. Gemüt - Selbstvertrauen - Mangel an Selbstvertrauen	(181) 1	3	1	2	1	1	2	1	2	1	2	2	1	1	1	2	2
3. Nase - Verstopfung	(258) 1	3	3	3	2	3	3	2	3	3	3	1	3	1	1	2	3
4. Nase - Verstopfung - chronisch	(16) 1	2	3	1	2	-	-	-	-	-	-	1	2	-	1	-	-
5. Innerer Hals - Entzündung - Tonsillen	(138) 1	3	1	1	2	2	1	3	1	1	2	1	1	3	2	-	1
6. Extremitäten - Kälte	(198) 1	2	3	2	1	3	2	2	2	2	2	1	1	1	-	2	-
7. Allgemeines - Entzündung - Nebenhöhlen; der	(91) 1	3	2	1	2	1	1	2	1	2	1	-	-	1	1	1	1
8. Allgemeines - Jahreszeiten - Winter, im - agg.	(101) 1	2	2	3	2	3	3	2	3	2	1	3	2	2	3	3	3

Therapie und Verlauf

Es erfolgte die einmalige Gabe von Silicea XM 3 (Schmidt-Nagel) 3 Globuli.

Gleichzeitig stärkten wir das Selbstvertrauen gezielt durch Gespräche. Hierzu wurde der Patient einem befreundeten Unternehmer zugewiesen, der mit ihm das kompetent professionelle Führen von Vorstellungsgesprächen übte. Danach wirkte der junge Mann wie verwandelt. Er hat nun eine Arbeit und sogar noch eine zusätzliche Nebentätigkeit in der Truppe einer Rennbegleitung aufgenommen. Insgesamt ist er viel aufgeschlossener, freier und selbstbewusster geworden.

Anmerkung

Wie so häufig ist es auch hier schwer zu sagen, ob nun die Homöopathie, die Gesprächs-Psychotherapie, die empathische Begegnung oder die Kombination von allem die Heilung bewirkt hat. Diese Überlegung ist jedoch eher akademischer Natur.

Siehe hierzu den Text des Organon § 1:
„Des Arztes höchster und einziger Beruf ist es, kranke Menschen gesund zu machen, was man Heilen nennt."

Silicea ist ein interessantes homöopathisches Arzneimittel: Wie man aus ihrer Essenz her der Angst vor dem Versagen – die sekundären Strukturen im Positiven und im Negativen ableiten kann, zeigt sehr schön das Schaubild in unserem Band II, 14. Kapitel: **Silicea: Zwischen Stabilität und Struktur – Mangel an Lebenswärme und Selbstvertrauen.**

87. Staphysagria: Schulangst, Onanie

Mark, 8 Jahre, groß, kräftig, tapsig, ein weicher Junge, der sehr viel Mitleid mit anderen hat, aber auch reizbar und leicht ärgerlich sein kann, kommt in Begleitung seiner Mutter in die Sprechstunde.

Er ist ängstlich, besonders Angst um die Familie, Mutter, Vater, Geschwister, oft Alpträume, Angst im Dunkeln, möchte Licht beim Einschlafen, häufige Infekte der Atemwege, insgesamt eher lymphatisch-phlegmatische Diathese, friert leicht, kalte Hände und Füße, sehr großer Hunger, mag aber keine Süßigkeiten. All das ist typisch für Causticum. Erstmals kam er wegen Enuresis nocturna im Alter von 6 Jahren. Das Einnässen sprach sehr gut auf Causticum an und verschwand völlig. Nun zeigte sich folgendes Bild:

Spontanbericht

Die Mutter berichtet: „Mark hat große Schulprobleme und überhaupt keine Lust, ja fast ausgeprägte Angst in die Schule zu gehen. Er weint oft, wenn das Thema ‚Schule' kommt. Die schulischen Leistungen sind wie immer, eher durchschnittlich, der Lehrer hat keine Beanstandungen. Er wird in letzter Zeit von seinen Klassenkameraden zunehmend gehänselt, und beim Spielen (Fußball) geschnitten. Obwohl er groß und kräftig ist, nimmt er sich körperlich zurück und erduldet das, ohne sich zu wehren. Er verändert sich zunehmend, zieht sich zurück und weint zu Hause viel … morgens ist er übellaunig, und ich glaube, was ich früher nie beobachtet habe, dass er in seinem Zimmer häufiger onaniert."

Gelenkter Bericht

Dieser Zustand bestehe seit zwei bis drei Monaten mit zunehmender Tendenz in den letzten Wochen. Weder sein Konstitutionsmittel Causticum (C30/C200) noch Ignatia als Kummermittel (C30/C200) haben eine Besserung erbracht.

Repertorisation im Synthesis

Gemüt, Beschwerden durch Kränkung, Demütigung	u. a. Staph. (4)
Gemüt, Reizbarkeit, Gereiztheit, morgens	u. a. Staph. (3)
Gemüt, Selbstvertrauen, Mangel an	u. a. Staph. (1)
Gemüt, Weinen	u. a. Staph. (2)
Männliche Genitalien, Masturbation, Neigung zur	u. a. Staph. (3)
Männliche Genitalien, Sexuelles Verlangen, vermehrt	u. a. Staph. (3)
Allgemeines, Masturbation, Beschwerden durch	u. a. Staph. (3)

Repertorisation im Radar

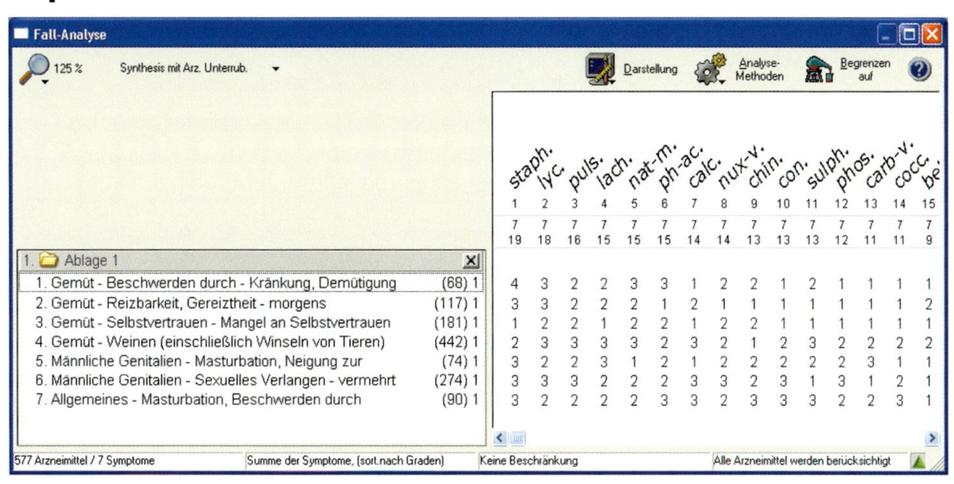

		staph.	lyc.	puls.	lach.	nat-m.	ph-ac.	calc.	nux-v.	chin.	con.	sulph.	phos.	carb-v.	cocc.	be
		1	2	3	4	5	6	7	8	9	10	11	12	13	14	15
		7	7	7	7	7	7	7	7	7	7	7	7	7	7	7
		19	18	16	15	15	15	14	14	13	13	13	12	11	11	9
1. Gemüt - Beschwerden durch - Kränkung, Demütigung	(68) 1	4	3	2	2	3	3	1	2	2	1	2	1	1	1	1
2. Gemüt - Reizbarkeit, Gereiztheit - morgens	(117) 1	3	3	2	2	2	1	2	1	1	1	1	1	1	1	2
3. Gemüt - Selbstvertrauen - Mangel an Selbstvertrauen	(181) 1	1	2	2	1	2	2	1	2	2	1	1	1	1	1	1
4. Gemüt - Weinen (einschließlich Winseln von Tieren)	(442) 1	2	3	3	3	3	2	3	2	1	2	3	2	2	2	2
5. Männliche Genitalien - Masturbation, Neigung zur	(74) 1	3	2	2	3	1	2	1	2	2	2	2	2	3	1	1
6. Männliche Genitalien - Sexuelles Verlangen - vermehrt	(274) 1	3	3	3	2	2	2	3	3	2	3	1	3	1	2	1
7. Allgemeines - Masturbation, Beschwerden durch	(90) 1	3	2	2	2	2	3	3	2	3	3	3	2	2	3	1

Therapie und Verlauf

M. erhielt einmalig Staphysagria D200 (Staufen) 3 Globuli.

In der ersten Woche nach Arzneigabe war M. zunächst unausgeglichen, übellaunig und gereizt. Dann geschah Folgendes: Bei einer erneuten Hänselei durch einen seiner Mitschüler packte M. diesen, schüttelte ihn kräftig durch und gab ihm eine heftige Ohrfeige.

Zu Hause erzählte er von der Begebenheit, war recht stolz, endlich gehandelt zu haben und bekräftigte deutlich, dass er sich nun nichts mehr gefallen ließe. Wörtlich:
„ ... da habe ich ihm eine geflammt – jetzt lasse ich mir überhaupt nichts mehr gefallen!"

M. hat noch dreimal Staphysagria benötigt, da er immer wieder in Phasen von passivem Erdulden hineinfiel. Aufgrund vieler Gespräche und Staphysagria bis C10.000 hat er diese für ihn sehr belastende Lebensphase, diesen quälenden Lebensabschnitt, diese „kränkende Krankheitsgeschichte" gut überwunden.

In anderen Situationen hat ihm als Konstitutionsmittel Causticum immer gut geholfen.

Differenzialtherapeutisch war unter anderem auch an Ignatia zu denken, wobei aber die auffällige sexuelle Komponente ein deutliches Hinweiszeichen auf Staphysagria darstellte.

In unserem Band II, 15. Kapitel, haben wir die Dynamik von **Staphysagria: Zwischen Erleiden – Erdulden und dem „Sich-Ent-rüsten"** dargestellt. Die Leserinnen und Leser mögen sich nochmals in das Schaubild vertiefen.

88. Stramonium: Diabetes mellitus Typ I – Hypoglykämie mit Aggressivität

M., 10 Jahre, seit 3 Jahren an einem Diabetes mellitus Typ I erkrankt, Kommunionkind und Messdiener, ein sehr lieber, freundlicher Junge, hilfsbereit und ordentlich, beliebt, mit vielen Freunden – sehr an einen Phosphorjungen erinnernd – litt unter häufig schwankenden Blutzuckerwerten. Besonders auffällig und völlig anders als sonst verhielt sich der Junge, wenn er in hypoglykämische = Prä-Schock-Werte rutschte.

Spontanbericht

Die Eltern berichten: „Er wird aggressiv und zornig. Er flucht und schimpft mit unflätigen, zotigen Begriffen und wird handgreiflich, schlägt nach seiner Mutter, der Schwester … wenn es ihm wieder gut geht, ist es ihm äußerst unangenehm. Er beteuert dann, dies alles niemals zu wollen."

Gelenkter Bericht

Während der Tobsuchtanfälle habe er ein hochrotes Gesicht mit einem irren Blick und schreie laut und stereotyp, man solle ihn in Ruhe lassen: „Haut ab … haut ab … haut ab!" Die Gabe von Hyoscyamus D200, 3 Globuli erbrachte keinerlei Veränderung in diesen Situationen.

Repertorisation im Synthesis

Gemüt, Angst, Gewissensangst	u. a. Stram. (2)
Gemüt, Destruktivität, Zerstörungswut	u. a. Stram. (4)
Gemüt, Heftig, vehement, Gewalttaten	u. a. Stram. (3)
Gemüt, Raserei, Tobsucht, Wut	u. a. Stram. (3)
Gemüt, Schlagen	u. a. Stram. (2)
Gemüt, Wildheit	u. a. Stram. (2)
Gesicht, Farbe, rot	u. a. Stram. (2)

Repertorisation im Radar

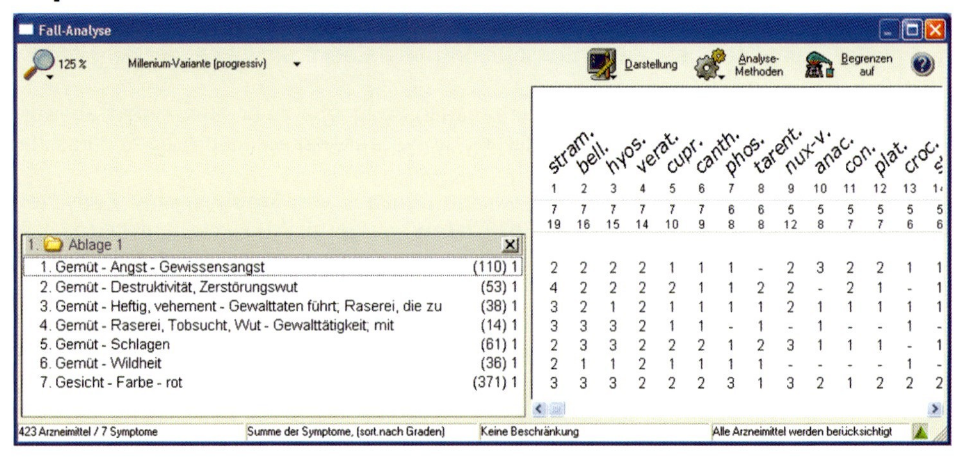

		stram.	bell.	hyos.	verat.	cupr.	canth.	phos.	tarent.	nux-v.	anac.	con.	plat.	croc.	s
		1	2	3	4	5	6	7	8	9	10	11	12	13	14
		7	7	7	7	7	7	6	6	5	5	5	5	5	5
		19	16	15	14	10	9	8	8	12	8	7	7	6	6
1. Gemüt - Angst - Gewissensangst	(110) 1	2	2	2	2	1	1	1	-	2	3	2	2	1	1
2. Gemüt - Destruktivität, Zerstörungswut	(53) 1	4	2	2	2	2	1	1	2	2	-	2	1	-	1
3. Gemüt - Heftig, vehement - Gewalttaten führt; Raserei, die zu	(38) 1	3	2	1	2	1	1	1	1	2	1	1	1	1	1
4. Gemüt - Raserei, Tobsucht, Wut - Gewalttätigkeit; mit	(14) 1	3	3	3	2	1	1	-	1	-	1	-	-	1	-
5. Gemüt - Schlagen	(61) 1	2	3	3	2	2	2	1	2	3	1	1	1	-	1
6. Gemüt - Wildheit	(36) 1	2	1	1	2	1	1	1	1	-	-	-	-	1	-
7. Gesicht - Farbe - rot	(371) 1	3	3	3	2	2	2	3	1	3	2	1	2	2	2

Materia medica

Bei Stauffer finden wir zu den Leitsymptomen von Stramonium Folgendes:

- *Hirnreizung, akute Erregungszustände höchsten Grades*
- *Gesicht kongestiv, hellrot, gedunsen*
- *Augen glänzend, wild, blutrünstig. Pupillen weit.*
- *Delirien, Toben, Raserei; Säuferwahnsinn. Senile Unruhe*
- *Glaubt, Tiere springen auf ihn zu, und ähnliche Halluzinationen*
- *Dunkelheit macht Furcht, will immer Licht haben*
- *Sprachstörungen: Stottern ist typisch, auch Aphasie*
- *Geschwätzig, laut, singt, lacht, schreit oder betet fortwährend*
- *Heben und Fallenlassen des Kopfes fortgesetzt und unfreiwillig*
- *Krämpfe und Delirien besonders bei Kindern, beim Sehen von glänzenden Gegenständen und bei Berührung*
- *Verschlimmerung im Dunkeln*

Therapie und Verlauf

Unter der Vorstellung, dass in diesem Fall nur die Aggressivität, die Raserei, die hemmungslose Gewalttätigkeit und dann folgend Scham und Gewissensbisse das besondere Moment, das Typische an diesem Fall sei, erfolgte schlussendlich die Gabe von Stramonium D200 (DHU) 3 Globuli je einmal abends und am folgenden Morgen.

Nach zwei Wochen zur Wirkungsverstärkung nochmalige Gabe Stramonium LM VI, 3 Globuli in Wasser aufgelöst einmal pro Woche über sechs Wochen.

In der folgenden Zeit – Beobachtungszeitraum ca. zwei Jahre – zeigte M. nie mehr oben geschildertes Verhalten: Er war dann wohl noch unruhig, zittrig und entwickelte Heißhunger, wie das typisch für hypoglykämische Zustände ist, konnte jetzt aber offensichtlich in diesen Prä-Schock-Zuständen gezielte Maßnahmen ergreifen, ohne psychisch zu dekompensieren.

Anmerkung

Im Gegensatz zu den oben aufgeführten Krankheitssymptomen, ebenso wie in den dazugehörigen Spalten der Repertorien, die mehr nur die negativen Persönlichkeitsaspekte aufführen, halten wir es auch immer für wichtig, die positiven gesunden Persönlichkeitsmerkmale der verschiedenen Arzneimittel im Sinne einer Ganzheitlichkeit hervorzuheben.

So zeigt, was manch einen überraschen mag, die ausgeglichene Stramonium-Persönlichkeit Hilfsbereitschaft, Freundlichkeit, Zuverlässigkeit und ein kameradschaftliches, großzügiges Verhalten. Darüber hinaus sind Stramonium-Patienten bzw. solche, die sich in einer Stramonium-Situation befinden, häufig moralisch und tief religiös.

In unserem Homer-Buch brachten wir Stramonium mit dem griechischen Helden Aias in Verbindung; uns wird er von Homer in der Ilias, später dann von *Sophokles* geschildert:

Aias (lat.: *Ajax*), ist nach *Achilleus* der tapferste und stärkste Held des Griechischen Troja. Obwohl er im Grunde eine klare und sympathische Persönlichkeitsstruktur zeigt, scheitert er. Seine Probleme beginnen, nachdem *Achilleus* vor Troja gefallen ist. Der Oberbefehlshaber *Agamemnon* setzt ein Schiedsgericht zusammen, um dem tapfersten und würdigsten unter den griechischen Helden die Waffen des toten *Achilleus* zuzusprechen.

Nur zwei unter den Helden des Heeres, nämlich *Aias* und *Odysseus*, kommen hierfür in Frage: *Odysseus* wegen seiner Weitsichtigkeit, Klugheit, Intelligenz und seinem diplomatischen Geschick. *Aias* dagegen gilt ohne Frage als der Größte, Schnellste, und Tapferste nach *Achilleus'* Tod. Aber wie es so häufig im Leben ist, über den Starken und Eindeutigen siegt der Kluge und Listenreiche: *Odysseus* erhält die Waffen.

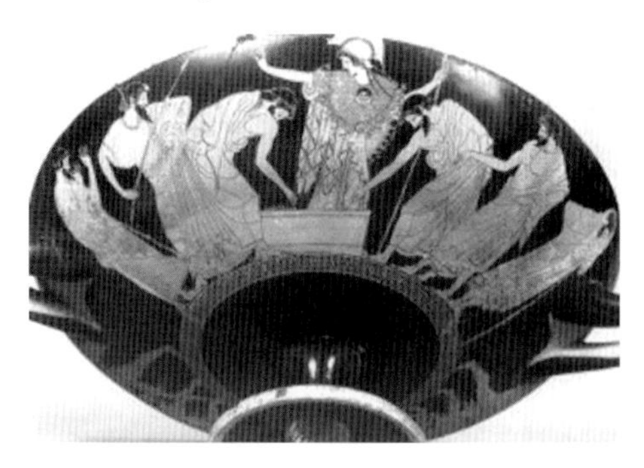

Abb. 1: Antike Trinkschale, die Waffen des Achilles werden zugesprochen.

Diese Zurücksetzung erscheint *Aias* völlig unerträglich, und er verfällt in eine alle Grenzen zerstörende Raserei mit wahnhafter Ausgestaltung, Mordimpulsen und schlussendlich dem Selbstmord: Er verlässt seine schöne Geliebte *Tekmesa*, ihren gemeinsamen kleinen Sohn und stürzt sich in sein Schwert.

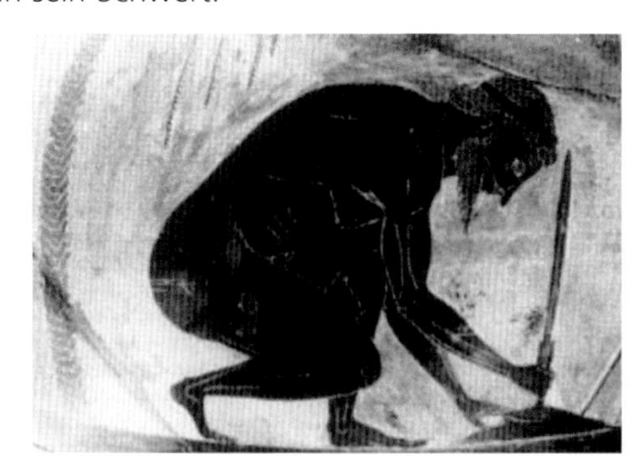

Abb. 2: Aias bei der Vorbereitung des Selbstmordes, 540 v. Chr.

In diesem Zusammenhang wiesen wir auf die **innere Dynamik von Calcarea carbonica und Stramonium** hin, wobei – sehr vereinfacht – **von Stramonium als einer dekompensierten Calcarea carbonica** gesprochen werden kann. Diese innere Verbindung zweier Mittel, die zunächst völlig beziehungslos erscheinen, halten wir für sehr wichtig.

Der indische Homöopath *Sankaran* erhellt, wie wir meinen, die Calcarea-Stramonium-Situation sehr gut und sei deshalb länger zitiert:
„Zum Beispiel wissen wir, dass die Calcium Situation eine ist, in der sich der Patient in einer geschützten Umgebung befindet und nicht fähig ist, einer äußeren Bedrohung ins Gesicht zu sehen. Er sucht die Sicherheit innerhalb seines Heimes. Solange er den heimischen Schutz genießt, kann er es sich leisten, die Situation in Ruhe zu betrachten. Er kann in

einem Calcium-Zustand verharren, dessen Grundzüge teilweise kompensiert, teilweise nicht kompensiert werden. Wenn sich aber die Situation ändert und er die Sicherheit seines Heimes verliert, fühlt er sich in der Wildnis verlassen. Der Calcium-Zustand hilft ihm nicht länger, selbst wenn er kompensiert. Er geht in den Stramonium-Status über. Die Calcium-Situation ist eine geschützte, die Stramonium-Situation ungeschützt. Stramonium gleicht einer Person draußen in dunkler Nacht, die nach Hause möchte, dagegen Calcium einer innerhalb des Hauses, die nicht nach außen gehen will. Die ganze Situation, alle Reaktionen und Gefühle der Mittel sind verschieden. Deshalb passen sie nicht zueinander."

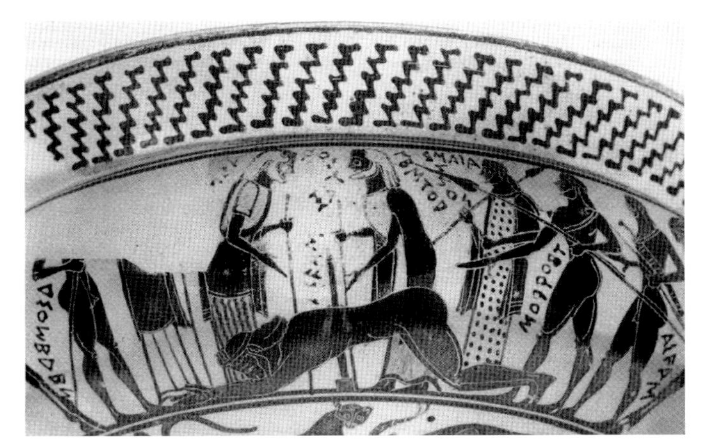

Abb. 3: Selbstmord des Aias und seine Auffindung durch die Griechen. Trinkschale um 580 v. Chr. Antikenmuseum Basel.

89. Stramonium: Verhaltensstörung mit Aggression

Der überaus wache, neugierige und über das Altersgemäße hinaus entwickelte Junge K., 2½ Jahre, wird uns von der Mutter, einer ehemaligen Hebamme, vorgestellt.

Spontanbericht

Sie berichtet Folgendes: „K. ist oft anderen Kindern gegenüber aggressiv und gewalttätig, er schlägt fest mit der Schaufel oder dem Eimer, ... stößt mit der Stirn. ... er ist schwer zu bremsen in solchen Situationen, ich muss dann mit ihm weggehen. Der Anlass ist oft, dass er etwas verteidigen oder behalten möchte, manchmal ist der Grund aber auch nicht von außen erkennbar."

Gelenkter Bericht

Bis zu 3–4 Mal täglich habe er heftige Wutanfälle, in denen er sich selbst wehtue, meistens indem er den Kopf auf den Boden schlage ... manchmal ohne erkennbaren Anlass, gleich beim Aufwachen oder Anziehen. Er schlage Erwachsene aus Übermut, aus Spaß, er schlage oder beiße auch die Mutter, wenn sie nicht schnell genug tue, was er will; auch ohne erkennbaren Grund."

Repertorisation im Synthesis

Gemüt, Beißen	u. a. Stram. (3)
Gemüt, Schlagen	u. a. Stram. (2)
Gemüt, Schlagen, Raserei mit	u. a. Stram. (1)
Gemüt, Schlagen, Umstehende	u. a. Stram. (1)
Gemüt, Zorn, heftig	u. a. Stram. (1)
Kopf, Schlagen, Wand, ...	u. a. Stram. (1)

Repertorisation im Radar

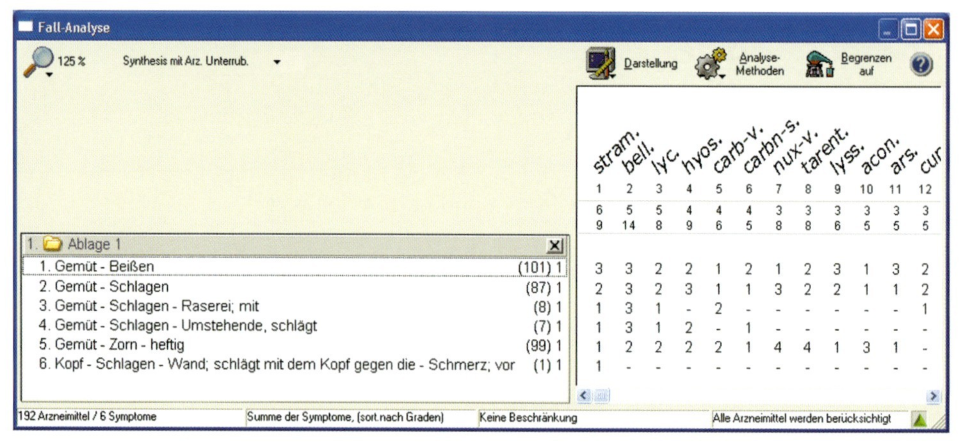

		stram.	bell.	lyc.	hyos.	carb-v.	carbn-s.	nux-v.	tarent.	lyss.	acon.	ars.	cur
		1	2	3	4	5	6	7	8	9	10	11	12
		6	5	5	4	4	4	3	3	3	3	3	3
		9	14	8	9	6	5	8	8	6	5	5	5
1. Gemüt - Beißen	(101) 1	3	3	2	2	1	2	1	2	3	1	3	2
2. Gemüt - Schlagen	(87) 1	2	3	2	3	1	1	3	2	2	1	1	2
3. Gemüt - Schlagen - Raserei; mit	(8) 1	1	3	1	-	2	-	-	-	-	-	-	1
4. Gemüt - Schlagen - Umstehende, schlägt	(7) 1	1	3	1	2	-	1	-	-	-	-	-	-
5. Gemüt - Zorn - heftig	(99) 1	1	2	2	2	2	1	4	4	1	3	1	-
6. Kopf - Schlagen - Wand; schlägt mit dem Kopf gegen die - Schmerz; vor	(1) 1	1	-	-	-	-	-	-	-	-	-	-	-

Materia medica

Schon *S. Hahnemann* berichtet über die Behandlung eines Patienten, des Herrn Geheimrates *Klockenbrink*, der nach einer schweren Zurücksetzung in einen manischen Zustand verfiel und mit Datura stramonium behandelt wurde. *Klockenbrink* war, so *Hahnemann*, an einem „manisch-depressiven Irrsein" erkrankt und kam nicht in eine geschlossene Anstalt, wie damals üblich, sondern hatte Glück. Er wurde Privatpatient von *S. Hahnemann*.
Einige Jahre vor der berühmten Befreiung der „Irren" durch den Franzosen *Philippe Pinel*, der den „Irren von Bicentre die Ketten abnahm," nahm *S. Hahnemann* – auch hier ein Pionier – seinen schwer erkrankten Patienten mit in seine Wohnung auf, um ihn hier zu behandeln. Diese ganze schöne Krankengeschichte lässt sich bei Seiler nachlesen.

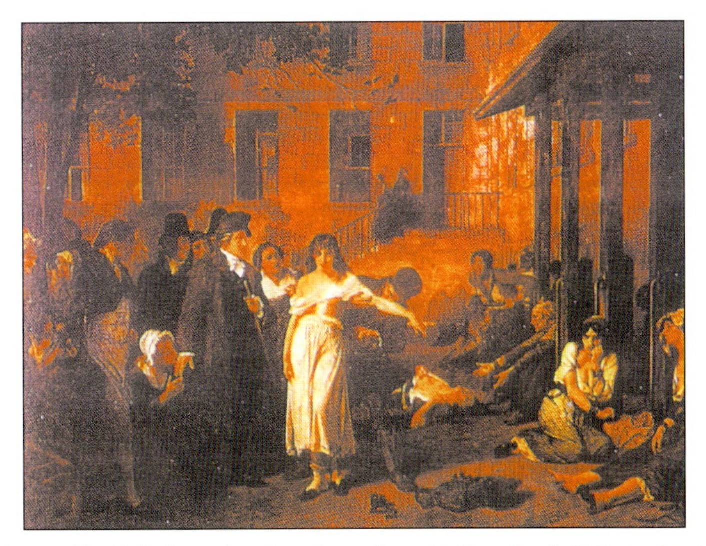

Legendäre Befreiung der „Irren" von ihren Ketten durch Philippe Pinel.

Therapie und Verlauf

Es erfolgte die einmalige Gabe von Stramonium D200 (Staufen) 3 Globuli, mit anschließender Erhaltungstherapie von Stramonium LM VI, 2 x 3 Globuli pro Woche.

Hierunter kam es zu einem schönen Erfolg, den die Mutter wie folgt konstatierte: „Nicht wiederzuerkennen der Junge, lammfromm und herzenslieb ist er geworden!"

Anmerkung

Während bei
- **Belladonna** die **wahnhaften Halluzinationen**, bei
- **Hyoscyamus** die **sexuellen Obsessionen** im Vordergrund stehen, tritt bei
- **Stramonium** die **rasende Zerstörungssucht** in den Mittelpunkt.

Es sind die Hexenkräuter als solches, die – nicht nur in der Pädiatrie – als „wundersame Polychreste" bei z. T. **schwer psychiatrisch Erkrankten** von Nutzen sind.

90. Stramonium: Verhaltensstörung mit Schlagen

Das 2½ jährige, muntere, vitale Mädchen S. wird wegen zunehmend aggressiven Verhaltens mit Schlagen von Gegenständen und Personen und Schreizuständen von den Eltern vorgestellt. Der Familienfrieden sei gestört.

Spontanbericht

„S. schlägt uns beide (Mutter und Vater), besonders aber ihre ältere Schwester zunehmend häufig und gern. Es ist sogar zu einer Situation gekommen, bei der S. bei ihrer Oma war, dort das Bild ihrer großer Schwester an der Wand gesehen und gesagt hat: ‚S. ... J. (Schwester) hauen.' Dabei hat sie gelacht."

Gelenkter Bericht

Schwangerschaft und Geburt seien normal, die psycho-motorische Entwicklung ebenfalls mit regelrechten Meilensteinen verlaufen. Das freie Laufen und die Zahnung haben etwas später als bei der älteren Schwester begonnen. Im Auto und unterwegs singe, plappere, reime und grimassiere sie gern, sei überaus gern in Gesellschaft und liebe ständige Unterhaltung. Sie sei sehr wild. Abends zum Einschlafen hingegen brauche sie Licht und eine offene Tür.

Klinischer Befund

Internistisch-pädiatrischer sowie orientierend neurologischer Status normal, auffallend ist ein pfiffig-heller Gesichtausdruck.

Repertorisation im Synthesis

Gemüt, Destruktivität, Zerstörungswut	u. a. Stram. (4)
Gemüt, Furcht, Dunkelheit, vor der	u. a. Stram. (4)
Gemüt, Grimassen	u. a. Stram. (2)
Gemüt, heftig, vehement, Gewalttaten	u. a. Stram. (3)
Gemüt, Lachen	u. a. Stram. (3)
Gemüt, Redseligkeit, Geschwätzigkeit	u. a. Stram. (3)
Gemüt, Schlagen	u. a. Stram. (2)
Gemüt, Schreien	u. a. Stram. (3)
Gemüt, Sprache, unzusammenhängend	u. a. Stram. (3)
Gemüt, Wildheit	u. a. Stram. (2)

Repertorisation im Radar

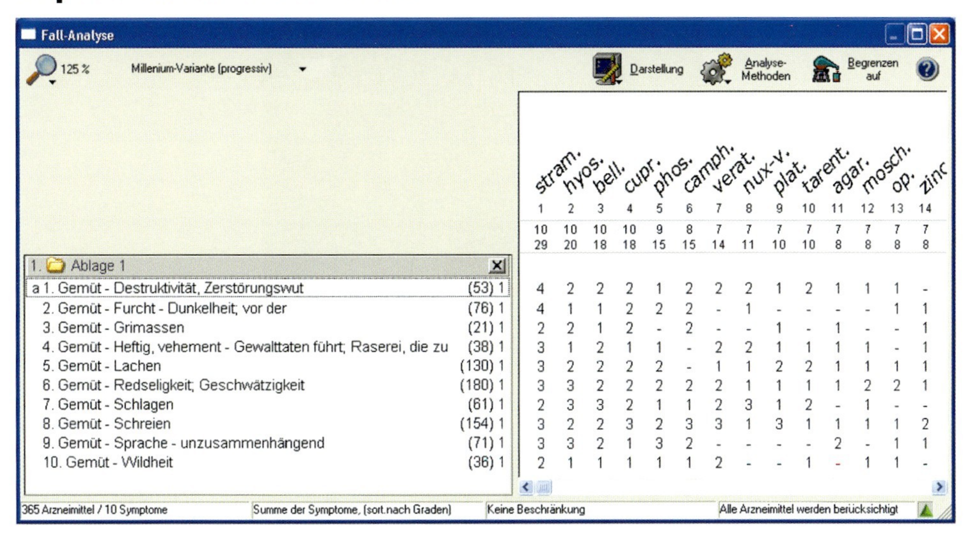

Symptom		stram.	hyos.	bell.	cupr.	phos.	camph.	verat.	nux-v.	plat.	tarent.	agar.	mosch.	op.	zinc
		1	2	3	4	5	6	7	8	9	10	11	12	13	14
		10	10	10	10	9	8	7	7	7	7	7	7	7	7
		29	20	18	18	15	15	14	11	10	10	8	8	8	8
a 1. Gemüt - Destruktivität, Zerstörungswut	(53) 1	4	2	2	2	1	2	2	2	1	2	1	1	1	-
2. Gemüt - Furcht - Dunkelheit; vor der	(76) 1	4	1	1	2	2	2	-	1	-	-	-	-	1	1
3. Gemüt - Grimassen	(21) 1	2	2	1	2	-	2	-	-	1	-	1	-	-	1
4. Gemüt - Heftig, vehement - Gewalttaten führt; Raserei, die zu	(38) 1	3	1	2	1	1	-	2	2	1	1	1	1	-	1
5. Gemüt - Lachen	(130) 1	3	2	2	2	2	-	1	1	2	2	1	1	1	1
6. Gemüt - Redseligkeit; Geschwätzigkeit	(180) 1	3	3	2	2	2	2	2	1	1	1	1	2	2	1
7. Gemüt - Schlagen	(61) 1	2	3	3	2	1	1	2	3	1	2	-	1	-	-
8. Gemüt - Schreien	(154) 1	3	2	2	3	2	3	3	1	3	1	1	1	1	2
9. Gemüt - Sprache - unzusammenhängend	(71) 1	3	3	2	1	3	2	-	-	-	-	2	-	1	1
10. Gemüt - Wildheit	(36) 1	2	1	1	1	1	1	2	-	-	1	-	1	1	-

Therapie und Verlauf

Es erfolgte die einmalige Gabe von Stramonium D200 (DHU) 3 Kügelchen in einem halben Glas Wasser aufgelöst und „verkleppert", 3 Schlucke, noch in der Praxis.

Wenige Tage später rief mich die Mutter begeistert an und berichtete von einer wunderbaren Wirkung. Wörtlich: „Die Kügelchen haben gewirkt. S. hat sich um 180° gedreht, so was Liebes, ... als sie nach Hause kam, hat sie friedlich gespielt und gar nicht mehr geschlagen. Sie hat sich dann noch – was es vorher nie gegeben hat – zur Schwester ins Bett gelegt und mit ihr Kassetten gehört."

Nach 5 bis 6 Wochen erneutes Auftreten von aggressivem Verhalten. Die Eltern berichteten wörtlich: „Das Lieblingswort ist ‚Hauen'. Sie schlägt wieder. Sogar ihre Freundin hat sie beim Abschied auf dem Kopf geschlagen."

Erneut erhielt die kleine S. Stramonium, diesmal in der Potenz C1000 (DHU) 2 Globuli.

Über einen Beobachtungszeitraum von 1½ Jahren hat S. bis heute kein aggressives Verhalten mehr gezeigt.

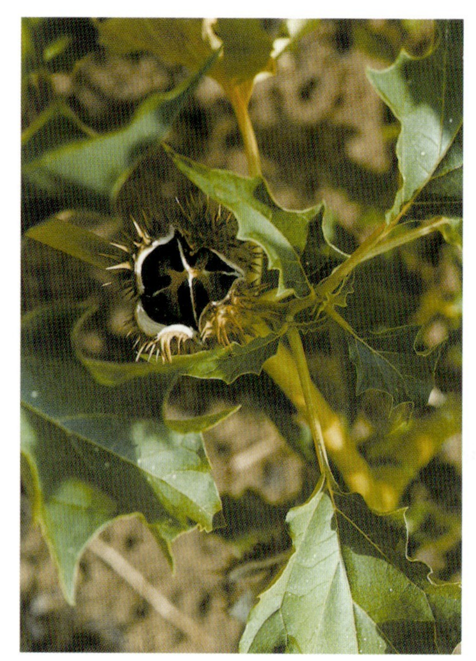

Datura stramonii.

91. Sulphur: Konjunktivitis (= Bindehautentzündung)

Christopher, 4 Jahre, ein lebhafter, neugieriger, intelligenter kleiner Lausbub wird wegen einer Bindehautentzündung des rechten Auges vorgestellt. Typ Michel aus Lönneberga (Astrid Lindgren).

Spontanbericht

Die Mutter berichtet: „C. reagiert äußerst empfindlich auf Licht und Wind und wünscht sich deshalb, wie ein Pirat eine Augenklappe zu tragen. Direkt Augenschmerzen hat er nicht."

Gelenkter Bericht

C. sei am Abend vorher auf einem Gartenfest gewesen. Außer Rand und Band durfte er bis zum Ende des Festes aufbleiben. Christopher, vulkanisch explodierend, sich schnell wieder beruhigend, beschäftigte sich mit dem Sammeln von „Schätzen", auch äußerte er den Wunsch, „am Alkohol zu nippen."

Klinischer Befund

Schwellung rechtes Auge, Bindehaut gerötet und juckend.

Repertorisation im Synthesis

Gemüt, neugierig	u. a. Sulph. (3)
Auge, Bindehaut, Beschwerden der	u. a. Sulph. (3)
Auge, Entzündung der Bindehaut	u. a. Sulph. (3)
Auge, Farbe, rot	u. a. Sulph. (3)
Auge, Jucken	u. a. Sulph. (3)
Auge, Photophobie	u. a. Sulph. (3)
Allgemeines, Speisen und Getränke, Alkohol, Verlangen	u. a. Sulph. (3)

Repertorisation im Radar

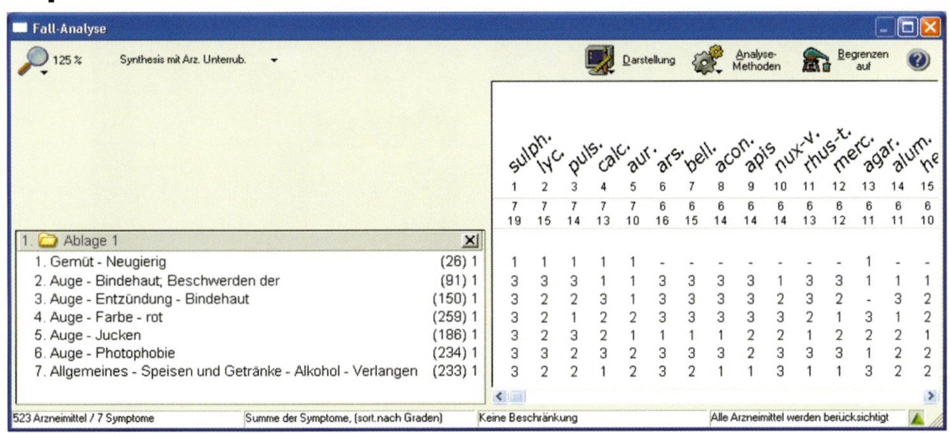

Fall-Analyse

125 % Synthesis mit Arz. Unterrub.

Darstellung | Analyse-Methoden | Begrenzen auf

1. Ablage 1

		sulph.	lyc.	puls.	calc.	aur.	ars.	bell.	acon.	apis	nux-v.	rhus-t.	merc.	agar.	alum.	he
		1	2	3	4	5	6	7	8	9	10	11	12	13	14	15
		7	7	7	7	7	6	6	6	6	6	6	6	6	6	6
		19	15	14	13	10	16	15	14	14	14	13	12	11	11	10
1. Gemüt - Neugierig	(26) 1	1	1	1	1	1	-	-	-	-	-	-	-	1	-	-
2. Auge - Bindehaut; Beschwerden der	(91) 1	3	3	3	1	1	3	3	3	3	1	3	3	1	1	1
3. Auge - Entzündung - Bindehaut	(150) 1	3	2	2	3	1	3	3	3	3	2	3	2	-	3	2
4. Auge - Farbe - rot	(259) 1	3	2	1	2	2	3	3	3	3	3	2	1	3	1	2
5. Auge - Jucken	(186) 1	3	2	3	2	1	1	1	1	2	2	1	2	2	2	1
6. Auge - Photophobie	(234) 1	3	3	2	3	2	3	3	3	2	3	3	3	1	2	2
7. Allgemeines - Speisen und Getränke - Alkohol - Verlangen	(233) 1	3	2	2	1	2	3	2	1	1	3	1	1	3	2	2

523 Arzneimittel / 7 Symptome | Summe der Symptome, (sort.nach Graden) | Keine Beschränkung | Alle Arzneimittel werden berücksichtigt

Therapie und Verlauf

Aufgrund seiner Wesensart und der Repertorisation erfolgte die einmalige Gabe von Sulphur LM VI (Staufen) 3 Globuli.

Die Augenentzündung war innerhalb weniger Stunden abgeheilt.

Anmerkung

Das Lebhafte, das Neugierige, auch das Intelligente steht ganz im Zentrum von Sulphur: Zumindest in der positiven oder besser ausgedrückt in der kompensierten Form. Die negativen Ausgestaltungen (in der nicht kompensierten Form) wie Faulheit, Typ „Gelegenheitsarbeiter", Egoismus und eine unsagbare Unordnung kennen wir: Alles das nimmt der Sulphuriker heiter hin und er hat tatsächlich dabei noch viele Freunde.

Wir kennen weitere typische Sulphur-Symptome wie:

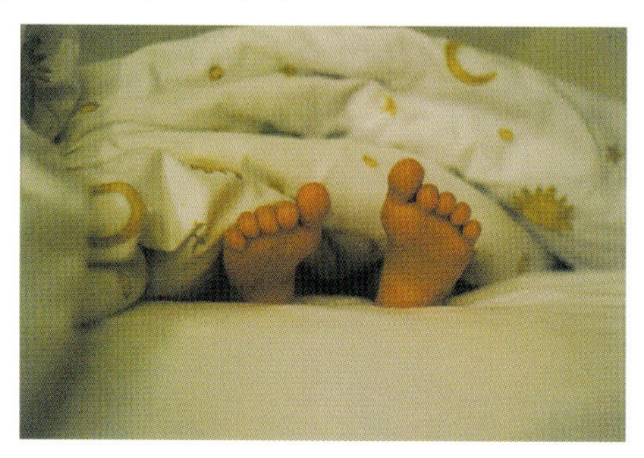

- heiße Fußsohlen, die aus dem Bett gestreckt werden
- „widerborstige Haare", die unordentlich, unzähmbar hoch stehen
- eine fast magische Anziehungskraft für Feuerchen, Wasser und „Matsch"
- sowie eine „unglaubliche Unordnung"

Aber – so zeigen es auch die folgenden Abbildungen: Die Kinder sind zufrieden:

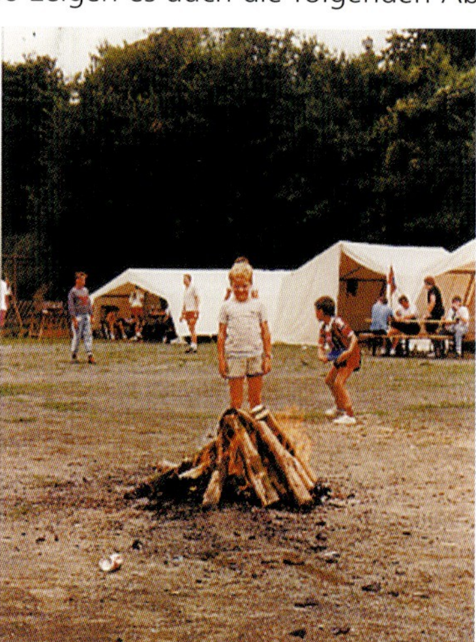

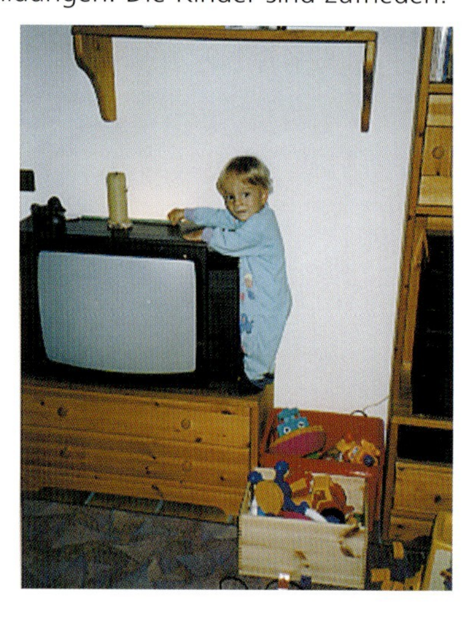

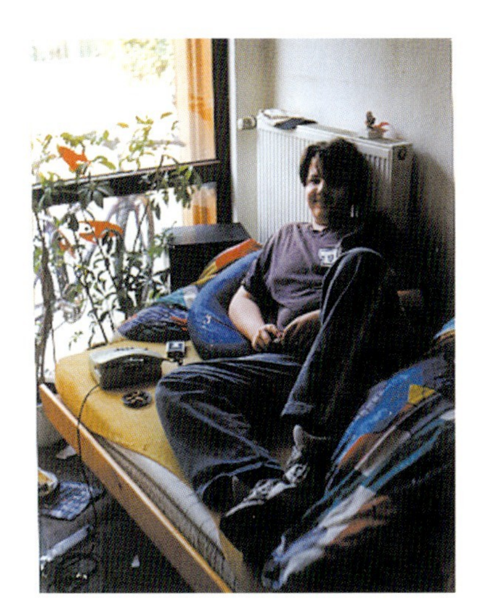

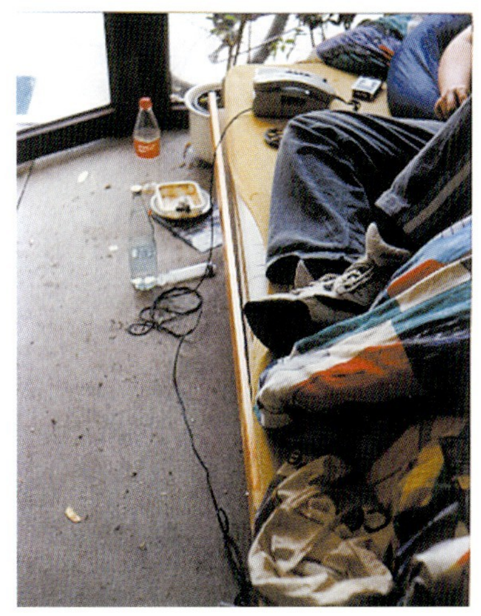

92. Sulphur (Arsen, Silicea): Neurodermitis (= Atopisches Ekzem)

V. kommt bereits im Alter von 3 Monaten wegen einer ausgeprägten Neurodermitis am gesamten Körper mit seiner Mutter zur Vorstellung. Die Hauterscheinungen haben ein Maximum im Gesicht.

Spontanbericht

„Total rote Haut im Gesicht, wie verbrannt, mit stärkstem Juckreiz. Der Junge schläft ausgesprochen schlecht, wohl wegen des Juckreizes."

Gelenkter Bericht

Schwangerschaftsverlauf unauffällig. Die Geburt sei mit über 22 Stunden protrahiert verlaufen. Das Kind wird voll gestillt, die Mutter habe mehrere Kinder- und Hautärzte aufgesucht. Eine Shiatsu-Massage sei erfolglos versucht worden.

Klinischer Befund

Der Kleine schaut ausgesprochen neugierig und wach, er hat einen grazilen Körper, Hände und Füße sind eher kalt.

Repertorisation im Synthesis

Gemüt, neugierig	u. a. Sulf (1)
Kopf, Hautausschläge, Krusten, Schorfe	u. a. Ars. (2), Sil. (2), Sulf (3)
Gesicht, Farbe, rot	u. a. Ars. (2), Sil. (2), Sulf (2)
Gesicht, Hautausschläge	u. a. Ars. (2), Sil. (2), Sulf (3)
Extremitäten, Jucken	u. a. Ars. (2), Sil. (2), Sulf (3)
Extremitäten, Kälte	u. a. Ars. (3), Sil. (2), Sulf (3)
Schlaf, ruhelos	u. a. Ars. (3), Sil. (3), Sulf (3)
Haut, Hautausschläge, schuppig	u. a. Ars. (3), Sil. (2), Sulf (3)
Haut, Hautausschläge, trocken	u. a. Ars. (3), Sil. (3), Sulf (3)
Haut, Jucken	u. a. Ars. (3), Sil. (3), Sulf (1)

Repertorisation im Radar

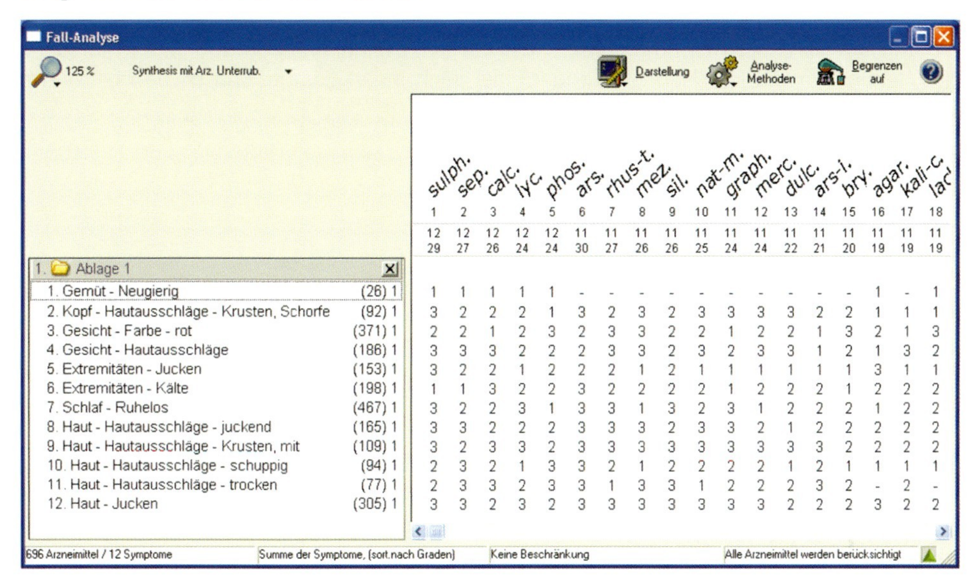

		sulph.	sep.	calc.	lyc.	phos.	ars.	rhus-t.	mez.	sil.	nat-m.	graph.	merc.	dulc.	ars-i.	bry.	agar.	kali-c.	lac
		1	2	3	4	5	6	7	8	9	10	11	12	13	14	15	16	17	18
		12	12	12	12	12	11	11	11	11	11	11	11	11	11	11	11	11	11
		29	27	26	24	24	30	27	26	26	25	24	24	22	21	20	19	19	19
1. Gemüt - Neugierig	(26) 1	1	1	1	1	1	-	-	-	-	-	-	-	-	-	-	1	-	1
2. Kopf - Hautausschläge - Krusten, Schorfe	(92) 1	3	2	2	2	1	3	2	3	2	3	3	3	3	2	2	1	1	1
3. Gesicht - Farbe - rot	(371) 1	2	2	1	2	3	2	3	3	2	2	1	2	2	1	3	2	1	3
4. Gesicht - Hautausschläge	(186) 1	3	3	3	2	2	2	3	3	2	3	2	3	3	1	2	1	3	2
5. Extremitäten - Jucken	(153) 1	3	2	2	1	2	2	2	1	2	1	1	1	1	1	1	3	1	1
6. Extremitäten - Kälte	(198) 1	1	1	3	2	2	3	2	2	2	2	1	2	2	2	1	2	2	2
7. Schlaf - Ruhelos	(467) 1	3	2	2	3	1	3	3	1	3	2	3	1	2	2	2	1	2	2
8. Haut - Hautausschläge - juckend	(165) 1	3	3	2	2	2	3	3	3	2	3	3	2	1	2	2	2	2	2
9. Haut - Hautausschläge - Krusten, mit	(109) 1	3	2	3	3	2	3	3	3	3	3	3	3	3	3	2	2	2	2
10. Haut - Hautausschläge - schuppig	(94) 1	2	3	2	1	3	3	2	1	2	2	2	2	1	2	1	1	1	1
11. Haut - Hautausschläge - trocken	(77) 1	2	3	3	2	3	3	1	3	3	1	2	2	2	3	2	-	2	-
12. Haut - Jucken	(305) 1	3	3	2	3	2	3	3	3	3	3	3	3	2	2	2	3	2	2

Therapie und Verlauf

Es erfolgte zunächst die Gabe von Arsenicum album LM III (DHU) und LM VI (Staufen).

Die Haut besserte sich daraufhin deutlich. In der Selbsteinschätzung Skala 1 bis 6 gab die Mutter vor der Behandlung die Note 6, nach Arsenicum Note 3.

Da die Hauteruptionen krustig und vor allem am Kopf auftraten, die Extremitäten weiterhin kalt waren, erfolgte die Gabe von Silicea LM VI (Staufen).

Hierunter war die Mutter zufrieden, so dass sie nunmehr dem Hautbild und auch dem allgemeinen Zustand ihres Kindes die Note 1–2 gibt.

Erneut wurde das Kind, mittlerweile 2 Jahre alt, wegen erschwerter und pfeifender Atmung vorgestellt. Der Pulmonologe (= Lungenfacharzt) hatte die Diagnose einer spastisch-obstruktiven Bronchitis gestellt. Die Mutter mochte aber kein Cortison und keine Bronchodilatatoren geben und suchte uns auf.

Parallel zu einer **Symbioselenkung** mit PädiBiotik (Pädiatris) erfolgte, da das Kind viel trinkt, gerne nackt und barfuß läuft und leicht explosiv ist – also unter konstitutionellen Erwägungen – die einmalige Gabe von Sulphur LM VI (Staufen).

Zwölf Tage später rief die Mutter an und meinte kurz und fröhlich: „Es ist alles in Ordnung."

Das Kind ist nunmehr völlig beschwerdefrei. Die Mutter vereinbarte jetzt einen Termin für ihren kranken Vater.

Anmerkung

Bei dieser Darstellung erhebt sich gleich die kritische Frage, ob der Einsatz von Arsenicum album und Silicea nicht primär falsch war, da es zu einer Verlagerung des Krankheitsgeschehens von außen (Haut: Neurodermitis) nach innen (Lunge: spastische obstruktive Bronchitis) kam.

Nach *C. Hering* erfolgt die **Heilung** ja gerade

- **von innen nach außen** und von
- **oben nach unten!**

Erst die Gabe von Sulphur stellte die verfahrene Situation wieder richtig: Sulphur war die passende Arznei: eine kleine homöopathische Odyssee bei einem kleinen Patienten!

93. Sulphur: Osteoporose (= Knochenbrüchigkeit)

Frau C., 40 Jahre, hat ein bewegtes Leben hinter sich. Mit 18 Jahren habe sie geheiratet – ihr geliebter Ehemann kam bei einem Verkehrsunfall ums Leben. (Ignatia hätte ihr damals sicher gut getan.) Zwei Jahre später heiratete sie erneut. Mit Zwillingen hochschwanger, wurde sie vom zweiten Mann verlassen. Vorzeitige Wehen führten zur Frühgeburt der Zwillinge (920 g und 860 g!), die wochenlang auf der Intensivstation betreut werden mussten. Die zwei Mädchen hat sie allein großgezogen, nebenher arbeitend habe sie ihren Lebensmut nicht verloren und sei immer fröhlich geblieben.

1994 habe sie eine cerebrale Blutung (Angiom) erlitten, die erfolgreich operativ versorgt wurde. Doch habe sie seitdem unerträgliche Kopfschmerzen, Dys- und Parästhesien, Gedächtnisschwäche und eine große Operationsnarbe. Trotz Psychotherapie habe sie eine Medikamentenabhängigkeit insbesondere auf Paracetamol, Rohypnol (Flunitrazepam) und Tramal (mittelmäßige Suchtkomponente) entwickelt. Zusätzlich habe sie Carbamazepin (Timonil) als Antiepileptikum erhalten. Nun kommt sie zur homöopathischen Behandlung.

Spontanbericht

„Ich weiß weder ein noch aus, wegen ständiger unerträglicher Kopf- und Rückenschmerzen. Die Rückenschmerzen bessern sich bei Bewegung und festem Druck. Sie werden schlechter durch Rückenlage und Husten ..., Außerdem habe ich Ameisenlaufen und Missempfindungen im linken Fuß. ... Ich habe großen seelischen Kummer. Mein Lebenspartner, der deutlich älter ist als ich, lässt sich gehen, trinkt, wäscht sich nicht mehr und lässt seinen Diabetes nicht ärztlich behandeln."

Gelenkter Bericht

Ihr neuer Lebensgefährte kümmere sich nicht um sie. Sie habe versucht, eine neue Existenz mit ihm in Italien aufzubauen. Beide Mädchen besuchen derzeit eine italienische Schule. Wegen ihrer unsicheren Situation und der unerträglichen Schmerzen sei sie völlig verzweifelt. Sie mache gerade Urlaub in Deutschland, besuche ihre Eltern und habe daher nicht viel Zeit.

Therapie und Verlauf

Entgegen der üblichen Vorgehensweise erfolgte die sofortige Gabe von Ignatia D200 (Staufen) 3 Globuli. Am nächsten Tag erhält sie Rhus toxicodendron LM VI (Staufen) 3 Globuli.

Danach ging es ihr bereits seelisch und geistig besser. Dennoch stellte sie sich nach einem Monat mit noch intensiverer Verzweiflung vor. In einer deutschen orthopädischen Klinik sei eine ausgeprägte Osteoporose der Lendenwirbel diagnostiziert worden. Die Veränderungen seien so stark, dass die Chirurgen jegliche Operationen ablehnen. Diesmal erfolgte, wiederum gegen die homöopathische Regel, eine Kombination von Akupunktur, Homöopathie, Symbioselenkung mit Mutaflor (Ardeypharma) und zur Entgiftung und Ausleitung über die Nieren erhält sie die bewährte Goldruten-Arznei Solidagoren (Klein).

In der Konstitution der Patientin mutet etwas „Unverwüstliches, Lebensfrohes, eine Art Mutter Courage" an. Sie ist tapfer, sorgt sich um ihre Kinder und um ihre Eltern, bringt ihren kranken Vater in die Praxis zur Untersuchung mit und – notabene – zeigt Lebensmut. „Es wird schon werden!"

Aus der Krankenakte übernehmen wir noch folgende Eintragungen:
- *Trinkt sehr viel Flüssigkeit*
- *Schwitzt viel, die Hände sind immer feucht (Zitat: „Will gar nicht die Hand geben.")*
- *Steht früh auf und ist dabei gutgelaunt*
- *Schlaf oberflächlich*
- *Geistig-körperliches Tief gegen 11.00 Uhr morgens*

Repertorisation im Synthesis

Gemüt, Kummer	u. a. Sulph. (2)
Gemüt, optimistisch	u. a. Sulph. (2)
Kopf, Schmerz, chronisch	u. a. Sulph. (2)
Kopf, Schmerz stechend	u. a. Sulph. (3)
Magen, Durst	u. a. Sulph. (3)
Magen, Durst, große Mengen, auf	u. a. Sulph. (3)
Rücken, Schmerz, Lumbalregion	u. a. Sulph. (3)
Rücken, Schmerz, lumbal, Sitzen, beim	u. a. Sulph. (2)
Extremitäten, Ameisenlaufen, Füße	u. a. Sulph. (2)
Extremitäten, Schweiß, Hände	u. a. Sulph. (3)
Schlaf, leicht, nicht tief	u. a. Sulph. (2)
Allgemeines, Schweiß, beim, agg.	u. a. Sulph. (3)
Allgemeines, vormittags, 11 h	u. a. Sulph. (4)

Repertorisation im Radar

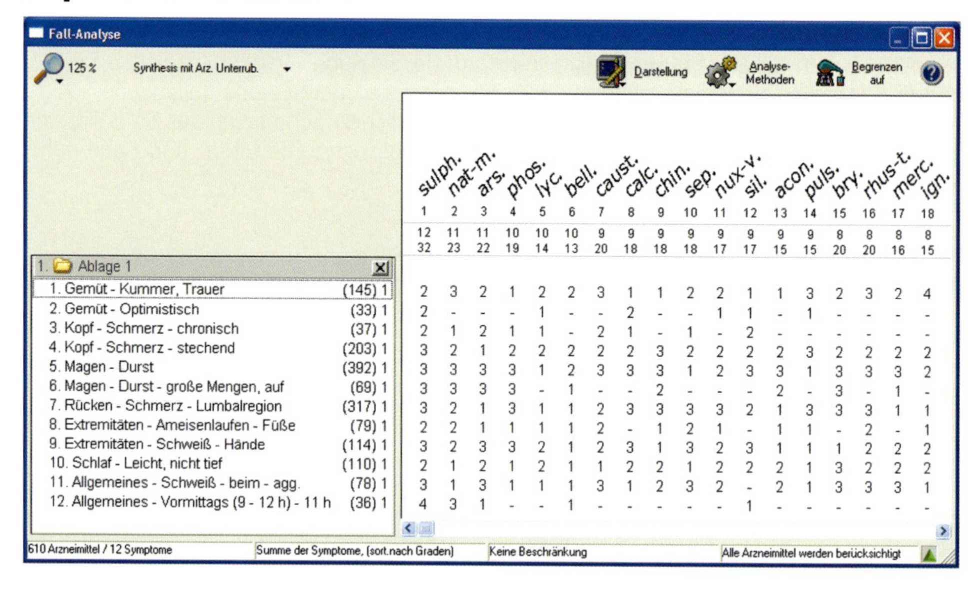

	sulph.	nat-m.	ars.	phos.	lyc.	bell.	caust.	calc.	chin.	sep.	nux-v.	sil.	acon.	puls.	bry.	rhus-t.	merc.	ign.
	1	2	3	4	5	6	7	8	9	10	11	12	13	14	15	16	17	18
	12	11	11	10	10	10	9	9	9	9	9	9	9	9	8	8	8	8
	32	23	22	19	14	13	20	18	18	18	17	17	15	15	20	20	16	15
1. Gemüt - Kummer, Trauer (145) 1	2	3	2	1	2	2	3	1	1	2	2	1	1	3	2	3	2	4
2. Gemüt - Optimistisch (33) 1	2	-	-	-	1	-	-	2	-	-	1	1	-	1	-	-	-	-
3. Kopf - Schmerz - chronisch (37) 1	2	1	2	1	1	-	2	1	-	1	-	2	-	-	-	-	-	-
4. Kopf - Schmerz - stechend (203) 1	3	2	1	2	2	2	2	2	3	2	2	2	2	3	2	2	2	2
5. Magen - Durst (392) 1	3	3	3	3	1	2	3	3	3	1	2	3	3	1	3	3	3	2
6. Magen - Durst - große Mengen, auf (69) 1	3	3	3	3	-	1	-	-	2	-	-	-	2	-	3	-	1	-
7. Rücken - Schmerz - Lumbalregion (317) 1	3	2	1	3	1	1	2	3	3	3	3	2	1	3	3	3	1	1
8. Extremitäten - Ameisenlaufen - Füße (79) 1	2	2	1	1	1	1	2	-	1	2	1	-	1	1	-	2	-	1
9. Extremitäten - Schweiß - Hände (114) 1	3	2	3	3	2	1	2	3	1	3	2	3	1	1	1	2	2	2
10. Schlaf - Leicht, nicht tief (110) 1	2	1	2	1	2	1	1	2	2	1	2	2	2	1	3	2	2	2
11. Allgemeines - Schweiß - beim - agg. (78) 1	3	1	3	1	1	1	3	1	2	3	2	-	2	1	3	3	3	1
12. Allgemeines - Vormittags (9 - 12 h) - 11 h (36) 1	4	3	1	-	-	1	-	-	-	-	-	1	-	-	-	-	-	-

Therapie und Verlauf

Nach der Einnahme von Sulphur LM VI (Staufen) 2 x 3 Globuli pro Woche über mehrere Wochen mit ergänzender Akupunktur 2 x wöchentlich kam es zur Besserung.

Die Patientin wörtlich: „Es geht mir gut. Ich war tanzen und es hat mir richtig Spaß gemacht."

Anmerkung

Diese schöne Kasuistik bzw. Kranken-Geschichte zeigt uns, dass sich Erfolge selbst in verzweifelten Situationen erzielen lassen. Dabei muss die Therapie nicht monoman ausgerichtet sein. Homöopathie, Akupunktur, Phytotherapie, Ausleitung sowie Empathie ergänzten sich gut und führten zum Erfolg – was auch unser Ziel ist.

94. Thuja: Beginnende Psychose, Magen-Darm-Symptomatik, Harnwegsinfekt

Frau A., 39 Jahre, verheiratet, kinderlos, ehemalige Waldorf-Erzieherin, schüchtern, zurückhaltend, ja fast verschlossen wirkend, feine, grazile äußere, etwas linkische Erscheinung, irgendwie dunkel, geheimnisvoll und melancholisch, mit Dominanz der schwarzen Galle in der Complexion (= Säftemischung), hatte bereits eine Einzel- und mehrere Gruppentherapien hinter sich. Trotzdem fiel es ihr schwer, mit der Erinnerung an den Tod ihrer älteren Schwester fertig zu werden. Sie war bei einem Verkehrsunfall auf tragische Weise ums Leben gekommen.

In der Anamnese gab die Patientin zunächst wenig von sich preis. Ich wusste lange nicht, woran ich war. Nach mehreren „Sitzungen" stellte sich folgendes „ungefähre Bild" heraus: uncharakteristischer Oberbauch- bzw. Magenschmerz drückend, brennend und z. T. pulsierend, Schwächezustände z. T. mit Erbrechen. Gefühl der Unzufriedenheit in der beruflichen Situation. Eigenartige eher unbestimmbare Gefühle wie: Gefühl von Ohnmacht, Gefühl der Unwirklichkeit, Gefühl, als sei sie nicht ganz da, Gefühle des Misstrauens, Gefühl, alles sei unwirklich ... etc. Auf der Geistes- und Gemütsebene enormer Leidensdruck bei Erinnerung an den Tod ihrer Schwester. Sie hatte mehrere Ärzte (Hausarzt, Internist, ...) und eine Psychosomatische Klinik konsultiert – jedoch ohne wesentlichen Erfolg.

Der von einem internistischen Kollegen erstellte Befund lautete nach umfangreichen klinischen und laborchemischen Untersuchungen ebenfalls irgendwie nichts sagend:

„ ... Somit besteht ein auffällig hohes Serum-Eisen, das ggf. in Verbindung mit der Pankreas-Veränderung von Bedeutung sein könnte. Um eine Hämochromatose auszuschließen, sollte die Eisenbindungskapazität und das Serum-Ferritin überprüft werden ... Thrombozytose mit kleinen Thrombozyten – eine Thrombozytopathie ist auszuschließen. ... Wegen der erheblichen Übersäuerung des Magens Therapie mit Antra (Omeprazol) für 10 Tage und dringende Reduzierung des Teekonsums empfohlen."

Spontanbericht

In eine der zahlreichen Therapiestunden brachte die Patientin einen persönlichen Brief mit. Wichtige Informationen daraus seien hier zitiert:
„... Widerwillen gegen die Welt, die Menschen und die neuen Entwicklungen. ... Ich will und kann mich nicht richtig zeigen, ich möchte eher unerkannt sein, ja nicht auffallen. Ich kann nicht gut meine Meinung sagen, möchte anderen keine Umstände machen. Die Welt ist mir feindlich gesonnen... Ich bin nicht wirklich in dieser Welt. ... Neigung zu Schwindel"

Trotz des feinen Wesens und des eher dezenten Auftretens der Patientin fühlte ich mich unsicher und wusste zunächst nicht, woran ich war und ob nicht ein Psychiater besser an meiner Stelle wäre. Diesen Gedanken schob ich jedoch zunächst weg. Die Behandlung erfolgte zunächst – auch um Zeit zu gewinnen – durch unterstützende Gespräche. Frau A. brachte folgende persönliche Zeichnungen mit, die ich als erschreckend empfand.

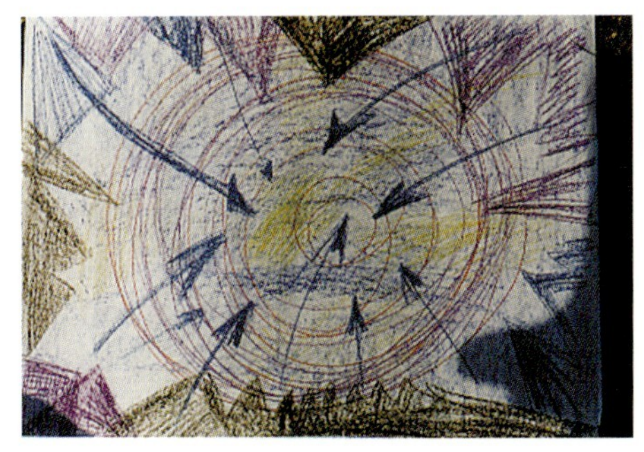

Abb. 1: Sie erklärte: „ ... sehr stark bedroht, ... Farbe Blau war da wie im Äther kaltes – dichtes Blau, ... Berge drum herum, ... ich fliege an die Berge, ... sobald ich mich niederlasse, fühle ich mich bedroht, ... Pfeile bedrohen mich und das Ganze, ... verwirrt mich, ... das sind die Kreise."

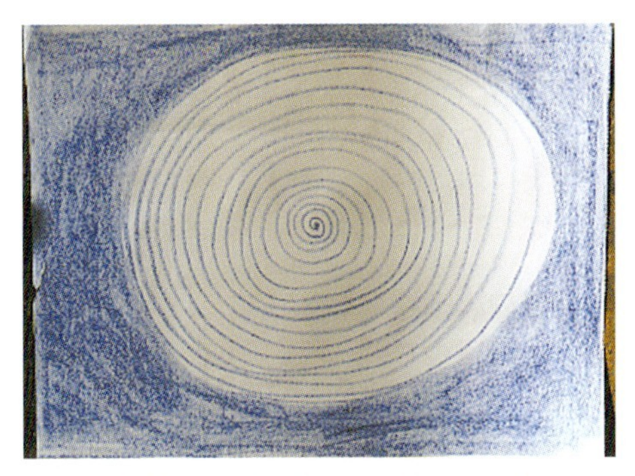

Abb. 2: „... Blau der Gefühle, ... da ist was abgetrennt in mir, ... dichtes Blau – hier mehr Gefühl eingebettet zu sein, ... einen Weg zu gehen."

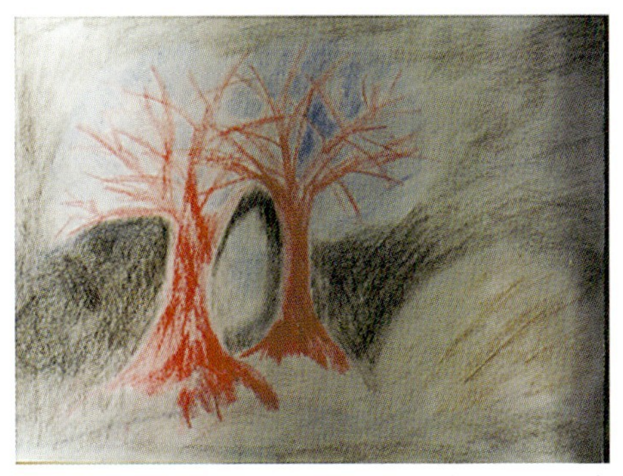

Abb. 3: „Da wollte ich zunächst ein Haus malen, aber die Bäume haben sich reingedrängt, Farbe Rot, ... zwischen den Bäumen ein tiefes Loch – Gefühl, Gefühl, kein richtiges Leben."

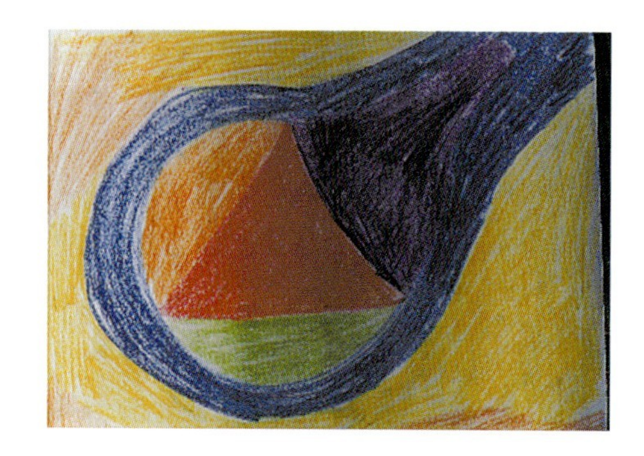

Wegen eines interkurrenten Harnwegsinfektes erfolgte die Gabe von Cannabis indica C30. Die Patientin gab zu diesem organischen Symptom ein Geistes- und Gemütssymptom an: „Als ob die Seele hoch und runter rutsche". Cannabis indica brachte keinen Erfolg.

Erst jetzt erfuhr ich, dass die Patientin während ihrer Studentenzeit in Berlin Drogen-Erfahrungen mit Cocain und LSD gemacht hatte. Während der therapeutischen Behandlung bekam ich zunehmend Angst, dass sie eine Psychose entwickeln könne. Ich repertorisierte nochmals sorgfältig die Leitsymptome.

Repertorisation nach Barthel

SR Spalte 160	Verwirrung des Geistes	u. a. Thuja (2)
SR Spalte 169	Verwirrung über seine Identität	u. a. Thuja (1)
SR Spalte 353	Wahnideen, Seele, der Körper sei zu klein für	u. a. Thuja (1)

Repertorisation im Synthesis

Gemüt, Abscheu, Leben, gegen das	u. a. Thuj. (3)
Gemüt, argwöhnisch, misstrauisch	u. a. Thuj. (1)
Gemüt, Gesellschaft, Abneigung gegen	u. a. Thuj. (2)
Gemüt, unzufrieden	u. a. Thuj. (2)
Gemüt, Verwirrung, geistige Identität, Dualität, Gefühle der	u. a. Thuj. (1)
Gemüt, Wahnidee, getrennt, Körper – Seele	u. a. Thuj. (1)
Schwindel, Schwindel im Allgemeinen	u. a. Thuj. (2)
Magen, Schmerz, brennend	u. a. Thuj. (1)
Magen, Schmerz, drückend	u. a. Thuj. (2)
Blase, Entzündung	u. a. Thuj. (2)
Blase, Harndrang	u. a. Thuj. (3)
Blase, Harndrang, häufig	u. a. Thuj. (3)
Blase, Harndrang, plötzlich	u. a. Thuj. (2)
Haut, glänzend	u. a. Thuj. (1)

Repertorisation im Radar

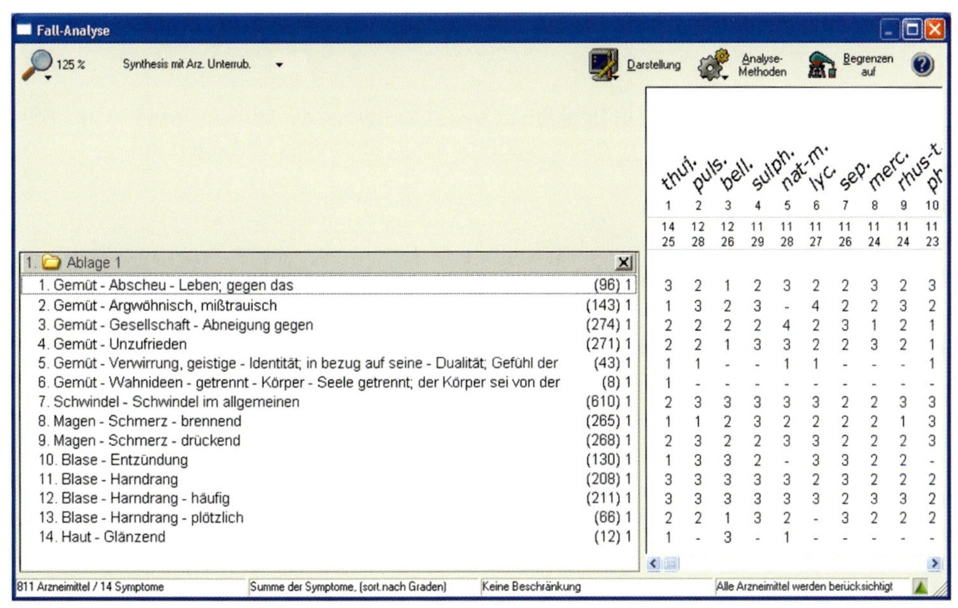

		thuj.	puls.	bell.	sulph.	nat-m.	lyc.	sep.	merc.	rhus-t.	ph
		1	2	3	4	5	6	7	8	9	10
		14	12	12	11	11	11	11	11	11	11
		25	28	26	29	28	27	26	24	24	23
1. Gemüt - Abscheu - Leben; gegen das	(96) 1	3	2	1	2	3	2	2	3	2	3
2. Gemüt - Argwöhnisch, mißtrauisch	(143) 1	1	3	2	3	-	4	2	2	3	2
3. Gemüt - Gesellschaft - Abneigung gegen	(274) 1	2	2	2	2	4	2	3	1	2	1
4. Gemüt - Unzufrieden	(271) 1	2	2	1	3	3	2	2	3	2	1
5. Gemüt - Verwirrung, geistige - Identität; in bezug auf seine - Dualität; Gefühl der	(43) 1	1	1	-	-	1	1	-	-	-	1
6. Gemüt - Wahnideen - getrennt - Körper - Seele getrennt; der Körper sei von der	(8) 1	1	-	-	-	-	-	-	-	-	-
7. Schwindel - Schwindel im allgemeinen	(610) 1	2	3	3	3	3	3	2	2	3	3
8. Magen - Schmerz - brennend	(265) 1	1	1	2	3	2	2	2	2	1	3
9. Magen - Schmerz - drückend	(268) 1	2	3	2	2	3	3	2	2	2	3
10. Blase - Entzündung	(130) 1	1	3	3	2	-	3	3	2	2	-
11. Blase - Harndrang	(208) 1	3	3	3	3	3	2	3	2	2	2
12. Blase - Harndrang - häufig	(211) 1	3	3	3	3	3	3	2	3	3	2
13. Blase - Harndrang - plötzlich	(66) 1	2	2	1	3	2	-	3	2	2	2
14. Haut - Glänzend	(12) 1	1	-	3	-	1	-	-	-	-	-

Therapie und Verlauf

In dieser, für die Patientin und auch für mich ängstigenden, eher unklaren und „dunkel, geheimnisvoll verschlossenen" Situation entschied ich mich aufgrund des allgemeinen Eindrucks für Thuja C200 (Gudjons) 3 Globuli.

Fünf Tage später berichtete Frau A.: „Es hat gut getan. Ich habe keinen Harndrang mehr, habe mich regeneriert, auch seelisch und beruflich ist es besser."

Ein Vierteljahr später erschien sie wieder: „Ich bin wieder häufig missgelaunt, die Haut ist wieder schlechter und fettiger." Ich verordnete jetzt Thuja M (Schmidt-Nagel) 3 Globuli.

Kurz darauf berichtete sie: „Ich fühle mich ziemlich wohl im Moment." Mir fiel auf, dass sie auch äußerlich besser aussah. Die erwähnten Zustände sind in einem Beobachtungszeitraum von drei Jahren nicht mehr aufgetreten.

Anmerkung

Mit Thuja möchte sich der Anfänger in der Homöopathie nicht so recht beschäftigen: „... irgendwie unappetitlich" meinte hierzu eine unserer jungen Assistentinnen.

Die Leserinnen und Leser seien jedoch auf unseren Übersichtsartikel **Thuja occidentalis: Zwischen sinister und göttlich** verwiesen.

95. Tuberculinum: Rezidivierende Angina tonsillaris (= wiederkehrende Mandelentzündung)

Der Junge N., 9 Jahre, kommt in Begleitung seiner Mutter in die Sprechstunde. Vom äußeren Aspekt fallen rote Lippen und ein ausgesprochen unruhiges Verhalten auf.

Spontanbericht

Die Mutter berichtet: „Seit drei Jahren hat N. immer wieder starke Halsentzündung mit ausgeprägter Drüsenschwellung."

Haus-Baum-Mensch

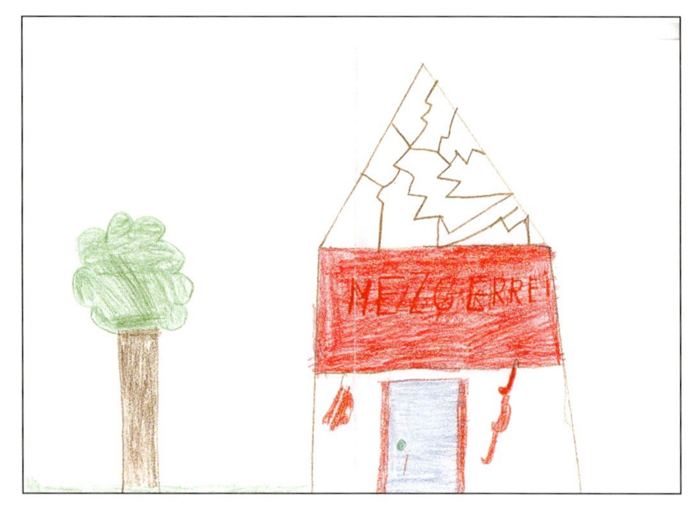

Der Mensch wurde zwar vergessen, dafür wurde aber das Haus als eine Metzgerei ausgestaltet.

Gelenkter Bericht

Die Halsentzündungen treten besonders im Winter auf. N habe viel Nachtschweiß, sei sehr nervös und zappelig, könne aggressiv und wütend werden. Es bestehe ein ausgeprägtes Verlangen nach Wurst und Fleisch (s. o. Haus-Baum-Mensch-Zeichnung). Zur Familienanamnese ergänzen die Eltern, dass es eine erbliche Belastung von ständigen Halsentzündungen und Streptokokkeninfektionen in der Familie gebe: Das rheumatische Fieber der Großmutter und des Großvaters wurden hiermit in Zusammenhang gebracht.

Repertorisation im Synthesis

Gemüt, Ruhelosigkeit	u. a. Tub. (2)
Gemüt, Zorn, heftig	u. a. Tub. (2)
Gesicht, Farbe, rot, Lippen	u. a. Tub. (2)
Innerer Hals, Entzündung, Tonsillen,	u. a. Tub. (3)
Schweiß, nachts, Mitternacht nach	u. a. Tub. (3)

Allgemeines, Krankengeschichte, Tonsillitis, wiederkehrend — u. a. Tub. (3)
Allgemeines, Kälte, agg. — u. a. Tub. (2)
Allgemeines, Kälte, Erkältungsneigung — u. a. Tub. (3)
Allgemeines, Speisen, Fleisch, Verlangen — u. a. Tub. (1)
Allgemeines, Speisen, Geräuchertes, Verlangen — u. a. Tub. (3)

Repertorisation im Radar

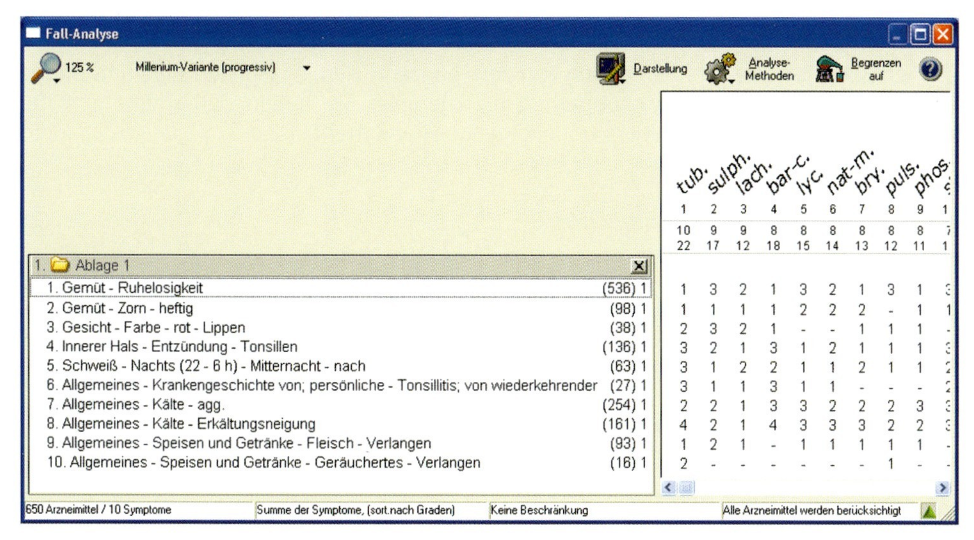

Fall-Analyse

125 % Millenium-Variante (progressiv) — Darstellung — Analyse-Methoden — Begrenzen auf

1. Ablage 1

Symptom		tub.	sulph.	lach.	bar-c.	lyc.	nat-m.	bry.	puls.	phos.
		1	2	3	4	5	6	7	8	9
		10	9	9	8	8	8	8	8	8
		22	17	12	18	15	14	13	12	11
1. Gemüt - Ruhelosigkeit	(536) 1	1	3	2	1	3	2	1	3	1
2. Gemüt - Zorn - heftig	(98) 1	1	1	1	1	2	2	2	-	1
3. Gesicht - Farbe - rot - Lippen	(38) 1	2	3	2	1	-	-	1	1	1
4. Innerer Hals - Entzündung - Tonsillen	(136) 1	3	2	1	3	1	2	1	1	1
5. Schweiß - Nachts (22 - 6 h) - Mitternacht - nach	(63) 1	3	1	2	2	1	1	2	1	1
6. Allgemeines - Krankengeschichte von; persönliche - Tonsillitis; von wiederkehrender	(27) 1	3	1	1	3	1	1	-	-	-
7. Allgemeines - Kälte - agg.	(254) 1	2	2	1	3	3	2	2	2	3
8. Allgemeines - Kälte - Erkältungsneigung	(161) 1	4	2	1	4	3	3	3	2	2
9. Allgemeines - Speisen und Getränke - Fleisch - Verlangen	(93) 1	1	2	1	-	1	1	1	1	1
10. Allgemeines - Speisen und Getränke - Geräuchertes - Verlangen	(16) 1	2	-	-	-	-	-	-	1	-

650 Arzneimittel / 10 Symptome — Summe der Symptome, (sort.nach Graden) — Keine Beschränkung — Alle Arzneimittel werden berücksichtigt

Therapie und Verlauf

Es erfolgte die einmalige Gabe von Tuberculinum D200 (Staufen) 3 Globuli.

Zusätzlich abendliche Halswickel mit Lymphdiaral-Salbe (Pascoe) sowie Symbioselenkung mit Symbioflor I.
14 Tage später kam der Anruf der Mutter: „Es geht ihm hervorragend!"
Über die gesamte Wintersaison traten keine Infekte auf.

Anmerkung

Zur richtigen Arzneimittelwahl führte nicht nur die oben genannte Repertorisation, sondern auch die Prima-vista-Diagnose: rote Lippen, das auffallende nervöse Wesen des Kindes sowie der sehr schöne und im wahrsten Sinne des Wortes bezeichnende Haus-Baum-Mensch-Test. N. meinte hierzu, er habe den Menschen nicht gemalt, weil ihm keine „Hautfarbe" zur Verfügung gestanden habe. In der Zeichnung des kleinen Patienten kommt deutlich das für Tuberculinum so bezeichnende Verlangen nach Fleisch und Geräuchertem zum Ausdruck: Das Haus ist als Metzgerei gezeichnet, bei der Schinken und Wurst geradezu opulent „draußen hängen".

Dieses Symptom wird auch von **Calcium phosphoricum** mit abgedeckt, ein **Folgemittel**, an das man bei diesem Patienten – neben **Phosphor** – denken muss, sollte die Wirkung von Tuberculinum nachlassen.
Siehe hierzu unseren Band III, 5. Kapitel, **Tuberculinum: Das Rast- und Ruhelose.**

96. Tuberculinum: Rezidivierende obstruktive (= verengende) Bronchitis

Der kleine Junge L., fast 1 Jahr alt, wird wegen ständigen Hustens, tags und nachts, z. T. bellend, z. T. geradezu hackend, vorgestellt.

Spontanbericht

Die verzweifelten Eltern haben genug von der „ganzen Chemie", suchen Hilfe und fragen nach Möglichkeiten einer homöopathischen Therapie. Sie haben den Arztbericht der Universitäts-Klinik dabei, aus dem u. a. Folgendes hervorgeht: „ …

„Klinische Diagnose:
- *Rezidivierende obstruktive Bronchitis*

Therapie-Empfehlung:
Fortführung der antiinflammatorischen Inhalationstherapie, aktuell möglichst 3 x täglich, dabei tagsüber Broncholytika 2 x 0,2 mg Budenosid (Budiair), jeweils vorher 2 Hub Salbutamol (Sultanol) über die Inhalierhilfe und am Abend 0, 5 mg Budesonid sowie 5 Trpf. Sultanol in NaCl 0,9 % über den Düsenvernebler. Wir bitten um Wiedervorstellung nach 4–6 Wochen zur erneuten klinischen Evaluierung, um bei Persistenz der Beschwerden ggf. eine weiterführende Diagnostik hinsichtlich eines gefäßbedingten Prozesses zu veranlassen."

Gelenkter Bericht

Die Mutter unterstreicht nochmals o. g. Angaben und betont: „Ständiger Husten, … deutliche Verschlechterung in den Wintermonaten ab Oktober und November, Besserung im Urlaub an der See und im Gebirge. … Überhaupt reist er anscheinend gern".

Repertorisation im Synthesis

Gemüt, Reisen, Verlangen nach	u. a. Tub. (3)
Husten, anhaltend	u. a. Tub. (1)
Husten, bellend	u. a. Tub. (1)
Husten, hart	u. a. Tub. (1)
Allgemeines, Kälte, agg.	u. a. Tub. (2)
Allgemeines, Kälte, Erkältungsneigung	u. a. Tub. (3)
Allgemeines, Luft – Seeluft amel.	u. a. Tub. (2)

Repertorisation im Radar

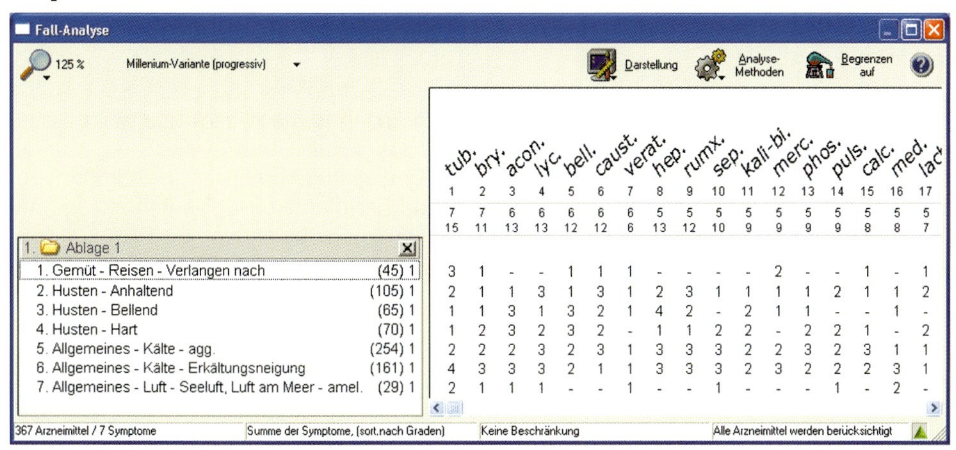

	tub.	bry.	acon.	lyc.	bell.	caust.	verat.	hep.	rumx.	sep.	kali-bi.	merc.	phos.	puls.	calc.	med.	lac
	1	2	3	4	5	6	7	8	9	10	11	12	13	14	15	16	17
	7	7	6	6	6	6	6	5	5	5	5	5	5	5	5	5	5
	15	11	13	13	12	12	6	13	12	10	9	9	9	9	8	8	7
1. Gemüt - Reisen - Verlangen nach (45) 1	3	1	-	-	1	1	1	-	-	-	-	2	-	-	1	-	1
2. Husten - Anhaltend (105) 1	2	1	1	3	1	3	1	2	3	1	1	1	1	2	1	1	2
3. Husten - Bellend (65) 1	1	1	3	1	3	2	1	4	2	-	2	1	1	-	-	1	-
4. Husten - Hart (70) 1	1	2	3	2	3	2	-	1	1	2	2	-	2	2	1	-	2
5. Allgemeines - Kälte - agg. (254) 1	2	2	2	3	2	3	1	3	3	3	2	2	3	2	3	1	1
6. Allgemeines - Kälte - Erkältungsneigung (161) 1	4	3	3	3	2	1	1	3	3	3	2	3	2	2	2	3	1
7. Allgemeines - Luft - Seeluft, Luft am Meer - amel. (29) 1	2	1	1	1	-	-	1	-	-	1	-	-	-	1	-	2	-

Therapie und Verlauf

Da als Folgemittel von Tuberculinum Phosphor sehr gut wirkt, rezeptierte ich noch Phosphor LM VI (Staufen), das jedoch nicht gebraucht wurde.

Anmerkung

Die überragende klinische Bedeutung von **Tuberculinum** und **Phosphor** und deren komplementäre – innigste – Verbindung ist nicht nur meine alltägliche homöopathische Beobachtung, sondern auch Erkenntnis der internationalen homöopathischen Literatur: So sprach mein hochgeschätzter Lehrer *Edward C. Whitmont*, dem ich mehrfach persönlich begegnen durfte, von den

„Beiden großen Exkarnationsmitteln Tuberculinum und Phosphor".

Zum Verständnis dieses Satzes siehe unseren Band III, 6. Kapitel: **Tuberculinum: Das Rastlose in allen Bereichen. Zwischen äußerem Einfluss und innerer Bereitschaft,** und insbesondere das dynamische Schaubild von Tuberculinum in seiner kompensierten (+) und dekompensierten (-) Ausprägung.

97. Tuberculinum, Lycopodium: Cerebrales Anfallsleiden (Rolando-Epilepsie)

C., 7 Jahre, mit cerebralem Anfallsleiden (Rolando-Epilepsie) nach bislang altersgemäßer psychomotorischer Entwicklung kommt in Begleitung seiner Eltern in die Sprechstunde. Sowohl klinisch als auch im EEG gibt es Hinweise für eine Rolando-Epilepsie. Er kommt zur homöopathischen Behandlung, da die Eltern die indizierte antikonvulsive Behandlung mit Sultiam (Ospolot) wegen der befürchteten Nebenwirkungen ablehnen.

Seit November 1997 seien Synkopen unklarer Genese mit Umfallen aufgetreten. Er sei kurz weggetreten. Der behandelnde Neurologe habe keine eindeutige Diagnose stellen wollen, da das EEG unauffällig war. Es sei ebenso eine Kreislaufschwäche mit orthostatischer Dysregulation im Kreislaufbelastungs-Test nach Schellong festgestellt worden. Im Februar 1999, 15 Monate später, sei es erneut zu o. g. Symptomatik gekommen, jetzt aber zusätzlich mit Zuckungen der rechten Wange, des Mundes und der Augen mit Zungenlähmung.

Zweimalig waren im EEG = Elektroencephalogramm nun eindeutig HsA = hypersynchrone Aktivitäten präzentrotemporal rechts i. S. eines Sharp-slow-waves-Fokus nachzuweisen. Die Indikation für eine schulmedizinisch antikonvulsive Therapie mit Sultiam (Ospolot) wurde gestellt.

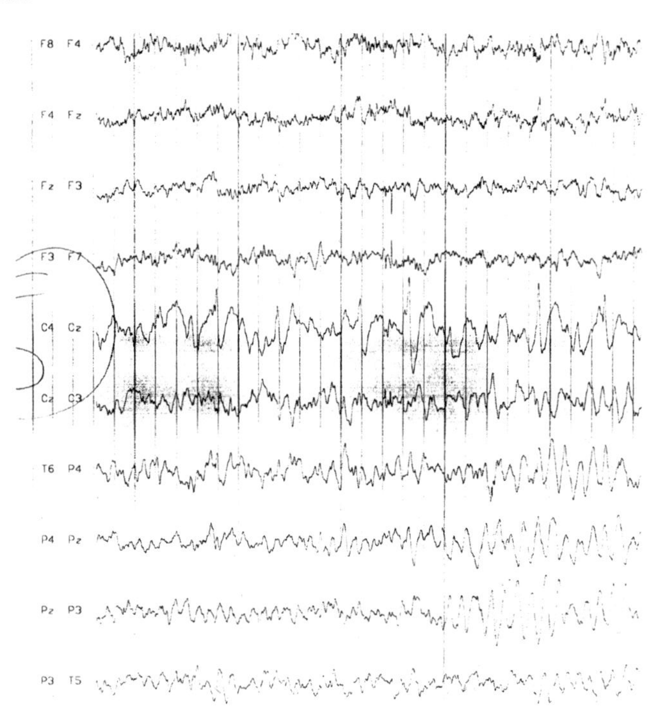

Abb. 1: Rolando Epilepsie. Typischer EEG-Befund mit HsA als Sharp-slow-waves-Fokus präzentral temporal.

In einem ausführlichen Aufklärungsgespräch mit den Eltern setzten wir klar eine maximale Zeit von 3 Monaten an, um Anfallsfreiheit auf homöopathischem Wege zu erzielen. Dann sollte man – bei ausbleibendem Erfolg – dringend die schulmedizinisch antikonvulsive Therapie beginnen, um die Entwicklung eines sekundär-generalisierten Anfallsleidens zu vermeiden und um Kind, Eltern und das soziale Umfeld nicht übermäßig zu überfordern.

Spontanbericht

Die Eltern charakterisieren ihren Sohn wörtlich: „C. ist sehr ordentlich, Ordnung ist ihm sehr wichtig, auch das Äußere muss immer stimmen. Er ist eigensinnig bis extrem stur, eher unsicher im seelisch-geistigen Bereich, z. T. ängstlich, besonders in fremder Umgebung. Deutlich kälteempfindlich, Kälte ist ihm sehr unangenehm. Kalter Wind ist ein Graus. Früher hat er sich, besonders in den kalten Monaten, ständig krank gefühlt. Er wechselt von einer Erkältung in die nächste und hat insbesondere Hals- und Mittelohrentzündungen im Wechsel. Er hat kalte Füße, ist stark durstig, schwitzt viel."

Gelenkter Bericht

Impfungen habe er gut vertragen. In der näheren Verwandtschaft (Aszendenz) mütterlicherseits Fieberkrämpfe sowie ein Anfallsleiden einer Tante, wozu keine näheren Angaben gemacht werden können. In fremder Umgebung sei ihr Sohn zurückhaltend, zu Hause aber außerordentlich dominant, insbesondere der Mutter und der jüngeren Schwester gegenüber. In der Schule ordentlich, fleißig und unauffällig, zu Hause aber eher das Gegenteil. Er habe starkes Verlangen nach Süßigkeiten, ... gewisse Unzufriedenheit. Er sei sehr genau. Was ihn interessiere, werde ausgesprochen pedantisch verrichtet. Insgesamt frühreifer Eindruck.

Klinischer Befund

C., 7-jähriger, graziler Junge, Entwicklung bislang altersgemäß, sozial intellektuelle Entwicklung eher voraus, psychomotorisch normal. Feines gepflegtes Äußeres. Internistischer und neurologischer Status unauffällig.

Repertorisation im Synthesis

Gemüt, eigensinnig, starrköpfig, dickköpfig	u. a. Carc.(1), Lyc. (2), Sil. (2), Tub. (2)
Gemüt, Gewissenhaft, peinlich genau	u. a. Carc.(1), Lyc. (2), Sil. (3)
Gemüt, unzufrieden	u. a. Carc.(1), Lyc. (2), Sil. (2)
Magen, Durst	u. a. Lyc. (1), Sil. (3)
Extremitäten, Kälte, Fuß	u. a. Lyc. (3), Sil. (3)
Schweiß, reichlich	u. a. Lyc. (3), Sil. (3)
Allgemeines, Kälte, Erkältungsneigung	u. a. Lyc. (3), Sil. (3), Tub. (3)
Allgemeines, Kälte, Luft, agg.	u. a. Lyc. (3), Sil. (3), Tub. (1)
Allgemeines, Speisen, Süßigkeiten, Verlangen	u. a. Carc.(1), Lyc. (3), Sil. (1), Tub. (2)
Allgemeines, Wind	u. a. Lyc. (3), Sil. (2), Tub. (1)

Repertorisation im Radar

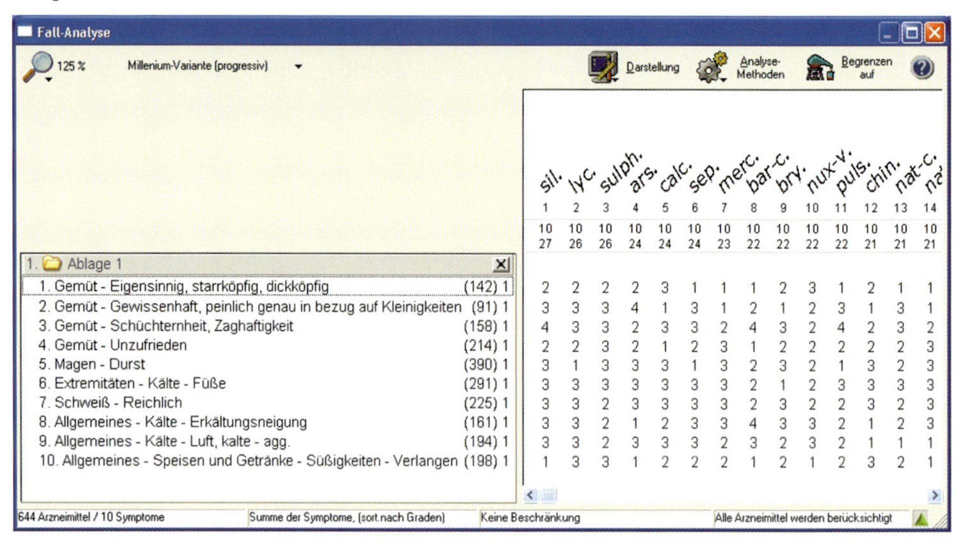

Symptom	sil.	lyc.	sulph.	ars.	calc.	sep.	merc.	bar-c.	bry.	nux-v.	puls.	chin.	nat-c.	na
	1	2	3	4	5	6	7	8	9	10	11	12	13	14
	10	10	10	10	10	10	10	10	10	10	10	10	10	10
	27	26	26	24	24	24	23	22	22	22	22	21	21	21
1. Gemüt - Eigensinnig, starrköpfig, dickköpfig (142) 1	2	2	2	2	3	1	1	1	2	3	1	2	1	1
2. Gemüt - Gewissenhaft, peinlich genau in bezug auf Kleinigkeiten (91) 1	3	3	3	4	1	3	1	2	1	2	3	1	3	1
3. Gemüt - Schüchternheit, Zaghaftigkeit (158) 1	4	3	3	2	3	3	2	4	3	2	4	2	3	2
4. Gemüt - Unzufrieden (214) 1	2	2	3	2	1	2	3	1	2	2	2	2	2	3
5. Magen - Durst (390) 1	3	1	3	3	3	1	3	2	3	2	1	3	2	3
6. Extremitäten - Kälte - Füße (291) 1	3	3	3	3	3	3	3	2	1	2	3	3	3	3
7. Schweiß - Reichlich (225) 1	3	3	2	3	3	3	3	2	3	2	2	3	2	3
8. Allgemeines - Kälte - Erkältungsneigung (161) 1	3	3	2	1	2	3	3	4	3	3	2	1	2	3
9. Allgemeines - Kälte - Luft, kalte - agg. (194) 1	3	3	2	3	3	3	2	3	2	3	2	1	1	1
10. Allgemeines - Speisen und Getränke - Süßigkeiten - Verlangen (198) 1	1	3	3	1	2	2	2	1	2	1	2	3	2	1

Therapie und Verlauf

Aufgrund des konstitutionellen Aspektes, insbesondere auch des Hinweises auf das äußerliche, ordentliche, sehr exakte Erscheinungsbild, der zurückhaltenden Art in der ärztlichen Untersuchungssituation und aufgrund der Repertorisation erfolgte die Gabe von Silicea LM VI (Staufen) 2 x 3 Globuli pro Woche.

Da die Anfälle nicht sistierten, entschieden wir uns für Carcinosinum D200 als Nosoden-Zwischengabe, insbesondere wegen der Annahme familienübergreifender/konstitutioneller Belastung aus homöopathischer Sicht. Zwar ist schulmedizinisch zur Rolando-Epilepsie keine genetische Verursachung beschrieben, unter homöopathischen Gesichtspunkten jedoch sprechen wir sehr wohl von einer generationsübergreifenden Pathologie.

Doch trat die Anfallsfreiheit nicht ein, das EEG zeigte weiterhin HsA = hypersynchrone Aktivität. Unter der Annahme, die homöopathische Potenzierungsstufe sei nicht richtig gewählt, erfolgte die Gabe von Silicea M (Staufen) – ebenfalls ohne Erfolg. In dieser unbefriedigenden Situation setzten wir uns nochmals zusammen und repertorisierten erneut.

Tierfamilie

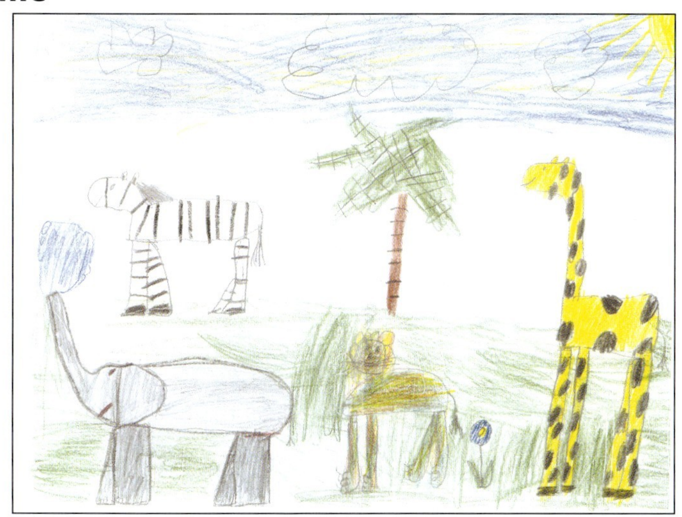

Abb. 2.: C. zeichnet sich selbst als Löwe ganz in die Mitte, die Schwester als Zebra, den Vater als Elefant und die Mutter als Giraffe. Dazu erklärt er: „Die Giraffe steht über allem, die sieht alles." Zu seiner Schwester als Zebra meint er: „Löwen ernähren sich von Zebrafleisch".

Es wurde deutlich, dass C. zu Hause nicht wie in der Schule oder in der ärztlichen Untersuchungssituation freundlich zurückhaltend ist, sondern sich gern in den Mittelpunkt stellend ausgesprochen diktatorisch und herrschsüchtig auftreten kann.

Repertorisation im Synthesis

Gemüt, diktatorisch, herrschsüchtig u. a. Lyc. (3)

Repertorisation im Radar

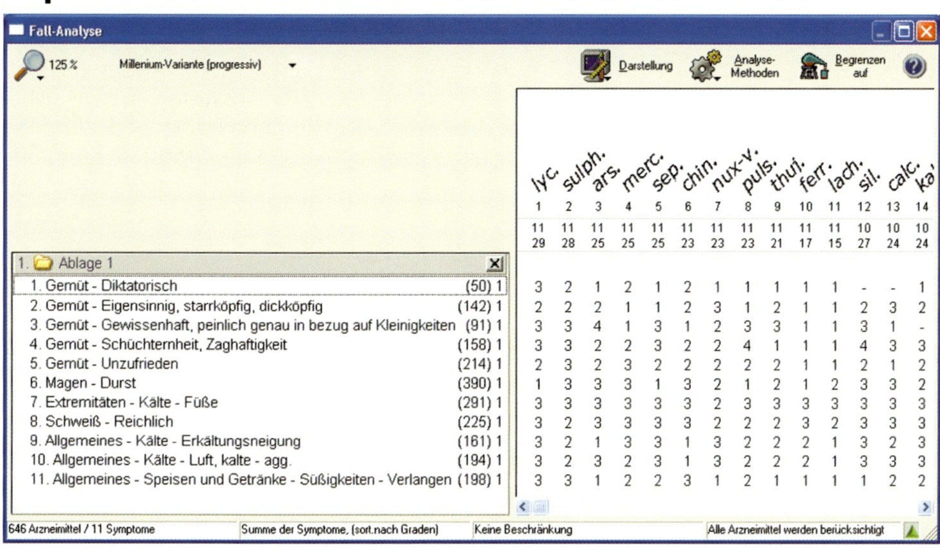

Fall-Analyse

125 % Millenium-Variante (progressiv) Darstellung Analyse-Methoden Begrenzen auf

1. Ablage 1

Symptom		lyc.	sulph.	ars.	merc.	sep.	chin.	nux-v.	puls.	thuj.	ferr.	lach.	sil.	calc.	ka'
		1	2	3	4	5	6	7	8	9	10	11	12	13	14
		11	11	11	11	11	11	11	11	11	11	11	10	10	10
		29	28	25	25	25	23	23	23	21	17	15	27	24	24
1. Gemüt - Diktatorisch	(50) 1	3	2	1	2	1	2	1	1	1	1	1	-	-	1
2. Gemüt - Eigensinnig, starrköpfig, dickköpfig	(142) 1	2	2	2	1	1	2	3	1	2	1	1	2	3	2
3. Gemüt - Gewissenhaft, peinlich genau in bezug auf Kleinigkeiten	(91) 1	3	3	4	1	3	1	2	3	3	1	1	3	1	-
4. Gemüt - Schüchternheit, Zaghaftigkeit	(158) 1	3	3	2	2	3	2	2	4	1	1	1	4	3	3
5. Gemüt - Unzufrieden	(214) 1	2	3	2	3	2	2	2	2	2	1	1	2	1	2
6. Magen - Durst	(390) 1	1	3	3	3	1	3	2	1	2	1	2	3	3	2
7. Extremitäten - Kälte - Füße	(291) 1	3	3	3	3	3	3	2	3	3	3	3	3	3	3
8. Schweiß - Reichlich	(225) 1	3	2	3	3	3	3	2	2	2	3	2	3	3	3
9. Allgemeines - Kälte - Erkältungsneigung	(161) 1	3	2	1	3	3	1	3	2	2	2	1	3	2	3
10. Allgemeines - Kälte - Luft, kalte - agg.	(194) 1	3	2	3	2	3	1	3	2	2	2	1	3	3	3
11. Allgemeines - Speisen und Getränke - Süßigkeiten - Verlangen	(198) 1	3	3	1	2	2	3	1	2	1	1	1	1	2	2

646 Arzneimittel / 11 Symptome — Summe der Symptome, (sort.nach Graden) — Keine Beschränkung — Alle Arzneimittel werden berücksichtigt

Nun stellten wir Lycopodium in das Zentrum unserer Überlegung, gaben Lycopodium LM VI (Staufen) 3 Kügelchen täglich und zuvor wegen der o. g. generationsübergreifenden Belastung als Nosode einmalig Tuberculinum D200 (Staufen) 3 Kügelchen.

Dann endlich nahm die Anfallshäufigkeit merklich ab, bis hin zum völligen Sistieren nach zwei bis drei Wochen. Das EEG normalisierte sich, die hypersynchrone Aktivität war verschwunden.

Anmerkung

Unter konsequenter neuropädiatrischer Führung und Betreuung haben wir bislang in keinem einzigen Fall eine größere Gefährdung von Patienten mit cerebralen Anfällen gesehen. Im Gegenteil, eine Restitutio ad integrum ohne Schulmedizin, aber mit Homöopathie ist häufig, nicht immer, möglich und erfolgreich und erspart dem Patienten mögliche Nebenwirkungen einer Langzeittherapie mit schulmedizinischen Antikonvulsiva. Gegner mögen den Erfolg der Homöopathie häufig als Placeboeffekt oder vielleicht Spontanheilung bezeichnen: Das Fehlen des Erfolges bei den zunächst nicht richtig gewählten Arzneien Carcinosinum und Silicea spricht eindeutig dagegen!

98. Tuberculinum, Phosphor: Chronisch-obstruktive Bronchitis

Das Mädchen V., 4½ Jahre, kommt wegen immer wiederkehrender Bronchitiden mit Husten und nächtlicher Atemnot zur Vorstellung. Die Beschwerden haben bereits im 4. Lebensmonat begonnen. Umfangreiche kinderärztliche Behandlungen sowie mehrmalige stationäre Aufenthalte in der Kinderklinik der Universität Heidelberg mit mehrfacher Antibiotica-Therapie sowie Langzeit-Inhalation mit diversen Broncholytica (Salbutamol, Berodual und Atrovent) waren die Folge.

Spontanbericht

Die Mutter berichtet: „Die Bronchitiden gehen über den ganzen Winter mit hartem Husten z. T. wie erstickend." Sie überreicht mir eine Notiz:
„ ... manchmal ist sie plötzlich wie ausgelaugt, dann sagt sie: Jetzt kommen mir gleich die Tränen und ich weiß nicht warum – ich glaube ich ruhe mich ein bisschen aus" – nach 5 Minuten ist sie wieder fit."

Gelenkter Bericht

Die kleine V. sei beliebt und suche Gesellschaft. Sie sei eitel, insgesamt sehr aufmerksam und genau und wisse, was sie wolle. Sie trinke gerne kalt und möge Eis, habe Beine wie ein Fußballer, d. h. viele blaue Flecken.

Repertorisation im Synthesis

Gemüt, Gesellschaft, Verlangen nach	u. a. Phos. (3)
Gemüt, eigensinnig	u. a. Phos. (1), Tub. (2)
Atmung, Atemnot, nachts	u. a. Phos. (3), Tub. (2)
Husten, erstickend	u. a. Tub. (2)
Husten, hart	u. a. Phos. (2), Tub. (1)
Extremitäten, Farbe, Beine, bläulich, Flecken	u. a. Phos. (1)
Schlaf, kurz	u. a. Phos. (1)
Allgemeines, Ruhe, amel.	u. a. Phos. (2)
Allgemeines, Kälte, agg.	u. a. Phos. (1), Tub. (3)
Allgemeines, Speisen, Eiscreme, Verlangen	u. a. Phos. (3), Tub. (1)
Allgemeines, Speisen, kalte Getränke, Verlangen	u. a. Phos. (3)

Repertorisation im Radar

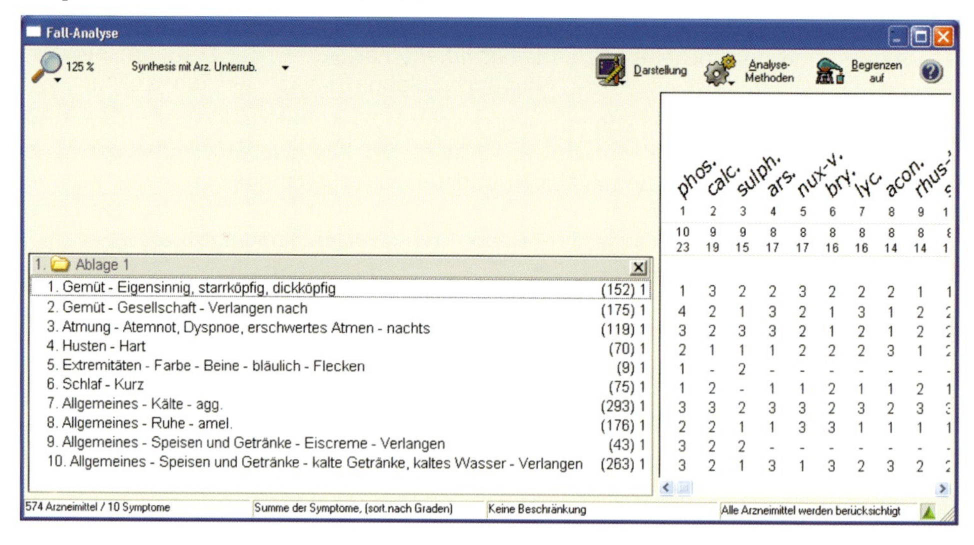

Fall-Analyse

125 % Synthesis mit Arz. Unterrub. — Darstellung — Analyse-Methoden — Begrenzen auf

1. Ablage 1

Symptom		phos.	calc.	sulph.	ars.	nux-v.	bry.	lyc.	acon.	rhus-t.
		1	2	3	4	5	6	7	8	9
		10	9	9	8	8	8	8	8	8
		23	19	15	17	17	16	16	14	14
1. Gemüt - Eigensinnig, starrköpfig, dickköpfig	(152) 1	1	3	2	2	3	2	2	2	1
2. Gemüt - Gesellschaft - Verlangen nach	(175) 1	4	2	1	3	2	1	3	1	2
3. Atmung - Atemnot, Dyspnoe, erschwertes Atmen - nachts	(119) 1	3	2	3	3	2	1	2	1	2
4. Husten - Hart	(70) 1	2	1	1	1	2	2	2	3	1
5. Extremitäten - Farbe - Beine - bläulich - Flecken	(9) 1	1	-	2	-	-	-	-	-	-
6. Schlaf - Kurz	(75) 1	1	2	-	1	1	2	1	1	2
7. Allgemeines - Kälte - agg.	(293) 1	3	3	2	3	3	2	3	2	3
8. Allgemeines - Ruhe - amel.	(176) 1	2	2	1	1	3	3	1	1	1
9. Allgemeines - Speisen und Getränke - Eiscreme - Verlangen	(43) 1	3	2	2	-	-	-	-	-	-
10. Allgemeines - Speisen und Getränke - kalte Getränke, kaltes Wasser - Verlangen	(263) 1	3	2	1	3	1	3	2	3	2

574 Arzneimittel / 10 Symptome — Summe der Symptome, (sort.nach Graden) — Keine Beschränkung — Alle Arzneimittel werden berücksichtigt

Aspekt

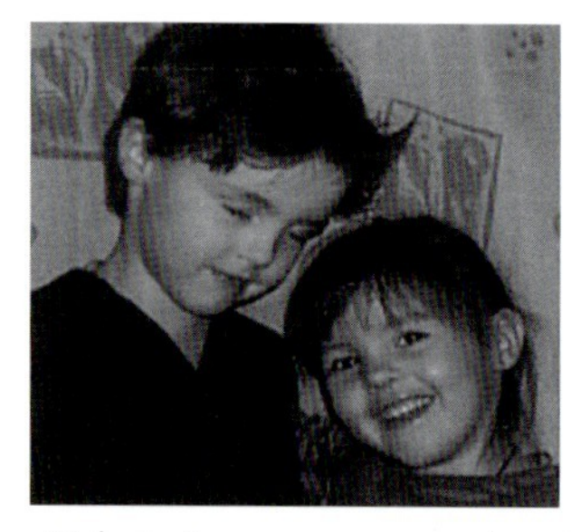

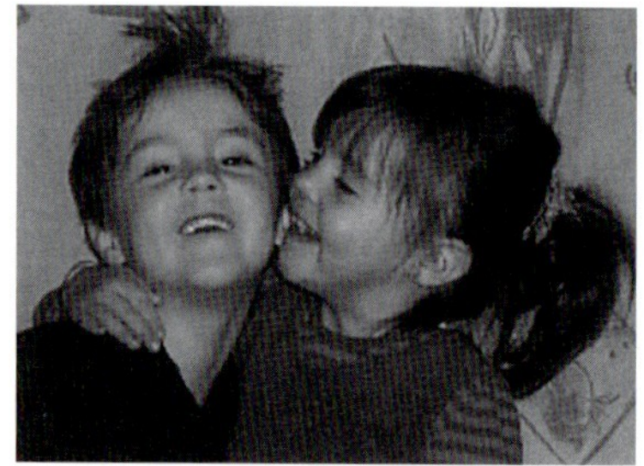

Die kleine V. hat etwas ausgesprochen Strahlendes, was selbst in der Schwarz-Weiß-Aufnahme zutage kommt. Auch nach der Erstkonsultation kommt sie ausgesprochen „phosphorisch" noch einmal in das Behandlungszimmer, da sie ihren Fingerring vergessen hat, wobei der Fingerring farblich und im Design zur Haarspange und die Haarspange wiederum zu den Strümpfchen passt.

Therapie und Verlauf

Es erfolgte eine einmalige Gabe von Tuberculinum D200 (Staufen) 3 Globuli sowie Phosphor LM VI (Staufen) 2 x 3 Globuli pro Woche.

V. wurde völlig beschwerdefrei und sämtliche Allopathica konnten abgesetzt werden.

Ca. 10 Monate später suchte uns die Mutter erneut auf: Die Kleine habe nun Dellwarzen (= Mollusca contagiosa), ansonsten sei sie völlig beschwerdefrei insbesondere von Seiten der Lunge. Sie habe sich in den letzten Wochen geändert, so komme sie jetzt fast jeden Abend auffallend besudelt und verdreckt aus dem Waldkindergarten und sei ausgesprochen durstig. Wir gaben nur einmalig Sulphur LM VI (Staufen) 3 Globuli.

Anmerkung

Die Kombination von Tuberculinum und Phosphor, beides – wie bereits erwähnt – nach *E. Whitmont* ausgesprochene *„Exkarnationsmittel"*, hat sich in der Praxis oft bewährt. Beide Mittel gehen „Hand in Hand". Aber auch Sulphur folgt gut auf Tuberculinum.

99. Tuberculinum, Silicea: Cerebrales Anfallsleiden (= Krampfanfälle), Obstipation (= Verstopfung) mit Kotsteinen

Karl, 8 Jahre, hat ein cerebrales Anfallsleiden (Mischform) und eine Mehrfachbehinderung mit

- Microcephalie
- Polymicrogyrie, V. a. periventrikuläre Leukomalazie
- Schalleitung-Schwerhörigkeit
- Allgemeine geistige und sprachliche Retardierung
- Tetra-Spastik mit Subluxation beider Hüftgelenke

Unter der schulmedizinisch antikonvulsiven Therapie mit Frisium (Clobazam) ist eine Anfallsreduktion (keine Anfallsfreiheit) jedoch mit verstärkten Nebenwirkungen wie Müdigkeit, Hypersalivation (= vermehrter Speichelfluss) und zunehmenden Verhaltensstörungen eingetreten. Aus den zahlreichen Arztberichten verschiedener deutscher Universitäts-Kinderkliniken und Kinderzentren, u. a. Universitäts-Kinderklinikum Frankfurt, Kinderzentrum München sowie der DKD = Deutschen Klinik für Diagnostik Wiesbaden, ergibt sich folgende Anamnese:

Kinderzentrum München:
„Zweites Kind der damals 23-jährigen Mutter; Familienanamnese unauffällig. In der 15. SSW Nierenbeckenentzündung der Mutter, Geburt in der 41. SSW, Geburtsgewicht 4.100 g, Länge 55 cm, Kopfumfang 35 cm, APGAR 9/10/10, Nabelschnur-pH 7,31. Nach der Geburt nach Angaben der Eltern und auf Bildern deutlich blau bis zum nächsten Tag, was am ehesten als Stauungszeichen angesehen werden kann.
Die frühkindliche Entwicklung verlief massiv verzögert (Greifen 12. Monat, Drehen vom Rücken auf den Bauch 19. Monat, im Alter von 23 Monaten lediglich Lautieren). Ab dem 4. Lebensmonat fiel den Eltern auf, dass die rechte Hand ständig gefaustet wird. Im Alter von 21. Monaten kam es zu einem anfallsverdächtigen Zustand, Dauer ca. 2 Minuten, Blinzeln, Beine steif gestreckt, nicht ansprechbar."

DKD Wiesbaden:
„Karl ist das 2. Kind gesunder Eltern, eine 4-jährige Schwester sei gesund, die Familienanamnese unauffällig. Die Schwangerschaft mit Karl sei kompliziert durch eine Nierenbeckenentzündung in der 15. SSW. Die Mutter habe Nierenschmerzen und Eiweiß sowie Blut im Urin gehabt, es sei eine Behandlung mit Cotrimoxazol durchgeführt worden. Der weitere Verlauf sei unproblematisch. Die Geburt erfolgte laut Vorsorgeheft in der 41. SSW spontan, APGAR 9/10/10, pH 7,31. GG 4100 g, Länge 55 cm, Kopfumfang 35 cm."

Das Kind sei nach Angaben der Eltern nach der Geburt bis zum nächsten Tag blau gewesen. Am ehesten hat es sich wohl um Stauungszeichen und nicht um Sauerstoffmangel gehandelt.

Die Vorsorgeuntersuchungen U2 und U3 sind als unauffällig vermerkt. Bei der U4 ist eine „leichte Opisthotonushaltung" ebenso wie bei der U5 vermerkt. Bei der U4 ebenso „kontrollbedürftiger Hüftbefund", der in der Folge „unauffällig" war. Die U5 ist am 12.08.93 sonst unauffällig. Auf den Diagrammen fällt auf, dass der Kopfumfang etwa ab dem 4. Monat bei P3 liegt.

Den Eltern sei etwa im Alter von 3 bis 4 Monaten im Vergleich mit anderen Kindern aufgefallen, dass Karl eine schlaffe Haltung habe, zur Überstreckung nach hinten neige und nicht wesentlich auf Geräusche reagiere.

Seit etwa drei Monaten wird Karl wegen der statomotorischen Retardierung und der muskulären Hypertonie krankengymnastisch nach Vojta beübt. Auch zu Hause übt die Mutter regelmäßig mit ihm. Dennoch drehe er sich bislang nicht selbständig. Er fange aber an, sich aufzustützen. Die Hände seien nach wie vor gefaustet. Er führte diese seit kurzem auch zur Mitte und greifte nach Dingen. Anschließend seien weitere Frühförderungen wie Ergotherapie etc. geplant.

Kernspintomographie des Schädels (DKD Wiesbaden):
„Polymikrogyrie als Ausdruck einer Fehlentwicklung der sekundären Gyrierung mit Ausbildung periventrikulärer und subkortikaler Gliosen ohne Zeichen einer Migrationsstörung. Die Erweiterung der Seitenventrikel ist als unspezifisches Zeichen einer Volumenminderung zu werten. Eine Fehlbildung oder Agenesie einzelner Hirnabschnitte liegt nicht vor. Altersentsprechende Markscheidenreifung. Kein Nachweis eines tumorösen oder entzündlichen Prozesses."

In einem weiteren Bericht der DKD Wiesbaden wird dieser Befund vom behandelnden Neuropädiater der Kinderklinik Frankfurt noch interpretiert. Er ist ebenfalls der Meinung:
„ ... keine eindeutige Störung im Bereich der Gyrierung, Zustand nach periventrikulärer Leukomalazie. Linksbetonte Ventrikelerweiterung sowie insgesamt etwas kleinere linke Hemisphäre lassen an eine gefäßbedingte Schädigung (Arteria cerebri media) denken. Letztlich wird die Diskussion für die weitere Entwicklung des Kindes ohne Belang sein."

Im Alter von 8 Monaten wurde der Verlauf von der DKD Wiesbaden wie folgt beurteilt:
„... deutliche Verzögerung der statomotorischen Entwicklung mit den beschriebenen Auffälligkeiten der Bewegung und einer leichten Hemisymptomatik rechts der Arme. Die Kopfumfangsentwicklung ist grenzwertig mikrozephal. Die Kernspintomographie zur Klärung der Genese dieses Bildes konnte am 22.10.1993 komplikationslos in üblicher Sedierung mit Phenobarbital (Luminal)-Tropfen, Chloralhydrat-Rektiolen und i. v.-Gabe von Diazepam durchgeführt werden. Auch die anschließende tagesklinische Überwachung war unproblematisch, so dass K. am Nachmittag in gutem Zustand nach Hause entlassen werden konnte.

Ich habe den MRT-Befund im Anschluss an die Untersuchung den Eltern erläutert. Eine eigentliche Hirnfehlbildung liegt nicht vor, der Balken stellt sich unauffällig dar. Es findet sich die beschriebene Erweiterung der Seitenventrikel, die meiner Meinung nach im Bereich der Cella media eindeutig linksbetont ist. Die gesamte linke Hemisphäre erscheint vom Volumen her gegenüber der rechten etwas reduziert. Es finden sich bds. periventrikuläre Gliosen.

Leider ist die Bildqualität aufgrund eines technischen Problems nicht überzeugend. Ich bin mir deshalb in der Interpretation des MRT = Kernspintomographie-Befundes bezüglich der Polymicrogyrie nicht sicher. Letztlich handelt es sich aber hierbei ja auch nicht um eine Gyrierungsstörung infolge einer Migrationsstörung, wie z. B. bei der Pachygyrie, sondern um eine später erworbene Störung, die durchaus im Zusammenhang mit den periventrikulären Veränderungen und der Ventrikelerweiterung gesehen werden kann. Wahrscheinlich ist das gesamte Bild Ausdruck einer in der Schwangerschaft im 2. Drittel oder zu

Beginn des 3. Drittels erworbenen Schädigung. Ein Zusammenhang mit der Medikamenteneinnahme in der 15. Schwangerschaftswoche besteht sicher nicht. Wegen der unklaren Interpretation habe ich Bilder am 29.10.1993 bei einem Besuch in der Universitäts-Kinderklinik in Frankfurt vorgestellt.

Zur Polymicrogyrie habe ich Ihnen zwei Seiten aus dem Lehrbuch von Aicardi beigelegt. Hieraus geht hervor, dass die Diagnose kernspintomographisch nur sehr schwer zu stellen ist. Eventuell wäre es in Abhängigkeit vom weiteren Verlauf sinnvoll, die Untersuchung, dann auch in technisch besserer Qualität, in 1 bis 2 Jahren noch einmal durchzuführen. In jedem Fall sollte man bei dem Jungen bald ein EEG ableiten, da sowohl bei der Polymicrogyrie als auch im Zusammenhang mit der periventrikulären Leukomalazie natürlich paroxysmale Aktivität entstehen kann und möglicherweise bei dem Kind ja auch schon anfallsverdächtige Zustände aufgetreten sind. Wegen der stark frequenz-beschleunigenden Wirkung des Diazepam sollte man sicher etwa 2 Wochen Abstand zur MRT einhalten, falls nicht der zwischenzeitliche Verlauf eine frühere Untersuchung erforderlich gemacht hat."

Im Verlauf traten dann seit 12/93 ein pathologisches EEG mit HsA = hypersynchroner Aktivität links temporal auf, bei klinischer Unauffälligkeit.

Seit 1995 jedoch einzelne Anfälle zunächst bei Infekten unter dem folgenden Bild: klonisches Zucken der Arme und Beine, Schmatzen, Schluckautomatismen, Bewusstlosigkeit, Blässe und livide Verfärbung der Haut, insgesamt zunehmend bis 1998, dann kamen auch nächtliche Anfälle hinzu, mittlerweile ohne Assoziation mit vorangehenden oder parallel laufenden Infekten. Aus diesem Grund wurde bei K. ab 4/1998 eine schulmedizinisch antikonvulsive Therapie mit Clobazam (Frisium) eingeleitet – bis zu einer Dosierung von 10 mg abends bei einem Gewicht von 14 kg. K. wurde hierunter zunehmend schläfrig, müder, unausgeglichener, z. T. überdreht, unkonzentriert, sehr sprunghaft mit Stimmungsschwankungen und Hypersalivation.
Im November 1999 suchten uns die Eltern erstmalig mit der Frage nach einer homöopathischen Therapie auf. Sie erwähnten, dass ihr Kind nicht anfallsfrei sei, aber seit der antikonvulsiven Therapie mit Clobazam (Frisium) seltener, etwa ein bis zwei Mal pro Woche Anfälle habe.

Spontanbericht

Außer Microcephalie, Polymicrogyrie, Schwerhörigkeit, Retardierung, Tetraspastik, cerebrale Anfälle, Hypersalivation bei offen stehendem Mund und den beschriebenen Verhaltensauffälligkeiten (= alles pathognomonische Merkmale und somit Ausdruck der primären Grunderkrankung bzw. sekundär, als Nebenwirkung der antikonvulsiven Therapie zu sehen; dürfen als eigentliche Wesens- und Gemütssymptome nur am Rande gewertet werden) berichten die Eltern von folgenden Besonderheiten: „Kälte- und Luftempfindlichkeit, eigensinniges – beharrliches Verhalten, Infektanfälligkeit, allgemeine Reizbarkeit, Ruhelosigkeit, Aufschreien im Schlaf, Kopfrollen beim Einschlafen, Zähneknirschen ..."

Gelenkter Bericht

K. habe ein ausgesprochenes Verlangen nach Gesellschaft, Angst vor Dunkelheit, brauche Licht zum Schlafen, die Schlaflage sei seitlich, Erwachen zwischen 2 und 4 Uhr nachts, ausgesprochene Frösteligkeit mit Wärmeverlangen, Verschlechterung durch Kälte und Feuchtigkeit, wechselnde Symptome sowie extreme Verstopfung mit Kotsteinen.

Repertorisation im Synthesis

Gemüt, eigensinnig, starrköpfig	u. a. Sil. (2), Tub.(2)
Gemüt, Gesellschaft, Verlangen nach	u. a. Sil. (1),
Gemüt, Reizbarkeit	u. a. Sil. (3), Tub. (2)
Gemüt, Ruhelosigkeit	u. a. Sil. (3), Tub. (1)
Gemüt, Schreien, Schlaf im	u. a. Sil. (1), Tub. (3)
Gemüt, Trost, amel.	u. a. Sil. (1),
Kopf, Bewegungen, Rollen des Kopfes	u. a. Sil. (2), Tub. (3)
Mund, offen	u. a. Sil. (1)
Mund, Speichelfluss	u. a. Sil. (2)
Zähne, Zähneknirschen	u. a.Tub. (1)
Rektum, Obstipation	u. a. Sil. (3), Tub. (2)
Schlaf, Erwachen, nachts, Mitternacht nach 2 Uhr	u. a. Sil. (1)
Allgemeines, Hitze, Lebenswärme, Mangel an	u. a. Sil. (3), Tub. (2)
Allgemeines, Kälte, Erkältungsneigung	u. a. Sil. (3), Tub. (3)
Allgemeines, Konvulsionen, nachts	u. a. Sil. (3)
Allgemeines, Wärme, Verlangen	u. a. Sil. (2)

Repertorisation im Radar

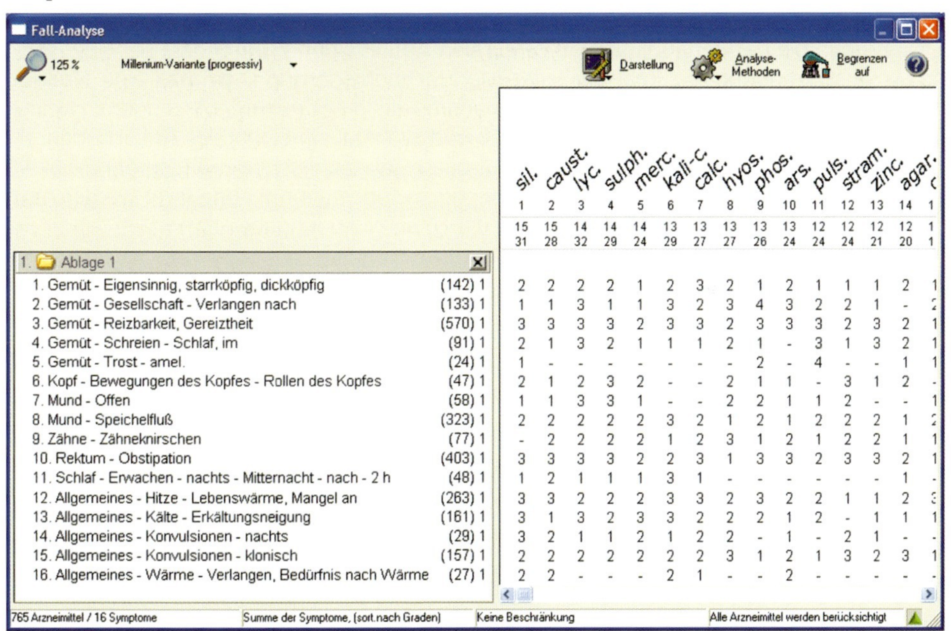

Fall-Analyse

125 % Millenium-Variante (progressiv) Darstellung Analyse-Methoden Begrenzen auf

1. Ablage 1

Symptom		sil.	caust.	lyc.	sulph.	merc.	kali-c.	calc.	hyos.	phos.	ars.	puls.	stram.	zinc.	agar.	c
		1	2	3	4	5	6	7	8	9	10	11	12	13	14	1
		15	15	14	14	14	13	13	13	13	13	12	12	12	12	1
		31	28	32	29	24	29	27	27	26	24	24	24	21	20	1
1. Gemüt - Eigensinnig, starrköpfig, dickköpfig	(142) 1	2	2	2	2	1	2	3	2	1	2	1	1	1	2	1
2. Gemüt - Gesellschaft - Verlangen nach	(133) 1	1	1	3	1	1	3	2	3	4	3	2	2	1	-	2
3. Gemüt - Reizbarkeit, Gereiztheit	(570) 1	3	3	3	3	2	3	3	2	3	3	3	2	3	2	1
4. Gemüt - Schreien - Schlaf, im	(91) 1	2	1	3	2	1	1	1	2	1	-	3	1	3	2	1
5. Gemüt - Trost - amel.	(24) 1	1	-	-	-	-	-	-	-	2	-	4	-	-	1	1
6. Kopf - Bewegungen des Kopfes - Rollen des Kopfes	(47) 1	2	1	2	3	2	-	-	2	1	1	-	3	1	2	-
7. Mund - Offen	(58) 1	1	1	3	3	1	-	-	2	2	1	1	2	-	-	1
8. Mund - Speichelfluß	(323) 1	2	2	2	2	2	3	2	1	2	1	2	2	2	1	2
9. Zähne - Zähneknirschen	(77) 1	-	2	2	2	2	1	2	3	1	2	1	2	2	1	1
10. Rektum - Obstipation	(403) 1	3	3	3	3	2	2	3	1	3	3	2	3	3	2	1
11. Schlaf - Erwachen - nachts - Mitternacht - nach - 2 h	(48) 1	1	2	1	1	1	3	1	-	-	-	-	-	-	1	-
12. Allgemeines - Hitze - Lebenswärme, Mangel an	(263) 1	3	3	2	2	2	3	3	2	3	2	2	1	1	2	3
13. Allgemeines - Kälte - Erkältungsneigung	(161) 1	3	1	3	2	3	3	2	2	2	1	2	-	1	1	1
14. Allgemeines - Konvulsionen - nachts	(29) 1	3	2	1	1	2	1	2	2	-	1	-	2	1	-	-
15. Allgemeines - Konvulsionen - klonisch	(157) 1	2	2	2	2	2	2	2	3	1	2	1	3	2	3	1
16. Allgemeines - Wärme - Verlangen, Bedürfnis nach Wärme	(27) 1	2	2	-	-	-	2	1	-	-	2	-	-	-	-	-

765 Arzneimittel / 16 Symptome | Summe der Symptome, (sort.nach Graden) | Keine Beschränkung | Alle Arzneimittel werden berücksichtigt

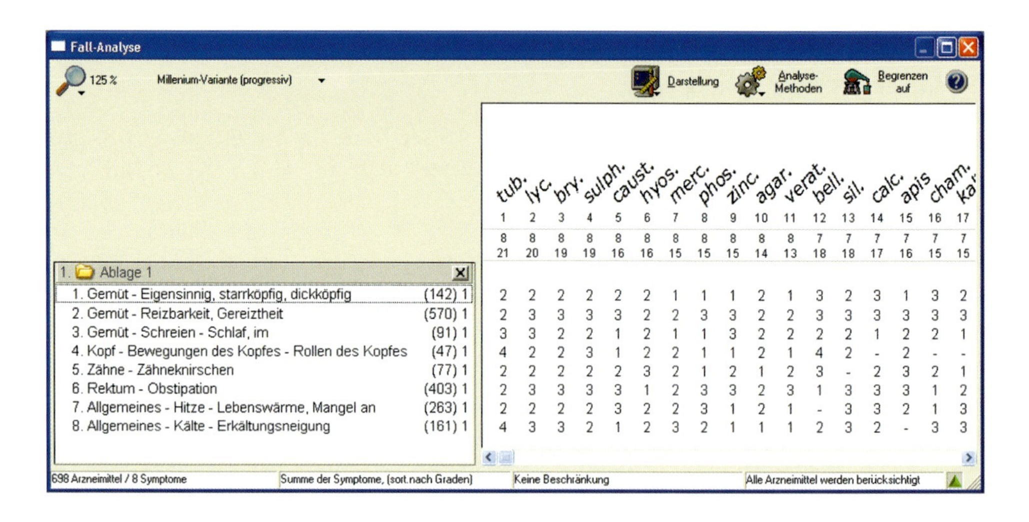

	tub.	lyc.	bry.	sulph.	caust.	hyos.	merc.	phos.	zinc.	agar.	verat.	bell.	sil.	calc.	apis	cham.	ka'
	1	2	3	4	5	6	7	8	9	10	11	12	13	14	15	16	17
	8	8	8	8	8	8	8	8	8	8	8	7	7	7	7	7	7
	21	20	19	19	16	16	15	15	15	14	13	18	18	17	16	15	15
1. Gemüt - Eigensinnig, starrköpfig, dickköpfig (142) 1	2	2	2	2	2	2	1	1	1	2	1	3	2	3	1	3	2
2. Gemüt - Reizbarkeit, Gereiztheit (570) 1	2	3	3	3	3	2	2	3	3	2	2	3	3	3	3	3	3
3. Gemüt - Schreien - Schlaf, im (91) 1	3	3	2	2	1	2	1	1	3	2	2	2	2	1	2	2	1
4. Kopf - Bewegungen des Kopfes - Rollen des Kopfes (47) 1	4	2	2	3	1	2	2	1	1	2	1	4	2	-	2	-	-
5. Zähne - Zähneknirschen (77) 1	2	2	2	2	2	3	2	1	2	1	2	3	-	2	3	2	1
6. Rektum - Obstipation (403) 1	2	3	3	3	3	1	2	3	3	2	3	1	3	3	3	1	2
7. Allgemeines - Hitze - Lebenswärme, Mangel an (263) 1	2	2	2	2	3	2	2	3	1	2	1	-	3	3	2	1	3
8. Allgemeines - Kälte - Erkältungsneigung (161) 1	4	3	3	2	1	2	3	2	1	1	1	2	3	2	-	3	3

Therapie und Verlauf

Die Repertorisation ergab zunächst fast durchgängig hochwertig Silicea.

Erfahrungen bei der Behandlung von cerebralen Anfallsleiden zeigen, dass bei einer solch schweren Erkrankung – zumal bei einer Mehrfachbehinderung – **primär** eine **Nosode** angezeigt ist. Tatsächlich ergab die Familienanamnese in der näheren Aszendenz zweimal eine Schwerhörigkeit (Onkel und Großonkel) und zweimal ein cerebrales Anfallsleiden. Da die berichteten Symptome Reizbarkeit, Kopfrollen, Zähneknirschen, Kälteempfindlichkeit, Infektanfälligkeit, wechselnde Symptome etc. durch Tuberculinum abgedeckt werden, entschlossen wir uns für Tuberculinum C1000 (DHU) als Nosodengabe.

Hierunter verschwand K.s Infektneigung.

Nach fünf Wochen gaben wir einmalig Silicea C1000 (DHU) 3 Globuli mit anschließender Erhaltungstherapie mit Silicea LM I (DHU) täglich.

Danach erschien die Mutter (ohne Termin) spontan in der Praxis und berichtete freudig: „Ich möchte Sie nicht stören, aber die Verstopfung ist völlig weg ..."

Dieses Symptom „Verstopfung bis zur Härte eines Kotsteins" wurde von der Mutter als so eminent wichtig empfunden, dass sie in die Praxis kam, um uns die Behebung mitzuteilen und sich dafür zu bedanken.

Im Verlauf konnte die antikonvulsive Therapie mit Clobazam (Frisium) vorsichtig reduziert und bis Anfang 2000 ganz abgesetzt werden. K. war ruhiger, aufmerksamer, konzentrierter und sogar fröhlich.

Originalton der Mutter: „K. lacht und spielt, er ist wach und ein ganz anderes Kind geworden!"

3/2000 kam es im Schlaf erneut zu zwei kurzen Anfällen bis 20 sec Dauer mit Zuckungen der Arme und Beine und Bewusstlosigkeit. Nach erneuter Gabe von Silicea M 3 Globuli trat dann wieder Anfallsfreiheit ein. Die Therapie mit Silicea LM I (DHU) täglich 3 Globuli führten wir weiter.

8/2000 erneut drei gleichartige kurze Anfälle bis 15 sec Dauer: erneute Gabe von Silicea M 3 Globuli, Weiterführung der Erhaltungstherapie mit Silicea LM III (DHU) täglich 3 Globuli.

10/2000 nochmals ein kurzes Zucken: erneute Gabe von Silicea C1000 (DHU), Fortführung der Therapie mit Silicea LM VI (Staufen) 2 x 3 Globuli pro Woche. Darunter ist K. anfallsfrei geblieben.

Zusammenfassung

Der 8-jährige Junge K. mit Mehrfachbehinderung und cerebralem Anfallsleiden entwickelte unter Clobazam (Frisium) eine Hypersalivation, ausgeprägte Schläfrigkeit sowie zunehmende Verhaltensstörungen. Durch ergänzende homöopathische Therapie mit Tuberculinum M sowie Silicea M und Silicea in ansteigenden LM-Potenzen wurde K. anfallsfrei, die antikonvulsive Therapie konnte ausgeschlichen werden.
Die Nebenwirkungen waren beseitigt.

Heute besucht K. die integrative Schulförderung, sitzt im Rollstuhl, ist wach, konzentriert, mit Hörgeräten versorgt, spielt und lacht viel – ohne Antiepileptica. Die allgemeine und psychointellektuelle Entwicklung zeigt erfreuliche Fortschritte. Die Eltern sind sehr glücklich darüber.

Anmerkung

Vielleicht lässt sich im Lichte der Diskussion der o. g. Kliniken der Krankheitsverlauf noch völlig anders auffassen und diskutieren: Trotz normaler APGAR und pH-Werte im Vorsorgeheft (!) (vielleicht bedingt durch eine Fehleintragung) könnte eine peri-/postnatale Hypoxie vorgelegen haben. Hierfür könnte auch das lang andauernde „Blauwerden" (blue baby) in der Anamnese sprechen. Aus dieser Annahme heraus – nämlich einer hypoxischen Schädigung – lassen sich dann alle o. g. Diagnosen zwanglos ableiten und vielleicht eine einfache Erklärung sein.

Als Nebenbefund nicht unerheblich ist, dass die quälende Obstipation (für Silicea nicht ungewöhnlich) völlig sistierte. So suchte uns die Mutter spontan in der Praxis auf, nicht um von der Besserung der o. g. neurologischer psychomentalen Symptome zu berichten, sondern sie brachte Pralinen mit, wegen der Behebung der so „quälenden **Obstipation" mit Kotsteinen**.

Exkurs

Der Begriff ICP = Infantile Cerebral Parese (im englischen cerebral palsy) wurde bereits von Little 1843 beschrieben, deshalb auch im englischen „Little disease" genannt, wobei Little schon damals auf die Beziehung Cerebral Parese und Neonataler Hyp-/Anoxie (Sauerstoffmangel) hingewiesen hat. Auch in der neuen medizinischen englischsprachigen Literatur wird auf diesen häufigen Zusammenhang: Sauerstoffmangel und cerebrale Schädigung und nachfolgende Infantile Cerebral Parese hingewiesen. Hieraus lässt sich eine sehr einfache, aber übersichtliche Klassifikation der ICP herleiten.

Mögliche Nebenwirkungen von Frisium (Clobazam) und Rivotril (Clonazepam)

Allergien sind extrem selten. Hämatotoxische, nephrotoxische und hepatotoxische Nebenwirkungen sind bisher nicht bekannt geworden. Auch ein teratogener Effekt scheint in Analogie zu Diazepam und Clobazam zu fehlen. Sowohl bei parenteraler als auch bei oraler Anwendung von Clonazepam können tonische Anfälle provoziert werden; die Ursache für dieses Phänomen ist nicht bekannt; möglicherweise besteht in manchen Fällen ein Zusammenhang mit einer pharmakogenen Vigilanzminderung. Höhere Dosen führen zu einem hypnotischen Effekt mit Koordinationsstörungen und Muskelhypotonie, besonders im Initialstadium der Therapie oder bei rascher Dosissteigerung. So wie Diazepam kann auch Clonazepam im Säuglings- und Kleinkindesalter eine Hypersekretion von Speichel- und Bronchialsekret herbeiführen. Im Kindesalter und bei älteren Erwachsenen muss bei Clonazepam-Therapie sorgfältig auf eventuelle negative psychotrope Effekte geachtet werden. Sie zeigen sich in dysphorischer Verstimmung emotionaler Instabilität und allgemeiner Steuerungsschwäche (Läppischkeit, Distanzlosigkeit, Regression in infantile Verhaltensmuster). Treten unter der Clonazepam-Therapie solche Symptome auf, muss die Dosis reduziert oder auch ganz abgesetzt werden. Durch abrupten Entzug von Clonazepam kann es zu erheblichen elektroklinischen Verschlechterungen bis zur Provokation eines Grand-mal-Status kommen.

Diese Nebenwirkungen stehen pars pro toto dafür, wie gefährlich die Medikamente der Schulmedizin sein können: immerhin sind in den USA – und bei uns wird es nicht anders sein – die dritthäufigste Todesursache die Medikamente der Ärzte (Lancet 2002). So kostete z. B. die als wissenschaftlich völlig anerkannte Therapie (sog. Goldstandard) der Steroidgabe bei schweren Schädel-Hirntraumata in den 80er Jahren mehr als 10.000 Leben, wie ebenfalls im Lancet 2005 zu lesen war. Leider hat der Verfasser damals als junger Assistenzarzt kräftig mitgemacht. **Er kannte nicht die wunderbare Rubrik aus dem Synthesis: Verletzungen des Kopfes nach: Arn.** (3) calen. (1) carc. (1) Cedr. (1) Chin. (1) *Cic. (2) Cocc. (2) Hell. (2) Hyos. (2)* hyper. (1) *Kali-p. (2) Led. (2) Lob. (2)* mang. (1) meny (1) *Nat.m. (2)* **Nat-s. (3)** *Rhus-t. (2)* sul-ac. (1) *Teucr. (2)* zinc. (1)

100. Tuberculinum, Sulphur: Chronische Infektneigung

Das kleine, schön entwickelte, lebhafte und sehr freundliche Mädchen D., 4½ Jahre, wird von seiner Mutter wegen „ständiger Infekte" vorgestellt.

Schulmedizinisch ist bereits eine Abklärung beim Allergologen und Lungenspezialisten mit Pilocarpinelektrophorese (= Schweißtest), Peak-flow-Messungen und sogar eine Bronchoskopie erfolgt. Eine Tonsillektomie sei in Planung. Als Broncholytika hat D. Sultanol, Atrovent, Intal, Vianie ... etc. erhalten.

Spontanbericht

„Vor ca. 2 Jahren hat es mit Erkältungen, Schnupfen und Husten begonnen. Ständig und den ganzen Winter. Es wurde und wurde nicht besser, dazu Schnarchen und Zähneknirschen."

Gelenkter Bericht

D. sei sehr durstig – auch im Vergleich zu ihren gleichaltrigen Freundinnen –, körperlich wenig verfroren, eher immer warm, z. T. schwitzig, sie esse gerne deftig: Schinken, Salami, Speck. Familiäre Veranlagung für Lungenerkrankungen (Großeltern).

Klinischer Befund

Organstatus bis auf einige mäßig ausgeprägte fortgeleitete Rasselgeräusche und leichte Lymphadenitis colli unauffällig.

Repertorisation im Synthesis

Zähne, Zähneknirschen	u. a. Phos. (1), Sulph. (2), Tub. (2)
Zähne, Zähneknirschen, Schlaf, im	u. a. Sulph. (1), Tub. (2)
Äußerer Hals, Verhärtung der Halsdrüsen	u. a. Sulph. (3), Tub. (3)
Allgemeines, Fleisch, Verlangen	u. a. Phos. (1), Sulph. (2), Tub. (1)
Allgemeines, Geräuchertes	u. a. Tub. (3)
Allgemeines, Jahreszeit, Winter, agg.	u. a. Phos. (2), Sulph. (2), Tub. (2)

Repertorisation im Radar

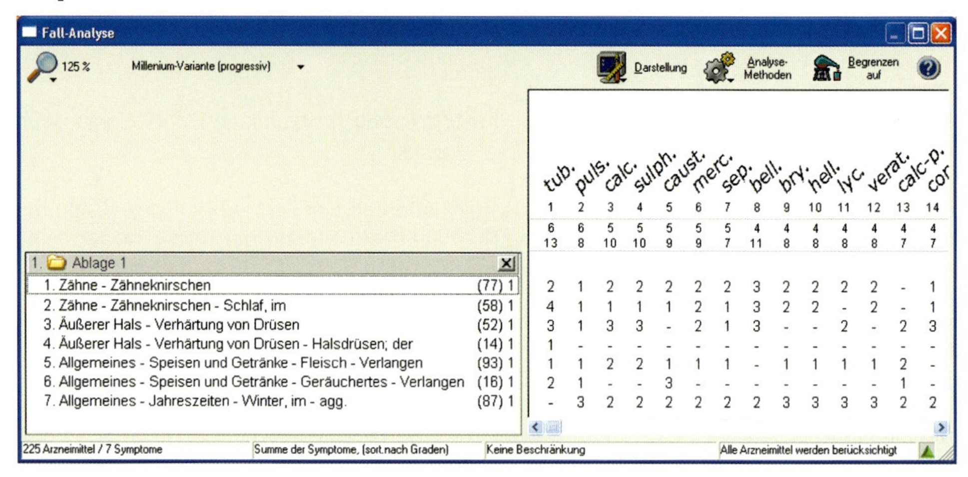

Symptom		tub.	puls.	calc.	sulph.	caust.	merc.	sep.	bell.	bry.	hell.	lyc.	verat.	calc-p.	cor
		1	2	3	4	5	6	7	8	9	10	11	12	13	14
		6	6	5	5	5	5	5	4	4	4	4	4	4	4
		13	8	10	10	9	9	7	11	8	8	8	8	7	7
1. Zähne - Zähneknirschen	(77) 1	2	1	2	2	2	2	2	3	2	2	2	2	-	1
2. Zähne - Zähneknirschen - Schlaf, im	(58) 1	4	1	1	1	1	2	1	3	2	2	-	2	-	1
3. Äußerer Hals - Verhärtung von Drüsen	(52) 1	3	1	3	3	-	2	1	3	-	-	2	-	2	3
4. Äußerer Hals - Verhärtung von Drüsen - Halsdrüsen; der	(14) 1	1	-	-	-	-	-	-	-	-	-	-	-	-	-
5. Allgemeines - Speisen und Getränke - Fleisch - Verlangen	(93) 1	1	1	2	2	1	1	1	-	1	1	1	1	2	-
6. Allgemeines - Speisen und Getränke - Geräuchertes - Verlangen	(16) 1	2	1	-	-	3	-	-	-	-	-	-	-	1	-
7. Allgemeines - Jahreszeiten - Winter, im - agg.	(87) 1	-	3	2	2	2	2	2	2	3	3	3	3	2	2

Therapie und Verlauf

Das Kind erhielt einmalig Tuberculinum D200 (Staufen) 3 Globuli.

Hierunter war das Kind nicht gänzlich beschwerdefrei, so dass wir eine Entgiftungstherapie mit dem **„Großen Reiniger" Sulphur** LM VI, 2 x 3 Globuli pro Woche nachfolgen ließen.

Bereits nach zwei Wochen trat die völlige Beschwerdefreiheit eine. Die schulmedizinisch verordnete Medikation konnte Schritt für Schritt reduziert und abgesetzt werden.

Anmerkung

In unserer pädiatrischen Praxis hat sich der Einsatz von Tuberculinum außerordentlich bewährt, insbesondere dann, wenn Kinder im Winter von einem Infekt in den anderen fallen, an einer Lymphadenitis colli leiden oder die o. g. Symptome zeigen. Es sind meistens quirlige bis rastlose Kinder, die häufig eine Beziehung zum phosphorischen Aspekt zeigen, so wissen wir ja, dass Tuberculinum und Phosphor unsere beiden großen Exkarnationsmittel sind.

Siehe hierzu unseren Band III, 5. Kapitel: **Tuberculinum: Das Rastlose in allen Bereichen. Zwischen äußerem Einfluss und innerer Bereitschaft.**

Auch Sulphur passt unserer Erfahrung nach recht gut zu Tuberculinum.

Letzte und 101. Kranken-Geschichte, Antibiose: Schwere Pneumonie (= Lungenentzündung)

Eine attraktive Patientin, blitzgescheite Übersetzerin und Mutter dreier Kinder, kommt in die Sprechstunde.

Sie stellt mir zunächst ihre älteste Tochter N. wegen eines blanden (= harmlosen) Infektes der oberen Luftwege harmloser Art, der eigentlich keinerlei chemischer und/oder homöopathischer Therapie bedarf, vor. Ich untersuche das Kind, verordne einen Brustwickel sowie Symbioflor 1 und empfehle, sobald es zu einem roten Fieber kommt, Belladonna D200 zu geben. Die Mutter selbst hingegen macht prima vista einen ausgesprochen schlechten Eindruck. Ich bitte sie, das Kind abzulegen. Sie schaut mich groß an.

Ihre Gesichtsfarbe ist grau und blass. Sie hat leichtes Fieber, wirkt geschwächt, kurzatmig, hinfällig und hüstelt schwach. Sie habe in den letzten Tagen ca. 3 bis 4 kg an Gewicht verloren. Ich auskultiere – links mehr als rechts – fein- bis mittelblasige Rasselgeräusche über beiden Lungenflügeln und stelle klinisch die Diagnose einer ausgeprägten Pneumonie.

Ordo (= umittelbare Anordnung) eine hochdosierte Antibiose mit einem Erythromycin-Präparat und überweise sie zum Röntgenarzt, der die Diagnose bestätigt. Dr. Hochlehnert in Heidelberg zeigt ihr die Lungenaufnahme und sie kann selbst den ausgeprägten Befund sehen. Mit einer erhöhten BSG von 130/142 ordne ich im Falle einer Verschlechterung die sofortige Klinikeinweisung an.
Darüber hinaus zweimal täglich Kontrollanrufe – vormittags und abends.

Röntgenbefund

„Beurteilung: eindeutiger Nachweis einer ausgeprägten Bronchopneumonie links im zentralen Mittelfeld, wohl hauptsächlich apikales Unterlappensegment und beginnend anteriores Oberlappensegment. Die Lappenspaltverdickung weist auf eine pleurale Mitbeteiligung hin. Winkelergüsse liegen jedoch nicht vor. Bei angedeutet positivem Airbronchogramm besteht evtl. der Hinweis auf eine atypische Pneumonie. Sonst unauffälliger Befund.

Die Aufnahme habe ich der Patientin sofort mitgegeben. Mit freundlichen Grüßen"

Therapie und Verlauf

Nach 14 Tagen war die Patientin völlig gesund: „Ich fühle mich wie neu geboren, noch nie im Leben war ich so krank." Sie bedankt sich persönlich, dass ich als homöopathischer Arzt diesen schulmedizinischen Weg beschritten habe. Hierüber denke ich lange nach.

Anmerkung

Ich habe in 25 Praxis-Jahren aus unmittelbarer Nähe mehrere maligne Fälle einer tödlichen Pneumonie erlebt u. a.:

1. Eine junge Studentin stellte sich freitags unter der Symptomatik einer Bronchitis bei einem renommierten Internisten vor, am darauf folgenden Montag war sie bereits an einer Pneumonie verstorben.

2. Ein naturheilkundlicher Kollege (bekannter Akupunkteur, Oberarzt), der sich freitags noch unter der Annahme einer Bronchitis selbst behandelte, ebenfalls am Montag tot.

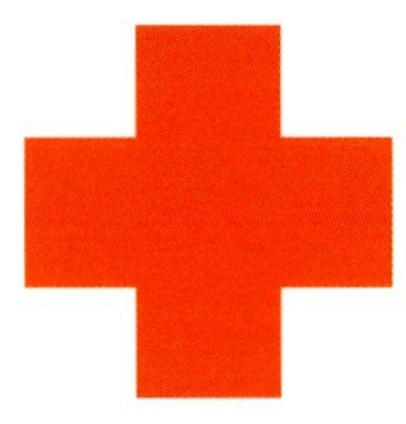

Beides waren perakut verlaufende, **fulminante Pneumonien**, die ad exitum endeten. Als Kinderarzt sehe ich häufig, dass z. T. berufstätige und überforderte **Mütter** (meist viel stärker krank als ihre Kinder) sich in die Praxis schleppen, um ihre Kinder, sozusagen als Präsentiersymptome oder als Ausdruck ihrer größten Sorge, vorzustellen. Für sich selbst verlangen sie meist nichts. Das ruft immer wieder meine **höchste Ver-** und **Bewunderung** hervor.

Persönliche Anmerkung zum Thema „Mütter"

Eine sehr persönliche Anmerkung zu meiner Mutter: In tiefster **Dankbarkeit** tritt mir meine eigene Mutter vor Augen, die als junge Frau aus den ehemaligen deutschen Ostgebieten (Oberschlesien) brutal vertrieben wurde. Unter Todesgefahr hat sie sich für ihre Eltern eingesetzt, hat lange Jahre gehungert und zwei Söhne groß gezogen (ohne Waschmaschine), ein Haus gebaut, den Garten bewirtschaftet, eingemacht (viele wissen heute gar nicht mehr, was das ist), trotzdem viel gelacht und Feste feiern können, und sie ging mit ihrem Ehemann sogar tanzen. Das alles bei einem tiefen Gottvertrauen. Diese **Frauen**, sog. Trümmerfrauen, haben unseren Staat aufgebaut, und man wird ihnen hoffentlich irgendwann einmal wirkliche Heldenlieder singen. (M. M. Hadulla dixit)

Ende

Wir sind somit am Ende der **„101 Kranken-Geschichten aus der Praxis für die Praxis"** angelangt.

Sicher wundert sich der arsenisch ausgerichtete Leser über das seltsam unexakte „A" für Antibiose am Schluss der Kranken-Geschichten.

Der Nux-vomica-Leser war die ganze Zeit schon ungeduldig und gespannt und fragte, wie es denn weitergehen sollte.

Die Pulsatilla-Leserin mag tief gerührt sein von der einen oder anderen Geschichte.

Der Natrium-muriaticum-Leser möge sich in dem einen oder anderen dargestellten Leid wieder gefunden haben.

Der sulphurische Leser hat sich sowieso nur die Bilder angesehen und der phosphorische Leser war natürlich durch die Darstellung mit der Schule von Athen besonders entflammt, hat aber bis zum Ende gar nicht durchgehalten.

Was hat in den dargestellten Kranken-Geschichten geheilt?
Die Deutung (= Psychotherapie), die menschlich empathische **Begegnung** (= Setting), der **innere Heiler** des Patienten (= Spontanheilung) oder aber die dem Menschen von Gott, dem „Schöpfer alles Guten" (Samuel Hahnemann) **eingegebene Kraft ...**

Die Heilung auf dem Pfade der Zuwendung und Liebe zu suchen und nicht an den Zäunen der Gleichgültigkeit und des Hasses. Die **Homöopathie** steht hierfür und wir glauben, dass diese ärztliche Kunst eine **Via regia (= Königsweg) zur Heilung** ist.

Michael M. Hadulla, Olaf Richter und Nika Fattahi

Literatur

Allen, H. C.: Leitsymptome. Göttingen: Ulrich Burgdorf, 1990.

Appell, R. G.: Homöopathie, Psychotherapie, Psychiatrie. Heidelberg: Haug, 1993.

Appell, R. G.: So bleibt man immer ein Kind seiner Zeit. Hahnemann und Freud als Geistesverwandte. Documenta homoeopathica 11. Wien, 1991.

Appell, R. G., M. M. Hadulla: Klinik und Frühprognose von intrazerebralen Blutungen bei Frühgeborenen unter 1500 Gramm. In: *W. Haller, L. Wille:* Diagnostik intrakranieller Blutungen bei Neugeborenen. Berlin, Heidelberg: Springer, 1983.

Appell, R. G.: Geleitwort. AHZ 4/2000. Heidelberg: Haug, 2000.

Barthel, H.: Synthetisches Repertorium, Band 1 und 2, 3. Aufl. Heidelberg: Haug, 1987.

Beheshti, N.: Die Fieberlehre im „Zaxîre-ye Xârzmschâhi", dem „Schatz der Medizin für den König von Xârazm" des persischen Arztphilosophen Gorgâni (1040–1136). Med. Diss. Bonn, 2000.

Bönninghausen, C. v.: Therapeutisches Taschenbuch. Münster: Coppenrath'sche Buch- und Kunsthandlung 1856. Unveränderter Nachdruck Hamburg, 1996.

Bräutigam, W.: Reaktionen – Neurosen – Abnorme Persönlichkeiten. 6. Aufl. Stuttgart: Thieme, 1994.

Burnett, J. C.: Die Heilbarkeit von Tumoren durch Arzneimittel (Curability of Tumors, London 1893). Übers. Von *G. Risch.* 2. Auflage München: Müller & Steinicke; 1991.

Charette, G.: Homöopathische Arzneimittellehre für die Praxis. Stuttgart: Hippokrates, 1958.

Clarke, J. H.: A Dictionary of Practical Material Medica. (4th Edition) London, 1900.

Dorcsi, M.: Homöopathie-Ätiologie. Heidelberg: Haug, 1991.

Eichendorff, J. Freiherr v.: Aus dem Leben eines Taugenichts. Werke in 3 Bänden. München-Pullach: Bayern Druck, 1923.

Fattahi, N.: Microcosmos – Macrocosmos, Elementen-Säfte-Complexionen-Lehre in der Traditionellen Europäischen Medizin. Homöopathie-Vorlesungen zur Miasma-Lehre, Freudenstadt, 2004.

Freud, S.: Der Fall »Katharina«. In: Studien über Hysterie. GWI, Frankfurt a.M. (1985) 184–195.

Friedrich, U.: Eine „complicirte" Krankheit – Krebs. AHZ 1/2005, Band 49.

Gawlik, W.: Arzneimittelbild und Persönlichkeitsportrait. 4. Aufl. Stuttgart: Hippokrates, 2002.

Gawlik, W.: Homöopathie und konventionelle Therapie. Anwendungsmöglichkeiten in der Allgemeinpraxis. Stuttgart: Hippokrates, 1992.

Genaust, H.: Etymologisches Wörterbuch der botanischen Pflanzennamen. Basel: Birkhäuser, 1983.

Goldoni, C.: Krach in Chiozza. Henschel Kunst und Ges. Bühnenvertrieb, 1968.

Hadulla, M. M., J. Wachsmuth: Homöopathische Archetypen bei Homer. Eine Archäologie der Seele. Heidelberg: Haug, 1996.

Hadulla, M. M., O. Richter: Die homöopathischen Arzneien. Wesen und Essenz: Band I. Uelzen: Medizinisch Literarische Verlagsgesellschaft mbh, 1999.

Hadulla, M. M., O. Richter: Die homöopathischen Arzneien. Wesen und Essenz: Band II Uelzen: Medizinisch Literarische Verlagsgesellschaft mbh, 2002.

Hadulla, M. M., O. Richter, H. Tauer: Die chronischen Krankheiten. Miasmen – Nosoden: Band III. Uelzen: Medizinisch Literarische Verlagsgesellschaft mbh, 2005.

Hadulla, M. M., O. Richter: BNS-Anfälle nach Hirnblutung – Arnica und Phosphorus. ZKH Sonderdruck 2003; 47: 153–162, Heidelberg: Haug.

Hadulla, M. M., O. Richter: Cerebrales Anfallsleiden – Absencen: Ignatia – Sulphur. AHZ 2003; 1: 14–16.

Hadulla, M. M., O. Richter: Cerebrales Anfallsleiden – Absencen: Psorinium – Sulphur. ZKH 2001; 6: 248–253,Heidelberg: Haug.

Hadulla, M. M., O. Richter: Cerebrales Anfallsleiden – Absencen: Silicea. ZKH 2001; 2: 50–55, Heidelberg: Haug, 2001.

Hadulla, M. M.: Eltern – Kind – Neurose. 58. Kongress der Liga medicorum homöopathicum internationalis. Graz: 22.-26.04.2003.

Hahnemann, S.: Die chronischen Krankheiten. 5. Nachdruck. Heidelberg: Haug, 1991.

Hahnemann, S.: Reine Arzneimittellehre Band 1. Heidelberg: Haug, 1995.

Hahnemann, S.: Organon der Heilkunst. 6. Aufl. Heidelberg: Haug, 1987.

Hering, C.: The Guiding Symptoms of Our Materia Medica. (Nachdruck) New Delhi, 1974.

Herold, G.: Lehrbuch der Inneren Medizin. Köln, 2005.

Holm-Hadulla, R. M.: Kreativität – Konzept und Lebensstil. Göttingen: Vandenhoeck & Ruprecht, 2005.

Holm-Hadulla, R. M.: Die psychotherapeutische Kunst. Hermeneutik als Basis therapeutischen Handelns. Göttingen: Vandenhoeck & Ruprecht, 1997.

Holm-Hadulla, R. M.: Psychologische Aspekte der Krebserkrankung. Göttingen: Vandenhoeck & Ruprecht, 1982.

Imhäuser, H.: Homöopathie in der Kinderheilkunde. 8. Aufl. Heidelberg: Haug, 1970.

Jaffé, A. (Hrsg): Erinnerungen, Träume, Gedanken von C. G. Jung. Zürich: Walter, 1997.

Jung, C. G.: Die Bedeutung des Vaters für das Schicksal des Einzelnen. 3. Aufl. Zürich: Rascher, 1949.

Kastner, R. F.: Bönninghausens Physiognomik der homöopathischen Arzneimittel. Heidelberg: Haug, 1995.

Kent, J. T.: Homöopathische Arzneimittelbilder. Bd. 3, Heidelberg: Haug, 2001.

Kent, J. T.: Kents Repertorium der homöopathischen Arzneimittel. Heidelberg: Haug, 1991.

Kent, J. T.: Theorie und Philosophie der Homöopathie (Bearbeitung von Künzli und v. Fimmelsberg). Leer: 1976.

Klunker, W., G. Miller: s. Miller.

Köhler, G.: Lehrbuch der Homöopathie – Band 1: Grundlagen und Anwendung. 8. Aufl. Stuttgart: Hippokrates, 2003.

Lindgren, A.: Mehr von uns Kinder aus Bullerby. Hamburg: Friedrich Ötinger, 1976.

Matthes, A., H. Schneble: Epilepsien – Diagnostik und Therapie für Klinik und Praxis. 6. Aufl. Stuttgart: Thieme, 1999.

Messerschmidt, D.: Geschichten nach homöopathischen Grundsätzen bewirkter Heilungen. Archiv für homöopathische Heilkunst. Naumburg a. d. Saale: 1826; 1: 96–119.

Mezger, J.: Gesichtete homöopathische Arzneimittellehre. Heidelberg: Haug, 1995.

Miller, G., W. Klunker: Beziehungen der Arzneien unter sich. 9. Aufl. Heidelberg: Haug, 1994.

Oettmeier, R., G. Bleul: Die homöopathische Behandlung krebskranker Patienten. AHZ 2004, 249: 253–256.

Payrhuber, D.: Eine kurze Übersicht zur Krebsbehandlung oder Verbesserung von Tumorleiden durch den Gebrauch mineralischer Arzneien. AHZ 2/2005, Band 250.

Phatak, S. R.: Homöopathische Arzneimittellehre. Göttingen: Burgdorf, 1999.

Pichler, E.: Onkologie und Homöopathie am Allgemeinen Krankenhaus in Klagenfurt, AHZ 2/2005, Band 250.

Radar-Computerprogramm Archibel S. A., Namur/ Belgien. Version 9.

Richter, H.-E.: Eltern, Kind, Neurose. 3. Aufl. Stuttgart: Klett, 1972.

Richter, O., M. M. Hadulla: Unsere homöopathische Apotheke. Göppingen: Staufen-Pharma, 2002.

Rogers, C. P.: Client Centered Therapy. Its current practice, implications and theory. Boston: Houghton Mifflin, 1957.

Rohrer, A.: Alles fließt? Die Gewissheit in der Homöopathischen Arzneifindung, Documenta homöopathica. Wien: Wilhelm Maudrich, 2002.

Rössel, L.: Eine Kopfverletzung seltener Art. AHZ 1875; 2: 11 ff.

Sankaran, R.: Die Substanz der Homöopathie. Mumbai, 1999.

Sankaran, R.: The Spirit of Homeopathy. Bombay, 1991.

Schäfer, T., G. Weber: Zweierlei Glück. Heidelberg: Auer, 2001.

Schäfer, T.: Was die Seele krank macht und was sie heilt. Die psycho-therapeutische Arbeit Bert Hellingers. München: Knaur, 1998.

Schlegel, E.: Die Krebskrankheit, ihre Natur und ihre Heilmittel. 2. Aufl. Stuttgart: Hippokrates; 1927.

Schroyens, F.: Synthesis, Repertorium homoeopathicum syntheticum, Ed. 7. Greifenberg: Hahnemann Institut, 1998.

Seiler, H.: Hahnemann und die Psychiatrie. Zwei Fälle aus seiner Praxis. In: *R. G. Appell:* Homöopathie, Psychotherapie, Psychiatrie. Heidelberg: Haug, 1993.

Shields, D.: The Pediatric clinics of North America. Saunders Company, 1989.

Spinedi, D.: Die Krebsbehandlung in der Homöopathie. Bd. I. Kempten: Cheiron, 1998.

Stauffer, K.: Klinische homöopathische Arzneimittellehre. Stuttgart: Johannes Sonntag, 1993.

Stephenson, J.: Homöopathische Krebsbehandlung. ZKH 1959; 6: 273.

Stierlin, H.: Psychoanalyse, Familientherapie, systemische Therapie. Entwicklungslinien, Schnittstellen. Stuttgart: Klett-Cotta, 2001.

Stierlin, H.: Von der Psychoanalyse zur Familientherapie. München: dtv, 1992.

Stölzel, S., T.: Über das Geistige in der Heilkunst. Annäherungen an die Homöopathie Samuel Hahnemanns. Placebo nocebo. Radioessay SWR 2 Baden-Baden, 13.02.2006.

Uexküll, Th. v.: Lehrbuch der psychosomatischen Medizin. München-Wien-Baltimore: Urban & Schwarzenberg, 1979.

Vermeulen, F.: Prisma. The Arcana of Materia Medica Illuminated. Similars and Parallels Between Substance and Remedy. 2nd Edition. Haarlem: Emryss bv Publishers, 2002.

Whitmont, E. C.: Psyche und Substanz. Essays zur Homöopathie im Lichte der Psychologie C. G. Jungs. Göttingen: U. Burgdorf, 1988.